The Otolaryngology Volume

Interpretation
of Clinical Pathway
2022年版

临 床 路 径 释 义
INTERPRETATION OF CLINICAL PATHWAY
耳鼻咽喉科分册

主 编 韩德民 周 兵

中国协和医科大学出版社
北 京

图书在版编目（CIP）数据

临床路径释义·耳鼻咽喉科分册／韩德民，周兵主编.—北京：中国协和医科大学出版社，2022.5

ISBN 978-7-5679-1945-7

Ⅰ．①临… Ⅱ．①韩… ②周… Ⅲ．①临床医学-技术操作规程 ②耳鼻咽喉科学-诊疗-技术操作规程 Ⅳ．①R4-65

中国版本图书馆 CIP 数据核字（2022）第 044233 号

临床路径释义·耳鼻咽喉科分册

主　　编：韩德民　周　兵
责 任 编 辑：许进力　王朝霞
丛书总策划：张晶晶　冯佳佳
本 书 策 划：边林娜　张晶晶

出版发行：**中国协和医科大学出版社**
　　　　　（北京市东城区东单三条 9 号　邮编 100730　电话 010-65260431）
网　　址：www. pumcp. com
经　　销：新华书店总店北京发行所
印　　刷：北京虎彩文化传播有限公司

开　　本：787mm×1092mm　　1/16
印　　张：29.5
字　　数：780 千字
版　　次：2022 年 5 月第 1 版
印　　次：2022 年 5 月第 1 次印刷
定　　价：136.00 元

ISBN 978-7-5679-1945-7

编 委 会

刘承耀　首都医科大学附属北京同仁医院
刘爱民　中国医学科学院北京协和医院
李　轶　首都医科大学附属北京同仁医院
李云川　首都医科大学附属北京同仁医院
李正江　中国医学科学院肿瘤医院
李立锋　首都医科大学附属北京同仁医院
李彦如　首都医科大学附属北京同仁医院
李晓明　中国人民解放军白求恩国际和平医院
杨　征　首都医科大学附属北京同仁医院
杨仕明　中国人民解放军总医院第一医学中心
余力生　北京大学人民医院
张革化　中山大学附属第三医院
张　彬　北京大学肿瘤医院
张鲁燕　山东大学齐鲁医院
陈　伟　中国医学科学院北京协和医院
陈兴明　中国医学科学院北京协和医院
陈晓红　首都医科大学附属北京同仁医院
陈晓巍　中国医学科学院北京协和医院
陈甜甜　山东大学齐鲁医院
易俊林　中国医学科学院肿瘤医院
周绪红　武汉大学中南医院
房居高　首都医科大学附属北京同仁医院
赵　琳　首都医科大学宣武医院
赵守琴　首都医科大学附属北京同仁医院
钟　琦　首都医科大学附属北京同仁医院
秦安京　首都医科大学附属复兴医院
徐　文　首都医科大学附属北京同仁医院
殷善开　上海交通大学附属第六人民医院
高　雪　中国人民解放军火箭军特色医学中心
高　黎　中国医学科学院肿瘤医院
崔顺九　首都医科大学附属北京同仁医院
董　怿　首都医科大学附属北京同仁医院
程　雷　南京医科大学第一附属医院
姜　慕　首都医科大学附属北京同仁医院
戴　朴　中国人民解放军总医院第六医学中心
魏洪政　首都医科大学附属北京同仁医院

序 言

　　《临床路径释义·耳鼻咽喉科分册》在中国协和医科大学出版社的组织安排下，经全体执笔专家以及部分审稿专家的共同努力，终于出版发行，同广大读者见面了。这是新中国成立以来，为适应临床工作科学化管理、建立诊疗规范、提高诊疗质量，标化诊疗流程的一项十分重要的基础性工作，具有引领性和开创性，可喜可贺！

　　本次再版发行，共收集本专业内具有代表性的疾病34种，覆盖范围不是很大。但作为建立专科临床标准化诊疗流程的一项十分重要的基础性工作，它将起到醒目的引领作用。老子曰："天下难事必做于易，天下大事必做于细"。作为专科建设的最基本的基础性工作，《临床路径释义·耳鼻咽喉科分册》开创了我们国家建立专业学科诊疗规范的历史先河，为今后全面开展这项工作打下了良好基础，是学科发展建设的大事件，有难度、上手不容易，要想做好还要深入细致地下工夫，才有可能尽善尽美，称为样板。

　　新中国成立70多年来，尤其是改革开放的40多年，我国医疗卫生事业发展进步令人瞩目，不言而喻。但是在医学教育领域，大量基础性工作目前还显薄弱，不能令人满意，还远远不能适应临床工作发展的需要。建立临床诊疗流程，提供临床路径标准具有代表性。

　　我国幅员辽阔，医疗卫生工作面向基层、面向农村是落实健康中国发展战略、全面提高我国人民群众健康水平的重点工作。加强农村区域县级医疗专科技术服务平台建设是全面带动健康中国发展战略的支撑点、着力点，也是发力点。建立农村区域的专科诊疗服务体系，临床路径工作可视为一块不可或缺的基石。

　　我们已经步入了大数据信息时代，建立临床路径诊疗体系会依存于医疗信息网络建设，有了这项重要的技术保障工作支持，有了临床诊疗路径，建立标准化的临床诊疗流程，在专科技术诊疗平台的基础上，人才培训、医疗质量保障才会收到成效。基层专科医疗服务技术才会有章可循，避免医疗资源盲目浪费，分级诊疗工作才会逐步打下良好基础。这样才会提高医疗技术整体服务水平，整体服务能力也会有所提高。

　　回目发达国家，在近几十年医学教育中，尤其是临床诊疗工作基础教育领域已经拥有了比较完善的临床诊疗路径和诊疗规范。在临床技术人才培养、标化诊疗流程、医疗质量控制等方面已经奠定了良好的基础，可作为我们的表率，也为本次完成《临床路径释义·耳鼻咽喉科分册》提供了借鉴。

　　实施诊疗路径除了具有临床诊疗工作的实操指导作用外，作为卫生法规的法律判定也将是一份重要的基础性文件，可为医患双方规避医疗风险提供保障；在规范临床诊疗行为的基础上，为提高医患互信打下良好基础。

综上，希望本释义能为广大同道所接受，并认真参照执行。

由于这项工作在我国尚属初创探索阶段，不成熟是一定的，需要在临床实践中集思广益，去伪存真，不断完善，去除不尽合理甚至谬误之处，接受广大同道批评指正也是必须的，并一定会在再版中及时得以修正。"一花独放不是春，万紫千红春满园"，今后，这项工作将会向全学科推广，病种会不断增加，范围也将会逐步覆盖全学科以及新兴交叉学科，达到理想化的更高境界，为做强做大中国的耳鼻咽喉头颈科学事业打下坚实基础。

中国工程院　院士
中国医疗保健国际交流促进会　会长

前 言

开展临床路径工作是我国医药卫生改革的重要举措。临床路径在医疗机构中的实施为医院医疗质量管理提供标准和依据，是医院管理的抓手，是实实在在的医院内涵建设的基础，是一场重要的医院管理革命。

为更好地贯彻国务院深化医药卫生体制改革的有关精神，帮助各级医疗机构开展临床路径管理，保证临床路径工作顺利进行，自2011年起，受国家卫生健康管理部门委托，中国医学科学院承担了组织编写《临床路径释义》的工作。

在医院管理实践中，提高医疗质量、降低医疗费用、防止过度医疗是世界各国都在努力解决的问题。其重点在于规范医疗行为，控制成本过快增长与有效利用资源。研究与实践证实，临床路径管理是解决上述问题的有效途径，尤其在优化资源利用、节省成本、避免不必要检查与药物应用、建立较好医疗组合、提高患者满意度、减少文书作业、减少人为疏失等诸多方面优势明显。因此，临床路径管理在医改中扮演着重要角色。2016年11月，中共中央办公厅、国务院办公厅转发《国务院深化医药卫生体制改革领导小组关于进一步推广深化医药卫生体制改革经验的若干意见》，提出加强公立医院精细化管理，将推进临床路径管理作为一项重要的经验和任务予以强调。国家卫生健康管理部门也提出了临床路径管理"四个结合"的要求，即临床路径管理与医疗质量控制和绩效考核相结合、与医疗服务费用调整相结合、与支付方式改革相结合、与医疗机构信息化建设相结合。2021年1月，国家卫健委、医保局、财政部等8部委联合下发《关于进一步规范医疗行为促进合理医疗检查的指导意见》，明确要求国家卫健委组织制定国家临床诊疗指南、临床技术操作规范、合理用药指导原则、临床路径等；并要求截至2022年底前，三级医院50%出院患者、二级医院70%出院患者要按照临床路径管理。

临床路径管理工作中遇到的问题，既有临床方面的问题，也有管理方面的问题，最主要是对临床路径的理解一致性问题。这就需要统一思想，在实践中探索解决问题的最佳方案。《临床路径释义》是对临床路径的答疑解惑及补充说明，通过解读每一个具体操作流程，提高医疗机构管理人员和医务人员对临床路径管理工作的认识，帮助相关人员准确地理解、把握和正确运用临床路径，合理配置医疗资源，规范医疗行为，提高医疗质量，保证医疗安全。

本书由韩德民院士、周兵教授等数位知名专家亲自编写审定。编写前，各位专家认真研讨了临床路径在实施过程中各级医院遇到的普遍性问题，在专业与管理两个层面，从医师、药师、护士、患者多个角度进行了释义和补充，供临床路径管理者和实践者参考。

　　对于每个病种，我们在临床路径原文基础上补充了"医疗质量控制指标""疾病编码"和"检索方法""国家医疗保障疾病诊断相关分组"四个项目，将临床路径表单细化为"医师表单""护士表单"和"患者表单"，并对临床路径及释义中涉及的"给药方案"进行了详细的解读，即细化为"给药流程图""用药选择""药学提示""注意事项"，同时补充了"护理规范""营养治疗规范""患者健康宣教"等内容。在本书最后，为帮助实现临床路径病案质量的全程监控，我们在附录中增设"病案质量监控表单"，作为医务人员书写病案时的参考，同时作为病案质控人员在监控及评估时评定标准的指导。

　　"疾病编码"可以看作适用对象的释义，兼具标准化意义，使全国各医疗机构能够有统一标准，明确进入临床路径的范围。对于临床路径公布时个别不准确的编码我们也给予了修正和补充。增加"检索方法"是为了使医院运用信息化工具管理临床路径时，可以全面考虑所有因素，避免漏检、误检数据。这样医院检索获取的数据才能更完整，也有助于卫生行政部门的统计和考核。增加"国家医疗保障疾病诊断相关分组"是将临床路径与DRG有机结合起来，临床路径的实施可为DRG支付方式的实施提供医疗质量与安全保障，弥补其对临床诊疗过程监管的不足。随着更多病例进入临床路径，也有助于DRG支付方式的科学管理，临床路径与DRG支付方式具有协同互促的效应。

　　依国际惯例，临床路径表单细化为"医师表单""护士表单"和"患者表单"，责权分明，便于使用。这些仅为专家的建议方案，具体施行起来，各医疗机构还需根据实际情况修改。

　　实施临床路径管理意义重大，但同时也艰巨而复杂。在组织编写这套释义的过程中，我们对此深有体会。本书附录对制定/修订《临床路径释义》的基本方法与程序进行了详细的描述，因时间和条件限制，书中不足之处难免，欢迎同行诸君批评指正。

编　者
2022 年 2 月

目录

第一章

鼻出血（内镜下鼻腔止血术）临床路径释义

【医疗质量控制指标】

指标一、诊疗过程中鼻出血次数和出血量控制情况。

指标二、诊疗过程中有无手术并发症。

一、鼻出血编码

疾病名称及编码：鼻出血（ICD-10：R04.0）

手术操作名称及编码：内镜下鼻腔止血术（ICD-9-CM-3：21.0）

二、临床路径检索方法

R04.0 伴 21.0

三、国家医疗保障疾病诊断相关分组（CHS-DRG）

MDCD 头颈、耳、鼻、口、咽疾病及功能障碍

DD2 鼻腔、鼻窦手术

四、鼻出血临床路径标准住院流程

（一）适用对象

第一诊断为鼻出血

行内镜下鼻腔止血术。

> **释义**
>
> ■ 适用对象为严重鼻出血。

（二）诊断依据

2015 年最新鼻出血诊断及治疗指南。

1. 病史：单侧或双侧鼻腔出血（出血量大，剧烈，或反复多次出血，保守治疗无效）。

2. 查体：鼻腔可见搏动性出血点，或鼻腔黏膜血管扩张明显（有明显再出血可能）。

（三）进入路径标准

1. 第一诊断为鼻腔出血。

2. 鼻腔出血伴有其他疾病，但住院期间的治疗，病例不影响进入临床路径的执行。

> **释义**
>
> ■ 鼻出血可伴有其他疾病，如高血压、冠心病、糖尿病、血液病、肝肾疾病等。根据病情严重程度，需要进行有针对性治疗。

（四）标准住院日≤3天

> **释义**
>
> ■无严重合并症的患者住院日周期为≤3天。有严重合并症的患者则住院周期延长。

（五）住院期间的检查项目

1. 必需的检查项目：血常规、尿常规、血型、凝血功能检查、心电图、X线胸片。
2. 根据患者病情进行相应检查项目：胸部CT，心脏彩超，病房生化组合，乙型肝炎五项+感染三项，肺功能。

> **释义**
>
> ■如果患者手术涉及全身麻醉，则需要完善全身麻醉术前准备；如果存在明显的解剖变异或者鼻腔鼻窦占位可能，可以选择鼻窦CT或MRI。

（六）治疗方案的选择

1. 手术：局部麻醉或全身麻醉鼻内镜下鼻腔止血术。
2. 保守治疗：反复少量出血或出血点不明确，患者焦虑需要住院治疗。

> **释义**
>
> ■治疗方案的制订根据患者具体情况而定，如患者鼻出血已经得到控制，无再出血的倾向；或者患者病情危重，无法进行创伤性操作，可以保守治疗。反复鼻出血且保守治疗无效的患者，可选择手术治疗。
>
> ■治疗方案选择需要根据患者全身状况而定，维护生命安全是首要关键，切不可盲目进行手术或创伤性操作而危及生命安全。

（七）预防性抗菌药物选择与使用时机

抗菌药物：《抗菌药物临床应用指导原则（2015年版）》（国卫办医发〔2015〕43号）。

> **释义**
>
> ■伴有鼻腔鼻窦炎症的鼻出血可以选择抗菌药物治疗；鼻腔填塞后的患者为了防止鼻部继发感染，可以短期预防性应用抗菌药物。

（八）手术日

手术日为入院后第1天或第2天。
麻醉方式：局部麻醉或全身麻醉。

手术方式：内镜下鼻腔止血术。

> **释义**
>
> ■ 手术日的选择根据患者状况而定，如果全身情况较差，需要支持治疗改善全身情况后再行手术，这种情况下则不适于该临床路径。

（九）术后恢复

术后住院治疗≤3 天。

1. 根据病情复查。
2. 抗菌药物使用。
3. 注意休息，监测血压。

> **释义**
>
> ■ 术后住院恢复时间根据全身情况而定，一般控制在 3 天以内。

（十）出院标准

患者无明显鼻出血再发作，无明显术后并发症及其他疾病并发症。

（十一）变异及原因分析

1. 再次鼻出血手术治疗。
2. 出现与手术相关并发症或其他疾病并发症，需要进一步治疗。

五、鼻出血（内镜下鼻腔止血术）临床路径给药方案

【用药选择】

1. 抗菌药物：有感染迹象或者鼻腔填塞后的感染者可选用阿莫西林和头孢菌素类药物。
2. 止血药物。
3. 镇静剂：有助于缓解患者紧张情绪，减少出血。

【注意事项】

1. 抗菌药物选择阿莫西林或头孢菌素类。
2. 止血药物适用于凝血功能障碍导致的黏膜渗血，对于高龄患者或既往有心肌梗死或脑梗死的患者应慎用。
3. 维持生命体征：严重的鼻出血应注意监测血压、心率，必要时予以补液，维持生命体征平稳。当血容量减少导致血红蛋白低于 70g/L 时，需要考虑输血。如出现失血性休克，应及时进行抗休克治疗等急救处理。

六、鼻出血（内镜下鼻腔止血术）患者护理规范

1. 术前护理要点：
（1）常规鼻科专科检查：鼻窦 CT（水平+冠状位）。
（2）鼻内镜术前备皮：剪双侧鼻毛，男性患者剃胡须。
（3）年老体弱患者注意生命体征变化，必要时心电监测。

2. 术后护理要点：

（1）术后 1~2 日勤巡视病房，特别注意鼻腔渗血情况，若出血量较多，及时通知医师。

（2）嘱患者勿用力擤鼻、用力咳嗽，以避免诱发出血。

（3）嘱患者注意口腔清洁，可用漱口液每日含漱 3 次。

（4）指导患者在鼻腔填塞物取出后，正确的鼻腔冲洗方法。

（5）注意监测患者生命体征，有无并发症出现。

七、鼻出血（内镜下鼻腔止血术）患者营养治疗规范

1. 术后恢复期禁烟酒，禁辛辣刺激食物，忌温度过高的汤、粥等食品。

2. 选择含有丰富维生素、蛋白质的饮食（糖尿病患者饮食遵医嘱）。

八、鼻出血（内镜下鼻腔止血术）患者健康宣教

1. 环境：休养环境应安静舒适，保持温湿度适宜，注意通风，保持室内空气新鲜。

2. 饮食：疾病恢复期间应禁烟酒，禁食辛辣刺激性食物，应选择富含维生素、蛋白质的饮食，保持大便通畅。

3. 活动：术后 2 周应尽量避免重体力劳动，避免剧烈活动。

4. 鼻腔护理：鼻内镜手术出院 2 周内，鼻腔伤口仍会有少量的血性分泌物，属于正常现象。避免挤压、碰撞鼻部；去除挖鼻、大力擤鼻等不良习惯；尽量避免在灰尘较多或空气污染严重的地方活动；外出时，可以戴医用一次性口罩，以减少花粉、冷空气对鼻黏膜的刺激。

5. 口腔卫生：保持口腔清洁卫生，养成早晚刷牙及饭后漱口的好习惯。

6. 治疗用药：遵医嘱按时服药，正确使用鼻喷剂、鼻腔冲洗器，以利于疾病恢复。

7. 如反复出血或一次出血量较多，应立即到医院就诊。

8. 心理：保持良好的心理状态，避免紧张、激动等不良情绪引起血压升高。

9. 复查时间：首次复查一般是出院后 1 周左右，具体时间可询问主管医师；再次复查时间根据医师第 1 次复查结果而定下次复查时间，鼻腔黏膜恢复至少需要 12 周，请坚持按时复诊。

九、推荐表单

（一）医师表单

鼻出血临床路径医师表单

适用对象：第一诊断为鼻出血（ICD-10：R04.0）

患者姓名：	性别：	年龄：	门诊号：	住院号：

住院日期： 年 月 日	出院日期： 年 月 日	标准住院日：≤3 天

时间	住院第 1 天	住院第 2 天	住院第 3 天
主要诊疗工作	□ 询问病史及体格检查 □ 进行病情初步评估 □ 完成病历书写 □ 开化验单 □ 相关科室会诊 □ 制订手术计划 □ 交代病情，签署手术同意书 □ 如术前准备充分，可能当日执行手术治疗	□ 上级医师查房 □ 分析病情，明确诊断，制订诊疗计划 □ 执行手术治疗 □ 根据病情调整基础用药 □ 申请相关科室会诊 □ 向患者及家属交代病情 □ 签署各种必要的知情同意书、自费用品协议书 □ 必要时协助患者完成检查 □ 书写病程记录	□ 上级医师查房 □ 评估手术结果 □ 病情评估，根据病情调整治疗方案 □ 观察药物不良反应 □ 确认有无并发症 □ 书写病程记录 □ 必要时完成诊断证明书 □ 患者教育 □ 制订术后复查计划
重点医嘱	**长期医嘱：** □ 鼻科护理常规 □ 膳食选择 □ 一级或二级护理 □ 对症治疗 □ 既往基础用药 **临时医嘱：** □ 血常规、尿常规、大便常规 □ 肝功能、肾功能、血糖、血脂、电解质、凝血功能、感染性疾病四项 □ 心电图、X 线胸片 □ 必要时进行：鼻窦 CT	**长期医嘱：** □ 鼻科护理常规 □ 膳食选择 □ 一级或二级护理 □ 继续对症治疗 □ 必要时调整既往用药 **临时医嘱：** □ 其他特殊或补充医嘱	**长期医嘱：** □ 鼻科护理常规 □ 一级或二级护理 □ 膳食选择 □ 继续对症治疗 **临时医嘱：** □ 必要时复查血常规 □ 异常指标复查
病情变异记录	□ 无　□ 有，原因： 1. 2.	□ 无　□ 有，原因： 1. 2.	□ 无　□ 有，原因： 1. 2.
医师签名			

（二）护士表单

鼻出血临床路径护士表单

适用对象：第一诊断为鼻出血（ICD-10：R04.0）

患者姓名：	性别： 年龄： 门诊号：	住院号：
住院日期： 年 月 日	出院日期： 年 月 日	标准住院日：≤3天

时间	住院第1天	住院第2~3天
健康宣教	□ 入院宣教 □ 介绍主管医师、护士 □ 介绍环境、设施 □ 介绍住院注意事项 □ 手术护理宣教	□ 用药前宣教 □ 使用的药物名称，作用及可能出现的不良反应 □ 做好自我防护，避免感染 □ 术后护理宣教
护理处置	□ 核对患者，佩戴腕带 □ 建立入院护理病历 □ 卫生处置：剪指（趾）甲、更换病号服 □ 测量生命体征 □ 遵医嘱采血 □ 遵医嘱留取尿便送检 □ 影像、心肺功能检查	□ 遵医嘱完成使用药物阶段相关监测指标 □ 注意鼻腔出血有无及血量变化 □ 遵医嘱完成各种药物的发放和液体的输注
基础护理	□ 二级护理 □ 晨晚间护理 □ 患者安全管理	□ 一级或二级护理 □ 晨晚间护理 □ 患者安全管理
专科护理	□ 测体温、脉搏、血压、血糖 □ 注意术后症状体征	□ 遵医嘱给药 □ 遵医嘱监测鼻腔出血变化
重点医嘱	□ 详见医嘱执行单	□ 详见医嘱执行单 □ 详见术后医嘱执行单
病情变异记录	□ 无 □ 有，原因： 1. 2.	□ 无 □ 有，原因： 1. 2.
护士签名		

（三）患者表单

鼻出血临床路径患者表单

适用对象：第一诊断为鼻出血（ICD-10：R04.0）

患者姓名：	性别：　　年龄：　　门诊号：	住院号：
住院日期：　　年　月　日	出院日期：　　年　月　日	标准住院日：≤3 天

时间	入院第 1 天	住院 2 天	出院日
医患配合	□ 配合询问病史、收集资料，请务必详细告知既往史、用药史、过敏史 □ 如需进行活检，签署手术知情同意书等	□ 配合签署关于治疗用药的各种必要的知情同意书 □ 治疗中使用药物如有不适，及时告诉医师	□ 接受出院前指导 □ 知道复诊程序 □ 获取出院诊断书
护患配合	□ 配合测量体温、脉搏、呼吸、血压 □ 配合完成入院护理评估（简单询问病史、过敏史、用药史） □ 接受入院宣教（环境介绍、病室规定、订餐制度、贵重物品保管等） □ 有任何不适请告知护士	□ 接受术后宣教 □ 配合静脉输液、皮下及肌内注射用药等之类 □ 有任何不适请告知护士 □ 配合定时测量生命体征、每日询问尿便，监测血糖 □ 配合做好病房消毒，避免感染 □ 配合执行探视及陪伴	□ 接受出院宣教 □ 办理出院手续 □ 获取出院带药 □ 知道服药方法、作用、注意事项 □ 了解复查的时间及项目 □ 知道复印病历方法
饮食	□ 如无禁忌，正常饮食	□ 如无禁忌，正常饮食	□ 普通饮食或根据患者情况调整饮食
排泄	□ 正常排尿便	□ 正常排尿便	□ 正常排尿便
活动	□ 限制活动或卧床休息	□ 加强防护，避免感染	□ 加强防护，避免感染

附：原表单（2016 年版）

鼻出血临床路径表单

适用对象：第一诊断为鼻出血（ICD-10：R04.000）
　　　　　行内镜下鼻腔止血术

患者姓名：	性别： 年龄： 门诊号：	住院号：
住院日期：　年　月　日	出院日期：　年　月　日	标准住院日：≤3 天

时间	住院第 1 天	住院第 2 天	住院第 3 天
主要诊疗工作	□ 询问病史及体格检查 □ 书写病历 □ 上级医师查房评估患者、确定手术方式及时间 □ 签署手术同意书	□ 上级医师查房、询问病情，查体	□ 上级医师查房，询问病情，患者出院
重点医嘱	长期医嘱： □ 耳鼻喉科护理常规 □ 二级护理 □ 普通饮食 □ 自主体位 临时医嘱： □ 血常规+血型 □ 凝血 □ 心电图 □ 胸部正侧位片	长期医嘱： 临时医嘱：	长期医嘱： 临时医嘱：
主要护理工作			
病情变异记录	□ 无　□ 有，原因： 1. 2.	□ 无　□ 有，原因： 1. 2.	□ 无　□ 有，原因： 1. 2.
护士签名			
医师签名			

第二章

慢性鼻炎临床路径释义

【医疗质量控制指标】

指标一、患者鼻部症状的视觉模拟量表评分（VAS）。

指标二、患者术后有无鼻出血、鼻腔粘连等手术并发症。

一、慢性鼻炎编码

疾病名称及编码：慢性鼻炎（ICD-10：J31.000）

手术操作名称及编码：内镜下鼻甲部分切除术（ICD-9-CM-3：21.6903）

二、临床路径检索方法

J31.000 伴 21.6903

三、国家医疗保障疾病诊断相关分组（CHS-DRG）

MDCD 头颈、耳、鼻、口、咽疾病及功能障碍

DT1 中耳炎及上呼吸道感染

四、慢性鼻炎临床路径标准住院流程

（一）适用对象

第一诊断为慢性鼻炎（ICD-10：J31.004）

行鼻内镜手术（ICD-9-CM-3：21.31/22.2-22.6）。

> **释义**
>
> ■ 慢性鼻炎通常不需要手术治疗。只有当患者鼻甲明显肥大，并且明确与鼻堵症状相关且不能应用药物治疗缓解症状时，或合并鼻中隔偏曲、泡状中鼻甲等其他鼻腔结构异常影响鼻腔通气时，方考虑鼻内镜手术治疗。

（二）诊断依据

根据《实用耳鼻咽喉头颈外科学》（人民卫生出版社，2008 年）。

1. 症状：鼻塞、流涕、咽干、嗅觉下降。
2. 体征：鼻腔黏膜充血，下鼻甲肿胀；或下鼻甲黏膜肥厚，鼻甲骨肥大。黏膜表面凹凸不平，可呈结节状或桑葚样改变。
3. 鼻内镜检查及影像学检查（CT 或 MRI）：提示鼻腔黏膜慢性炎症，下鼻甲肥大。

> **释义**
>
> ■ 在体检时，可以在鼻腔内放置 1∶10000 肾上腺素+1%丁卡因棉片，观察黏膜收缩情况。慢性单纯性鼻炎黏膜收缩较好；如果收缩效果差，则可能为慢性肥厚性

鼻炎、药物性鼻炎，或下鼻甲骨本身增生所致。同时注意观察鼻中隔偏曲情况、中鼻甲形态及其他鼻腔结构有无异常，为下一步治疗方案的制定做准备。

（三）治疗方案的选择

根据《实用耳鼻咽喉头颈外科学》（人民卫生出版社，2008 年）。

药物治疗或手术治疗。

> **释义**
>
> ■ 慢性鼻炎多数选择药物治疗。首选鼻喷糖皮质激素，辅以生理盐水鼻腔冲洗，多数可以收到满意疗效。在药物治疗无效或合并鼻中隔偏曲等鼻腔结构异常的情况下，考虑手术治疗。手术原则是在鼻内镜下保留下鼻甲和鼻腔黏膜，切除黏膜下肥厚的下鼻甲骨质，或将下鼻甲骨折外移。

（四）标准住院日 7 天

> **释义**
>
> ■ 如术后无明显的鼻出血等严重并发症，可酌情缩短术后住院天数。

（五）进入路径标准

1. 第一诊断必须符合 ICD-10：J31.004 慢性鼻炎疾病编码。

2. 当患者同时具有其他疾病诊断，但在住院期间不需要特殊处理也不影响第一诊断的临床路径流程实施时，可以进入路径。

> **释义**
>
> ■ 伴有严重高血压、糖尿病、冠心病、肝肾功能不全的患者，不适应全身麻醉手术者，不进入本路径。

（六）住院检查项目

1. 必需的检查项目：

（1）血常规、尿常规。

（2）肝功能、肾功能、电解质、血糖、凝血功能。

（3）感染性疾病筛查（乙型肝炎、丙型肝炎、梅毒、艾滋病等）。

（4）X 线胸片、心电图、心脏彩超。

（5）鼻腔鼻窦 CT、鼻内镜检查。

2. 根据患者病情，可选择的检查项目：

（1）过敏原及相关免疫学检测。

（2）鼻功能测试。

> **释义**
>
> ■ 鼻窦 CT 和鼻内镜检查可明确患者有无慢性鼻窦炎、鼻息肉等鼻科常见疾病，如有，则纳入慢性鼻窦炎临床路径。

（七）治疗方案与药物选择

1. 药物治疗：

（1）糖皮质激素：鼻内局部喷雾，酌情口服或静脉使用。

（2）鼻腔冲洗：生理盐水冲洗鼻腔。

（3）鼻腔减充血剂：麻黄素及羟甲唑啉局部使用。

2. 微波治疗。

3. 手术治疗：慢性肥厚性鼻炎可行下鼻甲部分切除术或下鼻甲骨折外移术。

> **释义**
>
> ■ 慢性鼻炎多数选择药物治疗。首选鼻喷糖皮质激素，如糠酸莫米松鼻喷剂、丙酸氟替卡松鼻喷剂、布地奈德鼻喷剂等，辅以生理盐水鼻腔冲洗。鼻腔减充血剂连续使用 <7 天。手术治疗的原则是在鼻内镜下保留下鼻甲和鼻腔黏膜，切除黏膜下肥厚的下鼻甲骨质，或将下鼻甲骨折外移。注意保护正常鼻腔黏膜，避免损伤后出现鼻腔粘连或影响鼻腔黏膜的正常生理功能。

（八）出院标准

1. 一般情况良好。

2. 没有需要住院处理的并发症。

> **释义**
>
> ■ 较常见的术后并发症包括：
>
> （1）鼻出血：下鼻甲黏膜下切除术后较易出现鼻出血，必要时局部压迫止血或内镜探查止血。
>
> （2）鼻腔粘连：术后应注意内镜检查，如发现粘连，应及时进行松解，局部放置膨胀海绵，待黏膜充分愈合后取出。

（九）变异及原因分析

1. 伴有影响手术的合并症，需进行相关诊断和治疗等，导致住院时间延长，治疗费用增加。

2. 出现手术并发症，需进一步诊断和治疗，导致住院时间延长，治疗费用增加。

释义

■ 伴有血压、血糖异常，心肺、肝肾功能异常的患者，需进一步行内科方面相关检查及治疗，有可能导致住院时间延长，治疗费用增加。
■ 术后出现鼻出血等并发症的患者，有可能导致住院时间延长，治疗费用增加。

五、慢性鼻炎临床路径给药方案

【用药选择】

1. 局部糖皮质激素鼻喷剂：糠酸莫米松鼻喷剂，每日 1 次；丙酸氟替卡松鼻喷剂，每日 2 次；布地奈德鼻喷剂，每日 2 次。
2. 生理盐水鼻腔冲洗，每日 2 次。
3. 鼻堵严重时酌情使用局部减充血剂，连续使用＜7 天。

【药学提示】

注意各种鼻喷激素的适用年龄：糠酸莫米松≥3 岁；布地奈德≥6 岁；丙酸氟替卡松≥12 岁。减充血剂儿童使用时浓度应较成人降低 1 倍。

六、慢性鼻炎患者护理规范

1. 术前护理要点：
（1）常规鼻科专科检查：鼻窦 CT（水平+冠状位）、皮肤过敏源点刺试验、鼻腔阻力、鼻声反射检查。
（2）鼻内镜术前备皮：剪双侧鼻毛，男性患者剃胡须。
2. 术后护理要点：
（1）术后 1~2 日勤巡视病房，特别注意鼻腔渗血情况，若出血量较多，及时通知医师。
（2）嘱患者勿用力擤鼻、用力咳嗽。
（3）嘱患者注意口腔清洁，可用漱口液每日含漱 3 次。
（4）指导患者在鼻腔填塞物取出后，正确的鼻腔冲洗方法。

七、慢性鼻炎患者营养治疗规范

1. 术后恢复期禁烟酒，禁辛辣刺激食物，忌温度过高的汤、粥等食品。
2. 选择含有丰富维生素、蛋白质的饮食（糖尿病、高血压患者饮食遵医嘱）。

八、慢性鼻炎患者健康宣教

1. 环境：休养环境应安静舒适，保持温、湿度适宜，注意通风，保持室内空气新鲜。
2. 饮食：疾病恢复期间应禁烟酒，禁食辛辣刺激性食物，应选择富含维生素、蛋白质的饮食，保持大便通畅。
3. 活动：注意适当的体育锻炼，避免感冒。4~6 周应尽量避免重体力劳动，避免剧烈活动。
4. 鼻腔护理：鼻内镜手术出院 2 周内，鼻腔伤口仍会有少量的血性分泌物，属于正常现象。避免挤压、碰撞鼻部；去除挖鼻、大力擤鼻等不良习惯；尽量避免在灰尘较多或空气污染严重的地方活动；外出时，可以戴棉质口罩或加湿口罩，以减少花粉、冷空气对鼻黏膜的刺激。
5. 口腔卫生：保持口腔清洁卫生，养成早晚刷牙及饭后漱口的好习惯。

6. 治疗用药：遵医嘱按时服药，正确使用鼻喷剂、鼻腔冲洗器，以利于疾病恢复。

7. 如反复出血或一次出血量较多，应立即到医院就诊。

8. 心理：保持良好的心理状态，避免紧张、激动等不良情绪引起血压升高。

9. 复查时间：首次复查一般是出院后 2 周左右，具体时间可询问主管医师；再次复查时间根据医师第 1 次复查结果而定下次复查时间，鼻腔黏膜恢复至少需要 12 周，请坚持按时复诊。

九、推荐表单

（一）医师表单

慢性鼻炎临床路径医师表单

适用对象：第一诊断为慢性鼻炎（ICD-10：J31.004）

行鼻内镜手术（ICD-9-CM-3：21.304/22.2-22.6）

患者姓名：	性别：	年龄：	门诊号：	住院号：
住院日期：　　年　月　日	出院日期：　　年　月　日		标准住院日：7天	

时间	住院第1天	住院第2天	住院第3天（手术日）
主要诊疗工作	□ 询问病史及体格检查 □ 完成病历书写 □ 上级医师查房，初步确定治疗方案	□ 上级医师查房 □ 完成入院检查 □ 完成必要的相关科室会诊 □ 完成上级医师查房记录等病历书写 □ 向患者及家属交代病情及其注意事项 □ 手术患者需签署手术知情同意书、自费用品协议书	□ 手术 □ 术者完成手术记录 □ 住院医师完成术后病程 □ 上级医师查房 □ 向患者及家属交代病情及术后注意事项
重点医嘱	**长期医嘱：** □ 耳鼻咽喉科护理常规 □ 二级护理 □ 普通饮食（糖尿病、高血压患者相应饮食） □ 鼻腔冲洗 □ 鼻用激素喷鼻 **临时医嘱：** □ 血常规、尿常规、大便常规 □ 肝功能、肾功能、血糖、血脂、电解质、凝血功能、感染性疾病筛查（乙型肝炎、丙型肝炎、梅毒、艾滋等） □ X线胸片、心电图 □ 鼻窦CT、鼻内镜检查 □ 酌情行过敏原及相关免疫学检测 □ 酌情行鼻功能测试	**长期医嘱：** □ 患者既往基础用药 **临时医嘱：** □ 若行手术治疗需开术前医嘱：明日全身麻醉或局部麻醉下行鼻内镜手术 * □ 术前禁食、禁水 □ 术前准备 □ 其他特殊医嘱	**长期医嘱：** □ 全身麻醉后常规护理 □ 鼻内镜手术 * 术后护理常规 □ 二级护理（特殊患者一级护理） □ 半流质饮食或普通饮食（同术前） **临时医嘱：** □ 标本送病理检查 □ 酌情心电监护 □ 酌情吸氧 □ 其他特殊医嘱 □ 抗菌药物
病情变异记录	□无　□有，原因： 1. 2.	□无　□有，原因： 1. 2.	□无　□有，原因： 1. 2.
医师签名			

时间	住院第 4~6 天 （术后第 1~3 天）	住院第 7 天 （术后第 4 天，出院日）
主要诊疗工作	□ 上级医师查房 □ 住院医师完成常规病历书写 □ 注意病情变化 □ 注意观察生命体征 □ 取出鼻腔填塞物 □ 鼻腔冲洗	□ 上级医师查房，进行手术及伤口评估 □ 完成出院记录、出院证明书 □ 向患者交代出院后的注意事项 □ 鼻腔冲洗
重点医嘱	长期医嘱： □ 二级护理 □ 普通饮食 □ 其他特殊医嘱 □ 48 小时内停用抗菌药物 临时医嘱： □ 换药 □ 其他特殊医嘱	出院医嘱： □ 出院带药 □ 门诊随诊
病情变异记录	□ 无 □ 有，原因： 1. 2.	□ 无 □ 有，原因： 1. 2.
医师签名		

注：* 实际操作时需明确写出具体的术式

（二）护士表单

慢性鼻炎临床路径护士表单

适用对象：第一诊断为慢性鼻炎（ICD-10：J31.004）

行鼻内镜手术（ICD-9-CM-3：21.304/22.2-22.6）

患者姓名：		性别： 年龄： 门诊号：	住院号：
住院日期： 年 月 日		出院日期： 年 月 日	标准住院日：7 天

时间	住院第 1 天	住院第 2 天	住院第 3 天 （手术日）
健康宣教	□ 休养环境应安静舒适，保持温湿度适宜，注意通风，保持室内空气新鲜 □ 住院期间应禁烟酒、禁食辛辣刺激性食物，应选择富含维生素、蛋白质的饮食，保持大便通畅	□ 嘱患者注意口腔清洁，可用漱口液每日含漱 3 次	□ 向患者及家属交代术后通常出现的疼痛、鼻少量出血、鼻塞，鼻腔填塞物等情况
护理处置	□ 完善术前检查：血常规、尿常规、大便常规	□ 术前禁食、禁水 □ 术前准备 □ 鼻内镜术前备皮：剪双侧鼻毛，男性患者剃胡须	□ 全身麻醉后常规护理 □ 鼻内镜手术 * 术后护理常规 □ 二级护理 □ 半流质饮食或普通饮食 □ 标本送病理检查 □ 酌情心电监护 □ 酌情吸氧 □ 其他特殊医嘱 □ 抗菌药物
基础护理	□ 介绍病房环境、设施和设备 □ 入院护理评估	□ 宣教、备皮等术前准备 □ 提醒患者明晨禁食、禁水	□ 观察患者病情变化 □ 术后心理与生活护理
专科护理	□ 酌情行过敏原及相关免疫学检测 □ 酌情行鼻功能测试	□ 术前准备 □ 鼻内镜术前备皮：剪双侧鼻毛，男性患者剃胡须	□ 勤巡视病房，特别注意鼻腔渗血情况
重点医嘱	□ 详见医嘱执行单	□ 详见医嘱执行单	□ 详见医嘱执行单
病情变异记录	□ 无 □ 有，原因： 1. 2.	□ 无 □ 有，原因： 1. 2.	□ 无 □ 有，原因： 1. 2.
护士签名			

时间	住院第 4~6 天 （术后第 1~3 天）	住院第 7 天 （术后第 4 天，出院日）
健康 宣教	□ 术后少量鼻腔渗血的量和性状 □ 鼻腔填塞物取出后鼻腔冲洗器的使用方法	□ 正确应用喷鼻药物和鼻腔冲洗器 □ 术后门诊复诊时间及重要性
护理 处置	□ 口腔清洁护理 □ 术后遵医嘱应用药物	□ 教授患者掌握正确鼻腔冲洗和鼻喷药物使用方法
基础 护理	□ 观察患者情况 □ 术后心理与生活护理	□ 指导患者办理出院手续
专科 护理	□ 勤巡视病房，特别注意鼻腔渗血情况 □ 鼻喷药物的正确使用方法	□ 确认患者掌握正确鼻腔冲洗方法 □ 协助患者预约门诊复诊
重点 医嘱	□ 详见医嘱执行单	□ 详见医嘱执行单
病情 变异 记录	□ 无 □ 有，原因： 1. 2.	□ 无 □ 有，原因： 1. 2.
护士 签名		

（三）患者表单

慢性鼻炎临床路径患者表单

适用对象：第一诊断为慢性鼻炎（ICD-10：J31.004）

行鼻内镜手术（ICD-9-CM-3：21.304/22.2-22.6）

患者姓名：	性别：　年龄：　门诊号：	住院号：
住院日期：　年　月　日	出院日期：　年　月　日	标准住院日：7 天

时间	住院第 1 天	住院第 2 天	住院第 3 天 （手术日）
医患配合	□ 配合病史采集、资料采集，请务必详细告知既往史、用药史、过敏史 □ 配合术前检查 □ 有任何不适告知医师	□ 完成必要的相关科室会诊 □ 与医师沟通病情及其注意事项，签署手术知情同意书、自费用品协议书	□ 配合完成手术
护患配合	□ 熟悉病房情况 □ 完成相关检查标本留取工作	□ 完成术前准备 □ 鼻内镜术前备皮：剪双侧鼻毛，男性患者剃胡须	□ 完成术后护理工作
饮食	□ 富含维生素、蛋白质的饮食	□ 富含维生素、蛋白质的饮食	□ 术前禁食、禁水
排泄	□ 记录排泄次数	□ 记录排泄次数	□ 记录排泄次数
活动	□ 病区内适当活动	□ 病区内适当活动	□ 术后卧床时间达到后尽早下床活动

时间	住院第4~6天 （术后第1~3天）	住院第7天 （术后第4天，出院日）
医患配合	□ 取出鼻腔填塞物 □ 学习正确使用鼻腔冲洗器的方法及鼻喷药物方法	□ 继续鼻腔冲洗及鼻喷药物治疗
护患配合	□ 配合完成口腔清洁护理 □ 关注鼻腔渗血的量及性状	□ 预约门诊复诊时间
饮食	□ 富含维生素、蛋白质的饮食	□ 富含维生素、蛋白质的饮食
排泄	□ 记录排泄次数	□ 记录排泄次数
活动	□ 病区内适当活动	□ 病区内适当活动

附：原表单（2017 年版）

慢性鼻炎临床路径表单

适用对象：第一诊断为慢性鼻炎（ICD-10：J31.004）

行鼻内镜手术（ICD-9-CM-3：21.304/22.2~22.6）

患者姓名：	性别：	年龄：	门诊号：	住院号：
住院日期： 年 月 日	出院日期： 年 月 日			标准住院日：7 天

时间	住院第 1 天	住院第 2 天	住院第 3 天（手术日）
主要诊疗工作	□ 询问病史及体格检查 □ 完成病历书写 □ 上级医师查房，初步确定治疗方案	□ 上级医师查房 □ 完成入院检查 □ 完成必要的相关科室会诊 □ 完成上级医师查房记录等病历书写 □ 向患者及家属交代病情及其注意事项 □ 手术患者需签署手术知情同意书、自费用品协议书	□ 手术 □ 术者完成手术记录 □ 住院医师完成术后病程 □ 上级医师查房 □ 向患者及家属交代病情及术后注意事项
重点医嘱	长期医嘱： □ 耳鼻咽喉科护理常规 □ 二级护理 □ 普通饮食 □ 鼻腔冲洗 □ 麻黄素滴鼻 □ 鼻用激素喷鼻 临时医嘱： □ 血常规、尿常规、大便常规 □ 肝功能、肾功能、血糖、血脂、电解质、凝血功能、感染性疾病筛查（乙型肝炎、丙型肝炎、梅毒、艾滋等） □ X 线胸片、心电图 □ 鼻窦 CT、鼻内镜检查 □ 酌情行过敏原及相关免疫学检测 □ 酌情行鼻功能测试	长期医嘱： □ 患者既往基础用药 临时医嘱： □ 若行手术治疗需开术前医嘱：明日全身麻醉或局部麻醉下行鼻内镜手术* □ 术前禁食、禁水 □ 术前准备 □ 其他特殊医嘱	长期医嘱： □ 全身麻醉后常规护理 □ 鼻内镜手术*术后护理常规 □ 一级护理 □ 半流质饮食 临时医嘱： □ 术前 30 分钟抗菌药物应用 □ 标本送病理检查 □ 酌情心电监护 □ 酌情吸氧 □ 其他特殊医嘱 □ 抗菌药物
主要护理工作	□ 介绍病房环境、设施和设备 □ 入院护理评估	□ 宣教、备皮等术前准备 □ 提醒患者明晨禁食、禁水	□ 观察患者病情变化 □ 术后心理与生活护理
病情变异记录	□ 无 □ 有，原因： 1. 2.	□ 无 □ 有，原因： 1. 2.	□ 无 □ 有，原因： 1. 2.

续　表

时间	住院第 1 天	住院第 2 天	住院第 3 天 （手术日）
护士 签名			
医师 签名			

时间	住院第 4~6 天 （术后第 1~3 天）	住院第 7 天 （术后第 4 天，出院日）
主要诊疗工作	□ 上级医师查房 □ 住院医师完成常规病历书写 □ 注意病情变化 □ 注意观察生命体征 □ 取出鼻腔填塞物 □ 鼻腔冲洗	□ 上级医师查房，进行手术及伤口评估 □ 完成出院记录、出院证明书 □ 向患者交代出院后的注意事项 □ 鼻窦冲洗
重点医嘱	**长期医嘱：** □ 二级护理 □ 半流质饮食或普通饮食 □ 其他特殊医嘱 □ 48 小时内停用抗菌药物 **临时医嘱：** □ 换药 □ 其他特殊医嘱	**出院医嘱：** □ 出院带药 □ 门诊随诊
主要护理工作	□ 观察患者情况 □ 术后心理与生活护理	□ 指导患者办理出院手续
病情变异记录	□ 无　□ 有，原因： 1. 2.	□ 无　□ 有，原因： 1. 2.
护士签名		
医师签名		

注：＊实际操作时需明确写出具体的术式

第三章

慢性鼻窦炎临床路径释义

【医疗质量控制指标】

指标一、患者鼻部症状的视觉模拟量表评分（VAS）。

指标二、患者术后有无鼻出血、脑脊液鼻漏、眼眶感染等手术并发症。

一、慢性鼻窦炎编码

疾病名称及编码：慢性鼻窦炎（ICD-10：J32.902）

手术操作名称及编码：鼻内镜下鼻腔鼻窦手术（ICD-9-CM-3：21.304/22.2-22.6）

二、临床路径检索方法

J32 伴（21.304/22.2-22.6）

三、国家医疗保障疾病诊断相关分组（CHS-DRG）

MDCD 头颈、耳、鼻、口、咽疾病及功能障碍

DT1 中耳炎及上呼吸道感染

四、慢性鼻窦炎临床路径标准住院流程

（一）适用对象

适用对象：第一诊断为慢性鼻窦炎（ICD-10：J32.902）

行鼻内镜下鼻腔鼻窦手术（ICD-9-CM-3：21.304/22.2-22.6）。

> **释义**
>
> ■ 慢性鼻窦炎分为慢性鼻窦炎伴鼻息肉和不伴鼻息肉两大类；根据 EPOS2020 指南，慢性鼻窦炎不伴鼻息肉患者经过 1~3 个月的正规治疗，症状仍不能很好缓解、且患者存在鼻道窦口复合体病变或解剖结构变异者，可考虑手术治疗。对于慢性鼻窦炎伴鼻息肉的患者，单纯药物治疗常不能奏效，往往需要手术治疗；手术时机的选择以患者主观症状明显且要求改善生活质量为根据，切除鼻息肉病变并开放窦口引流，减轻炎症负荷，畅通给药途径为主。

（二）诊断依据

根据《实用耳鼻咽喉头颈外科学》（人民卫生出版社，2008 年）。

1. 症状：鼻塞、流脓涕、头痛、发热、嗅觉减退等。
2. 体征：鼻腔、中鼻道黏液或脓性分泌物；鼻腔、中鼻道充血肿胀伴或不伴有鼻息肉。
3. 鼻内镜检查及影像学检查（CT 或 MRI）提示：提示鼻腔鼻窦黏膜慢性炎症。

> **释义**
>
> ■ 在体检时，可以在鼻黏膜表面放置丁卡因肾上腺素溶液棉片，收缩鼻黏膜后观察中鼻道及嗅裂区病变情况。慢性鼻窦炎伴有鼻息肉的患者，常在中鼻道观察到黏膜不同程度的息肉样变，轻者仅表现为中鼻道或嗅裂区黏膜的息肉样变，重者鼻息肉突出中鼻道，表面附有黏性或黏脓性分泌物，大者可阻塞整个总鼻道。不伴鼻息肉的患者可见筛区黏膜充血水肿，表面有时可见黏脓性分泌物；有时可见钩突、中鼻甲肥大、鼻中隔偏曲等鼻腔结构异常。

（三）治疗方案的选择

根据《实用耳鼻咽喉头颈外科学》（人民卫生出版社，2008 年）。
鼻内镜下鼻腔鼻窦手术。

> **释义**
>
> ■ 慢性鼻窦炎伴或不伴鼻息肉患者手术治疗的原则，是在药物治疗效果欠佳或存在明显的解剖异常或病变时选择手术治疗。患者的症状及主诉是手术疗效的重要参考。鼻内镜下鼻腔鼻窦的手术原则是在鼻内镜下切除或矫正明显的解剖异常，或切除鼻息肉病变并开放窦口引流，减轻炎症负荷，畅通给药途径等。应注意并强调慢性鼻窦炎伴或不伴鼻息肉患者内镜手术治疗和药物治疗的有机结合才是控制鼻黏膜炎症的最佳之选。

（四）标准住院日 7 天

> **释义**
>
> ■ 如术后无明显的鼻出血、头痛、颅眶不适等严重并发症，可酌情缩短术后住院天数。

（五）进入路径标准

1. 第一诊断必须符合 ICD-10：J32.902 慢性鼻窦炎编码。
2. 当患者同时具有其他疾病诊断，但在住院期间不需要特殊处理也不影响第一诊断的临床路径流程实施时，可以进入路径。

> **释义**
>
> ■ 伴有严重高血压、糖尿病、冠心病、重度哮喘、肝肾功能不全的患者，不适应全身麻醉手术者，不进入路径。临床诊断明确的真菌性鼻窦炎/变应性真菌性鼻窦炎/慢性（急性爆发性）侵袭性真菌性鼻窦炎、上颌窦囊肿、上颌窦后鼻孔息肉及鼻腔鼻窦出血坏死性息肉等患者，不进入本路径。

（六）术前准备≤2 天

1. 必需的检查项目：
（1）血常规、尿常规、大便常规。
（2）肝功能、肾功能、电解质、血糖、凝血功能、血型。
（3）感染性疾病筛查（乙型肝炎、丙型肝炎、梅毒、艾滋病等）。
（4）胸片、心电图、心脏彩超。
（5）鼻腔鼻窦 CT、鼻内镜检查。
2. 根据患者病情，可选择检查项目：
（1）过敏原及相关免疫学检测。
（2）鼻功能测试。
（3）呼出气体一氧化氮检测。

> **释义**
>
> ■ 鼻窦 CT 和鼻内镜检查可明确患者有无慢性鼻窦炎、鼻息肉等鼻科常见疾病，如有，则纳入慢性鼻窦炎临床路径。过敏原检测、一氧化氮检测及鼻分泌物脱落细胞涂片检查等有助于判断患者是否合并过敏因素，是否合并嗜酸性粒细胞增多症，是否存在鼻黏膜药物反应功能的异常。

（七）预防性抗菌药物选择与使用时机

1. 抗菌药物：按照《抗菌药物临床应用指导原则（2015 年版）》（国卫办医发〔2015〕43 号）中抗菌药物预防性应用的基本原则要求，合理选用预防用抗菌药物。
2. 糖皮质激素：鼻内局部喷雾，酌情口服或静脉使用。

> **释义**
>
> ■ 术前合理的药物治疗能够减少术中出血、缩短手术时间，且提高手术的安全性。首选鼻喷糖皮质激素，如糖酸莫米松鼻喷剂、丙酸氟替卡松鼻喷剂、布地奈德鼻喷剂等，辅以生理盐水鼻腔冲洗。或应用短期口服激素治疗后再行手术治疗。除非慢性鼻窦炎急性发作或患者鼻窦炎症状明显，否则术前不建议应用抗菌药物或黏膜促排剂。

（八）手术日为入院后 3 天

1. 麻醉方式：全身麻醉或局部麻醉。
2. 术中用药：全身止血药物，局部减充血剂。
3. 手术：见治疗方案的选择。
4. 鼻腔填塞止血，保持引流通气。
5. 标本送病理检查。

（九）术后住院治疗 4 天

1. 根据病情可选择复查部分检查项目。
2. 术后用药：按照《抗菌药物临床应用指导原则（2015 年版）》（国卫办医发〔2015〕43 号）中各类抗菌药物的适应证和注意事项要求，合理选用抗菌药物；糖皮质激素鼻内局部喷雾或雾化，酌情口服或静脉内使用。酌情使用黏液促排剂。

3. 鼻腔冲洗。

4. 清理术腔。

（十）出院标准

1. 一般情况良好。

2. 没有需要住院处理的并发症。

> **释义**
>
> ■ 较常见的术后并发症包括：
>
> （1）鼻出血：鼻窦开放术后创面裸露，仅覆以少量松软填塞物，术后较易出现鼻出血，必要时局部压迫止血或（全身麻醉）内镜下探查止血。
>
> （2）颅内感染：术后应注意患者精神状态改变，特别是颅高压表现等。
>
> （3）眶内出血或感染：表现为术后眶周青紫或眶周胀痛等，可伴有复视、视力改变等症状。

（十一）变异及原因分析

1. 伴有影响手术的合并症，需进行相关诊断和治疗等，导致住院时间延长，治疗费用增加。

2. 出现手术并发症，需进一步诊断和治疗，导致住院时间延长，治疗费用增加。

> **释义**
>
> ■ 伴有血压、血糖异常，心肺、肝肾功能异常的患者，需进一步行内科方面相关检查治疗，有可能导致住院时间延长，治疗费用增加。
>
> ■ 术后出现鼻出血等并发症的，有可能导致住院时间延长，治疗费用增加。

五、慢性鼻窦炎临床路径给药方案

【用药选择】

1. 局部糖皮质激素鼻喷剂：糠酸氟替卡松鼻喷剂，每日1次；糠酸莫米松鼻喷剂，每日1次；丙酸氟替卡松鼻喷剂，每日2次；布地奈德鼻喷剂，每日2次。

2. 生理盐水鼻腔冲洗，每日2次。

3. 鼻堵严重时酌情使用局部减充血剂，连续使用<7天。

4. 头痛及脓涕严重时，可酌情使用抗生素［根据《抗菌药物临床应用指导原则（2015年版）》（国卫办医发〔2015〕43号）］及黏液促排剂。

【药学提示】

1. 注意各种鼻喷激素的适用年龄：糠酸氟替卡松≥2岁；糠酸莫米松≥3岁；布地奈德≥6岁；丙酸氟替卡松≥12岁。

2. 减充血剂儿童使用时浓度应较成人减少1倍。鼻用局部减充血剂仅在必要时使用，连续使用应少于7天。

六、慢性鼻窦炎患者护理规范

1. 术前护理要点：

（1）常规鼻科专科检查：鼻窦 CT（水平+冠状位）、皮肤过敏源点刺试验、鼻腔阻力、鼻声反射检查、鼻腔一氧化氮检测等。

（2）鼻内镜术前备皮：剪双侧鼻毛，男性患者剃胡须。

2. 术后护理要点：

（1）术后 1~2 日勤巡视病房，特别注意患者鼻腔渗血情况，若出血量较多，及时通知医师。观察眼部及神经精神改变，及时发现颅眶可能存在的问题。

（2）嘱患者勿用力擤鼻、用力咳嗽。

（3）嘱患者注意口腔清洁，可用漱口液每日含漱 3 次。

（4）指导患者在鼻腔填塞物取出后，正确的鼻腔冲洗方法。

七、慢性鼻窦炎患者营养治疗规范

1. 术后恢复期禁烟酒，禁辛辣刺激食物，忌温度过高的汤、粥等食品。

2. 选择含有丰富维生素、高蛋白质的饮食（糖尿病患者饮食遵医嘱）。

八、慢性鼻窦炎患者健康宣教

1. 环境：休养环境应安静舒适，保持温、湿度适宜，注意通风，保持室内空气新鲜。

2. 饮食：疾病恢复期间应禁烟酒，禁食辛辣刺激性食物，应选择富含维生素、蛋白质的饮食，保持大便通畅。

3. 活动：注意适当的体育锻炼，避免感冒。4~6 周应尽量避免重体力劳动，避免剧烈活动。

4. 鼻腔护理：鼻内镜手术出院 2 周内，鼻腔伤口仍会有少量的血性分泌物，属于正常现象。避免挤压、碰撞鼻部；去除挖鼻、大力擤鼻等不良习惯；尽量避免在灰尘较多或空气污染严重的地方活动；外出时，可以戴外科口罩或加湿口罩，以减少花粉、冷空气对创伤后鼻黏膜的刺激。

5. 口腔卫生：保持口腔清洁卫生，养成早晚刷牙及饭后漱口的好习惯。

6. 治疗用药：遵医嘱按时服药，正确使用鼻喷剂、鼻腔冲洗器，以利于疾病恢复。

7. 如反复出血或一次出血量较多，应立即到医院就诊。

8. 心理：保持良好的心理状态，避免紧张、激动等不良情绪引起血压升高。

9. 复查时间：首次复查一般是出院后 1 周左右，具体时间可询问主管医师；再次复查时间根据医师第 1 次复查结果而定下次复查时间，鼻腔黏膜恢复至少需要 12 周，请坚持按时复诊。

九、推荐表单

(一) 医师表单

慢性鼻窦炎临床路径医师表单

适用对象: 第一诊断为慢性鼻窦炎 (ICD-10: J32.902)

行鼻内镜下鼻腔鼻窦手术 (ICD-9-CM-3: 21.304/22.2~22.6)

患者姓名:			性别:	年龄:	门诊号:	住院号:
住院日期: 年 月 日			出院日期: 年 月 日			标准住院日: 7天

时间	住院第 1 天	住院第 2 天	住院第 3 天 (手术日)
主要诊疗工作	□ 询问病史及体格检查 □ 完成病历书写 □ 上级医师查房与术前评估 □ 初步确定手术方式和日期	□ 上级医师查房 □ 完成术前准备与术前评估 □ 根据检查结果等, 进行术前讨论, 确定手术方案 □ 完成必要的相关科室会诊 □ 签署手术知情同意书、自费用品协议书	□ 手术 □ 术者完成手术记录 □ 住院医师完成术后病程 □ 上级医师查房 □ 向患者及家属交代病情及术后注意事项
重点医嘱	**长期医嘱:** □ 耳鼻咽喉科护理常规 □ 二级护理 □ 普通饮食 **临时医嘱:** □ 血常规、尿常规、便常规 □ 肝功能、肾功能、血糖、血脂、电解质、凝血功能、感染性疾病筛查 (乙型肝炎、丙型肝炎、梅毒、艾滋病等) □ X线胸片、心电图、心脏彩超 □ 鼻窦 CT、鼻内镜检查 □ 酌情行过敏原及相关免疫学检测 □ 酌情行鼻功能测试 □ 酌情行呼出气体一氧化氮检测	**长期医嘱:** □ 患者既往基础用药 **临时医嘱:** □ 术前医嘱: 明日全身麻醉或局部麻醉下行鼻内镜手术* □ 术前禁食、禁水 □ 术前准备 □ 其他特殊医嘱	**长期医嘱:** □ 全身麻醉后常规护理 □ 鼻内镜手术*术后护理常规 □ 一级护理 □ 半流质饮食 **临时医嘱:** □ 术前30分钟抗菌药物应用 □ 标本送病理检查 □ 酌情心电监护 □ 酌情吸氧 □ 其他特殊医嘱 □ 抗菌药物
病情变异记录	□ 无 □ 有, 原因: 1. 2.	□ 无 □ 有, 原因: 1. 2.	□ 无 □ 有, 原因: 1. 2.
医师签名			

时间	住院第 4~6 天 （术后第 1~3 天）	住院第 7 天 （术后第 4 天，出院日）
主要诊疗工作	□ 上级医师查房 □ 住院医师完成常规病历书写 □ 注意病情变化 □ 注意观察生命体征 □ 取出鼻腔填塞物 □ 鼻腔冲洗	□ 上级医师查房，进行手术及伤口评估 □ 完成出院记录、出院证明书 □ 向患者交代出院后的注意事项 □ 鼻腔冲洗
重点医嘱	长期医嘱： □ 二级护理 □ 半流质饮食或普通饮食 □ 其他特殊医嘱 □ 48 小时内停用抗生素 临时医嘱： □ 换药 □ 其他特殊医嘱	出院医嘱： □ 出院带药 □ 门诊随诊
病情变异记录	□ 无 □ 有，原因： 1. 2.	□ 无 □ 有，原因： 1. 2.
医师签名		

注：* 实际操作时需明确写出具体的术式

（二）护士表单

慢性鼻窦炎临床路径护士表单

适用对象：第一诊断为慢性鼻炎（ICD-10：J31.004）

行鼻内镜手术（ICD-9-CM-3：21.304/22.2-22.6）

患者姓名：	性别：	年龄：	门诊号：	住院号：
住院日期： 年 月 日	出院日期： 年 月 日			标准住院日：7天

时间	住院第1天	住院第2天	住院第3天（手术日）
健康宣教	□ 休养环境应安静舒适，保持温湿度适宜，注意通风，保持室内空气新鲜。 □ 住院期间应禁烟酒、禁食辛辣刺激性食物，应选择富含维生素、蛋白质的饮食，保持大便通畅	□ 嘱患者注意口腔清洁，可用漱口液每日含漱3次	□ 向患者及家属交代术后通常出现的疼痛、鼻少量出血、鼻塞，鼻腔填塞物等情况
护理处置	□ 完善术前检查	□ 术前禁食、禁水 □ 术前准备 □ 鼻内镜术前备皮：剪双侧鼻毛，男性患者剃胡须	□ 全身麻醉后常规护理 □ 鼻内镜手术* 术后护理常规 □ 一级护理 □ 半流质饮食 □ 标本送病理检查 □ 酌情心电监护 □ 酌情吸氧 □ 其他特殊医嘱 □ 抗菌药物
基础护理	□ 介绍病房环境、设施和设备 □ 入院护理评估	□ 宣教、备皮等术前准备 □ 提醒患者明晨禁食、禁水	□ 观察患者病情变化 □ 术后心理与生活护理
专科护理	□ 酌情行过敏原及相关免疫学检测 □ 酌情行鼻功能测试	□ 术前准备：鼻内镜术前备皮：剪双侧鼻毛，男性患者剃胡须	□ 勤巡视病房，特别注意鼻腔渗血情况
重点医嘱	□ 详见医嘱执行单	□ 详见医嘱执行单	□ 详见医嘱执行单
病情变异记录	□ 无 □ 有，原因： 1. 2.	□ 无 □ 有，原因： 1. 2.	□ 无 □ 有，原因： 1. 2.
护士签名			

时间	住院第 4~6 天 （术后第 1~3 天）	住院第 7 天 （术后第 4 天，出院日）
健康宣教	□ 术后少量鼻腔渗血的量和性状 □ 鼻腔填塞物取出后鼻腔冲洗器的使用方法	□ 正确应用喷鼻药物和鼻腔冲洗器 □ 术后门诊复诊时间及重要性
护理处置	□ 口腔清洁护理 □ 术后遵医嘱应用药物	□ 教授患者掌握正确鼻腔冲洗和鼻喷药物使用方法
基础护理	□ 观察患者情况 □ 术后心理与生活护理	□ 指导患者办理出院手续
专科护理	□ 勤巡视病房，特别注意鼻腔渗血情况 □ 鼻喷药物的正确使用方法	□ 确认患者掌握正确鼻腔冲洗方法 □ 协助患者预约门诊复诊
重点医嘱	□ 详见医嘱执行单	□ 详见医嘱执行单
病情变异记录	□ 无　□ 有，原因： 1. 2.	□ 无　□ 有，原因： 1. 2.
护士签名		

注：* 实际操作时需明确写出具体的术式

（三）患者表单

慢性鼻窦炎临床路径患者表单

适用对象：第一诊断为慢性鼻窦炎（ICD-10：J32.902）

行鼻内镜下鼻腔鼻窦手术（ICD-9-CM-3：21.304/22.2-22.6）

患者姓名：		性别：	年龄：	门诊号：	住院号：

住院日期： 年 月 日	出院日期： 年 月 日	标准住院日：7天

时间	住院第1天	住院第2天	住院第3天 （手术日）
医患配合	□ 配合病史采集、资料采集，请务必详细告知既往史、用药史、过敏史 □ 配合进行体格检查 □ 配合术前检查 □ 有任何不适告知医师	□ 完成必要的相关科室会诊 □ 与医师沟通病情及其注意事项，签署手术知情同意书、自费用品协议书	□ 完成手术
护患配合	□ 熟悉病房情况 □ 完成相关检查标本留取工作	□ 完成术前准备：鼻内镜术前备皮：剪双侧鼻毛，男性患者剃胡须	□ 完成术后护理工作
饮食	□ 富含维生素、蛋白质的饮食	□ 富含维生素、蛋白质的饮食	□ 术前禁食、禁水
排泄	□ 记录排泄次数	□ 记录排泄次数	□ 记录排泄次数
活动	□ 病区内适当活动	□ 病区内适当活动	□ 术后卧床时间后尽早下床活动

时间	住院第 4~6 天 （术后第 1~3 天）	住院第 7 天 （术后第 4 天，出院日）
医患 配合	□ 取出鼻腔填塞物 □ 学习正确使用鼻腔冲洗器的方法及鼻喷药物方法	□ 继续鼻腔冲洗及鼻喷药物治疗
护患 配合	□ 配合完成口腔清洁护理 □ 关注鼻腔渗血的量及性状	□ 预约门诊复诊时间
饮食	□ 富含维生素、蛋白质的饮食	□ 富含维生素、蛋白质的饮食
排泄	□ 记录排泄次数	□ 记录排泄次数
活动	□ 病区内适当活动	□ 病区内适当活动

附：原表单（2017 年版）

慢性鼻窦炎临床路径表单

适用对象：第一诊断为慢性鼻窦炎（ICD-10：J32.902）

行鼻内镜下鼻腔鼻窦手术（ICD-9-CM-3：21.304/22.2-22.6）

患者姓名：	性别： 年龄： 门诊号：	住院号：
住院日期： 年 月 日	出院日期： 年 月 日	标准住院日：7 天

时间	住院第 1 天	住院第 2 天	住院第 3 天 （手术日）
主要诊疗工作	□ 询问病史及体格检查 □ 完成病历书写 □ 上级医师查房与术前评估 □ 初步确定手术方式和日期	□ 上级医师查房 □ 完成术前准备与术前评估 □ 根据检查结果等，进行术前讨论，确定手术方案 □ 完成必要的相关科室会诊 □ 签署手术知情同意书、自费用品协议书	□ 手术 □ 术者完成手术记录 □ 住院医师完成术后病程 □ 上级医师查房 □ 向患者及家属交代病情及术后注意事项
重点医嘱	长期医嘱： □ 耳鼻咽喉科护理常规 □ 二级护理 □ 普通饮食 临时医嘱： □ 血常规、尿常规、大便常规 □ 肝功能、肾功能、血糖、血脂、电解质、凝血功能、感染性疾病筛查（乙型肝炎、丙型肝炎、梅毒、艾滋病等） □ X 线胸片、心电图、心脏彩超 □ 鼻窦 CT、鼻内镜检查 □ 酌情行过敏原及相关免疫学检测 □ 酌情行鼻功能测试 □ 酌情行呼出气体一氧化氮检测	长期医嘱： □ 患者既往基础用药 临时医嘱： □ 术前医嘱：明日全身麻醉或局部麻醉下行鼻内镜手术* □ 术前禁食、禁水 □ 术前准备 □ 其他特殊医嘱	长期医嘱： □ 全身麻醉后常规护理 □ 鼻内镜手术*术后护理常规 □ 一级护理 □ 半流质饮食 临时医嘱： □ 术前 30 分钟抗菌药物应用 □ 标本送病理检查 □ 酌情心电监护 □ 酌情吸氧 □ 其他特殊医嘱 □ 抗菌药物
主要护理工作	□ 介绍病房环境、设施和设备 □ 入院护理评估	□ 宣教、备皮等术前准备 □ 提醒患者明晨禁食、禁水	□ 观察患者病情变化 □ 术后心理与生活护理
病情变异记录	□ 无 □ 有，原因： 1. 2.	□ 无 □ 有，原因： 1. 2.	□ 无 □ 有，原因： 1. 2.
护士签名			
医师签名			

时间	住院第 4~6 天 （术后第 1~3 天）	住院第 7 天 （术后第 4 天，出院日）
主要诊疗工作	□ 上级医师查房 □ 住院医师完成常规病历书写 □ 注意病情变化 □ 注意观察生命体征 □ 取出鼻腔填塞物 □ 鼻腔冲洗	□ 上级医师查房，进行手术及伤口评估 □ 完成出院记录、出院证明书 □ 向患者交代出院后的注意事项 □ 鼻腔冲洗
重点医嘱	长期医嘱： □ 二级护理 □ 半流质饮食或普通饮食 □ 其他特殊医嘱 □ 48 小时内停用抗生素 临时医嘱： □ 换药 □ 其他特殊医嘱	出院医嘱： □ 出院带药 □ 门诊随诊
主要护理工作	□ 观察患者情况 □ 术后心理与生活护理	□ 指导患者办理出院手续
病情变异记录	□ 无　□ 有，原因： 1. 2.	□ 无　□ 有，原因： 1. 2.
护士签名		
医师签名		

注：* 实际操作时需明确写出具体的术式

第四章

慢性鼻-鼻窦炎临床路径释义

【医疗质量控制指标】

指标一、免疫病理学诊断分型。

指标二、是否合并变应性鼻炎、哮喘等变态反应因素。

指标三、鼻窦整体骨炎评分。

指标四、鼻腔和鼻窦解剖学变异的评估。

指标五、合理内镜鼻窦手术术式的选择。

指标六、围术期规范用药。

指标七、规范的术后随访。

指标八、患者的健康教育。

一、慢性鼻-鼻窦炎编码

疾病名称及编码：慢性鼻-鼻窦炎（ICD-10：J32）

手术操作名称及编码：鼻内镜手术（ICD-9-CM-3：21.31/22.2-22.6）

二、临床路径检索方法

J32 伴（21.31/22.2-22.6）

三、国家医疗保障疾病诊断相关分组（CHS-DRG）

MDCD 头颈、耳、鼻、口、咽疾病及功能障碍

DD2 鼻腔、鼻窦手术

四、慢性鼻-鼻窦炎临床路径标准住院流程

（一）适用对象

第一诊断为慢性鼻-鼻窦炎（ICD-10：J32）

行鼻内镜手术（ICD-9-CM-3：21.31/22.2-22.6）。

> **释义**
>
> ■适用对象编码参见第一部分。
>
> ■本路径适用对象为慢性鼻-鼻窦炎，伴或不伴鼻息肉。
>
> ■慢性鼻-鼻窦炎的临床定义为鼻窦与鼻腔黏膜的慢性炎症，病程超过12周。临床上可以分为两型：①慢性鼻-鼻窦炎不伴鼻息肉（chronic rhinosinusitis without nasal poplys，CRSsNP）；②慢性鼻窦炎伴有鼻息肉（chronic rhinosinustis with nasal polyps，CRSwNP）。
>
> ■慢性鼻-鼻窦炎治疗方法大体分为保守治疗和手术治疗，本路径针对鼻内镜手术，慢性鼻窦炎的其他治疗见另外的路径指南。

（二）诊断依据

根据《中国慢性鼻窦炎诊断和治疗指南（2018）》［中华耳鼻咽喉头颈外科杂志编辑委员会鼻科组，中华医学会耳鼻咽喉头颈外科学分会鼻科学组；中华耳鼻咽喉头颈外科杂志，2019，54（2）：81-100］。

1. 症状：鼻塞，黏性或黏脓性鼻涕；可伴有头面部胀痛，嗅觉减退或丧失。
2. 体征：鼻腔、中鼻道、嗅裂的黏性或黏脓性分泌物，鼻黏膜充血、水肿或伴有息肉。
3. 影像学检查：鼻窦 CT 提示窦口鼻道复合体和/或鼻窦黏膜炎性改变。MRI 对不同类型慢性鼻窦炎的鉴别诊断有一定意义。
4. 实验室检查：主要包括外周血、鼻腔分泌物和病理组织中的嗜酸粒细胞计数。

> **释义**
>
> ■ 慢性鼻-鼻窦炎症状分为主要症状和次要症状，主要症状包括鼻塞，黏性或黏脓性鼻涕，次要症状包括头面部胀痛，嗅觉减退或丧失。诊断时以上述 2 种或 2 种以上相关症状为依据，其中主要症状中的鼻塞，黏性或黏脓性鼻涕必具其一。
>
> ■ 鼻内镜检查为临床诊断提供了可靠的检查方法，可选用不同角度的内镜观察脓性分泌物的来源、息肉的部位大小、窦口的黏膜形态等。典型表现为来源于中鼻道、嗅裂的黏性或脓性分泌物，鼻黏膜充血、水肿或有息肉。
>
> ■ CT 是诊断鼻窦炎最准确和直接的方法。CT 扫描典型表现为窦口鼻道复合体和/或鼻窦黏膜炎性病变。诊断儿童慢性鼻-鼻窦炎时应严格掌握 CT 扫描的指征。MRI 对于不同类型慢性鼻窦炎的鉴别诊断有一定的意义，比如嗜酸粒细胞黏蛋白鼻-鼻窦炎（EMRS）、变应性真菌性鼻窦炎（AFRS）等在 MRI 上有较典型的影像学特点。
>
> ■ 目前具有临床可操作性和对预后判断有较明确意义的是外周血和病理组织中嗜酸粒细胞百分比，尤其是后者。有学者认为如果组织嗜酸粒细胞占总炎症细胞的百分比大于 10%，则该组织表现为嗜酸粒细胞炎症。有研究将外周血嗜酸粒细胞占白细胞总数的百分比大于 5.65% 作为诊断嗜酸粒细胞性 CRSwNP 的截断值，另有研究提出 3.05% 为截断值，前者特异度更高。

（三）治疗方案的选择

根据《中国慢性鼻窦炎诊断和治疗指南（2018）》［中华耳鼻咽喉头颈外科杂志编辑委员会鼻科组，中华医学会耳鼻咽喉头颈外科学分会鼻科学组；中华耳鼻咽喉头颈外科杂志，2019，54（2）：81-100］。

慢性鼻窦炎药物治疗无效后，内镜鼻窦手术是首选的外科治疗手段。手术适应证：①影响窦口鼻道复合体或各鼻窦引流的明显解剖学异常；②影响窦口鼻道复合体或各鼻窦引流的鼻息肉；③原则上须经过不少于 12 周的规范化药物治疗后，症状改善不满意；④出现颅、眶等并发症。

鼻内镜手术方式：

1. 鼻中隔矫正术。
2. 中鼻甲骨折内移、下鼻甲骨折外移术［必要时中鼻甲（部分）切除术、下鼻甲黏膜下（骨质）切除术］。
3. 筛窦开放术。
4. 上颌窦开放术。

5. 额窦开放术。

6. 蝶窦开放术。

7. 鼻息肉切除术。

> **释义**
>
> ■ 慢性鼻–鼻窦炎内镜鼻窦手术的主要目的是切除鼻腔鼻窦不可逆病变，重建鼻腔鼻窦通气引流，促使黏膜炎症消退，促进黏膜腺体和纤毛清除功能的恢复。
>
> ■ 慢性鼻–鼻窦炎内镜鼻窦手术的主要原则是修正鼻腔、鼻窦解剖结构异常，清除影响鼻腔和鼻窦通气与引流的新生物，修正炎性组织增生，开放鼻窦。手术入路尽可能选择自然通道；功能性理念要贯穿于手术的整个过程，即彻底清除不可逆病变的基础上尽可能保护正常结构，核心是对黏膜的保护，减少鼻窦骨面的裸露。在此原则下，将上述术式根据患者具体情况组合。
>
> ■ 慢性鼻–鼻窦炎有以下情况之一者可手术治疗：①影响窦口鼻道复合体或各鼻窦引流的明显解剖学异常；②影响窦口鼻道复合体或各鼻窦引流的鼻息肉；③经药物治疗，症状改善不满意；④出现颅、眶等的并发症。对于儿童慢性鼻–鼻窦炎手术适应证应严格限制，12 岁以下原则上不宜手术。

（四）标准住院日≤10 天

> **释义**
>
> ■ 标准住院日建议不超过 7 个工作日。
>
> ■ 慢性鼻–鼻窦炎鼻患者入院后，术前准备 1~3 天，在第 2~4 天实施手术，术后恢复 2~3 天，总住院天数不超过 7 个工作日，均符合本临床路径要求。
>
> ■ 由于休息日不能进行手术，导致周四以后入院的手术患者进入临床路径管理后术前等待时间及住院时间可能延长。

（五）进入路径标准

1. 第一诊断必须符合 ICD-10：J32 慢性鼻–鼻窦炎疾病编码。

2. 当患者同时具有其他疾病诊断，但在住院期间不需要特殊处理也不影响第一诊断的临床路径流程实施时，可以进入临床路径。

> **释义**
>
> ■ 本路径适用对象是第一诊断为慢性鼻–鼻窦炎，可伴或不伴鼻息肉。
>
> ■ 患者如果合并高血压、糖尿病、冠心病等其他慢性疾病，需要术前对症治疗时，如果不影响麻醉和手术，不影响术前准备的时间，可进入本路径。上述慢性疾病如果需要经治疗稳定后才能手术，术前准备过程是先进入其他相应内科疾病的诊疗路径。
>
> ■ 入院诊断为"鼻息肉"，出院后病理结果回报为其他肿瘤的患者，第一次入院手术适用本路径。

（六）术前准备≤3天

1. 必需的检查项目：

（1）血常规、尿常规、大便常规。

（2）肝功能、肾功能、电解质、血糖、凝血功能。

（3）感染性疾病筛查（乙型肝炎、丙型肝炎、梅毒、艾滋病等）。

（4）X线胸片、心电图。

（5）鼻窦CT。

2. 根据患者病情，可选择检查项目：

（1）过敏原及相关免疫学检测。

（2）鼻功能测试。

（3）ABO血型。

> **释义**
>
> ■必查项目是确保手术治疗安全、有效开展的基础，术前必须完成。相关人员认真分析检查结果，排除手术禁忌证，及时处理异常情况。
>
> ■为缩短患者住院等待时间，检查项目可以在患者入院前于门诊完成。
>
> ■高龄患者或有心肺功能异常患者，术前根据病情增加心脏彩超、肺功能、血气分析、下肢深静脉和颈动脉超声等检查。
>
> ■术前检查还包括耳、鼻、咽、喉部位专科检查；肺功能。

（七）药物选择与使用时机

1. 抗菌药物：按照《抗菌药物临床应用指导原则（2015年版）》（国卫办医发〔2015〕43号）合理选用抗菌药物。

2. 糖皮质激素：鼻内局部喷雾，酌情口服或静脉使用。

3. 其他药物：黏液溶解促排剂，抗过敏药物，减充血剂。

> **释义**
>
> ■鼻腔鼻窦手术为Ⅱ类切口，按照《抗菌药物临床应用指导原则》（卫医发〔2015〕43号）应该给予抗菌药物预防感染。根据《中国慢性鼻窦炎诊断和治疗指南（2018）》（中华耳鼻咽喉头颈外科杂志，2019年），可选用青霉素类、头孢菌素类、大环内酯类、氟喹诺酮类敏感药物，用于慢性鼻-鼻窦炎急性发作，条件允许时可以根据细菌培养和药物敏感试验结果选择，常规剂量，疗程不超过2周。不推荐鼻腔鼻窦局部使用抗菌药物。大环内酯类（十四元环）药物：具有抗炎和免疫调节作用，主要用于CRSsNP常规药物治疗效果不佳、EOS不高（血清EOS＜5%）、IgE检测正常、过敏原检测（−）的病例。推荐小剂量（常规抗菌剂量的1/2）长期口服，疗程不少于12周。长疗程使用过程中应当注意使用胃黏膜保护剂和护肝药物，定期检测肝功能和尿便常规检查。
>
> ■糖皮质激素：①鼻内局部糖皮质激素，具有抗炎、抗水肿作用，疗程不少于12周。②全身糖皮质激素，主要用于CRSwNP，对于严重、复发性鼻息肉（或伴哮喘的鼻窦炎/鼻息肉；伴过敏性鼻炎的鼻窦炎/鼻息肉）。

使用方法：①短疗程：泼尼松5mg/（kg·d）或甲泼尼龙等效剂量为4mg/（kg·d），连续7~10天，晨起空腹顿服，不需要减量停药；②序贯使用：短疗程结束后每周减10mg，减至5~10mg后维持1~6个月。需要注意全身使用糖皮质激素的禁忌证，密切观察用药过程中可能发生的不良反应。

安全性考虑：签署知情同意书；检测血压、眼压及血糖等；血清皮质醇检测；适当应用补钙剂和胃黏膜保护剂。不推荐全身或鼻内注射糖皮质激素。

■变态反应在CRS的发病中起一定作用，且是难治性鼻窦炎的一个重要相关因素。组胺和白三烯是Ⅰ型变态反应的主要炎性介质，临床上将第二代口服抗组胺药、鼻用抗组胺药和白三烯受体阻断药作为AR的一线治疗药物。第二代口服抗组胺药一般每天用药1次，晚上睡前口服；鼻用抗组胺药每天用药2次，早晨和晚上行鼻腔喷雾，疗程均为2周以上。白三烯受体阻断药一般每天用药1次，晚上睡前口服，疗程4周以上。

■影响呼吸道黏液性质和促进分泌物清除的药物统称为黏液活性药物，根据其潜在的作用机制可以分为祛痰剂、黏液调节剂、黏液溶解剂和黏液促动剂。应用于CRS治疗的主要是黏液溶解剂和黏液促动剂，国内通常将这两类药物统称为黏液溶解促排剂。黏液溶解剂主要是调节黏液至正常范围并降低其黏滞度的一类药物，而黏液促动剂主要是指提高黏膜纤毛清除率或刺激咳嗽反射的药物。这类药物总体安全性和耐受性良好，不良反应轻微，偶有胃肠道不适及过敏反应。

■持续性严重鼻塞和CRS急性发作时，患者可短期使用鼻腔局部减充血剂，疗程<7天。儿童应使用低浓度的鼻用减充血剂，并尽量做到短期、间断、按需用药。鼻用减充血剂在缓解鼻塞症状的同时使鼻道开放，有助于鼻用糖皮质激素发挥治疗作用，二者可短期联合用药。

（八）手术日为入院后4天内

1. 麻醉方式：全身麻醉或局部麻醉。
2. 术中用药：全身止血药物，局部减充血剂。
3. 手术：见"（三）治疗方案的选择"。
4. 鼻腔填塞止血，保持引流通气。
5. 标本送病理检查。

释义

■本路径规定的鼻内镜手术在全身麻醉下实施，对于某些特殊病例（如存在全身麻醉禁忌、病情比较轻微时）可以酌情考虑局部麻醉手术。

■相当一部分患者合并哮喘或阿司匹林不耐受，全身麻醉机械通气可诱发哮喘发作甚至大发作，危及生命，需要提高警惕。

■如果出现检查结果异常，可能影响手术治疗，是否需要继续住院处理，由主管医师具体决定。

（九）术后住院治疗≤8 天

1. 根据病情可选择复查部分检查项目。
2. 术后用药：按照《抗菌药物临床应用指导原则（2015 年版）》（国卫办医发〔2015〕43号）合理选用抗菌药物；糖皮质激素鼻内局部喷雾，酌情口服或静脉使用；酌情使用黏液促排剂、抗过敏药物、减充血剂。
3. 鼻腔冲洗。
4. 清理术腔。

> **释义**
>
> ■术后住院治疗≤3 天。
>
> ■术后注意观察患者有无鼻部、眼部、颅内及全身并发症，并根据病情选择合适的检查。
>
> ■术后定期进行术腔清理，1~2 周后根据术腔恢复情况确定随访处理间隔时间，持续 3~6 个月。
>
> ■手术后药物治疗与慢性鼻-鼻窦炎药物治疗的原则相同，抗炎性反应用药不少于 12 周。可选择的药物主要包括抗菌药物、局部及全身糖皮质激素类药物、黏液溶解促排剂、抗过敏药物（如抗组胺药物和白三烯受体阻断药）、鼻腔冲洗剂，以及中医中药和减充血剂。

（十）出院标准

1. 一般情况良好。
2. 无需要住院处理的并发症。

> **释义**
>
> ■患者出院前应复查鼻腔，若有异常，主管医师应仔细分析并做出相应处理。
>
> ■ESS 围术期的概念以手术为中心，原则上应当包括术前 1~2 周至术后 3~6 个月的一系列用药策略和处理原则。
>
> ■术后不宜频繁进行鼻内镜检查和对术腔进行外科干预。首次处理一般在术后 1~2 周，以清除积血和分泌物为主；间隔复查时间根据术后恢复情况和病变特点个性化决定，每次间隔一般不少于 2 周，持续 3~6 个月。

（十一）变异及原因分析

1. 伴有影响手术的合并症，需进行相关诊断和治疗等，导致住院时间延长，治疗费用增加。
2. 出现手术并发症，需进一步诊断和治疗，导致住院时间延长，治疗费用增加。

> **释义**
>
> ■在临床路径实施过程中，如果伴有影响手术合并症的第二诊断，已经严重影响第一诊断临床路径的实施，或第二诊断已经上升为第一诊断，就要做出退出该种疾病临床路径的处理，并进行相关诊断和治疗。

■伴有影响手术的合并症。常见的是术前准备时发现心律失常、糖尿病、肺部阴影的阳性体征等，需要进一步行超声心动图、Holter、肺功能等检查，请相关科室会诊排除手术禁忌证，导致住院时间延长，治疗费用增加。

■慢性鼻-鼻窦炎手术可能存在的风险包括：①肺栓塞；②吸入性肺炎；③术中、术后出血；④术后鼻腔感染、粘连；⑤术后并发脑脊液鼻漏、颅内感染；⑥术中损伤视神经，造成视野变化、视力下降甚或失明；⑦术中损伤纸样板，造成眶血肿，复视等；⑧术后眼球活动障碍；⑨术后溢泪；⑩术后复发；⑪术后嗅觉下降加重等。

■微小变异：因为医院检验项目的及时性，不能按照要求完成检查；检查结果异常，需要进一步复查和处理；因为节假日不能按照要求完成检查；患者不愿配合完成相应检查，短期不愿按照要求出院随诊。

■重大变异：因基础疾病需要进一步诊断和治疗，如哮喘或冠心病急性发作，病患需要积极治疗基础疾病；因各种原因需要其他治疗措施；医院与患者或家属发生医疗纠纷，患者要求离院或转院；不愿按照要求出院随诊而导致入院时间明显延长等。

■出现变异的原因很多，除了包括路径中所描述的各种术后并发症，还包括医疗、护理、患者、环境等多方面的变异原因，主管医师都应如实记录。

五、慢性鼻-鼻窦炎临床路径给药方案

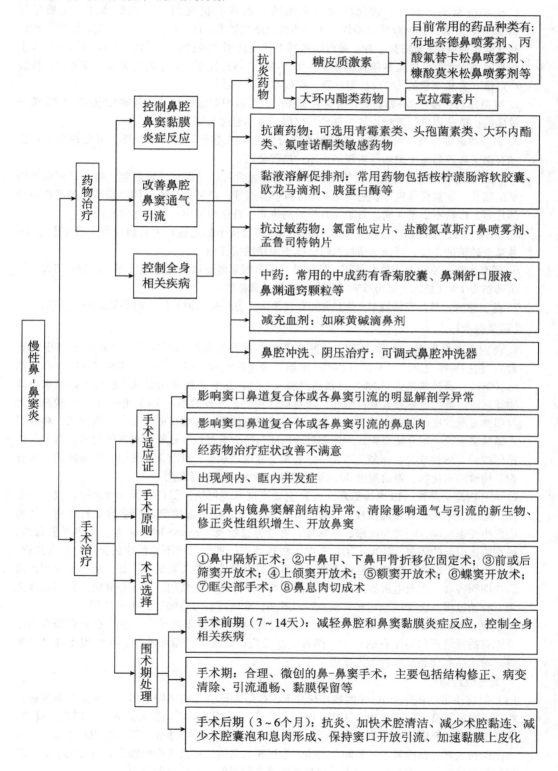

【用药选择】

1. 大环内酯类药物：十四元环大环内酯类药物具有抗炎和免疫调节作用，主要用于CRSsNP、常规药物治疗效果不佳、无嗜酸性粒细胞增多、IgE 水平正常、变应原检测阴性的非变应性慢性鼻-鼻窦炎患者。鼻内镜术后不常规使用大环内酯类药物，如果术后 4 周以上鼻黏膜仍持续充血肿胀并伴有脓性分泌物，也可以考虑使用。常用药物为克拉霉素片，推荐小剂量（常规剂量的 1/2）长期口服，疗程不小于 12 周。

2. 抗菌药物：慢性鼻-鼻窦炎伴有急性感染时，可以根据细菌培养和药物敏感试验结果选择敏感的抗菌药物进行治疗，常规剂量，疗程一般不超过 2 周。

3. 黏液溶解促排剂：可以稀化鼻腔和鼻窦分泌物并改善鼻黏膜纤毛活性，有促进黏液排出和有助于鼻腔鼻窦生理功能恢复的作用，推荐使用。

4. 抗过敏药物：对伴有变应性鼻炎和/或哮喘的患者可以应用抗过敏药物，包括口服或鼻用抗组胺药，如氯雷他定片、盐酸氮䓬斯汀鼻喷雾剂等；口服白三烯受体阻断药，如孟鲁司特钠片等，疗程不少于 4 周。对于伴有哮喘的患者，首选口服白三烯受体阻断药。

5. 中医中药：中医诊疗在临床实践中积累了很多有价值的经验，中药制剂作为治疗慢性鼻-鼻窦炎的辅助方法，可视病情根据辨证施治原则酌情使用。

6. 减充血剂：原则上不推荐使用。持续性严重鼻塞患者可以考虑短期使用，疗程＜7 天。常用药物为 1%（成人）或 0.5%（儿童）麻黄碱滴鼻剂。

7. 鼻腔冲洗：是治疗慢性鼻-鼻窦炎的有效手段，也是鼻内镜术后常用的辅助治疗方法。

【药学提示】

1. 鼻内糖皮质激素：在临床研究中报道了与本品有关的局部不良反应（成人及青少年患者），包括头痛（8%），鼻出血如明显出血、带血黏液和血斑（8%），咽炎（4%），鼻灼热感（2%），鼻部刺激感（2%）以及鼻溃疡（1%），这些不良反应常见于使用皮质激素类鼻喷雾剂时。鼻出血一般具有自限性，同时程度较轻，与安慰剂（5%）相比发生率较高，但与阳性对照的皮质激素（15%）相比发生率接近或较低，其他反应均与安慰剂相当。鼻腔吸入糠酸莫米松一水合物很少发生即刻过敏反应，极少有过敏和血管性水肿的报道。对本品中任何成分（活性成分：糠酸莫米松一水合物；非活性成分：纤维素、甘油、枸橼酸钠二水合物、枸橼酸水化物、聚山梨酯 80、苯扎氯铵、纯水）过敏者禁用。

2. 大环内酯类药物（以克拉霉素为例）主要不良反应包括：①口腔异味（3%），腹痛、腹泻、恶心、呕吐等胃肠道反应（2%～3%），头痛（2%），血清氨基转移酶短暂升高；②可能发生变态反应，轻者为药疹、荨麻疹，重者为过敏及 Stevens-Johnson 症；③偶见肝毒性、艰难梭菌引起的假膜性肠炎；④曾有发生短暂性中枢神经系统不良反应的报道，包括焦虑、头晕、失眠、幻觉、噩梦或意识模糊，然而其原因和药物的关系仍不清楚。另外，对于严重肝功能损害者、水及电解质紊乱患者、服用特非那丁治疗者禁用。某些心脏病（包括心律失常、心动过缓、Q-T 间期延长、缺血性心脏病、充血性心力衰竭等）患者禁用。

3. 黏液溶解促排剂：本品即使在使用大剂量时亦极少发生不良反应。极个别有胃肠道不适及原有的肾结石和胆结石的移动。偶有变态反应，如皮疹、面部水肿、呼吸困难和循环障碍。对本品有变态反应者不宜使用。

4. 抗过敏药物：

（1）氯雷他定：在每天 10mg 的推荐剂量下，本品未见明显的镇静作用。其发生率与安慰剂相似。常见不良反应有乏力、头痛、嗜睡、口干，胃肠道不适如恶心、胃炎，以及皮疹等。罕见不良反应有脱发、变态反应、肝功能异常、心动过速及心悸等。同时服用酮康唑、大环内酯类抗生素、西咪替丁、茶碱等药物，会提高氯雷他定在血浆中的浓度，应慎用。其他已知能抑制肝脏代谢的药物，在未明确与氯雷他定相互作用前应谨慎合用。

（2）孟鲁司特钠：以哮喘控制指标来评价治疗效果，本品的疗效在用药一天内即出现。本品可与食物同服或另服。应建议患者无论在哮喘控制还是恶化阶段都坚持服用。老年患者、肾功能不全患者、轻至中度肝损害的患者及不同性别的患者不需要调整剂量。本品一般耐受性良好，不良反应轻微，通常不需要终止治疗。本品总的不良反应发生率与安慰剂相似。

5. 中医中药：以鼻渊舒口服液为例，用于鼻炎、鼻窦炎属肺经风热及胆腑郁热症者。也可选用香菊胶囊，用于鼻窦炎以发病急，鼻塞或流涕量少，涕黄或白黏为主要临床表现者。

6. 减充血剂（麻黄碱滴鼻剂为例）：本品为无色的澄明液体。用于缓解鼻黏膜充血肿胀引起的鼻塞。偶见一过性轻微烧灼感、干燥感、头痛、头晕、心率加快，长期使用可致心悸、焦虑、失眠等。鼻腔干燥、萎缩性鼻炎禁用。

7. 鼻腔冲洗：适用于慢性鼻炎、鼻窦炎患者；鼻部手术患者；过敏性鼻炎患者的鼻腔清洗。脑脊液鼻漏患者、鼻颅底开放手术后患者、血液病患者禁用；严重心脑血管病、哮喘发作期、重度中耳感染患者慎用。

【注意事项】

1. 糠酸莫米松鼻喷雾剂：对于涉及鼻黏膜的未经治疗的局部感染，不应使用本品。由于皮质激素具有抑制伤口愈合的作用，因而对于新近接受鼻部手术或受外伤的患者，在伤口愈合前不应使用鼻腔用皮质激素。本品在 2~25℃ 保存。

2. 克拉霉素的主要注意事项包括：①肝功能损害、中度至严重肾功能损害者慎用。②肾功能严重损害（肌酐清除率 < 30ml/min）者，必须作剂量调整。常用量为 1 次 0.25g，一日 1 次；重症感染者首剂 0.5g，以后 1 次 0.25g，一日 2 次。③本品与红霉素及其他大环内酯类药物之间有交叉过敏和交叉耐药性。④与别的抗生素一样，可能会出现真菌或耐药细菌导致的严重感染，此时需要中止使用本品，同时采用适当的治疗。⑤本品可空腹口服，也可与食物或牛奶同服，与食物同服不影响其吸收。⑥血液或腹膜透析不能降低本品的血药浓度。⑦本品需要遮光，密封，在阴凉干燥处保存。

3. 抗过敏药物：①氯雷他定：在作皮试前 48 小时左右应中止使用本品，因抗组胺药能阻止或降低皮试的阳性反应发生。当与酒精同时服用时，根据精神运动试验研究表明氯雷他定无药效协同作用。本品需遮光，密闭保存。②孟鲁司特钠：口服本品治疗急性哮喘发作的疗效尚未确定。因此，不应用于治疗急性哮喘发作。虽然在医师的指导下可逐渐减少合并使用的吸入糖皮质激素剂量，但不应用本品突然替代吸入或口服糖皮质激素。本品需要 15~30℃ 室温保存，防潮和避光。

4. 鼻渊舒口服液久存若有少量沉淀，请摇匀后服用。本品需要密封储存。

5. 麻黄碱滴鼻剂：儿童、孕妇慎用。滴鼻时应采取立式或坐式。本品仅供滴鼻，切忌口服。连续使用不得超过 3 日，否则，可产生"反跳"现象，出现更为严重的鼻塞。不能与单胺氧化酶抑制剂、三环类抗抑郁药同用。本品需要遮光，密闭保存。

六、慢性鼻-鼻窦炎患者护理规范

1. 鼻腔伤口观察：鼻内镜手术出院 2 周内，鼻腔伤口仍会有少量的血性分泌物，属于正常现象，之后鼻腔渗血会逐渐减少。

2. 改掉鼻腔不良习惯：避免挤压、碰撞鼻部，剧烈咳嗽、打喷嚏，改掉挖鼻、用力擤鼻等不良习惯。

3. 鼻腔防护：尽量避免在灰尘较多或空气污染严重的地方活动；外出时可以戴棉质口罩或加湿口罩，以减少花粉、冷空气对鼻黏膜的刺激。

4. 鼻腔冲洗：鼻内镜术后需要坚持一段时间的鼻腔冲洗，具体时间遵医嘱，患者需正确掌握鼻腔冲洗的方法，坚持每日鼻腔冲洗，有利于鼻腔黏膜恢复，促进疾病早日康复。

5. 鼻腔止血方法：当遇到鼻腔少量出血时，冰袋或冷毛巾冷敷前额部、颈部及枕部，同时用拇指和食指紧捏两侧鼻翼 10~15 分钟，使血管收缩，达到止血目的。如反复出血或一次出血量较多，应立即到医院耳鼻喉急诊就诊。

七、慢性鼻-鼻窦炎患者营养治疗规范

1. 术后可进食发糕、面包、面条、面片、馄饨和各种粥类等软烂好消化的半流质饮食，鼻腔纱条拔除后可根据情况过度至普通饮食。

2. 建议患者出院后长期坚持符合平衡膳食原则的普通膳食。

（1）食物多样，谷类为主：至少每天 12 种食物，每周 25 种；摄入谷薯类食物 250~400g，其中全谷物和杂豆类 50~150g，薯类 50~100g。

（2）适量吃鱼、禽、蛋、瘦肉：成人每周鸡蛋不超过 7 个，水产品和畜禽肉总量不超过 1kg；平均每天不超过 150g。

（3）餐餐有蔬菜，天天吃水果：保证每天摄入 500g 蔬菜，250g 水果，深色蔬菜应占 1/2，果汁不能代替水果。

（4）每日喝奶，常吃豆制品，适量吃坚果：饮用各种奶制品，相当于每天液态奶 300g；每周摄入坚果不超过 50g。

（5）清淡少盐：成人每天食盐不超过 6g，烹调油不超过 30g。少吃肥肉、烟熏、腌制和加工食品。控制添加糖的摄入量，每天摄入不超过 50g，最好控制在 25g 以下。

（6）戒烟限酒，足量饮水：成年人每天饮水 1500~1700ml，提倡饮用白开水和茶水；不喝或少喝含糖饮料。

3. 疾病恢复期禁用辛辣刺激性食物和调味品。

八、慢性鼻-鼻窦炎患者健康宣教

1. 观察：需要观察有无鼻出血、视力变化、复视、眶周肿胀、头痛、发热，鼻腔流清水样物等，如出现上述症状，及时到医院急诊就诊。

2. 复查：常规首次复查在术后 1~2 周，以清除积血和分泌物为主；复查间隔时间：根据术后恢复情况和病变特点个性化决定，一般每次间隔不少于 2 周，持续时间 3~6 月；复查内容根据恢复程度不同而异。

3. 用药：遵医嘱，规律用药。①抗炎药物：局部和/或全身糖皮质激素，大环内酯类药物如克拉霉素片；②抗菌药物；③黏液溶解促排剂；④抗过敏药物；⑤鼻腔冲洗。

4. 生活方式配合：①合理作息，避免疲劳感冒，戒烟戒酒；②避免挤压、碰撞鼻部，避免剧烈咳嗽和打喷嚏，避免用力擤鼻等不良习惯；③避免接触雾霾、粉尘、和过敏原刺激；④避免桑拿、热水浴、剧烈运动等可能引起周围血管扩张的活动；⑤避免游泳潜水等运动。

5. 其他注意事项：①注意避免上呼吸道感染；②伴随疾病，特别是哮喘，过敏性鼻炎的控制。

九、推荐表单

（一）医师表单

慢性鼻-鼻窦炎临床路径医师表单

适用对象：第一诊断为慢性鼻-鼻窦炎（ICD-10：J32）

行鼻内镜手术（ICD-9-CM-3：21.31/22.2-22.6）

患者姓名：	性别：	年龄：	门诊号：	住院号：
住院日期： 年 月 日	出院日期： 年 月 日		标准住院日：≤7 天	

时间	住院第 1 天	住院第 1~3 天 （术前日）	住院第 2~4 天 （手术日）
主要诊疗工作	□ 询问病史及体格检查 □ 完成病历书写 □ 安排相关检查 □ 上级医师查房与术前评估 □ 初步确定手术方式和日期	□ 上级医师查房 □ 完成术前准备与术前评估 □ 汇总检查结果，进行术前讨论，确定手术方案 □ 相关科室会诊，可能会超出路径要求的时间，主管医师在表单记录 □ 签署手术知情同意书、自费用品协议书等 □ 向患者及家属交代围术期注意事项 □ 完成术前讨论、手术医师查房记录等病历书写	□ 全身麻醉 □ 手术 □ 术者完成手术记录 □ 住院医师完成术后病程 □ 上级医师查房 □ 向患者及家属交代病情及术后注意事项
重点医嘱	**长期医嘱：** □ 耳鼻咽喉科护理常规 □ 二级或三级护理 □ 饮食 □ 患者既往基础用药 **临时医嘱：** □ 血常规、尿常规 □ 肝功能、肾功能、血糖、血脂、电解质、凝血功能、感染性疾病筛查（乙型肝炎、丙型肝炎、梅毒、艾滋病等）、血型+Rh 因子 □ X 线胸片、心电图 □ 鼻窦 CT □ 耳鼻咽喉科专科检查 □ 酌情行鼻功能测试 □ 酌情行过敏原及相关免疫学检测	**长期医嘱：** □ 耳鼻咽喉科护理常规 □ 二级或三级护理 □ 饮食 □ 术前围术期用药 □ 患者既往基础用药 **临时医嘱：** □ 术前医嘱：明日全身麻醉或局部麻醉下行鼻内镜手术 * □ 术前禁食、禁水 □ 术前抗菌药物 □ 术前准备（备皮等） □ 其他特殊医嘱	**长期医嘱：** □ 全身麻醉后常规护理 □ 鼻内镜手术 * 术后护理常规 □ 一级护理 □ 饮食 □ 抗菌药物 □ 术后围术期用药 □ 患者既往基础用药 **临时医嘱：** □ 酌情心电监护 □ 酌情吸氧 □ 其他特殊医嘱
病情变异记录	□ 无 □ 有，原因： 1. 2.	□ 无 □ 有，原因： 1. 2.	□ 无 □ 有，原因： 1. 2.
医师签名			

时间	住院第3~6天 （术后第1~2天）	住院第5~7天 （术后第3~4天，出院日）
主要诊疗工作	□ 上级医师查房 □ 住院医师完成常规病历书写 □ 注意病情变化 □ 注意观察生命体征 □ 取出鼻腔填塞物	□ 上级医师查房，进行手术及伤口评估 □ 确定患者可以出院 □ 开出出院诊断书 □ 完成出院记录、出院证明书 □ 向患者交代出院后的注意事项及复查日期 □ 通知出院处
重点医嘱	长期医嘱： □ 二级护理 □ 分级饮食 □ 术后围术期用药 □ 其他特殊医嘱 □ 可将抗菌药物改为口服 临时医嘱： □ 鼻腔清理其他特殊医嘱	出院医嘱： □ 通知出院 □ 出院带药 □ 拆线换药
病情变异记录	□ 无　□ 有，原因： 1. 2.	□ 无　□ 有，原因： 1. 2.
医师签名		

注：* 实际操作时需明确写出具体的术式

（二）护士表单

慢性鼻-鼻窦炎临床路径护士表单

适用对象：第一诊断为慢性鼻-鼻窦炎（ICD-10：J32）

行鼻内镜手术（ICD-9-CM-3：21.31/21.5/22.2-22.6）

患者姓名：	性别： 年龄： 门诊号：	住院号：
住院日期： 年 月 日	出院日期： 年 月 日	标准住院日：≤7天

时间	住院第1~3天	住院第2~4天（手术日）	住院第3~7天（手术后）
健康宣教	□ 介绍主管医师、护士 □ 介绍环境、设施 □ 介绍住院注意事项 □ 宣教术前准备 □ 提醒患者术晨禁食、禁水	□ 主管护士与患者沟通，了解并指导心理应对 □ 宣教疾病知识、用药知识及特殊检查操作过程 □ 告知检查及操作前后饮食、活动及探视注意事项及应对方式	□ 康复和锻炼 □ 定时复查 □ 出院带药服用方法 □ 饮食、休息等注意事项指导 □ 讲解增强体质的方法，减少感染的机会
护理处置	□ 核对患者、佩戴腕带 □ 建立入院护理病历 □ 卫生处置：剪指（趾）甲、沐浴、更换病号服 □ 协助医师完成各项检查化验 □ 遵嘱正确使用术前围术期用药 □ 术前准备，禁食、禁水	□ 随时观察患者病情变化 □ 遵医嘱正确使用抗菌药物 □ 遵嘱正确使用术后围术期用药	□ 办理出院手续 □ 书写出院小结 □ 遵嘱正确使用术后围术期用药
基础护理	□ 二级护理 □ 晨晚间护理 □ 患者安全管理	□ 一级或二级护理 □ 晨晚间护理 □ 患者安全管理	□ 三级护理 □ 晨晚间护理 □ 患者安全管理
专科护理	□ 护理查体 □ 鼻腔清洁、鼻腔冲洗 □ 需要时请家属陪伴 □ 心理护理	□ 遵医嘱完成相关检查 □ 心理护理 □ 遵医嘱正确给药 □ 鼻腔清洁、鼻腔湿化 □ 提供并发症征象的依据	□ 病情观察：评估患者生命体征 □ 心理护理 □ 鼻腔清洁、鼻腔湿化 □ 提供并发症征象的依据
重点医嘱	□ 详见医嘱执行单	□ 详见医嘱执行单	□ 详见医嘱执行单
病情变异记录	□ 无 □ 有，原因： 1. 2.	□ 无 □ 有，原因： 1. 2.	□ 无 □ 有，原因： 1. 2.
护士签名			

（三）患者表单

慢性鼻-鼻窦炎临床路径患者表单

适用对象：第一诊断为慢性鼻-鼻窦炎（ICD-10：J32）
行鼻内镜手术（ICD-9-CM-3：21.31/21.5/22.2-22.6）

| 患者姓名： | 性别： | 年龄： | 门诊号： | 住院号： |

| 住院日期： 年 月 日 | 出院日期： 年 月 日 | 标准住院日：≤7天 |

时间	入院当日	住院第2~6天	住院第7天（出院日）
医患配合	□ 配合询问病史、收集资料，请务必详细告知既往史、用药史、过敏史 □ 配合进行体格检查 □ 有任何不适告知医师	□ 配合完善相关检查、化验，如采血、留尿、心电图、X线胸片等 □ 医师向患者及家属介绍病情，如有异常检查结果需进一步检查 □ 配合用药及治疗 □ 配合医师调整用药 □ 配合医师清理鼻腔 □ 有任何不适告知医师	□ 接受出院前指导 □ 知道复查程序 □ 获取出院诊断书
护患配合	□ 配合测量体温、脉搏、呼吸、血压、体重 □ 配合完成入院护理评估单（简单询问病史、过敏史、用药史） □ 接受入院宣教（环境介绍、病室规定、订餐制度、贵重物品保管等） □ 有任何不适告知护士	□ 配合测量体温、脉搏、呼吸，血压，询问每日排便情况 □ 接受相关化验检查宣教，正确留取标本，配合检查 □ 有任何不适告知护士 □ 接受输液、服药治疗 □ 配合护士进行鼻腔清洁，鼻腔冲洗 □ 注意活动安全，避免坠床或跌倒 □ 配合执行探视及陪伴 □ 接受疾病及用药等相关知识指导	□ 接受出院宣教 □ 办理出院手续 □ 获取出院带药 □ 知道服药方法、作用、注意事项 □ 知道复印病历方法
饮食	□ 普通饮食	□ 普通饮食	□ 普通饮食
排泄	□ 正常排尿便	□ 正常排尿便	□ 正常排尿便
活动	□ 适度活动	□ 适度活动	□ 适度活动

附：原表单（2019年版）

慢性鼻-鼻窦炎临床路径表单

适用对象：第一诊断为慢性鼻-鼻窦炎（ICD-10：J32）
　　　　　行鼻内镜手术（ICD-9-CM-3：21.31/22.2~22.6）

患者姓名：		性别：　　年龄：　　门诊号：	住院号：
住院日期：　　年　月　日		出院日期：　　年　月　日	标准住院日：≤10天

时间	住院第1天	住院第1~3天 （术前日）	住院第2~4天 （手术日）
主要诊疗工作	□ 询问病史及体格检查 □ 完成病历书写 □ 安排相关检查 □ 上级医师查房与术前评估 □ 初步确定手术方式和日期	□ 上级医师查房 □ 完成术前准备与术前评估 □ 汇总检查结果，进行术前讨论，确定手术方案 □ 相关科室会诊，可能会超出路径要求的时间，主管医师在表单记录 □ 签署手术知情同意书、自费用品协议书等 □ 向患者及家属交代围术期注意事项 □ 完成术前讨论、手术医师查房记录等病历书写	□ 全身麻醉 □ 手术 □ 术者完成手术记录 □ 住院医师完成术后病程 □ 上级医师查房 □ 向患者及家属交代病情及术后注意事项
重点医嘱	**长期医嘱：** □ 耳鼻咽喉科护理常规 □ 二级或三级护理 □ 饮食 □ 患者既往基础用药 **临时医嘱：** □ 血常规、尿常规 □ 肝功能、肾功能、血糖、血脂、电解质、凝血功能、感染性疾病筛查（乙型肝炎、丙型肝炎、梅毒、艾滋病等） □ 血型+Rh因子 □ X线胸片、心电图 □ 鼻窦CT □ 耳鼻咽喉科专科检查 □ 酌情行鼻功能测试 □ 酌情行过敏原及相关免疫学检测	**长期医嘱：** □ 耳鼻咽喉科护理常规 □ 二级或三级护理 □ 饮食 □ 术前围术期用药 □ 患者既往基础用药 **临时医嘱：** □ 术前医嘱：明日全身麻醉或局部麻醉下行鼻内镜手术* □ 术前禁食、禁水 □ 术前抗菌药物 □ 术前准备（备皮等） □ 其他特殊医嘱	**长期医嘱：** □ 全身麻醉后常规护理 □ 鼻内镜手术*术后护理常规 □ 一级护理 □ 饮食 □ 抗菌药物 □ 术后围术期用药 □ 患者既往基础用药 **临时医嘱：** □ 酌情心电监护 □ 酌情吸氧 □ 其他特殊医嘱

续　表

时间	住院第 1 天	住院第 1~3 天 （术前日）	住院第 2~4 天 （手术日）
主要 护理 工作	□ 介绍病房环境、设施和设备 □ 入院护理评估	□ 宣教、备皮等术前准备 □ 提醒患者明晨禁食、禁水	□ 观察患者病情变化 □ 术后心理与生活护理
病情 变异 记录	□ 无　□ 有，原因： 1. 2.	□ 无　□ 有，原因： 1. 2.	□ 无　□ 有，原因： 1. 2.
护士 签名			
医师 签名			

时间	住院第3~9天 （术后第1~7天）	住院第4~10天 （术后第2~8天，出院日）
主要诊疗工作	□ 上级医师查房 □ 住院医师完成常规病历书写 □ 注意病情变化 □ 注意观察生命体征 □ 取出鼻腔填塞物	□ 上级医师查房，进行手术及伤口评估并拆线 □ 确定患者可以出院 □ 开出出院诊断书 □ 完成出院记录、出院证明书 □ 向患者交代出院后的注意事项及复查日期 □ 通知出院处
重点医嘱	长期医嘱： □ 二级护理 □ 分级饮食 □ 术后围术期用药 □ 其他特殊医嘱 □ 可将抗菌药物改为口服 临时医嘱： □ 鼻腔清理其他特殊医嘱	出院医嘱： □ 通知出院 □ 出院带药 □ 拆线换药
主要护理工作	□ 观察患者情况 □ 术后心理与生活护理	□ 指导患者办理出院手续
病情变异记录	□ 无 □ 有，原因： 1. 2.	□ 无 □ 有，原因： 1. 2.
护士签名		
医师签名		

注：*实际操作时需明确写出具体的术式

第五章
鼻中隔偏曲临床路径释义

【医疗质量控制指标】

指标一、手术适应证符合率。

指标二、住院天数和术前住院天数。

指标三、围术期预防性抗菌药物使用情况。

指标四、规范化手术操作。

指标五、手术并发症发生率。

一、鼻中隔偏曲编码

疾病名称及编码：鼻中隔偏曲（ICD-10：J34.2）

手术操作名称及编码：鼻中隔矫正术（ICD-9-CM-3：21.5）

二、临床路径检索方法

J34.2 伴 21.5

三、国家医疗保障疾病诊断相关分组（CHS-DRG）

MDCD 头颈、耳、鼻、口、咽疾病及功能障碍

DU1 头颈、外耳、口鼻的创伤及变形

四、鼻中隔偏曲临床路径标准住院流程

（一）适用对象

第一诊断为鼻中隔偏曲（ICD-10：J34.2）

行鼻中隔矫正术（ICD-9-CM-3：21.5）。

> **释义**
>
> ■ 本临床路径适用对象是第一诊断为鼻中隔偏曲的患者。
> ■ 本临床路径适用于全身麻醉或局部麻醉下手术的患者。

（二）诊断依据

根据《临床诊疗指南·耳鼻咽喉头颈外科分册》（中华医学会编著，人民卫生出版社，2009年）。

1. 症状：鼻塞、鼻出血、头痛。

2. 体征：鼻中隔偏曲。

3. 辅助检查：内镜或 CT 检查。

有明显症状和鼻中隔偏曲体征者可予确诊。

> **释义**
>
> ■ 鼻中隔偏曲的主要症状包括：
>
> （1）鼻塞：为最常见症状，多呈持续性，其严重度与鼻中隔偏曲的形状及程度有关，一般在鼻中隔突出的一侧较严重，也可因并发慢性鼻炎，对侧下鼻甲代偿性肥大等原因出现双侧或交替性鼻塞。
>
> （2）鼻出血：多发生在鼻中隔偏曲的凸出面、嵴或棘突，这些部位黏膜较薄，且张力较高，加之鼻中隔软组织血供丰富，在鼻腔干燥、用力擤鼻及打喷嚏时，易发生出血。
>
> （3）头痛：多为反射性头痛，因鼻中隔偏曲部位压迫下鼻甲或中鼻甲所致。
>
> （4）邻近结构受累症状：如偏曲部位在中鼻甲及中鼻道相对应处，压迫中鼻甲外移，黏膜肥厚，中鼻道狭窄而影响鼻窦引流，可出现鼻窦炎相关症状。
>
> （5）睡眠节律紊乱。
>
> ■ 专科查体最常用前鼻镜检查，主要体征为各种形状的鼻中隔偏曲，如"C"形偏曲、"S"形偏曲、骨嵴或棘突等。
>
> ■ 鼻内镜检查可以更好地观察鼻中隔与鼻腔、鼻道和鼻甲的解剖关系，尤其注意窦口鼻道复合体的引流情况。检查时使用局部减充血剂充分收缩鼻黏膜可观察鼻腔深部情况，明确是否存在鼻中隔高位偏曲。
>
> ■ 鼻窦CT检查可以准确判断鼻中隔偏曲的形状以及与相邻结构的解剖关系，并了解鼻中隔偏曲与鼻窦疾病的相关性，通常采用鼻窦CT冠状位和轴位扫描。
>
> ■ 各种形状的鼻中隔偏曲引起鼻腔、鼻窦功能障碍并产生明显症状者，可予确诊。对鼻中隔偏曲的诊断，应注重是否引起鼻腔、鼻窦功能障碍或严重影响睡眠、形成上气道阻塞等。若无功能障碍，则为鼻中隔生理性偏曲，无须进行手术矫正。

（三）治疗方案的选择

根据《临床诊疗指南·耳鼻咽喉头颈外科分册》（中华医学会编著，人民卫生出版社，2009年），《临床技术操作规范·耳鼻咽喉-头颈外科分册》（中华医学会编著，人民军医出版社，2009年）。

有明显症状并有典型鼻中隔偏曲者，行鼻中隔矫正术。

> **释义**
>
> ■ 鼻中隔偏曲的手术适应证主要为：①鼻中隔偏曲引起严重鼻塞，影响呼吸和/或睡眠节律；②鼻中隔偏曲引起反复鼻出血；③鼻中隔偏曲引起反射性头痛；④鼻中隔偏曲影响鼻窦引流，引起慢性鼻窦炎。术前需结合患者主观症状及客观检查结果，若发现二者严重不相符，不在鼻中隔偏曲手术的适应证范围内。
>
> ■ 鼻中隔偏曲的传统手术方法为鼻中隔黏膜下切除术，随着内镜外科技术的广泛应用，现多采用鼻内镜下鼻中隔矫正术，在黏膜下切除偏曲的部分鼻中隔软骨和/或骨性部位，保留大部分正常的鼻中隔软骨和骨性支架。直视下操作，术腔视野清晰，手术精准。

　　■ 鼻中隔在青春期前后生长变化较快，且与外鼻及颌面部的发育相关，一般认为年龄未满18周岁为鼻中隔手术的禁忌证。但对于严重鼻中隔偏曲引起明显症状者，即便年龄未满18周岁，在权衡利弊的基础上可酌情行鼻中隔矫正术，手术范围局限于切除少量偏曲的软骨或骨，以避免鼻中隔软骨或骨性支架的破坏而严重影响外鼻及颌面部的发育。

（四）标准住院日≤7天

释义

　　■ 鼻中隔偏曲患者入院后，术前准备1~2天，在3天内实施手术，术后恢复3~4天，总住院天数不超过7天，均符合本临床路径要求。
　　■ 为减少患者等候手术时间和住院费用，可在门诊完成术前检查，排除手术禁忌证后入院，于入院后3天以内手术符合本临床路径要求。

（五）进入路径标准

1. 第一诊断必须符合 ICD-10：J34.2 鼻中隔偏曲疾病编码。
2. 当患者同时具有其他疾病诊断，但住院期间不需要特殊处理也不影响第一诊断的临床路径流程实施时，可以进入临床路径。

释义

　　■ 鼻中隔偏曲程度较轻且未引起鼻腔、鼻窦功能障碍，不出现明显症状者，诊断为"生理性偏曲"，无须处理，不适用于本临床路径。
　　■ 患者合并变应性鼻炎、慢性单纯性鼻炎、慢性鼻窦炎等鼻部炎症性疾病，或引起睡眠节律紊乱者，住院期间不需要特殊处理时，适用于本临床路径。
　　■ 患者同时伴有高血压、心律失常、糖尿病、高脂血症等慢性全身性疾病，经内科会诊评估为非手术禁忌证，住院期间不需要特殊处理时，适用于本临床路径。

（六）术前准备≤2天

1. 必需的检查项目：
（1）血常规、尿常规、大便常规。
（2）肝功能、肾功能、电解质、血糖、凝血功能。
（3）感染性疾病筛查（乙型肝炎、丙型肝炎、梅毒、艾滋病等）。
（4）X线胸片、心电图。
（5）鼻腔鼻窦CT。
2. 根据患者病情，可选择鼻功能测试、ABO血型。

> **释义**
>
> ■ 必查项目是确保手术安全、治疗有效的基础，术前必须完成。相关人员认真分析检查结果，排除手术禁忌证，及时处理异常情况。
>
> ■ 为缩短患者住院等待时间，检查项目可以在患者入院前于门诊完成。
>
> ■ ≥65岁的高龄患者或有心肺功能异常的患者，术前除了常规行胸片和心电图检查外，根据病情可增加超声心动图、肺功能、血气分析等检查。
>
> ■ 鼻腔鼻窦CT扫描可以明确鼻中隔偏曲的形状以及与相邻结构的解剖关系，对确定手术矫正的部位和范围有重要参考价值。
>
> ■ 术前检查还包括耳、鼻、咽、喉部位专科检查，必要时进行鼻功能检查，对鼻腔通气状况进行评估。

（七）预防性抗菌药物选择与使用时机

按照《抗菌药物临床应用指导原则（2015年版）》（国卫办医发〔2015〕43号）执行，根据患者病情合理使用抗菌药物。

> **释义**
>
> ■ 鼻中隔矫正术属于Ⅱ类切口，为预防术后切口感染，通常选用第一、第二代头孢菌素类抗菌药物，于术前0.5~2小时内给药，或麻醉开始时给药，使手术切口暴露时局部组织中已达到足以杀灭手术过程中入侵切口细菌的药物浓度。
>
> ■ 术后一般需行鼻腔填塞1~2天，预防用抗菌药物的时间可延长至术后48小时。

（八）手术日为入院3天内

1. 麻醉方式：全身麻醉或局部麻醉。
2. 术中用药：全身止血药物，局部减充血剂。
3. 手术：见"（三）治疗方案的选择"。
4. 鼻腔填塞止血，保持引流通气。
5. 必要时送病理检查。

> **释义**
>
> ■ 患者入院后1~2天为术前准备时间，完善相关术前检查，于入院后3天内进行手术。
>
> ■ 术中使用局部减充血剂充分收缩鼻黏膜，有利于保持术腔视野清晰，并减少术中出血。
>
> ■ 术中一般不使用全身止血药物。
>
> ■ 术后双侧鼻腔行对称性填塞，防止鼻中隔血肿形成，亦可行鼻中隔黏膜及软骨缝合固定，保持鼻腔通气和引流。
>
> ■ 术中切除组织如疑恶性病变，应送病理检查。

（九）术后住院恢复≤4天

1. 术后用药：按照《抗菌药物临床应用指导原则（2015年版）》（国卫办医发〔2015〕43号）合理选用抗菌药物；糖皮质激素鼻内局部喷雾，酌情口服或静脉使用；酌情使用黏液促排剂。

2. 检查和清理术腔。

> **释义**
>
> ■ 术后一般需行鼻腔填塞1~2天，可选用第一、第二代头孢菌素类抗菌药物预防感染，静脉用药时间通常不超过48小时。
>
> ■ 为防止鼻中隔穿孔，鼻腔填塞物取出后不使用糖皮质激素鼻内局部喷雾。如鼻黏膜水肿明显，术后2~3天可给予口服或静脉使用糖皮质激素（如甲泼尼龙0.5mg/kg），每日1次，早晨给药。
>
> ■ 术后鼻腔分泌物较多的患者，可给予口服黏液促排剂，每日3次。
>
> ■ 鼻腔填塞物取出后，每天检查和清理鼻腔1~2次，以保持鼻腔通气和引流，促进伤口愈合及鼻功能恢复。在清理鼻腔时，鼻内局部使用减充血剂收敛鼻黏膜，必要时使用表面麻醉剂，以减少患者在清理过程中的疼痛感。

（十）出院标准

1. 切口愈合较好。

2. 没有需要住院处理的并发症和/或合并症。

> **释义**
>
> ■ 对于手术切口不缝合的患者，如切口对位整齐、愈合良好，可予以出院。
>
> ■ 对于手术切口缝合的患者，根据切口具体情况，可以拆线后出院（住院日≤7天）或出院后门诊复查时拆线。
>
> ■ 常见的手术并发症有术后出血、鼻中隔血肿、鼻中隔脓肿、鼻中隔穿孔等，术后如无并发症发生或并发症轻微无须住院进一步处理者，可予以出院。
>
> ■ 对于伴有基础疾病或合并症的患者，如不需要住院进一步处理，可予以出院。

（十一）变异及原因分析

1. 伴有影响手术的合并症，需相关诊断和治疗等，导致住院时间延长，治疗费用增加。

2. 出现手术并发症，需进一步诊断和治疗，导致住院时间延长，治疗费用增加。

> **释义**
>
> ■ 患者入院后术前检查发现高血压、心律失常、糖尿病、高脂血症、支气管哮喘、慢性阻塞性肺病等影响手术的合并症，需要进一步行超声心动图、动态心电图、肺功能等检查，并请相关科室会诊处理，导致住院时间延长，治疗费用增加，不符合本临床路径要求。

■ 鼻中隔手术可能存在的风险和并发症包括术中、术后出血，术后并发鼻中隔血肿、脓肿、穿孔、粘连，脑脊液鼻漏，外鼻畸形等，需进一步诊断及对症处理，导致住院时间延长，治疗费用加重，不符合本临床路径要求。

■ 对于围术期发生各种变异的原因，应进行仔细分析，并在临床路径表单中予以说明。

五、鼻中隔偏曲临床路径给药方案

1. 单纯鼻中隔偏曲患者术前一般无须药物治疗。

2. 合并慢性鼻窦炎、变应性鼻炎的鼻中隔偏曲患者，围术期根据症状严重程度，按照中华医学会制定的最新版《中国慢性鼻窦炎诊断和治疗指南》《中国变应性鼻炎诊断和治疗指南》进行药物对症治疗。

3. 鼻中隔手术的围术期按照《抗菌药物临床应用指导原则（2015年版）》（国卫办医发〔2015〕43号），根据患者病情合理使用抗菌药物。

六、鼻中隔偏曲患者护理规范

1. 术前护理：

（1）指导患者合理休息，防止过度疲劳。注意保暖，多饮水，清淡饮食，疏通大便等。

（2）加强患者沟通和交流，加强术前检查，准确全面评估患者情况。对有高血压、糖尿病等慢性疾病的患者需做好相应的护理。术前关注患者有无发热、感冒、女患者月经来潮等情况，同时需注意患者心理的健康问题。

（3）观察患者有无鼻塞、头昏、头痛，感冒等急性炎症反应，如有宜待炎症消退后手术。

（4）询问近期是否口服以下药物：抗凝药（常规停药1周左右方能手术）、降压药（术晨常规服用）、降糖药（禁食不能服用）等。

（5）术前需仔细向患者交代禁饮食，宣教术后疼痛评估方法，并行剪鼻毛等准备，男患者剃净胡须，取下义齿、眼镜等饰物，将首饰及贵重物品交予家属妥善保存。

（6）术前可在护士指导下，练习捏鼻饮水、踝泵运动。遵医嘱鼻腔冲洗，改善症状体征，清理术腔。

2. 术中护理：术中严格落实无菌操作原则，合理应用抗菌药物预防感染。注意观察患者术中生命体征及出血量。

3. 术后护理：

（1）全身麻醉的患者意识清醒、生命体征平稳后可予以低半卧位，卧床休息期间可行预防血栓的踝泵练习。术后6小时经护士评估许可后可下床活动，注意预防跌倒；局部麻醉的患者回病室后取半卧位。如有分泌物头可偏向一侧吐出。

（2）全身麻醉术后清醒2~3小时后，可试饮水，如无呛咳、呕吐等不适，可遵医嘱逐渐过渡至流质（如米汤、鱼汤）饮食、半流质（如稀饭、馄饨）饮食。局部麻醉术后可进食半流质。避免刺激性饮食。

（3）尽量避免打喷嚏，以免鼻腔填塞物松动或脱出而引起出血。

（4）术后给予口干评估，并依据口干分级予以相应干预措施，及时评估口干缓解效果。

（5）鼻腔填塞期间，动态评估疼痛评分，根据评估采取合适的镇痛措施。

（6）注意观察鼻腔渗血情况，如有血液流至咽部，嘱患者一定要吐出，以便观察出血量，并防止血液进入胃内，刺激胃黏膜引起恶心、呕吐。24小时内可冷敷鼻部。如出血较多，及时通知医师处理，必要时按医嘱使用止血药。

（7）取出鼻腔填塞物后注意观察有无出血，不可用力擤鼻。1~2 小时内不做剧烈运动，避免低头运动，以防引起出血。

（8）密切注意患者生命体征。观察患者有无鼻部、眼部、颅内等并发症。关注患者心理的护理。

七、鼻中隔偏曲患者营养治疗规范

1. 术前常规饮食，合并高血压、糖尿病等慢性病的患者遵医嘱饮食。

2. 术前禁食时间长的患者在手术当日可适当补液。

3. 术后饮食逐渐过度，保证足够的液体摄入，进食清淡、营养、易消化和含适量纤维的食物，保持大便通畅。

八、鼻中隔偏曲患者健康宣教

1. 出院后遵医嘱口服抗菌药物；生理盐水鼻腔冲洗，每日 1~2 次。

2. 增强体质，避免受凉，预防感冒；避免情绪激动；避免剧烈咳嗽和打喷嚏，勿用力擤鼻，以免诱发鼻出血；术后 1 个月内避免剧烈活动，预防鼻外伤。

3. 避免进食刺激性食物；戒烟、限酒；多食水果、蔬菜，保持大便通畅。

4. 出院后定期门诊复查，并行鼻腔清理换药。

九、推荐表单

（一）医师表单

鼻中隔偏曲临床路径医师表单

适用对象：第一诊断为鼻中隔偏曲（ICD-10：J34.2）

行鼻中隔矫正术（ICD-9-CM-3：21.5）

患者姓名：	性别：	年龄：	门诊号：	住院号：
住院日期：　年　月　日	出院日期：　年　月　日		标准住院日：≤7天	

时间	住院第1天	住院第1~2天（术前日）	住院第2~3天（手术日）
主要诊疗工作	□ 询问病史及体格检查 □ 完成病历书写 □ 安排相关检查 □ 上级医师查房与术前评估 □ 初步确定手术方式和日期	□ 上级医师查房 □ 完成术前准备与术前评估 □ 汇总检查结果，进行术前讨论，确定手术方案 □ 相关科室会诊，可能会超出路径要求的时间，主管医师在表单记录 □ 向患者及家属交代病情、治疗方案及围术期注意事项 □ 签署手术知情同意书、自费用品协议书等 □ 完成术前讨论、手术医师查房记录等病历书写	□ 全身麻醉或局部麻醉 □ 手术 □ 术者完成手术记录 □ 住院医师完成术后病程 □ 上级医师查房 □ 向患者及家属交代病情及术后注意事项
重点医嘱	**长期医嘱：** □ 耳鼻咽喉科护理常规 □ 二级或三级护理 □ 普通饮食 □ 患者既往基础用药 **临时医嘱：** □ 血常规、尿常规 □ 肝功能、肾功能、电解质、血糖、血脂、凝血功能 □ 感染性疾病筛查 □ X线胸片、心电图 □ 鼻窦CT □ 耳鼻咽喉科专科检查 □ 酌情行鼻功能检查	**长期医嘱：** □ 耳鼻咽喉科护理常规 □ 二级或三级护理 □ 普通饮食 □ 患者既往基础用药 **临时医嘱：** □ 术前医嘱：明日全身麻醉或局部麻醉下行鼻中隔矫正术 * □ 术前禁食、禁水 □ 术前抗菌药物 □ 术前准备（如剪鼻毛） □ 其他特殊医嘱	**长期医嘱：** □ 全身麻醉或局部麻醉后常规护理 □ 鼻中隔矫正术后护理常规 □ 一级护理 □ 流质饮食或半流质饮食 □ 抗菌药物 □ 酌情使用糖皮质激素 □ 酌情使用黏液促排剂 □ 患者既往基础用药 **临时医嘱：** □ 酌情心电监护 □ 酌情吸氧 □ 其他特殊医嘱
病情变异记录	□ 无　□ 有，原因： 1. 2.	□ 无　□ 有，原因： 1. 2.	□ 无　□ 有，原因： 1. 2.
医师签名			

时间	住院第 3~6 天 （术后第 1~4 天）	住院第 5~7 天 （出院日）
主 要 诊 疗 工 作	□ 上级医师查房 □ 住院医师完成常规病历书写 □ 注意病情变化 □ 注意观察生命体征 □ 注意有无并发症如鼻中隔血肿、脓肿、穿孔等 □ 术后 1~2 天取出鼻塞填塞物	□ 上级医师查房，进行手术及伤口评估并拆线 □ 确定患者可以出院 □ 开具出院诊断书 □ 完成出院记录、出院证明书 □ 向患者交代出院后的注意事项及复查日期 □ 通知出院处
重 要 医 嘱	长期医嘱： □ 软食或普通饮食 □ 一级或二级护理 □ 根据情况停用抗菌药物 □ 根据情况停卧床 临时医嘱： □ 换药 □ 其他特殊医嘱	出院医嘱： □ 通知出院 □ 出院带药 □ 拆线换药
病情 变异 记录	□ 无　□ 有，原因： 1. 2.	□ 无　□ 有，原因： 1. 2.
医师 签名		

注：* 实际操作时需明确写出具体的术式

（二）护士表单

鼻中隔偏曲临床路径护士表单

适用对象：第一诊断为鼻中隔偏曲（ICD-10：J34.2）

行鼻中隔矫正术（ICD-9-CM-3：21.5）

| 患者姓名： | | 性别：　年龄：　门诊号： | | 住院号： |
| 住院日期：　年　月　日 | | 出院日期：　　年　月　日 | | 标准住院日：≤7天 |

时间	住院第1天	住院第1~2天（术前日）	住院第2~3天（手术日）
健康宣教	□ 入院宣教（介绍病房环境、设施和设备、入院后需要的配合等） □ 探视制度 □ 入院护理评估（生命体征、营养、心理等） □ 询问病史，相应体格检查 □ 联系相关检查	□ 宣教疾病知识、用药知识及特殊检查操作过程 □ 宣教术前准备 □ 预防血栓踝泵练习 □ 预防跌倒3个30秒健康宣教 □ 宣教疼痛评估方法 □ 主管护士与患者沟通，了解并指导心理应对 □ 提醒患者术晨禁食、禁水	□ 预防跌倒健康宣教 □ 预防血栓踝泵练习 □ 预防跌倒3个30秒健康宣教 □ 主管护士与患者沟通，了解并指导心理应对 □ 宣教用药知识 □ 术后饮食指导
护理处置	□ 核对患者、佩戴腕带 □ 建立入院护理病历 □ 卫生处置：剪指（趾）甲、沐浴、更换病号服 □ 协助医师完成各项检查化验	□ 指导患者踝泵练习 □ 剪鼻毛、男性患者剃须 □ 术前准备，禁食、禁水 □ 遵医嘱正确给药 □ 指导患者练习堵鼻饮水	□ 密切观察患者生命体征（体温、脉搏、呼吸、血压、血氧饱和度） □ 跌倒评分，必要时挂预防跌倒标识 □ 疼痛评估，根据评估采取合适的镇痛措施 □ 患者自理程度ADL评分 □ 遵医嘱正确使用抗菌药物
基础护理	□ 二级或三级护理 □ 晨晚间护理 □ 患者安全管理	□ 二级或三级护理 □ 晨晚间护理 □ 患者安全管理	□ 一级护理 □ 晨晚间护理 □ 患者安全管理
专科护理	□ 护理查体 □ 生命体征监测 □ 需要时请家属陪伴 □ 心理评估 □ 书写入院评估单，护理评估单，患者自理程度ADL评分	□ 生命体征监测 □ 需要时请家属陪伴 □ 心理护理	□ 生命体征监测 □ 密切观察鼻腔填塞物及鼻腔渗血情况，必要时通知医师处理 □ 全身麻醉术后密切观察患者神志，有无恶心，呕吐，必要时通知医师处理 □ 书写护理记录 □ 需要时请家属陪伴 □ 心理护理
重点医嘱	□ 详见医嘱执行单	□ 详见医嘱执行单	□ 详见医嘱执行单
病情变异记录	□ 无　□ 有，原因： 1. 2.	□ 无　□ 有，原因： 1. 2.	□ 无　□ 有，原因： 1. 2.
护士签名			

时间	住院第3~6天 （术后第1~4天）	住院第5~7天 （出院日）
健康宣教	□ 预防跌倒3个30秒健康宣教 □ 鼓励进食 □ 饮食指导	□ 出院健康宣教 □ 教会患者五步换药法 □ 定期复查 □ 出院带药服用方法
护理处置	□ 跌倒评估 □ ADL 评分 □ 疼痛评分，根据评估采取合适的镇痛措施 □ 随时观察患者病情变化 □ 遵医嘱正确给药	□ ADL 评分 □ 通知出院处 □ 打印体温单及护理记录等
基础护理	□ 二级护理 □ 晨晚间护理 □ 患者安全管理 □ 需要时请家属陪伴	□ 三级护理 □ 晨晚间护理 □ 患者安全管理
专科护理	□ 评估生命体征 □ 按 PIO 书写护理记录 □ 密切观察鼻腔填塞物及鼻腔渗血情况，必要时通知医师处理 □ 提供并发症征象的依据 □ 心理护理	□ 评估生命体征 □ 书写护理记录
重要医嘱	□ 详见医嘱执行单	□ 详见医嘱执行单
病情变异记录	□ 无　□ 有，原因： 1. 2.	□ 无　□ 有，原因： 1. 2.
护士签名		

（三）患者表单

鼻中隔偏曲临床路径患者表单

适用对象：第一诊断为鼻中隔偏曲（ICD-10：J34.2）
　　　　　行鼻中隔矫正术（ICD-9-CM-3：21.5）

患者姓名：	性别：　　　年龄：　　　门诊号：	住院号：
住院日期：　　年　月　日	出院日期：　　年　月　日	标准住院日：≤7天

时间	住院第1天	住院第1~2天（术前日）	住院第2~3天（手术日）
医患配合	□ 接受入院宣教 □ 接受入院护理评估 □ 接受病史询问 □ 进行体格检查 □ 交代既往用药情况 □ 进行相关检查	□ 患者及家属与医师交流病情 □ 了解手术方案及围术期注意事项 □ 签署手术知情同意书、自费用品协议书等知情同意书 □ 接受术前宣教 □ 完成有关检查 □ 术前取下所有饰品、卸妆	□ 接受手术治疗 □ 患者及家属与医师交流了解手术情况及术后注意事项 □ 接受术后监护治疗
护患配合	□ 配合测量体温、脉搏、呼吸、血压、血氧饱和度、体重 □ 配合完成入院护理评估单（简单询问病史、过敏史、用药史） □ 接受入院宣教（环境介绍、病室规定、订餐制度、贵重物品保管等） □ 有任何不适告知护士 □ 配合执行医院制度	□ 配合术前准备 □ 配合术晨禁食、禁水 □ 配合踝泵练习 □ 配合3个30秒预防跌倒健康宣教 □ 配合掌握疼痛评估方法 □ 配合剪鼻毛、男性患者剃须 □ 配合练习堵鼻饮水 □ 配合术前准备，禁食、禁水 □ 配合用药 □ 有任何不适告知护士	□ 配合测量体温、脉搏、呼吸，询问每日排便情况 □ 按时接受输液、服药治疗 □ 注意活动安全，避免坠床或跌倒 □ 配合执行探视及陪伴制度 □ 接受疾病及用药等相关知识指导 □ 有任何不适告知护士
饮食	□ 普通饮食	□ 普通饮食	□ 流质饮食或半流质饮食
排泄	□ 正常排尿便	□ 正常排尿便	□ 正常排尿便
活动	□ 适度活动 □ 适应角色转换	□ 适度活动 □ 心理调整	□ 适度床上活动

时间	住院第 3~6 天 （术后第 1~4 天）	住院第 5~7 天 （出院日）
医 患 配 合	□ 接受术后康复指导 □ 适当下床活动 □ 接受相关检查和复查 □ 配合换药 □ 术后抗菌药物治疗	□ 接受出院前指导 □ 了解复查程序 □ 获取出院诊断书
护 患 配 合	□ 配合测量体温、脉搏、呼吸， □ 询问每日排便情况 □ 有任何不适告知护士 □ 接受输液、服药治疗 □ 注意活动安全，避免坠床或跌倒 □ 配合疼痛评估及疼痛控制 □ 配合踝泵练习或下床活动，适量饮水，预防 　 血栓 □ 配合执行探视及陪伴制度 □ 接受疾病及用药等相关知识指导 □ 有任何不适告知护士	□ 接受出院前康复宣教 □ 学习出院注意事项 □ 获取出院带药 □ 知道服药方法、作用、注意事项 □ 掌握五步换药法 □ 办理出院手续 □ 知道复印病历方法 □ 知道术后首次复查时间
饮食	□ 软食	□ 软食或普通饮食
排泄	□ 正常排尿便	□ 正常排尿便
活动	□ 适度活动 □ 心理调整	□ 适度活动

附：原表单（2011 年版）

鼻中隔偏曲临床路径表单

适用对象：第一诊断为鼻中隔偏曲（ICD-10：J34.2）
行鼻中隔矫正术（ICD-9-CM-3：21.5）

| 患者姓名： | 性别： 年龄： 门诊号： | 住院号： |

| 住院日期： 年 月 日 | 出院日期： 年 月 日 | 标准住院日：≤7 天 |

时间	住院第 1 天	住院第 1~2 天（术前日）
主要诊疗工作	□ 询问病史及体格检查 □ 完成病历书写 □ 上级医师查房与术前评估 □ 初步确定手术方式和日期	□ 上级医师查房 □ 完成术前准备与术前评估 □ 根据检查结果等，进行术前讨论，确定手术方案 □ 完成必要的相关科室会诊 □ 签署手术知情同意书、自费用品协议书
重点医嘱	**长期医嘱：** □ 耳鼻咽喉科护理常规 □ 二级或三级护理 □ 普通饮食 **临时医嘱：** □ 血常规、尿常规 □ 肝功能、肾功能、血糖、电解质、凝血功能、感染性疾病筛查（乙型肝炎、丙型肝炎、梅毒、艾滋病等） □ X 线胸片、心电图 □ 鼻窦 CT □ 酌情行鼻功能测试	**长期医嘱：** □ 患者既往基础用药 **临时医嘱：** □ 术前医嘱：明日全身麻醉或局部麻醉下行鼻中隔矫正手术* □ 术前禁食、禁水 □ 术前抗菌药物 □ 术前准备 □ 其他特殊医嘱
主要护理工作	□ 介绍病房环境、设施和设备 □ 入院护理评估	□ 宣教、备皮等术前准备 □ 提醒患者明晨禁水
病情变异记录	□ 无 □ 有，原因： 1. 2.	□ 无 □ 有，原因： 1. 2.
护士签名		
医师签名		

时间	住院第 2~3 天 （手术日）	住院第 3~6 天 （术后第 1~4 天）	住院第 5~7 天 （出院日）
主要诊疗工作	□ 手术 □ 术者完成手术记录 □ 住院医师完成术后病程 □ 上级医师查房 □ 向患者及家属交代病情及术后注意事项	□ 上级医师查房 □ 住院医师完成常规病历书写 □ 注意病情变化 □ 注意观察生命体征	□ 取出鼻腔填塞物 □ 上级医师查房，进行手术及伤口评估 □ 完成出院记录、出院证明书 □ 向患者交代出院后的注意事项
重点医嘱	长期医嘱： □ 全身麻醉后常规护理 □ 鼻中隔矫正手术*术后护理常规 □ 一级护理 □ 半流质饮食 □ 抗菌药物 临时医嘱： □ 标本送病理检查 □ 酌情心电监护 □ 酌情吸氧 □ 其他特殊医嘱	长期医嘱： □ 二级护理 □ 半流质饮食或普通饮食 □ 其他特殊医嘱 □ 可停用抗菌药物 临时医嘱： □ 换药 □ 其他特殊医嘱	出院医嘱： □ 出院带药 □ 门诊随诊
主要护理工作	□ 随时观察患者病情变化 □ 术后心理与生活护理	□ 观察患者情况 □ 术后心理与生活护理	□ 指导患者办理出院手续
病情变异记录	□ 无　□ 有，原因： 1. 2.	□ 无　□ 有，原因： 1. 2.	□ 无　□ 有，原因： 1. 2.
护士签名			
医师签名			

注：*实际操作时需明确写出具体的术式

第六章

鼻前庭囊肿日间手术的临床路径释义

【医疗质量控制指标】

指标一、鼻前庭囊肿充分切除或者引流

指标二、术中及术后有无并发症

一、鼻前庭囊肿日间手术编码

疾病名称及编码：鼻前庭囊肿（ICD-10：J34.108）

手术操作名称及编码：鼻病损切除术或破坏术（ICD-9-CM-3：21.3）

二、临床路径检索方法

J34.108 伴 21.3

三、国家医疗保障疾病诊断相关分组（CHS-DRG）

MDCD 头颈、耳、鼻、咽、口、咽疾病及功能障碍

DV1 头颈、耳、鼻、咽、口非恶性增生性疾患

DD2 鼻腔、鼻窦手术

四、鼻前庭囊肿日间手术临床路径标准住院流程

（一）适用对象

第一诊断为鼻前庭囊肿

行囊肿切除术（ICD-9-CM-3：18.29001）。

> **释义**
>
> ■鼻前庭囊肿的手术适应证为症状明显、局部隆起影响面容或者反复疼痛影响生活。目前鼻内镜下囊肿切开引流术（揭盖术）已经基本取代了以往唇龈沟入路囊肿切除术的方法，具有创伤轻微、术后恢复快等优点。

（二）诊断依据

根据《实用耳鼻咽喉头颈外科学》第二版。

1. 症状：囊肿生长缓慢，早期多无症状。随着囊肿逐渐增大，一侧的鼻翼附着处、鼻前庭内或梨状孔的前外方等处日渐隆起，可有局部胀感或胀痛感。如合并疼痛则迅速增大，局部疼痛加重，可伴有病侧鼻塞。

2. 体征：一侧的鼻翼附着处、鼻前庭内或梨状孔的前外方等处隆起，囊肿较大者可使鼻唇沟消失，上唇上部或口前庭等处均有明显膨隆。

释义

　　■ 鼻前庭囊肿大部分为单侧，亦有双侧发病者。主要症状为局部肿胀疼痛，查体可见鼻前庭底部及外侧部、梨状孔及鼻唇沟区域隆起，鼻唇沟可以消失。触诊有波动感，多有压痛。鼻窦 CT 可以明确诊断。

（三）选择治疗方案的依据

根据《临床技术操作规范·耳鼻咽喉-头颈外科分册》（中华医学会编著，人民军医出版社）。

1. 符合手术适应证。
2. 能够耐受手术。

释义

　　■ 无明显症状的鼻前庭囊肿可以观察；如疼痛明显、影响面容，可以行手术治疗。手术方式为鼻内镜下囊肿切开引流术（揭盖术）。

（四）标准住院日 ≤1 天

（五）进入路径标准

1. 第一诊断必须符合鼻前庭囊肿疾病编码。
2. 当患者合并其他疾病，但住院期间不需要特殊处理也不影响第一诊断的临床路径流程实施时，可以进入路径。

（六）术前准备（入院前）

术前必需检查的项目：

1. 血常规、尿常规。
2. 凝血功能；肝功能、肾功能。
3. 感染性疾病筛查（乙型肝炎、丙型肝炎、梅毒、艾滋病等）。
4. X 线胸片，心电图。

（七）预防性抗菌药物选择与使用时机

按照《抗菌药物临床应用指导原则（2015 年版）》（国卫办医发〔2015〕43 号）执行，并结合患者的病情决定抗菌药物的选择与使用时间。

释义

　　■ 按照《抗菌药物临床应用指导原则（2015 年版）》（国卫办医发〔2015〕43 号）执行，结合患者病情决定抗菌药物的种类与疗程，推荐短疗程应用青霉素类或第一代、第二代头孢菌素类药物（3~5 日）。

（八）手术日为入院当天

1. 麻醉方式：局部或全身麻醉。

2. 手术方式：鼻前庭囊肿切除术。

3. 术中用药：麻醉用药、抗菌药物等。

4. 输血：必要时。

（九）术后住院恢复≤1 天

1. 根据患者病情变化可选择相应的检查项目。

2. 术后根据情况用药：术后抗菌药物按照《抗菌药物临床应用指导原则（2015 年版）》（国卫办医发〔2015〕43 号）执行。

> 释义
>
> ■ 术后用药：术后抗菌药物按照《抗菌药物临床应用指导原则（2015 年版）》（国卫办医发〔2015〕43 号）执行。结合患者病情决定抗菌药物的种类与疗程，推荐短疗程应用青霉素类或第一代、第二代头孢菌素类药物（3~5 日）。

（十）出院标准

1. 一般情况良好。

2. 伤口无异常。

> 释义
>
> ■ 患者一般情况良好、伤口无感染征象可办理出院。

（十一）变异及原因分析——需导致退出日间手术路径

1. 术中、术后出现并发症，需要进一步诊治，导致住院时间延长，住院费用增加。

2. 术后原伴随疾病控制不佳，需请相关科室会诊，进一步诊治。

3. 住院后出现其他内、外科疾病需进一步明确诊断。

五、鼻前庭囊肿临床路径给药方案

【用药选择】

抗菌药物：鼻前庭囊肿多伴有感染，可以短期应用抗菌药物。首选青霉素、阿莫西林类抗菌药物。

【药学提示】

抗菌药物以短期应用较适合，2~3 天即可。

六、鼻前庭囊肿行囊肿切除术患者护理规范

1. 术前护理要点：

（1）常规鼻科专科检查：鼻窦 CT（水平+冠状位）、鼻内镜检查。

（2）鼻内镜术前备皮：剪双侧鼻毛，男性患者剃胡须，面部清洁。

2. 术后护理要点：

（1）术后 1~2 日勤巡视病房，特别注意患者鼻腔渗血情况，若出血量较多，及时通知医师。

（2）嘱患者勿用力擤鼻、用力咳嗽。

（3）嘱患者注意口腔清洁，可用漱口液每日含漱 3 次。生理盐水喷鼻，保持湿润。

（4）指导患者在鼻腔填塞物取出后，正确的鼻腔冲洗方法。

（5）注意监测患者生命体征，有无并发症出现。

七、鼻前庭囊肿行囊肿切除术患者营养治疗规范

1. 术后恢复期禁烟酒，禁辛辣刺激食物，忌温度过高的汤、粥等食品。

2. 选择含有丰富维生素、蛋白质的饮食（糖尿病患者饮食遵医嘱）。

八、鼻前庭囊肿行囊肿切除术患者健康宣教

1. 环境：休养环境应安静舒适，保持温、湿度适宜，注意通风，保持室内空气新鲜。

2. 饮食：疾病恢复期间应禁烟酒，禁食辛辣刺激性食物，应选择富含维生素、蛋白质的饮食，保持大便通畅。

3. 活动：注意适当的体育锻炼，避免感冒。4 周应尽量避免重体力劳动，避免剧烈活动。

4. 鼻腔护理：鼻内镜手术出院 1 周内，鼻腔伤口仍会有少量的血性分泌物，属于正常现象。请避免挤压、碰撞鼻部；去除挖鼻、大力擤鼻等不良习惯；尽量避免在灰尘较多或空气污染严重的地方活动；外出时，可以戴棉质口罩或加湿口罩，以减少花粉、冷空气对鼻黏膜的刺激。

5. 口腔卫生：保持口腔清洁卫生，养成早晚刷牙及饭后漱口的好习惯。

6. 治疗用药：遵医嘱按时服药，正确使用鼻喷剂、鼻腔冲洗器，以利于疾病恢复。

7. 如反复出血或一次出血量较多，应立即到医院就诊。

8. 心理：保持良好的心理状态，避免紧张、激动等不良情绪引起血压升高。

9. 复查时间：首次复查一般是出院后 1 周左右，具体时间可询问主管医师；再次复查时间根据医师第 1 次复查结果而定下次复查时间，鼻腔黏膜恢复至少需要 12 周，请坚持按时复诊。

九、推荐表单

（一）医师表单

鼻前庭囊肿临床路径医师表单

适用对象：第一诊断为鼻前庭囊肿（ICD-10：J34.103）

患者姓名：	性别：　　年龄：　　门诊号：	住院号：
住院日期：　　年　月　日	出院日期：　　年　月　日	标准住院日：≤1 天

时间	住院第 1 天
主要诊疗工作	□ 询问病史及体格检查 □ 进行术前病情初步评估 □ 完成病历书写 □ 复核术前检查结果资料 □ 检查签署手术同意书 □ 制订手术计划 □ 手术治疗 □ 术后观察及处理 □ 办理出院手续 □ 制订术后复查计划
重点医嘱	**临时医嘱：** □ 术前医嘱 □ 术后用药及处理医嘱 □ 出院带药医嘱
病情变异记录	□ 无　□ 有，原因： 1. 2.
医师签名	

（二）护士表单

<h3 style="text-align:center">鼻前庭囊肿临床路径护士表单</h3>

适用对象：第一诊断为鼻前庭囊肿（ICD-10：J34.103）

患者姓名：	性别： 年龄： 门诊号：	住院号：
住院日期： 年 月 日	出院日期： 年 月 日	标准住院日：≤1 天

时间	住院第 1 天
健康宣教	□ 入院宣教 □ 介绍主管医师、护士 □ 介绍环境、设施 □ 介绍住院注意事项 □ 手术护理宣教
护理处置	□ 核对患者，佩戴腕带 □ 建立入院护理病历 □ 卫生处置：剪指（趾）甲、沐浴、更换病号服 □ 测量生命体征 □ 执行术前医嘱
基础护理	□ 二级护理 □ 术后医嘱 □ 患者安全管理
专科护理	□ 测体温、脉搏、血压、血糖 □ 注意术后症状、体征
重点医嘱	□ 详见医嘱执行单
病情变异记录	□ 无 □ 有，原因： 1. 2.
护士签名	

（三）患者表单

鼻前庭囊肿临床路径患者表单

适用对象：第一诊断为鼻前庭囊肿（ICD-10：J34.103）

患者姓名：	性别：	年龄：	门诊号：	住院号：
住院日期：　年　月　日	出院日期：　年　月　日			标准住院日：≤1 天

时间	住院第 1 天	出院日
医患配合	□ 配合询问病史、收集资料，请务必详细告知既往史、用药史、过敏史 □ 如需进行活检，签署手术知情同意书等 □ 术前宣教	□ 接受出院前指导 □ 知道复诊程序 □ 获取出院诊断书
护患配合	□ 配合测量体温、脉搏、呼吸、血压 □ 配合完成入院护理评估（简单询问病史、过敏史、用药史） □ 接受入院宣教（环境介绍、病室规定、订餐制度、贵重物品保管等） □ 有任何不适请告知护士	□ 接受出院宣教 □ 办理出院手续 □ 获取出院带药 □ 知道服药方法、作用、注意事项 □ 了解复查的时间及项目 □ 知道复印病历方法
饮食	□ 如无禁忌，普通饮食	□ 普通饮食
排泄	□ 正常排尿便	□ 正常排尿便
活动	□ 如无须活检，正常活动	□ 加强防护，避免感染

附：原表单（2016 版）

鼻前庭囊肿临床路径表单

适用对象：第一诊断为鼻前庭囊肿
行鼻前庭囊肿切除术

患者姓名：	性别：	年龄：	门诊号：	住院号：
住院日期：　年　月　日	出院日期：　年　月　日			标准住院日：≤1 天

时间	住院前 （门诊）	住院第 1 天 （手术日）	住院第 2 天 （术后第 1 天，出院日）	出院第 1 天 （术后第 2 天）
主要诊疗工作	□ 开术前化验 □ 开术前检查 □ 开住院单 □ 通知住院处 □ 通知病房	□ 问病史，体格检查 □ 完成病历及上级医师查房 □ 完成医嘱 □ 补录门诊术前各项检查医嘱 □ 向患者及家属交代围术期注意事项 □ 签署手术知情同意书 □ 术前预防使用抗菌药物 □ 手术 □ 术后向患者及家属交代病情及注意事项 □ 完成术后病程记录及手术记录	□ 观察病情 □ 上级医师查房 □ 完成病程记录 □ 嘱患者下地活动 □ 观察伤口情况，伤口换药 □ 向患者及家属交代出院后注意事项 □ 嘱患者回院拆线、取出鼻腔填塞物 □ 完成出院病程记录 □ 出院 □ 定期复查	□ 术后护士电话随访 □ 医师随访
重点医嘱	□ 血常规、尿常规 □ 感染性疾病筛查，凝血功能 □ 胸片、心电图 □ 如拟全身麻醉手术，做好全身麻醉术前评估会诊	**长期医嘱：** □ 耳鼻咽喉头颈外科疾病护理常规 □ 三级护理 □ 饮食◎普通饮食 □ 鼻前庭囊肿切除术后护理常规 □ 三级护理 □ 术后即可恢复术前饮食 **临时医嘱：** □ 血常规、尿常规 □ 感染性疾病筛查，凝血功能 □ X 线胸片、心电图 □ 手术医嘱 □ 准备术前预防用抗菌药物 □ 输液	**长期医嘱：** □ 三级护理 **临时医嘱：** **出院医嘱：** □ 今日出院	

续 表

时间	住院前 （门诊）	住院第1天 （手术日）	住院第2天 （术后第1天，出院日）	出院第1天 （术后第2天）
主要护理工作		□ 入院介绍 □ 术前相关检查指导 □ 术前常规准备及注意事项 □ 麻醉后注意事项 □ 术后引流管护理 □ 术后饮食、饮水注意事项 □ 术后活动指导	□ 术后饮食、饮水注意事项 □ 指导介绍出院手续 □ 遵医嘱定期复查	
病情变异记录	□ 无 □ 有，原因： 1. 2.	□ 无 □ 有，原因： 1. 2.	□ 无 □ 有，原因： 1. 2.	
护士签名				
医师签名				

第七章

鼻窦囊肿临床路径释义

【医疗质量控制指标】

指标一、术中鼻窦囊肿做到彻底切除或者充分开放引流。

指标二、诊疗过程中有无出现手术并发症。

一、鼻窦囊肿编码

1. 原编码：

疾病名称及编码：鼻窦囊肿（ICD-10：J34.106）

手术操作名称及编码：鼻窦囊肿切除术（ICD-9-CM-3：21.304/22.2-22.6）

2. 修改编码：

疾病名称及编码：鼻窦囊肿（ICD-10：J34.1）

手术操作名称及编码：鼻内上颌窦切开术（ICD-9-CM-3：22.2）

额窦切开术和切除术（ICD-9-CM-3：22.4）

其他鼻窦切开术（ICD-9-CM-3：22.5）

其他鼻窦切除术（ICD-9-CM-3：22.6）

二、临床路径检索方法

（J34.1）伴（22.2/22.4/22.5/22.6）

三、国家医疗保障疾病诊断相关分组（CHS-DRG）

MDCD 头颈、耳、鼻、咽、口、咽疾病及功能障碍

DV1 头颈、耳、鼻、咽、口非恶性增生性疾患

DD2 鼻腔、鼻窦手术

四、鼻窦囊肿临床路径标准住院流程

（一）适用对象

第一诊断为鼻窦囊肿（ICD-10：J34.106）

行鼻窦囊肿切除术（ICD-9-CM-3：21.304/22.2-22.6）。

> 释义
>
> ■鼻窦囊肿可分为：鼻窦黏液囊肿、鼻窦黏膜囊肿、牙源性囊肿。鼻窦黏液囊肿增长缓慢，早期可无任何症状，如黏液肿胀逐渐增大，可以压迫周围结构，造成鼻窦骨壁破坏吸收，视其扩展的方向不同而出现相应的临床症状。鼻窦黏膜囊肿多发生于上颌窦内，也可见与蝶窦、额窦及筛窦，很多患者无明显症状，囊肿较大时可出现面部压迫感、头痛、间断鼻腔流水等症状。牙源性囊肿是由于上颌牙齿发育障碍或病变形成的囊肿，患者多有慢性牙病史，CT 影像学检查可以明确病变情况。
>
> ■是否行鼻窦囊肿手术应根据患者的主观症状、全身状态，结合病变位置、大小、与邻近结构的关系等情况具体分析。

（二）诊断依据

根据《实用耳鼻咽喉头颈外科学》（人民卫生出版社，2008 年）。

1. 症状：头痛、发热；眶尖综合征、流泪、复视；鼻塞、流涕、嗅觉减退等。
2. 体征：眼球移位；外部畸形；鼻窦体表膨隆，触之皮下光滑、乒乓球样感觉；鼻腔外侧壁向中线移位等。
3. 鼻内镜检查及影像学检查（CT 或 MRI）：提示鼻窦内囊性新生物和/或鼻腔外侧壁向中线移位。
4. 局部隆起处穿刺可明确诊断。

> **释义**
>
> ■鼻窦囊肿症状，鼻部表现：较大囊肿可出现鼻塞、嗅觉减退，脓肿破裂时囊液自鼻内流出；囊肿位于筛窦、额窦者，可引起内眦部或额窦前壁隆起，触之可有乒乓球感；上颌窦黏液囊肿可见到鼻腔外侧壁内移，面部隆起，硬腭下塌。眼部症状：囊肿压迫眼眶后，可致眼球移位、流泪、复视、头痛、眼痛等。后组筛窦及蝶窦囊肿压迫可致眼球向前突出，压迫眶尖可致失明、眼肌麻痹、眼部感觉障碍和疼痛等症状。鼻窦黏液囊肿增长缓慢，早期可无任何症状，如黏液肿胀逐渐增大，可以压迫周围结构，造成鼻窦骨壁破坏吸收，视其扩展的方向不同而出现相应的临床症状。鼻窦黏膜囊肿多发生于上颌窦内，也可见与蝶窦、额窦及筛窦，很多患者无明显症状，囊肿较大时可出现面部压迫感、头痛、间断鼻腔流水等症状。牙源性囊肿是由于上颌牙齿发育障碍或病变形成的囊肿，患者多有慢性牙病史，CT 影像学检查可以明确病变情况。
>
> ■鼻窦 CT 及 MRI 是诊断鉴别鼻窦囊肿的重要检查，术前应尽量完善。

（三）治疗方案的选择

根据《实用耳鼻咽喉头颈外科学》（人民卫生出版社，2008 年）。

鼻窦囊肿切除术。

> **释义**
>
> ■鼻内镜下鼻窦囊肿切除术的原则是"在保护周围重要结构的前提下，将囊肿壁充分切除，形成良好的引流通道"。

（四）标准住院日≤10 天

> **释义**
>
> ■无严重合并症的患者住院日周期≤10 天。有严重合并症的患者则住院周期延长。

（五）进入路径标准

1. 第一诊断必须符合 ICD-10：J34.106 鼻窦囊肿疾病编码。

2. 当患者同时具有其他疾病诊断，但在住院期间不需要特殊处理也不影响第一诊断的临床路径流程实施时，可以进入路径。

> **释义**
>
> ■ 鼻窦囊肿伴有全身性疾病如高血压、冠心病、糖尿病、血液病、肝肾疾病时，根据病情严重程度，需要进行有针对性地治疗。

（六）术前准备≤3 天

1. 必需的检查项目：
（1）血常规、尿常规。
（2）肝功能、肾功能、电解质、血糖、凝血功能。
（3）感染性疾病筛查（乙型肝炎、丙型肝炎、梅毒、艾滋病等）。
（4）X 线胸片、心电图、心脏彩超。
（5）鼻腔鼻窦 CT、鼻内镜检查。
2. 根据患者病情可选择的检查项目：
（1）过敏原及相关免疫学检测。
（2）鼻功能测试。

> **释义**
>
> ■ 鼻内镜检查明确鼻腔有无病变或解剖结构异常。鼻窦 CT 与 MRI 可以协助观察分析病变位置、大小、与周围解剖毗邻关系、骨质变化情况等，二者结合对于明确病变性质，鉴别囊肿与肿瘤类病变具有很大意义，有条件可以完善检查。

（七）预防性抗菌药物选择与使用时机

1. 抗菌药物：按照《抗菌药物临床应用指导原则（2015 年版）》（国卫办医发〔2015〕43号）中抗菌药物预防性应用的基本原则要求，合理选用预防用抗菌药物。
2. 糖皮质激素：鼻内局部喷雾，酌情口服或静脉使用。

> **释义**
>
> ■ 根据鼻腔鼻窦检查情况，如术后存在鼻腔鼻窦感染风险，预防性应用抗菌药物首选青霉素类或第二代头孢菌素。

（八）手术日为入院后 4 天内

1. 麻醉方式：全身麻醉或局部麻醉。
2. 术中用药：全身止血药物，局部减充血剂。
3. 手术：见治疗方案的选择。
4. 鼻腔填塞止血，保持引流通气。
5. 标本送病理检查。

（九）术后住院治疗≤7 天

1. 根据病情可选择复查部分检查项目。

2. 术后用药：按照《抗菌药物临床应用指导原则（2015 年版）》（国卫办医发〔2015〕43号）中各类抗菌药物的适应证和注意事项要求，合理选用抗菌药物；糖皮质激素鼻内局部喷雾，酌情口服或静脉使用；酌情使用黏液促排剂。

3. 鼻腔冲洗。

4. 清理术腔。

（十）出院标准

1. 一般情况良好。

2. 没有需要住院处理的并发症。

> 释义
>
> ■ 一般情况良好，生命体征平稳。
> ■ 无明显术后并发症及其他疾病并发症。

（十一）变异及原因分析

1. 伴有影响手术的合并症，需进行相关诊断和治疗等，导致住院时间延长，治疗费用增加。

2. 出现手术并发症，需进一步诊断和治疗，导致住院时间延长，治疗费用增加。

五、鼻窦囊肿临床路径给药方案

【用药选择】

抗菌药物、鼻用糖皮质激素、黏液促排剂。

【药学提示】

抗菌药物应用以阿莫西林或第二代头孢菌素为宜，应用 2~3 天；鼻用激素可以促进黏膜肿胀消退，调节炎症反应，术前及术后黏膜修复阶段可以应用；黏液促排剂能够促进术腔分泌物稀释排除，利于炎症消散。

【注意事项】

注意患者药物过敏及相关禁忌证。

六、鼻窦囊肿行鼻窦囊肿切除术患者护理规范

1. 术前护理要点：

（1）常规鼻科专科检查：鼻窦 CT（水平+冠状位）、鼻内镜检查。鼻窦 MRI（需要与肿瘤鉴别时）。

（2）鼻内镜术前备皮：剪双侧鼻毛，男性患者剃胡须，面部清洁。

2. 术后护理要点：

（1）术后 1~2 日勤巡视病房，特别注意患者鼻腔渗血情况，若出血量较多，及时通知医师。

（2）嘱患者勿用力擤鼻、用力咳嗽。术后 6 小时后可以适当活动。

（3）嘱患者注意口腔清洁，可用漱口液每日含漱 3 次。

（4）指导患者在鼻腔填塞物取出后，教授正确的鼻腔冲洗方法。

（5）注意监测患者生命体征，有无并发症出现。

七、鼻窦囊肿行鼻窦囊肿切除术患者营养治疗规范

1. 术后恢复期禁烟酒，禁辛辣刺激食物，以软食为宜。

2. 选择含有丰富维生素、蛋白质的易消化食物（糖尿病患者饮食遵医嘱）。

八、鼻窦囊肿行鼻窦囊肿切除术患者健康宣教

1. 环境：休养环境应安静舒适，保持温、湿度适宜，注意通风，保持室内空气新鲜。

2. 饮食：疾病恢复期间应禁烟酒，禁食辛辣刺激性食物，应选择富含维生素、蛋白质的饮食，保持大便通畅。

3. 活动：注意适当的体育锻炼，避免感冒。4~6周应尽量避免重体力劳动，避免剧烈活动。

4. 鼻腔护理：鼻内镜手术出院2周内，鼻腔伤口仍会有少量的血性分泌物，属于正常现象。避免挤压、碰撞鼻部；去除挖鼻、大力擤鼻等不良习惯；尽量避免在灰尘较多或空气污染严重的地方活动；外出时，可以戴棉质口罩或加湿口罩，以减少花粉、冷空气对鼻黏膜的刺激。

5. 口腔卫生：保持口腔清洁卫生，养成早晚刷牙及饭后漱口的好习惯。

6. 治疗用药：遵医嘱按时服药，正确使用鼻喷剂、鼻腔冲洗器，以利于疾病恢复。

7. 如反复出血或一次出血量较多，应立即到医院就诊。

8. 心理：保持良好的心理状态，避免紧张、激动等不良情绪引起血压升高。

9. 复查时间：首次复查一般是出院后1周左右，具体时间可询问主管医师；再次复查时间根据医师第1次复查结果而定下次复查时间，鼻腔黏膜恢复至少需要12周，请坚持按时复诊。

九、推荐表单

（一）医师表单

鼻窦囊肿临床路径医师表单

适用对象：第一诊断为鼻窦囊肿（ICD-10：R04.0）

患者姓名：	性别：	年龄：	门诊号：	住院号：
住院日期：　　年　月　日	出院日期：　　年　月　日		标准住院日：≤10天	

时间	住院第1~3天	住院第4天	住院第5~10天
主要诊疗工作	□ 询问病史及体格检查 □ 进行病情初步评估 □ 完成病历书写 □ 开化验单 □ 上级医师查房 □ 分析病情，明确诊断，制订诊疗计划 □ 根据病情调整基础用药 □ 申请相关科室会诊 □ 向患者及家属交代病情 □ 签署各种必要的知情同意书、手术同意书自费用品协议书	□ 上级医师查房 □ 执行手术治疗 □ 书写病程记录及手术记录 □ 术后的病情监测及诊疗计划调整	□ 上级医师查房 □ 评估手术结果 □ 病情评估，根据病情调整治疗方案 □ 观察药物不良反应 □ 确认有无并发症 □ 书写病程记录 □ 必要时完成诊断证明书 □ 患者教育 □ 制订术后复查计划
重点医嘱	**长期医嘱：** □ 鼻科护理常规 □ 膳食选择 □ 一级或二级护理 □ 对症治疗 □ 既往基础用药 **临时医嘱：** □ 血常规、尿常规、大便常规 □ 肝功能、肾功能、血糖、血脂、电解质、凝血功能、感染性疾病四项 □ 心电图、X线胸片 □ 必要时进行：鼻窦CT及MRI	**长期医嘱：** □ 鼻科护理常规 □ 膳食选择 □ 一级或二级护理 □ 继续对症治疗 □ 必要时调整既往用药 **临时医嘱：** □ 其他特殊或补充医嘱	**长期医嘱：** □ 鼻科护理常规 □ 一级或二级护理 □ 膳食选择 □ 继续对症治疗 **临时医嘱：** □ 必要时复查血常规 □ 异常指标复查
病情变异记录	□无　□有，原因： 1. 2.	□无　□有，原因： 1. 2.	□无　□有，原因： 1. 2.
医师签名			

（二）护士表单

鼻窦囊肿临床路径护士表单

适用对象：第一诊断为鼻窦囊肿（ICD-10：R04.0）

患者姓名：		性别：　　年龄：　　门诊号：		住院号：
住院日期：　　年　月　日		出院日期：　　年　月　日		标准住院日：≤10天

时间	住院第1~3天	住院第4天	住院第5~10天
健康宣教	□ 入院宣教 □ 介绍主管医师、护士 □ 介绍环境、设施 □ 介绍住院注意事项 □ 手术护理宣教	□ 术前宣教及用药前宣教 □ 术前使用的药物名称，作用及可能出现的不良反应，做好自我防护，避免感染 □ 术后护理宣教	□ 用药前宣教 □ 使用的药物名称、作用及可能出现的不良反应 □ 做好自我防护，避免感染 □ 术后护理宣教 □ 出院宣教
护理处置	□ 核对患者，佩戴腕带 □ 建立入院护理病历 □ 卫生处置：剪指（趾）甲、沐浴、更换病号服 □ 测量生命体征 □ 遵医嘱采血 □ 遵医嘱留取尿便送检 □ 影像、心肺功能检查	□ 遵医嘱完成使用药物阶段相关监测指标 □ 遵医嘱完成各种药物的发放和液体的输注	□ 遵医嘱完成使用药物阶段相关监测指标 □ 遵医嘱完成各种药物的发放和液体的输注 □ 出院护理宣教
基础护理	□ 二级护理 □ 晨晚间护理 □ 患者安全管理	□ 一级或二级护理 □ 晨晚间护理 □ 患者安全管理	□ 一级或二级护理 □ 晨晚间护理 □ 患者安全管理
专科护理	□ 测体温、脉搏、血压、血糖 □ 注意术后症状体征	□ 遵医嘱给药 □ 遵医嘱监测鼻腔出血变化	□ 遵医嘱给药 □ 遵医嘱监测鼻腔出血变化
重点医嘱	□ 详见医嘱执行单	□ 详见医嘱执行单 □ 详见术后医嘱执行单	□ 详见医嘱执行单 □ 详见术后医嘱执行单
病情变异记录	□ 无　□ 有，原因： 1. 2.	□ 无　□ 有，原因： 1. 2.	□ 无　□ 有，原因： 1. 2.
护士签名			

（三）患者表单

鼻窦囊肿临床路径患者表单

适用对象：第一诊断为鼻窦囊肿（ICD-10：R04.0）

患者姓名：	性别：　　年龄：　　门诊号：	住院号：
住院日期：　　年　月　日	出院日期：　　年　月　日	标准住院日：≤10天

时间	入院第1~3天	住院第4天	住院第5~10天
医患配合	□ 配合询问病史、收集资料，请务必详细告知既往史、用药史、过敏史 □ 如需进行活检，签署手术知情同意书等 □ 签署知情同意书及手术同意书	□ 配合签署关于治疗用药的各种必要的知情同意书 □ 治疗中使用药物如有不适，及时告诉医师 □ 术前及术后有何不适，及时告知医师	□ 接受出院前指导 □ 知道复诊程序 □ 获取出院诊断书
护患配合	□ 配合测量体温、脉搏、呼吸、血压 □ 配合完成入院护理评估（简单询问病史、过敏史、用药史） □ 接受入院宣教（环境介绍、病室规定、订餐制度、贵重物品保管等） □ 有任何不适请告知护士	□ 接受术后宣教 □ 配合静脉输液、皮下及肌内注射用药等之类 □ 有任何不适请告知护士 □ 配合定时测量生命体征、每日询问尿便，监测血糖 □ 配合做好病房消毒，避免感染 □ 配合执行探视及陪伴	□ 接受出院宣教 □ 办理出院手续 □ 获取出院带药 □ 知道服药方法、作用、注意事项 □ 了解复查的时间及项目 □ 知道复印病历方法
饮食	□ 如无禁忌，普通饮食	□ 如无禁忌，正常饮食	□ 普通饮食
排泄	□ 正常排尿便	□ 正常排尿便	□ 正常排尿便
活动	□ 如无须活检，正常活动	□ 加强防护，避免感染	□ 加强防护，避免感染

附：原表单（2016 年版）

鼻窦囊肿临床路径表单

适用对象：第一诊断为鼻窦囊肿（ICD-10：J34.106）

行鼻内镜手术（ICD-9-CM-3：21.304/22.2-22.6）

患者姓名：   性别：   年龄：   门诊号：   住院号：

住院日期：   年 月 日   出院日期：   年 月 日   标准住院日：≤10 天

时间	住院第 1 天	住院第 1~3 天 （术前日）	住院第 2~4 天 （手术日）
主要诊疗工作	□ 询问病史及体格检查 □ 完成病历书写 □ 上级医师查房与术前评估 □ 初步确定手术方式和日期	□ 上级医师查房 □ 完成术前准备与术前评估 □ 根据检查结果等，进行术前讨论，确定手术方案 □ 完成必要的相关科室会诊 □ 签署手术知情同意书、自费用品协议书	□ 手术 □ 术者完成手术记录 □ 住院医师完成术后病程 □ 上级医师查房 □ 向患者及家属交代病情及术后注意事项
重点医嘱	长期医嘱： □ 耳鼻咽喉科护理常规 □ 二级护理 □ 普通饮食 临时医嘱： □ 血常规、尿常规 □ 肝功能、肾功能、血糖、血脂、电解质、凝血功能、感染性疾病筛查（乙型肝炎、丙型肝炎、梅毒、艾滋病等） □ X 线胸片、心电图、心脏彩超 □ 鼻窦 CT、鼻内镜检查 □ 酌情行过敏原及相关免疫学检测 □ 酌情行鼻功能测试	长期医嘱： □ 患者既往基础用药 临时医嘱： □ 术前医嘱：明日全身麻醉或局部麻醉下行鼻内镜手术* □ 术前禁食、禁水 □ 术前准备 □ 其他特殊医嘱	长期医嘱： □ 全身麻醉后常规护理 □ 鼻内镜手术*术后护理常规 □ 一级护理 □ 半流质饮食 临时医嘱： □ 术前 30 分钟抗菌药物应用 □ 标本送病理检查 □ 酌情心电监护 □ 酌情吸氧 □ 其他特殊医嘱 □ 抗菌药物
主要护理工作	□ 介绍病房环境、设施和设备 □ 入院护理评估	□ 宣教、备皮等术前准备 □ 提醒患者明晨禁食、禁水	□ 观察患者病情变化 □ 术后心理与生活护理
病情变异记录	□ 无 □ 有，原因： 1. 2.	□ 无 □ 有，原因： 1. 2.	□ 无 □ 有，原因： 1. 2.
护士签名			
医师签名			

时间	住院第3~9天 （术后第1~7天）	住院第4~10天 （术后第2~8天，出院日）
主要诊疗工作	□ 上级医师查房 □ 住院医师完成常规病历书写 □ 注意病情变化 □ 注意观察生命体征 □ 取出鼻腔填塞物 □ 鼻腔冲洗	□ 上级医师查房，进行手术及伤口评估 □ 完成出院记录、出院证明书 □ 向患者交代出院后的注意事项 □ 鼻窦冲洗
重点医嘱	长期医嘱： □ 二级护理 □ 半流质饮食或普通饮食 □ 其他特殊医嘱 □ 48小时内停用抗生素 临时医嘱： □ 换药 □ 其他特殊医嘱	出院医嘱： □ 出院带药 □ 门诊随诊
主要护理工作	□ 观察患者情况 □ 术后心理与生活护理	□ 指导患者办理出院手续
病情变异记录	□ 无　□ 有，原因： 1. 2.	□ 无　□ 有，原因： 1. 2.
护士签名		
医师签名		

注：* 实际操作时需明确写出具体的术式

第八章
鼻腔鼻窦恶性肿瘤临床路径释义

【医疗质量控制指标】

指标一、治疗前病变范围的评估准确性。

指标二、根据病理、病变范围，是否经过 MDT 讨论来选择治疗方案。

指标三、手术的规范性及彻底性。

指标四、综合治疗应用的合理性。

指标五、是否安排了术后定期随访复查。

一、鼻腔鼻窦恶性肿瘤编码

疾病名称及编码：鼻腔恶性肿瘤（ICD-10：C30.0）

鼻窦恶性肿瘤（ICD-10：C31）

手术操作名称及编码：经鼻外上颌窦切开术（ICD-9-CM-3：22.3）

额窦切开术和切除术（ICD-9-CM-3：22.4）

其他鼻窦切开术（ICD-9-CM-3：22.5）

鼻窦切除术（ICD-9-CM-3：22.6）

上颌骨部分切除伴植骨术（ICD-9-CM-3：76.3901）

上颌骨部分切除术（ICD-9-CM-3：76.3902）

上颌骨部分切除伴假体置入术（ICD-9-CM-3：76.3904）

上颌骨全切除术（ICD-9-CM-3：76.4502）

二、临床路径检索方法

（C30.0/C31）伴（22.3/22.4/22.5/22.6/76.3901/76.3902/76.3904/76.4502）

三、国家医疗保障疾病诊断相关分组（CHS-DRG）

MDCD 头颈、耳、鼻、口、咽疾病及功能障碍

DA1 头颈恶性肿瘤大手术

四、鼻腔鼻窦恶性肿瘤临床路径标准住院流程

（一）适用对象

第一诊断为鼻腔鼻窦恶性肿瘤（ICD-10：C30.0/C31）

行经鼻外上颌窦切开术、额窦切开术和切除术、其他鼻窦切开术、鼻窦切除术、上颌骨部分切除伴植骨术、上颌骨部分切除术、上颌骨部分切除伴假体置入术、上颌骨全切除术（ICD-9-CM-3：22.3/22.4/22.5/22.6/76.3901/76.3902/76.3904/76.4502）。

> 释义
>
> ■ 适用对象包括起源于鼻腔、鼻窦的各种实体恶性肿瘤，如鳞状细胞癌、腺癌、恶性黑色素瘤、腺样囊性癌、乳头状瘤恶变及各种起源于小涎腺的恶性肿瘤等，具有采用外科手术切除的条件。术式的选择根据病理、病变范围来决定。

（二）诊断依据

根据《临床诊疗指南·耳鼻咽喉头颈外科分册》（中华医学会编著，人民卫生出版社，2009 年）。

1. 症状：鼻塞、涕中带血以及头痛等肿瘤累及相邻结构引起的症状。
2. 体征：鼻腔鼻窦部有新生物。
3. 辅助检查：内镜和增强 CT 加增强 MRI 检查病变。
4. 病理组织学活检明确诊断。

> **释义**
>
> ■鼻腔鼻窦肿瘤起源部位多，病理类型复杂。如果是鼻腔中可以看到的肿瘤，可以在鼻内镜下取病理；在设计治疗方案以前，应有病理学检查结果，同时，应该有详细的鼻腔检查及影像学检查，如果肿瘤累及前颅底，在增强 CT 检查的同时，还应该进行 MRI 检查，来确定硬脑膜及颅内受累的范围，要注意肿瘤周围的重要结构如眶内容、视神经、大脑额叶等与肿瘤的关系。治疗前应检查视力、视野、眼球的运动、嗅觉等。

（三）治疗方案的选择

根据《临床诊疗指南·耳鼻咽喉头颈外科分册》（中华医学会编著，人民卫生出版社，2009 年）和《临床技术操作规范·耳鼻咽喉-头颈外科分册》（中华医学会编著，人民军医出版社，2009 年）。

1. 鼻内镜下鼻腔鼻窦肿瘤切除：局限于鼻腔筛窦的肿瘤，评估可以经鼻内镜下彻底切除者。
2. 鼻侧切开术适应证：原发于鼻腔、上颌窦、筛窦和蝶窦恶性肿瘤，已经病理诊断，临床认为需要行鼻侧切开术。
3. 上颌骨切除术适应证：原发于上颌窦或鼻腔、鼻窦的恶性肿瘤，已经病理诊断，临床认为需要行上颌骨部分或全切除术。
4. 颅面联合手术：累及颅底及颅内的肿瘤可采用颅面联合手术。
5. 眶内容物切除术：根据肿瘤侵犯眶内情况而定。
6. 颈淋巴结清扫术：根据颈淋巴结转移情况而定。
7. 如果缺损影响功能，尽量进行一期缺损修复术。

> **释义**
>
> ■鼻内镜下肿瘤切除：适合肿瘤局限于鼻腔或各组鼻窦的患者，预计鼻内镜下可以将肿瘤完全切除。同时术前也应评估术者及团队鼻内镜下鼻腔鼻窦肿瘤手术的能力及术后处理能力。
>
> ■眶内容物切除术：根据肿瘤侵犯眶内情况而定。如果眼肌受累，一般需要眶内容切除，但应慎重行眶内容切除，如果眶内容受累，可以先诱导化疗或术前放疗。
>
> ■颅面联合手术是累及颅底颅内的可切除病变的标准手术方式。
>
> ■一般不做预防性颈淋巴结清扫，术前经 CT 或 PET-CT 评估，怀疑有颈淋巴结转移者，可以先清除同侧 1、2、3 区淋巴结，并送冷冻病理，根据颈淋巴结转移情况决定是否扩大清扫范围。

　　■酌情一期缺损修复术：如果切除上颌骨导致硬腭缺损或眶底壁的缺损，应一期做眶底或硬腭的修复，以避免术后眼功能、吞咽语言功能的障碍。

　　■鼻腔鼻窦恶性肿瘤，除了非常早期的T1病变选择单纯手术治疗以外，一般都选择手术、放疗或加化疗的综合治疗方案。在进行外科治疗以前，应进行包括放疗、化疗、病理、影像等学科在内的多学科讨论，共同制订治疗方案，切勿盲目首先选择手术。一般认为，腺癌、腺样囊性癌、恶性黑色素瘤对于放疗和化疗不敏感，如果能手术彻底切除，首选手术，术后辅助放疗和化疗；鳞状细胞癌、乳头状瘤恶变、高中分化的嗅神经母细胞瘤、高中分化的神经内分泌癌等，恶性程度中等，如果影像学评估可以手术彻底切除，则选择先手术，后放疗，如果估计手术不能完全切除，则可以选择先放疗，待肿瘤缩小后再手术。对于恶性程度较高的肿瘤如肉瘤、低分化嗅神经母细胞瘤、低分化神经内分泌癌等，可以先化疗3~4周期，肿瘤缩小后手术，手术后放疗。对于评估可以在鼻内镜下完全切除的肿瘤，也可以选择内镜下手术，但应该根据患者的意愿、手术者的技能、医院的设备条件综合考虑。

　　■先放疗后手术的病例，一般在放疗结束后4~5周手术。先化疗，后手术的患者，一般在化疗结束后2~3周手术。手术后放疗，如果切口愈合良好，则手术后3~4周开始放疗。

（四）标准住院日≤12天

> **释义**
>
> 　　■一般术前准备2~3天，术后1周左右拆线出院。如果单纯鼻侧切开，术后3~4天抽出鼻腔填塞物后即可出院。如患者有高血压、糖尿病等合并症，需要术前调理治疗的，可以退出本路径。如肿瘤累及前颅底，则住院时间相应延长2~3天。

（五）进入路径标准

1. 第一诊断必须符合 ICD-10：C30.0/C31 鼻腔鼻窦恶性肿瘤疾病编码。
2. 当患者同时具有其他疾病诊断，但住院期间不需要特殊处理也不影响第一诊断的临床路径流程实施时，可以进入路径。

> **释义**
>
> 　　■进入临床路径的条件：①鼻腔鼻窦的恶性实体性肿瘤，需要外科手术治疗者；②患者整体状况 KPS 评分大于90分；③患者的心理状态可以接受手术；④有其他合并症，但不影响手术者。
>
> 　　■不能进入临床路径的情况：①患者肿瘤较大，不适合单纯手术切除，需要手术前的辅助治疗者；②患者合并有较严重的内科疾病，需要先进行内科治疗者；③患者的身体及心理状况不适合马上手术需要调整者。

（六）术前准备≤3天

1. 必需的检查项目：

（1）血常规、尿常规。

（2）肝功能、肾功能、电解质、血糖、凝血功能。

（3）感染性疾病筛查（乙型肝炎、丙型肝炎、梅毒、艾滋病等）。

（4）X线胸片、心电图。

（5）鼻内镜检查。

（6）增强CT和增强MRI。

（7）病理学检查。

2. 根据患者情况可选择的检查项目：

（1）输血准备。

（2）其他相关检查。

（3）如行上颌骨切除术可预制腭护板式牙托（赝复体）。

（4）如计划自体组织同期修复，进行相应的自体组织瓣准备。

> **释义**
>
>   ■ 必须进行的检查不仅仅是术前明确诊断，同时也是明确手术指征，排除手术禁忌证的关键，术前必须完成，不可或缺。临床主管人员需要认真分析结果，对疑难者或出现指标明显异常者必要时可复查明确，且应采取相应处置措施直至指标符合手术要求。
>
>   ■ 手术前要确定有无明显的全身远处转移病灶。术前应精确评估病变范围，设计好切除范围。术前要有病理诊断，以便设计综合治疗方案。术前应设计好切除后缺损的修复重建方法。如是非实体肿瘤，如淋巴瘤等，应退出临床路径。

（七）预防性抗菌药物选择与使用时机

按照《抗菌药物临床应用指导原则（2015年版）》（国卫办医发〔2015〕43号）合理选用抗菌药物。

> **释义**
>
>   ■ 鼻腔鼻窦手术是Ⅱ类切口，应适当应用抗菌药物预防感染，特别是颅面联合手术的患者，应加大抗菌药物应用的力度，防治颅内感染的发生。

（八）手术日为入院后4天内

1. 麻醉方式：全身麻醉。

2. 手术：见"（三）治疗方案的选择"。

3. 手术中体内固定物：可选择。

4. 术中用药：止血药、抗菌药物。

5. 输血：视术中情况而定。

6. 标本送病理检查。

> **释义**
>
> ■ 治疗方案应根据病理结果和多学科讨论（和放疗、化疗等学科一起，MDT）的结果在手术前制订。
> ■ 对于切除的任何手术标本，都应该送病理检查。

（九）术后住院恢复

非一期修复和非颅面联合手术者5~8天；颅面联合手术和一期修复者术后可10~12天出院。
1. 按照《抗菌药物临床应用指导原则（2015年版）》（国卫办医发〔2015〕43号）合理选用抗菌药物24~48小时，颅面联合手术后可酌情延长应用时间。
2. 伤口清洁换药。
3. 患者情况经MDT讨论确定是否需要后续治疗。

> **释义**
>
> ■ 颅面联合手术者，酌情应用可以透过血脑屏障的敏感抗生素3~5天。
> ■ 未进入颅内的手术，鼻腔填塞物一般术后3~5天取出，进入颅内者，填塞物7~14天取出；面部切口缝线术后6~7天拆线。
> ■ 非一期修复者，术后抽出填塞物后即可出院，一期修复者，观察组织瓣1周，如无异常，则可以出院。
> ■ 术后根据手术切缘、术后病理，进行MDT讨论，决定是否需要补充放疗、化疗。
> ■ 一期修复者，如术后移植组织瓣异常，需要二次手术者，则可以退出路径。

（十）出院标准

1. 一般情况良好，切口无感染。
2. 无需要住院处理的并发症。

> **释义**
>
> ■ 鼻腔鼻窦没有需要住院处理的情况。
> ■ 手术鼻腔鼻窦的清理和冲洗，可门诊进行。
> ■ 放疗后手术的患者，如果切口愈合不良，可门诊换药二期处理。

（十一）变异及原因分析

1. 术中、术后出现并发症（如切口瘘等），需要特殊诊断治疗措施，延长住院时间。
2. 伴有影响本病治疗效果的合并症，如肺栓塞等，需要采取进一步检查和诊断，延长住院时间。

> **释义**
>
> ■ 如术后出现脑脊液鼻漏，应嘱咐患者卧床，必要时进行腰椎穿刺放脑脊液检查，排除有无颅内感染，这样则会延长住院时间。
>
> ■ 对于进行一期修复的患者，如果有糖尿病、低蛋白血症等合并症，则应相应延长住院时间。

五、鼻腔鼻窦恶性肿瘤临床路径给药方案

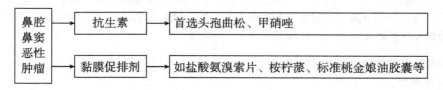

【用药选择】

1. 单纯鼻侧切开的患者，一般术后给予头孢类抗生素，单药，如头孢曲松钠 1g 静脉滴注，每天 2 次，用 2~3 天。

2. 上颌骨切除和/或 1 期修复的患者，可以手术开始前半小时，给予头孢类抗生素如头孢曲松钠 1g 静脉滴注，每天 2 次，加硝唑类抗厌氧菌抗生素，如替硝唑 800mg 静脉滴注，每天 2 次，二联用药，用 3~5 天。

3. 如果包括前颅底或硬脑膜切除，应该选择可以透过血-脑脊液屏障的敏感抗生素，如头孢曲松和甲硝唑，可以术前鼻腔分泌物细菌培养加药敏。再加上硝唑类抗生素二联用药，头孢曲松钠 1g 静脉滴注，每天 2 次，加硝唑类抗厌氧菌抗生素，如替硝唑 800mg 静脉滴注，每天 2 次，二联用药，应在手术开始前 1 小时开始第 1 次给药，共用 5~6 天。

4. 患者拔除鼻腔填塞物后，可能有鼻窦炎的情况，可给予黏膜促排剂如桉柠蒎、鼻喷激素如布地奈德鼻喷雾剂、鼻黏膜收缩剂如麻黄碱等，并给予鼻腔冲洗。

【药学提示】

1. 头孢曲松静脉注射后即刻达到血药峰浓度，血消除半衰期为 7.89 小时。

2. 替硝唑对抑制病原体 DNA 合成，对革兰阴性菌有效。血液半衰期为 12~14 小时。

【注意事项】

1. 头孢曲松可以有静脉炎、发热、支气管痉挛和血清病等变态反应。

2. 替硝唑用药期间避免饮酒，否则会引起腹痛。

六、鼻腔鼻窦恶性肿瘤患者护理规范

1. 鼻内镜手术：

（1）术前护理规范：完善术前检查，做好术前宣教、皮肤准备、心理护理、疼痛护理。

（2）术后护理规范：鼻腔填塞敷料护理，饮食指导，口腔清洁，用药宣教，并发症的观察（出血，感染，脑脊液鼻漏，视力、视野改变）。

2. 开放式颜面联合鼻腔鼻窦恶性肿瘤切除手术护理规范：

（1）术前护理规范：同上。

（2）术后护理规范：颜面部伤口护理，鼻饲护理，口腔清洁，用药宣教，记录 24 小时出入量，并发症的观察（出血，感染，脑脊液鼻漏，视力、视野改变）。

七、鼻腔鼻窦恶性肿瘤患者营养治疗规范

1. 所有患者入院后应常规进行营养筛查、营养状况评估和综合测定。

2. 治疗过程中每周至少为患者评估 1 次，以便尽早发现患者出现营养风险并采取早期干预。

3. 营养治疗方式的选择：①为了降低感染风险，首选经口摄入；②出现重度口腔/口咽黏膜炎影响吞咽功能者，肠内营养应经管饲给予，最好为 PEG 或 PEJ。

4. 患者的每日供给量推荐为每日 25~30kcal/kg，如患者合并严重消耗，每日供给量推荐为每日 30~35kcal/kg。

5. 患者可适当提高优质脂肪的供能比例；蛋白质供给量为每日 1.0~1.5g/kg。

6. 根据胃肠功能状况尽早经口营养补充肠内营养制剂。如口服摄入不足目标量的 60% 时，推荐管饲肠内营养。肠内营养不能达到目标量 60% 时可选用肠外营养药物，以全合一的方式实施（应包含氨基酸、脂肪乳、葡萄糖、维生素、微量元素、电解质注射制剂等）。根据病情变化及营养耐受性选择或调整肠外肠内营养方案。

八、鼻腔鼻窦恶性肿瘤患者健康宣教

1. 生活规律。

2. 改变不良生活习惯，如熬夜、焦虑等。

3. 戒除烟酒。

4. 注意鼻腔卫生。

5. 定期复查。

九、推荐表单

（一）医师表单

鼻腔鼻窦恶性肿瘤临床路径医师表单

适用对象：第一诊断为鼻腔鼻窦恶性肿瘤（ICD-10：C30.0/C31）

行经鼻外上颌窦切开术、额窦切开术和切除术、其他鼻窦切开术、鼻窦切除术、上颌骨部分切除伴植骨术、上颌骨部分切除术、上颌骨部分切除伴假体置入术、上颌骨全切除术（ICD－9－CM－3：22.3/22.4/22.5/22.6/76.3901/76.3902/76.3904/76.4502）

患者姓名：		性别：	年龄：	门诊号：	住院号：
住院日期：　年　月　日		出院日期：　年　月　日			标准住院日：≤12天

时间	住院第1天	住院第2天	住院第3~4天（手术日）
主要诊疗工作	□ 询问病史及体格检查 □ 完成病历书写 □ 上级医师查房与术前评估 □ 初步确定手术方式和日期	□ 上级医师查房 □ 完成术前准备与术前评估 □ 根据检查结果等，进行术前讨论，确定手术方案 □ 完成必要的相关科室会诊 □ 签署手术知情同意书、自费用品协议书、输血同意书 □ 向患者及家属交代围术期注意事项	□ 手术 □ 术者完成手术记录 □ 住院医师完成术后病程 □ 上级医师查房 □ 向患者及家属交代病情及术后注意事项
重要医嘱	**长期医嘱：** □ 耳鼻喉科护理常规 □ 二级护理 □ 普通饮食 **临时医嘱：** □ 血常规、尿常规 □ 肝功能、肾功能、血糖、电解质、凝血功能、感染性疾病筛查（乙型肝炎、丙型肝炎、梅毒、艾滋病等） □ X线胸片、心电图 □ 鼻内镜检查 □ 增强CT或MRI □ 病理学检查 □ 输血准备（根据手术情况） □ 手术必需的相关检查	**长期医嘱：** □ 耳鼻咽喉科护理常规 □ 二级护理 □ 普通饮食 □ 患者既往基础用药 **临时医嘱：** □ 明日全身麻醉下行鼻侧切开手术或上颌骨全切除术（眶内容物切除术）* □ 术前禁食、禁水 □ 术前抗菌药物 □ 术前准备 □ 口腔科会诊制作腭护板式牙托（赝复体）（上颌骨切除术） □ 其他特殊医嘱	**长期医嘱：** □ 全身麻醉术后常规护理 □ 鼻侧切开手术或上颌骨全切除术（眶内容物切除术）*术后常规护理 □ 一级护理 □ 流质饮食 □ 抗菌药物 □ 其他特殊医嘱 **临时医嘱：** □ 标本送病理检查 □ 酌情心电监护 □ 酌情吸氧 □ 其他特殊医嘱
病情变异记录	□ 无　□ 有，原因： 1. 2.	□ 无　□ 有，原因： 1. 2.	□ 无　□ 有，原因： 1. 2.
医师签名			

时间	住院第 4~9 天 （术后第 1~6 天）	住院第 10~12 天 （出院日）
主要诊疗工作	□ 上级医师查房 □ 住院医师完成常规病历书写 □ 注意病情变化 □ 注意观察生命体征 □ 注意鼻腔填塞、牙托固定情况	□ 上级医师查房，进行手术及伤口评估 □ 完成出院记录、出院证明书 □ 向患者交代出院后的注意事项 □ 根据鼻腔情况酌情抽出或安排出院后何时抽出鼻腔填塞物、拆除或安排出院后何时拆除鼻面部缝线
重要医嘱	**长期医嘱：** □ 一级或二级护理 □ 流质饮食 □ 抗菌药物 □ 其他特殊医嘱 **临时医嘱：** □ 换药 □ 其他特殊医嘱	**出院医嘱：** □ 出院带药 □ 酌情肿瘤综合治疗 □ 门诊随诊
病情变异记录	□ 无　□ 有，原因： 1. 2.	□ 无　□ 有，原因： 1. 2.
医师签名		

注：* 实际操作时需明确写出具体的术式

（二）护士表单

鼻腔鼻窦恶性肿瘤临床路径护士表单

适用对象：第一诊断为鼻腔鼻窦恶性肿瘤（ICD-10：C30.0/C31）

行经鼻外上颌窦切开术、额窦切开术和切除术、其他鼻窦切开术、鼻窦切除术、上颌骨部分切除伴植骨术、上颌骨部分切除术、上颌骨部分切除伴假体置入术、上颌骨全切除术（ICD－9－CM－3：22.3/22.4/22.5/22.6/76.3901/76.3902/76.3904/76.4502）

患者姓名：	性别： 年龄： 门诊号：	住院号：
住院日期： 年 月 日	出院日期： 年 月 日	标准住院日：≤12 天

时间	住院第1~2天	住院第3~9天	住院第10~12天
健康宣教	□ 介绍病房环境、设施和设备 □ 介绍主管医师、护士 □ 介绍住院注意事项 □ 手术前物品准备 □ 手术前心理护理 □ 入院护理评估	□ 主管护士与患者沟通，了解并指导心理应对 □ 宣教疾病知识、用药知识及基本的手术过程 □ 告知手术前饮食、活动及探视注意事项、应对方式	□ 手术 □ 术者完成手术记录 □ 住院医师完成术后病程 □ 上级医师查房 □ 向患者及家属交代病情及术后注意事项
护理处置	□ 核对患者，佩戴腕带 □ 建立入院护理病历 □ 卫生处置：剪指（趾）甲、沐浴、更换病号服	□ 随时观察患者病情变化 □ 术后心理与生活护理	□ 指导患者办理出院手续 □ 指导术后牙托护理 □ 指导术后随访时间
基础护理	□ 二级护理 □ 晨晚间护理 □ 患者安全管理	□ 二级护理 □ 晨晚间护理 □ 患者安全管理	□ 三级护理 □ 晨晚间护理 □ 患者安全管理
专科护理	□ 剪鼻毛 □ 鼻腔清洁	□ 鼻腔吸引 □ 观察鼻腔填塞物有无脱出 □ 观察鼻腔通气管位置是否正常 □ 观察鼻腔口腔有无出血及量 □ 观察视力及眼球运动是否正常 □ 颜面联合手术患者还应注意意识、头痛	□ 鼻腔清洁 □ 术后鼻腔复查 □ 术后用药指导
重点医嘱	□ 详见医嘱执行单	□ 详见医嘱执行单	□ 详见医嘱执行单
病情变异记录	□ 无 □ 有，原因： 1. 2.	□ 无 □ 有，原因： 1. 2.	□ 无 □ 有，原因： 1. 2.
护士签名			

（三）患者表单

鼻腔鼻窦恶性肿瘤临床路径患者表单

适用对象：第一诊断为鼻腔鼻窦恶性肿瘤（ICD-10：C30.0/C31）

行经鼻外上颌窦切开术、额窦切开术和切除术、其他鼻窦切开术、鼻窦切除术、上颌骨部分切除伴植骨术、上颌骨部分切除术、上颌骨部分切除伴假体置入术、上颌骨全切除术（ICD-9-CM-3：22.3/22.4/22.5/22.6/76.3901/76.3902/76.3904/76.4502）

患者姓名：		性别：　　年龄：　　门诊号：	住院号：
住院日期：　　年　月　日		出院日期：　　年　月　日	标准住院日：≤12天

时间	住院第1天	住院第2~11天	住院第12天 （出院日）
医患配合	□ 配合询问病史、收集资料，请务必详细告知既往史、用药史、过敏史 □ 配合进行体格检查 □ 有任何不适告知医师	□ 配合完善相关检查、化验，如采血、留尿、心电图、X线胸片等 □ 医师向患者及家属介绍病情，如有异常检查结果需进一步检查 □ 配合用药及治疗 □ 配合医师调整用药 □ 有任何不适告知医师	□ 接受出院前指导 □ 询问出院后进一步治疗措施及注意事项 □ 知道复查程序 □ 获取出院诊断书
护患配合	□ 配合测量体温、脉搏、呼吸、血压、血氧饱和度、体重 □ 配合完成入院护理评估单（简单询问病史、过敏史、用药史） □ 接受入院宣教（环境介绍、病室规定、订餐制度、贵重物品保管等） □ 有任何不适告知护士	□ 配合测量体温、脉搏、呼吸，询问每日排便情况 □ 接受相关化验检查宣教，正确留取标本，配合检查 □ 有任何不适告知护士 □ 接受输液、服药治疗 □ 注意活动安全，避免坠床或跌倒 □ 配合执行探视及陪伴 □ 接受疾病及用药等相关知识指导	□ 接受出院宣教 □ 办理出院手续 □ 获取出院带药 □ 知道服药方法、作用、注意事项 □ 知道复印病历方法
饮食	□ 普通饮食	□ 普通饮食，或流质饮食，或鼻饲	□ 普通饮食
排泄	□ 正常排尿便	□ 正常排尿便	□ 正常排尿便
活动	□ 适度活动	□ 手术当日卧床 □ 手术后第2日下床活动	□ 适度活动

附：原表单（2019 年版）

鼻腔鼻窦恶性肿瘤临床路径表单

适用对象：第一诊断为鼻腔鼻窦恶性肿瘤（ICD-10：C30.0/C31）
行经鼻外上颌窦切开术、额窦切开术和切除术、其他鼻窦切开术、鼻窦切除术、上颌骨部分切除伴植骨术、上颌骨部分切除术、上颌骨部分切除伴假体置入术、上颌骨全切除术（ICD-9-CM-3：22.3/22.4/22.5/22.6/76.3901/76.3902/76.3904/76.4502）

患者姓名：		性别：	年龄：	门诊号：	住院号：
住院日期：	年　月　日	出院日期：	年　月　日		标准住院日：≤12 天

时间	住院第 1 天	住院第 2 天	住院第 3~4 天（手术日）
主要诊疗工作	□ 询问病史及体格检查 □ 完成病历书写 □ 上级医师查房与术前评估 □ 初步确定手术方式和日期	□ 上级医师查房 □ 完成术前准备与术前评估 □ 根据检查结果等，进行术前讨论，确定手术方案 □ 完成必要的相关科室会诊 □ 签署手术知情同意书、自费用品协议书、输血同意书 □ 向患者及家属交代围术期注意事项	□ 手术 □ 术者完成手术记录 □ 住院医师完成术后病程 □ 上级医师查房 □ 向患者及家属交代病情及术后注意事项
重要医嘱	**长期医嘱：** □ 耳鼻喉科护理常规 □ 二级护理 □ 普通饮食 **临时医嘱：** □ 血常规、尿常规 □ 肝功能、肾功能、血糖、电解质、 □ 凝血功能、感染性疾病筛查（乙型肝炎、丙型肝炎、梅毒、艾滋病等） □ X 线胸片、心电图 □ 鼻内镜检查 □ 增强 CT 或 MRI □ 病理学检查 □ 输血准备（根据手术情况） □ 手术必需的相关检查	**长期医嘱：** □ 耳鼻咽喉科护理常规 □ 二级护理 □ 普通饮食 □ 患者既往基础用药 **临时医嘱：** □ 术前医嘱：明日全身麻醉下行鼻侧切开手术或上颌骨全切除术（眶内容物切除术）* □ 术前禁食、禁水 □ 术前抗菌药物 □ 术前准备 □ 口腔科会诊制作腭护板式牙托（腭复体）（上颌骨切除术） □ 其他特殊医嘱	**长期医嘱：** □ 全身麻醉术后常规护理 □ 鼻侧切开手术或上颌骨全切除术（眶内容物切除术）*术后常规护理 □ 一级护理 □ 流质饮食 □ 抗菌药物 □ 其他特殊医嘱 **临时医嘱：** □ 标本送病理检查 □ 酌情心电监护 □ 酌情吸氧 □ 其他特殊医嘱
主要护理工作	□ 介绍病房环境、设施和设备 □ 入院护理评估	□ 宣教、备皮等术前准备 □ 手术前物品准备 □ 手术前心理护理	□ 随时观察患者病情变化 □ 术后心理与生活护理

续　表

时间	住院第 1 天	住院第 2 天	住院第 3~4 天（手术日）
病情变异记录	□无　□有，原因： 1. 2.	□无　□有，原因： 1. 2.	□无　□有，原因： 1. 2.
护士签名			
医师签名			

时间	住院第 4~9 天 （术后第 1~6 天）	住院第 10~12 天 （出院日）
主要诊疗工作	□ 上级医师查房 □ 住院医师完成常规病历书写 □ 注意病情变化 □ 注意观察生命体征 □ 注意鼻腔填塞、牙托固定情况	□ 上级医师查房，进行手术及伤口评估 □ 完成出院记录、出院证明书 □ 向患者交代出院后的注意事项 □ 根据鼻腔情况酌情抽出或安排出院后何时抽出鼻腔填塞物、拆除或安排出院后何时拆除鼻面部缝线
重要医嘱	**长期医嘱：** □ 一级或二级护理 □ 流质饮食 □ 抗菌药 □ 其他特殊医嘱 **临时医嘱：** □ 换药 □ 其他特殊医嘱	**出院医嘱：** □ 出院带药 □ 酌情肿瘤综合治疗 □ 门诊随诊
主要护理工作	□ 随时观察患者情况 □ 术后心理与生活护理	□ 指导患者办理出院手续 □ 指导术后牙托护理 □ 指导术后随访时间
病情变异记录	□ 无　□ 有，原因： 1. 2.	□ 无　□ 有，原因： 1. 2.
护士签名		
医师签名		

注：* 实际操作时需明确写出具体的术式

第九章

鼻咽部血管瘤（鼻咽纤维血管瘤）临床路径释义

【医疗质量控制指标】

指标一、术前无创影像评估率。

指标二、术前血管造影及选择性血管栓塞使用率。

指标三、手术指征符合率。

指标四、术中出血量。

指标五、围术期严重并发症发生率。

指标六、围术期死亡率。

一、鼻咽部血管瘤（鼻咽纤维血管瘤）编码

1. 原编码：

疾病名称及编码：鼻咽部血管瘤（ICD-10：D18.006）

2. 修改编码：

疾病名称及编码：鼻咽血管瘤（D18.000x504）

手术操作名称及编码：鼻内病损切除术（ICD-9-CM-3：21.3103）

内镜下鼻病损切除术（ICD-9-CM-3：21.3104）

鼻咽病损切除术（ICD-9-CM-3：29.3900x001）

内镜下鼻咽病损切除术（ICD-9-CM-3：29.3908）

二、临床路径检索方法

D18.000x504 伴（21.3103/21.3104/29.3900x001/29.3908）

三、国家医疗保障疾病诊断相关分组（CHS-DRG）

MDCD 头颈、耳、鼻、口、咽疾病及功能障碍

DV1 头颈、耳、鼻、咽、口非恶性增生性疾病

DD2 鼻腔、鼻窦手术

DE1 咽、喉、气管手术

四、鼻咽部血管瘤临床路径标准住院流程

（一）适用对象

第一诊断为鼻咽部血管瘤（ICD-10：D18.006）。

> **释义**
>
> ■ 适用对象为初发的 I 期的发生于鼻咽部的血管瘤。目前临床上对鼻咽纤维血管瘤大多采用 Fisch 分期： I 期，肿瘤局限于鼻腔或鼻咽，无骨质破坏； II 期，肿瘤侵犯翼腭窝或鼻窦伴骨质破坏； III 期，肿瘤侵犯颞下窝、眶区、海绵窦侧壁的蝶鞍旁区； IV 期，侵犯海绵窦、视交叉或垂体窝。

（二）诊断依据

根据《临床诊疗指南·耳鼻咽喉头颈外科分册》（中华医学会编著，人民卫生出版社）。

1. 咯血、咽部异物感。
2. 同侧或双侧鼻塞及咽鼓管阻塞症状，如耳闭、耳痛、听力下降、鼓室积液等。
3. 局部疼痛，与血管表面神经末梢比较敏感有关。
4. 血管瘤一般基底宽，无蒂，表面隆起，呈结节状，颜色青蓝或紫红，质软，具有海绵样弹性，其表面有静脉网。瘤体可因动脉压或静脉压的改变，而随之增大或缩小。
5. 系血管成分显著增加的纤维瘤，无明显出血倾向。

> **释义**
>
> ■ 鼻咽纤维血管瘤是青春期男性易发的良性肿瘤，鼻咽纤维血管瘤的临床表现主要是鼻出血和鼻塞。肿瘤侵入翼腭窝、上颌窦后壁、颞下窝、眼眶和压迫咽鼓管咽口可引起面颊部隆起、耳鸣、耳闭、听力下降、干眼症、眼球外突、运动受限、视力减退和视野受损等症状。鼻咽纤维血管瘤瘤体呈类圆形或椭圆形，边缘完整，向外生长可经翼上颌间隙扩展到翼腭窝及颞下窝，致翼腭窝扩大，上颌窦后壁扩大向前膨隆，此为鼻咽纤维血管瘤的特征性表现。肿瘤继续向外生长可达面颊部，向上生长可通过眶下裂扩展到眶上裂、破裂孔等颅底孔隙或直接破坏蝶骨扩展至颅内海绵窦和相邻颅中窝。
>
> ■ 典型病例通过明确的病史、检查、鼻咽部 CT 就能做出诊断。如果肿瘤累及前颅底，在增强 CT 检查的同时，还应该进行增强 MRI 检查，以确定硬脑膜及颅内受累的范围。鼻咽纤维血管瘤术前一般不活检，手术术式的选择应结合肿物的部位、大小确定最佳的手术方案。

（三）治疗方案的选择

根据《临床诊疗指南·耳鼻咽喉头颈外科分册》（中华医学会编著，人民卫生出版社）。
手术切除。

> **释义**
>
> ■ 手术切除是目前治疗鼻咽纤维血管瘤最有效的手段，手术径路有经硬腭进路、经上颌窦进路、经鼻进路、经鼻侧进路、经颞下窝进路和 Lefort1 截骨术、经颅面联合进路等。
>
> ■ 鼻咽纤维血管瘤由于起源部位深在，解剖关系复杂，供血血管多源，有易向周围结构广泛扩展等特点，术前通过 CT、MRI 等影像学手段评估肿瘤累及范围对于术式的选择至关重要。经硬腭径路切除肿瘤适用于肿瘤基底位于后鼻孔上缘、鼻咽顶壁或侧壁；肿瘤局限于鼻咽腔，或向前侵入鼻腔，采用此径路能充分暴露上述解剖部位，在直视下分离切除肿瘤，术中便于压迫止血。当肿瘤自鼻咽部侵入鼻窦、眶区、颞下窝、海绵窦、颅底等区域，则需采取其他术式或者联合路径，需退出本路径。

（四）标准住院日 6~7 天

> **释义**
>
> ■ 一般术前准备 2~3 天，术后 1 周左右酌情取出鼻咽部填塞物，拆线出院。如患者有贫血、高血压、糖尿病等合并症，需要术前调理治疗的，可以退出本路径。如果出现术后出血等并发症，则应退出本路径。

（五）进入路径标准

1. 第一诊断必须符合 ICD-10：D18.006 鼻咽部血管瘤疾病编码。
2. 影像学证据表明瘤体仅局限于鼻咽部，未生长进入咽旁间隙、鞍区、翼颚窝等颅底结构。
3. 当患者同时具有其他疾病诊断，但住院期间不需特殊处理，也不影响第一诊断的临床路径流程实施时，可以进入路径。

> **释义**
>
> ■ 进入临床路径的条件：①起源于鼻咽部的血管性肿瘤，需要外科手术治疗者；②患者整体状况 KPS 评分大于 90 分；③患者的心理状态可以接受手术；④有其他合并症，但不影响手术者。
>
> ■ 不能进入临床路径的情况：①肿瘤生长进入咽旁间隙、鞍区、翼腭窝等颅底结构，经硬腭入路无法彻底切除肿物者；②患者合并有较严重的内科疾病，需要先进行内科治疗者；③患者的身体及心理状况不适合马上手术需要调整者。

（六）住院期间检查项目

1. 必需的检查项目：
（1）血常规、尿常规。
（2）肝功能、肾功能、电解质、血糖、凝血功能。
（3）感染性疾病筛查（乙型肝炎、丙型肝炎、梅毒、艾滋病等）。
（4）影像学检查（鼻咽部 CT、MRI）。
（5）鼻内镜。
（6）胸片、心电图。
2. 根据患者情况可选择的检查项目：影像学检查（MRA、CTA）。

> **释义**
>
> ■ 必须进行的检查不仅仅是术前明确诊断，同时也是明确手术指征，排除手术禁忌证的关键，术前必须完成，不可或缺。临床主管人员需要认真分析结果，对疑难者或出现指标明显异常者必要时可复查明确，且应采取相应处置措施直至指标符合手术要求。
>
> ■ 术前 CT 和 MRI 可准确显示肿瘤的范围、边缘及骨质压迫、吸收和破坏的情况。MRI 可显示肿瘤范围、肿瘤内部的血管，但在显示颅底骨质方面不如 CT。术前应精确评估病变范围，设计好切除范围。并为术中术后输血做好准备。

■ 有条件者应在鼻咽纤维血管瘤切除术前 1~3 天行全脑血管造影（DSA）及术前栓塞治疗。可以在明确主要供血动脉的同时减少高血运肿瘤术中出血和输血量，降低并发症，缩短手术时间，提高手术成功率。

（七）治疗方案与药物选择

1. 手术治疗：
（1）麻醉：采用气管内插管全身麻醉，控制性低血压麻醉可以减少术中出血。
（2）体位：仰卧位，肩部垫高，头后仰，低于肩部平面。
（3）放置开口器，将口张开。
（4）切口呈马蹄形，自一侧第二磨牙开始沿牙龈内侧距龈缘 0.5mm，向前延至切牙孔后方，弯向对侧第二磨牙。
（5）沿切口将黏骨膜自硬腭骨板上分离直达硬腭后缘。
（6）咬除患侧硬腭骨板一部分，注意不要损伤鼻腔底黏膜。
（7）切开鼻腔底黏膜，暴露肿瘤。
（8）沿肿瘤周围进行分离，自根部分离切除肿瘤。
（9）填塞鼻咽部，缝合切口。
2. 术后予以抗感染、补液等对症处理。

> **释义**
>
> ■ 鼻腔鼻窦及咽部手术是二级切口，应适当应用抗生素预防感染。
> ■ 如果术中出血较多，术后应给予积极补液，动态观察血色素变化，必要时给予输血。

（八）出院标准

鼻咽部创面无明显渗血、红肿、感染迹象。

> **释义**
>
> ■ 鼻腔鼻窦没有需要住院处理的情况。
> ■ 硬腭切口以及鼻内镜下检查鼻咽部创面愈合良好，无活动性出血。

（九）变异原因及分析

1. 检查过程中发现病变侵袭颅底其他重要结构。
2. 伴有其他全身疾病的患者须监控相关疾病的发展，若有加重须联合相关科室进行诊治。
3. 术中、术后严重并发症，需进入重症监护室后续治疗等。

释义

■ 如果肿瘤生长范围达到 Fisch II 期以上，采用经硬腭径路无法彻底暴露和切除肿瘤，则应退出本路径。

■ 如术后出现出血等严重并发症，则应在给予对症治疗的同时密切观察，如出血量较大，必要需返回手术室行探查止血术，这样则会延长住院时间，可以退出本路径。

■ 对于术前合并有贫血、糖尿病、高血压等合并症的患者，需要术前调理治疗者，可以退出本路径。

五、鼻咽部血管瘤（鼻咽纤维血管瘤）临床路径给药方案

【用药选择】

1. 经硬腭径路鼻咽纤维血管瘤切除术是 II 级切口，可以手术开始前半小时，给予头孢类抗生素如头孢曲松钠 1g 静脉滴注，每日 2 次，加硝唑类抗厌氧菌抗生素，如替硝唑 800mg 静脉滴注，每日 2 次，二联用药，用 3~5 天。

2. 患者拔除鼻腔填塞物后，可能有鼻窦炎的情况，可给予黏膜促排剂如桉柠蒎、鼻喷激素如布地奈德鼻喷雾剂、鼻黏膜收缩剂如麻黄碱等，并给予鼻腔冲洗。

【药学提示】

1. 头孢曲松静脉注射后即刻达到血药峰浓度，血消除半衰期为 7.89 小时。用药前 1 周内有饮酒史的患者应避免使用头孢类抗生素，避免发生双硫仑样反应。

2. 替硝唑对抑制病原体 DNA 合成，对革兰阴性菌有效。血液半衰期为 12~14 小时。

六、鼻咽部血管瘤（鼻咽纤维血管瘤）患者护理规范

1. 行全脑血管造影术前后的护理：在行全脑血管造影术前 1 天做碘过敏实验，协助患者练习床上排便。做好双侧股动脉区术野皮肤的准备，测量血压及肢端动脉搏动情况，以便手术后对比。术前禁食 6 小时，禁水 4 小时。行全脑血管造影术及选择性动脉栓塞术后，患者平卧，穿刺部位用沙袋或加压器压迫 6 小时，术侧肢体伸直制动 12 小时，24 小时后方可下床活动。指导患者多饮水，以利对比剂尽快排出，严密观察穿刺部位有无渗血和血肿，以及术侧肢端动脉搏动情况。

2. 鼻咽纤维血管瘤切除术后护理：患者麻醉清醒后取半卧位，将床头抬高 30°，促进分泌物引流。告知患者勿将分泌物咽下，而是轻抿到嘴边，用纸巾擦去，弃于床旁备好的医疗垃圾袋中，以免影响对出血的观察，同时告知患者血液咽下后会导致胃部不适。嘱患者尽量避免打喷嚏、擤鼻，以防鼻腔填塞物松动引起出血。保持病室空气湿润，适当通风，避免患者鼻腔内分泌物形成干痂，床头可放加湿器，用湿纱布覆盖口鼻，使患者鼻腔黏膜保持湿润。注意观察鼻腔填塞物有无松动、脱出、移位，保证填塞紧密，防止脱落导致出血或者窒息。

七、鼻咽部血管瘤（鼻咽纤维血管瘤）患者营养治疗规范

1. 对于贫血患者，指导患者增加含铁丰富食物的摄入，如香菇、木耳、海带、蛋黄、瘦肉、芹菜、动物肝脏等。

2. 术后患者完全清醒后可进温凉软食，次日进正常饮食。给予高蛋白、高热量、高维生素饮食及含铁丰富的食物，注意避免因食物过烫、过硬引发出血。

八、鼻咽部血管瘤（鼻咽纤维血管瘤）患者健康宣教

1. 鼻咽纤维血管瘤切除术后：告知患者勿将分泌物咽下，而是轻抿到嘴边，用纸巾擦去，弃于床旁备好的医疗垃圾袋中，同时告知患者血液咽下后会导致胃部不适。嘱患者尽量避免打喷嚏、擤鼻，以防鼻腔填塞物松动引起出血，可让患者张口做深呼吸，或将下切牙咬紧上唇抑制喷嚏打出。嘱患者不可堵塞鼻孔，让分泌物充分流出，防止感染。保持病室空气湿润，适当通风，避免患者鼻腔内分泌物形成干痂，床头可放加湿器，用湿纱布覆盖口鼻，使患者鼻腔黏膜保持湿润。

2. 出院前医嘱：患者出院后遵医嘱每日按时冲洗鼻腔，减轻黏膜水肿，利于鼻腔引流；养成良好的生活习惯，避免大力挖鼻、擤鼻等不良习惯，远离花粉，以免引起鼻腔不适。平衡膳食，可进高蛋白、高维生素、粗纤维饮食，多食水果，避免引起便秘；1个月内避免剧烈活动，可适当散步。告知患者复查的必要性，及时发现鼻腔黏膜有无粘连、水肿等，如果发生鼻出血或异常肿胀要及时来院检查，必要时复查 CT 与 MRI。

九、推荐表单

（一）医师表单

鼻咽部血管瘤临床路径医师表单

适用对象：第一诊断为鼻咽部血管瘤（ICD-10：D18.006）

患者姓名：		性别：	年龄：	门诊号：	住院号：
住院日期：	年 月 日	出院日期：	年 月 日		标准住院日：6~7天

时间	住院第1~2天	住院第3天	住院第4天
主要诊疗工作	□ 询问病史及体格检查 □ 完成病历书写 □ 上级医师查房，初步确定诊断 □ 完成术前检验、检查 □ 完成术前病历书写	□ 上级医师查房 □ 完成术前准备与术前评估 □ 根据检查结果等，进行术前讨论，确定手术方案 □ 完成必要的相关科室会诊 □ 签署手术知情同意书、自费用品协议书、输血同意书等 □ 向患者及家属交代围术期注意事项	□ 完成鼻咽部血管瘤切除术 □ 术后抗感染、补液及其他相关对症治疗
重点医嘱	**长期医嘱：** □ 耳鼻喉科护理常规 □ 三级护理 □ 普通饮食 **临时医嘱：** □ 血常规、尿常规 □ 肝功能、肾功能、电解质、血糖、凝血功能 □ 感染性疾病筛查 □ X线胸片、心电图 □ CT或MRI（可选择） □ 全脑血管造影术前医嘱（可选择） □ 其他特殊医嘱	**长期医嘱：** □ 耳鼻咽喉科护理常规 □ 二级护理 □ 普通饮食 □ 患者既往基础用药 **临时医嘱：** □ 术前医嘱 □ 术前禁食、禁水 □ 术前抗菌药物 □ 术前准备 □ 交叉配血 □ 其他特殊医嘱	**长期医嘱：** □ 全身麻醉术后常规护理 □ 鼻咽纤维血管瘤切除术（具体术式）后常规护理 □ 一级护理 □ 流质饮食 □ 术后抗感染药物 □ 术后补液 □ 术后对症药物 □ 其他医嘱 **临时医嘱：** □ 手术医嘱（手术名称） □ 酌情心电监护 □ 酌情吸氧 □ 其他医嘱
病情变异记录	□ 无　□ 有，原因： 1. 2.	□ 无　□ 有，原因： 1. 2.	□ 无　□ 有，原因： 1. 2.
医师签名			

时间	住院第 5 天 （术后第 1 天）	住院第 6~7 天 （出院日）
主要诊疗工作	□ 上级医师查房 □ 住院医师完成常规病历书写 □ 注意病情变化 □ 注意观察生命体征 □ 注意鼻腔填塞、评估术区愈合情况 □ 注意患者整体状况，进食情况、水电解质平衡 □ 术后 3~4 日拔除鼻腔填塞物	□ 上级医师查房，进行评估，明确是否出院 □ 完成出院记录、病案首页、出院证明书等 □ 向患者交代出院后的注意事项 □ 口服药物的服用指导 □ 术后第 7 日拆线
重点医嘱	**长期医嘱：** □ 患者既往基础用药 □ 一级或二级护理 □ 流质饮食 □ 术后抗感染药物 □ 术后补液 □ 术后对症药物 □ 其他医嘱 **临时医嘱：** □ 换药医嘱 □ 其他医嘱	**出院医嘱：** □ 出院带药 □ 定期门诊随访
病情变异记录	□ 无　□ 有，原因： 1. 2.	□ 无　□ 有，原因： 1. 2.
医师签名		

（二）护士表单

鼻咽部血管瘤临床路径护士表单

适用对象：第一诊断为鼻咽部血管瘤（ICD-10：D18.006）

患者姓名：	性别： 年龄： 门诊号：	住院号：
住院日期： 年 月 日	出院日期： 年 月 日	标准住院日：6~7 天

时间	住院第 1~3 天	住院第 4~5 天	住院第 6~7 天 （出院日）
健康宣教	□ 介绍病房环境、设施和设备 □ 介绍主管医师、护士 □ 介绍住院注意事项 □ 手术前物品准备 □ 手术前心理护理 □ 入院护理评估	□ 主管护士与患者沟通，了解并指导心理应对 □ 宣教疾病知识、用药知识及基本的手术过程 □ 告知手术前饮食、活动及探视注意事项、应对方式	□ 出院前宣教 □ 向患者及家属交代病情及术后注意事项
护理处置	□ 核对患者，佩戴腕带 □ 建立入院护理病历 □ 卫生处置：剪指（趾）甲、沐浴、更换病号服	□ 随时观察患者病情变化 □ 术后心理与生活护理	□ 指导患者办理出院手续 □ 指导术后随访时间
基础护理	□ 三级护理 □ 晨晚间护理 □ 患者安全管理	□ 一级/二级护理 □ 晨晚间护理 □ 患者安全管理	□ 二级护理 □ 晨晚间护理 □ 患者安全管理
专科护理	□ 剪鼻毛 □ 鼻腔清洁 □ 行全脑血管造影术后 12 小时内严密观察穿刺部位有无渗血和血肿，以及术侧肢端动脉搏动情况	□ 鼻腔吸引 □ 观察患者意识、面色；鼻腔填塞物有无脱出；鼻腔口腔分泌物的颜色、量和性质 □ 观察视力及眼球运动是否正常 □ 注意观察有无颅内感染、颅内压增高等并发症	□ 鼻腔清洁 □ 术后鼻腔复查 □ 术后用药指导
重点医嘱	□ 详见医嘱执行单	□ 详见医嘱执行单	□ 详见医嘱执行单
病情变异记录	□ 无 □ 有，原因： 1. 2.	□ 无 □ 有，原因： 1. 2.	□ 无 □ 有，原因： 1. 2.
护士签名			

（三）患者表单

鼻咽部血管瘤临床路径患者表单

适用对象：第一诊断为鼻咽部血管瘤（ICD-10：D18.006）

患者姓名：	性别：	年龄：	门诊号：	住院号：
住院日期：　　年　月　日	出院日期：　　年　月　日			标准住院日：6~7 天

时间	住院第1~3 天	住院第4~5 天	住院第6~7 天（出院日）
医患配合	□ 配合询问病史、收集资料，请务必详细告知既往史、用药史、过敏史 □ 配合进行体格检查 □ 有任何不适告知医师	□ 配合完善相关检查、化验，如采血、留尿、心电图、X 线胸片等 □ 医师向患者及家属介绍病情，如有异常检查结果需进一步检查 □ 配合用药及治疗 □ 配合医师调整用药 □ 有任何不适告知医师	□ 接受出院前指导 □ 询问出院后进一步治疗措施及注意事项 □ 知道复查程序 □ 获取出院诊断书
护患配合	□ 配合测量体温、脉搏、呼吸、血压、血氧饱和度、体重 □ 配合完成入院护理评估单（简单询问病史、过敏史、用药史） □ 接受入院宣教（环境介绍、病室规定、订餐制度、贵重物品保管等） □ 有任何不适告知护士	□ 配合测量体温、脉搏、呼吸，询问每日排便情况 □ 接受相关化验检查宣教，正确留取标本，配合检查 □ 有任何不适告知护士 □ 接受输液、服药治疗 □ 注意活动安全，避免坠床或跌倒 □ 配合执行探视及陪伴 □ 接受疾病及用药等相关知识指导	□ 接受出院宣教 □ 办理出院手续 □ 获取出院带药 □ 知道服药方法、作用、注意事项 □ 知道复印病历方法
饮食	□ 普通饮食	□ 普通饮食，或流质饮食，或鼻饲	□ 普通饮食
排泄	□ 正常排尿便	□ 正常排尿便	□ 正常排尿便
活动	□ 适度活动	□ 手术当日卧床 □ 手术后第 2 日下床活动	□ 适度活动

附：原表单（2017年版）

鼻咽部血管瘤临床路径表单

适用对象：第一诊断为鼻咽部血管瘤（ICD-10：D18.006）

患者姓名：	性别：	年龄：	门诊号：	住院号：
住院日期：　　年　月　日	出院日期：　　年　月　日		标准住院日：6~7天	

时间	住院第1~2天	住院第3天
主要诊疗工作	□ 询问病史及体格检查 □ 完成病历书写 □ 上级医师查房，初步确定诊断 □ 完成术前检验、检查 □ 完成术前病历书写	□ 向患者及家属交代病情、治疗方法、签署手术同意书 □ 完成鼻咽部血管瘤切除术 □ 术后抗感染、补液及其他相关对症治疗
重点医嘱	**长期医嘱：** □ 耳鼻喉科护理常规 □ 三级护理 □ 普通饮食 **临时医嘱：** □ 血常规、尿常规 □ 肝功能、肾功能、电解质、血糖、凝血功能 □ 感染性疾病筛查 □ X线胸片、心电图 □ CT或MRI（可选择） □ 其他特殊医嘱	**长期医嘱：** □ 患者既往基础用药 □ 一级护理 □ 术后抗感染药物 □ 术后补液 □ 术后对症药物 □ 其他医嘱 **临时医嘱：** □ 手术医嘱（手术名称） □ 其他医嘱
主要护理工作	□ 介绍病房环境、设施和设备 □ 入院护理评估 □ 宣教	□ 观察患者术后生命体征及病情变化
病情变异记录	□ 无　□ 有，原因： 1. 2.	□ 无　□ 有，原因： 1. 2.
护士签名		
医师签名		

时间	住院第 4~5 天	住院第 6~7 天
主要诊疗工作	□ 评估术区愈合情况 □ 上级医师查房 □ 完成必要的相关科室会诊 □ 完成上级医师查房记录等病历书写 □ 向患者及家属交代病情及其注意事项	□ 上级医师查房，进行评估，明确是否出院 □ 完成出院记录、病案首页、出院证明书等 □ 向患者交代出院后的注意事项 □ 口服药物的服用指导
重点医嘱	**长期医嘱：** □ 患者既往基础用药 □ 一级护理 □ 术后抗感染药物 □ 术后补液 □ 术后对症药物 □ 其他医嘱 **临时医嘱：** □ 换药医嘱 □ 其他医嘱	**出院医嘱：** □ 出院带药 □ 定期门诊随访
主要护理工作	□ 观察患者病情变化	□ 指导患者办理出院手续
病情变异记录	□ 无　□ 有，原因： 1. 2.	□ 无　□ 有，原因： 1. 2.
护士签名		
医师签名		

第十章

鼻咽癌临床路径释义

【医疗质量控制指标】（专家建议）

指标一、诊断需结合临床表现、临床分期检查和病理学结果。

指标二、多学科团队应结合分期给予个体化标准治疗推荐。

指标三、非远处转移患者应选择以放疗为主的综合治疗。

指标四、远处转移患者应选择化疗为主的治疗，视疗效补充局部区域放疗。

一、鼻咽癌编码

疾病名称及编码：鼻咽癌（ICD-10：C11）

二、临床路径检索方法

C11

三、国家医疗保障疾病诊断相关分组（CHS-DRG）

MDCD 头颈、耳、鼻、口、咽疾病及功能障碍

DR1 头颈、耳、鼻、咽、口恶性肿瘤

四、鼻咽癌临床路径标准住院流程

（一）适用对象

第一诊断为鼻咽癌（ICD-10：C11）。

> 释义
>
> ■ 适用对象编码参见第一部分。
>
> ■ 本路径适用对象为临床新诊断为非转移性鼻咽癌（M_0）的患者，如晚期患者姑息对症支持治疗，常规采用非放化疗、非手术的治疗手段，不适用于本路径。

（二）诊断依据

根据《临床诊疗指南·耳鼻咽喉头颈外科分册》（中华医学会编著，人民卫生出版社，2009年）。

1. 症状：涕血、鼻出血、鼻塞、耳鸣、听力减退、头痛、颈部淋巴结肿大、脑神经损害或远端转移症状。

2. 体征：鼻咽部新生物、颈部肿大淋巴结。

3. 辅助检查：间接鼻咽镜、纤维或电子鼻咽镜、鼻咽部增强 CT 和 MRI、血清 VCA-IgA、EBV-DNA 全身骨扫描或 PET 检查。

4. 病理学（鼻咽部和/或颈部转移灶）明确诊断。

释义

■ 本路径的制订主要参考国内权威诊疗指南及由 CSCO/ASCO 共同制定的国际指南。

■ 病史和典型的临床症状是诊断鼻咽癌的初步依据，鼻咽肿物侵犯鼻咽周围组织会导致涕血、鼻出血、鼻塞、耳鸣、听力减退、头痛以及面部麻木、复视等脑神经损害症状，鼻咽癌容易出现颈部淋巴结转移。体格检查和鼻咽镜检查可见鼻咽占位和/或颈部淋巴结肿大，合并有脑神经损害时有相应的临床体征。鼻咽活检病理和/或颈部淋巴结穿刺细胞学可明确诊断，需尽可能获取鼻咽原发灶病理诊断，申请检测原发肿瘤 EGFR 表达情况。避免单纯采用颈部淋巴结穿刺和/或活检替代鼻咽原发灶诊断，除非鼻咽原发灶经过多次活检未能获得原发灶病理。采用颈部淋巴结作为诊断者，颈部淋巴结需要原位杂交检测 EBER 阳性，增加诊断的准确性。骨扫描等分期检查是确保患者后续接受正规治疗的必需检查。其他分期相关检查还需要增加胸部 CT（推荐）或 X 线胸片，腹部超声或 CT（推荐）除外远端转移。对于具有远转高危因素的患者（T_4 和/或 N_{2-3}），建议行 PET-CT 检查除外隐匿的远地转移。

■ 还需要增加血常规、血生化检查，以便判断是否能够接受同期放化疗以及营养状态好坏。

■ 治疗前需要检查甲状腺功能，垂体功能等以了解基线水平；并请专业口腔医师进行放疗前口腔状况评估和处理；应监测 EBV-DNA 拷贝数变化以指导患者预后判定。

（三）治疗方案的选择

根据《临床治疗指南·耳鼻咽喉头颈外科分册》（中华医学会编著，人民卫生出版社，2009年）、《头颈肿瘤综合治疗专家共识》（中国抗癌协会头颈肿瘤专业委员会，中国抗癌协会放射肿瘤专业委员会，中华耳鼻咽喉头颈外科杂志，2010年）、《中国鼻咽癌诊疗指南》（中国抗癌协会鼻咽癌专业委员会，2007年）、《2010鼻咽癌调强放疗靶区及剂量设计指引专家共识》（中国鼻咽癌临床分期工作委员会，中华放射肿瘤学杂志，2011年）、《2012ESMO临床实践指南：鼻咽癌的诊断、治疗与随访》（欧洲肿瘤内科学会）、《CSCO/ASCO指南：Ⅱ-ⅣA 期鼻咽癌根治性放化疗》（中国临床肿瘤学会和美国临床肿瘤学会，2021年）。

鼻咽癌分期对预后意义重大，也是影响治疗方案选择的主要因素。目前主要采用 2017 中国鼻咽癌分期和 2017 第八版世界抗癌联盟/美国癌症联合委员会标准，以 MRI 检查作为分期依据。根据分期选择不同治疗方案，其原则是：放射治疗为主，辅以化学治疗和手术治疗。

1. 早期：鼻咽癌Ⅰ期（$T_1N_0M_0$），单纯放射治疗。

2. 中期：鼻咽癌Ⅱ期（$T_1N_1M_0$，$T_2N_0M_0$，$T_2N_1M_0$），无淋巴结转移者可考虑单纯放疗；伴淋巴结转移者同步放化疗。

3. 晚期：鼻咽癌Ⅲ、ⅣA、ⅣB期。多采用同步放化疗，联合辅助化疗；Ⅲ-ⅣA 期（除 $T_3N_0M_0$ 外）可采用新辅助诱导化疗+同步放化疗。

4. 出现远处转移者，采用化疗为主的治疗模式，可在保证患者耐受性和临床安全的前提下选择化疗联合免疫治疗，或化疗联合抗 EGFR 靶向治疗，或化疗联合抗 VEGF 靶向治疗，根据全身治疗后缓解情况以及转移病灶数量补充局部区域放疗。

5. 放疗后残留或复发局限者可考虑手术切除。

6. 复发鼻咽癌，早期（rT_{1-2}）可选择手术治疗或放射治疗；局部晚期（rT_{3-4}）可选择放疗或放化疗。

7. 放疗技术包括：调强放疗、适形放疗、近距离放疗及立体定向放疗；外照射放射源采用直线加速器或 ^{60}Co；近距离采用 ^{192}Ir。对行放射治疗的鼻咽癌患者，推荐每日在影像指引下进行调强放疗，每周 5 天，1 次/天，2~2.12Gy/次，总剂量 70Gy。

8. 化疗药物：同步放化疗，化疗药物多选择顺铂（P），对有顺铂相关禁忌的患者，可选择奈达铂、卡铂或奥沙利铂；辅助及新辅助化疗方案为顺铂+5-FU（PF）、顺铂+紫杉醇（TP）、顺铂+紫杉醇+5-FU（TPF）或吉西他滨+顺铂（GP），每 21 天重复 1 次，4~6 个疗程。

释义

■ 本病确诊后，应根据临床分期和治疗原则，给予合适的治疗，鼻咽癌首选放射治疗，以根治性放疗或以放疗为主的综合性治疗为主要治疗选择，早期一般采用单纯放射治疗；局部晚期采用同步放化疗±辅助化疗；III-IVA 期（除 $T_3N_0M_0$ 外）推荐采用新辅助诱导化疗+同步放化疗；治疗后残存或早期复发病例可行手术挽救治疗。

■ 放疗一般推荐采用适形或调强放疗技术，以最大程度保护正常组织，保证患者远期生活质量。腔内近距离放疗及立体定向放疗多用于外照射后残存灶的补量照射。鼻咽癌靶区中大体肿瘤区（GTV）包括鼻咽原发肿瘤（GTVnx）及咽旁（GTVr-pn）/颈部转移淋巴结（GTVnd）；临床靶区（CTV）根据受累的危险程度分为：CTV1（鼻咽原发灶周围以及阳性淋巴结引流区）和 CTV2（需要预防照射的淋巴引流区）；计划靶区（PTV）应根据系统误差和摆位误差实测和计算获得，调强放疗技术建议在 GTV/CTV 基础上外放 3~5mm 形成 PTV。同期放化疗条件下，建议采用常规分割模式。调强放疗技术建议采用同期补量技术（SIB-IMRT）。建议有条件的单位在定位 CT 的体位下，行磁共振定位并与 CT 图像融合，以指导靶区的勾画；当多学科团队决定患者先接受诱导化疗时，需要先行诱导化疗前的放疗定位，诱导化疗后需要重新定位，将两次定位图像进行融合，以帮助评估诱导化疗后肿瘤大小和位置改变对后续放疗的靶区确定的影响。放射治疗需要在诱导化疗后 3~4 周内开始。

■ 鼻咽癌计划性的化疗、放疗综合治疗包括新辅助化疗、同步放化疗和辅助化疗。临床研究数据表明同步放化疗时以铂类单药获得好的疗效同时不良反应可以耐受。新辅助化疗可以降低局部和区域的肿瘤负荷和消除微小转移灶，从而提高局部控制率、降低远端转移率，常用的新辅助化疗放为 TPF 或 PF。同步放化疗不仅可以提高局部控制，还可以降低远端转移的发生。单纯的辅助化疗未能提高鼻咽癌的疗效。同步放化疗±辅助化疗可以作为局部晚期鼻咽癌的治疗手段之一，常用的辅助化疗方案为 TPF/PF/GP。

■ 挽救性手术对于放疗后鼻咽部或颈部未控或复发的早期病例有效，患者全身状况较好，鼻咽肿物无咽旁或颅底骨质侵犯，颈部淋巴结未固定并未累及颈部血管鞘。挽救手术后是否需要再行放化疗，应视手术术式和病理结果而定。

（四）标准住院日

1. 单纯放疗和同步放化疗者≤63 天。
2. 非首次化疗者≤7 天。
3. 原发部位或颈部残留或复发采用手术切除者≤21 天。

释义

■ 鼻咽癌行放射治疗/化疗/挽救手术入院前完成临床所需各项检查及治疗前准备，治疗定位和治疗计划设计需要 1~2 周时间。放射治疗时间为 6.5~7.5 周（根据肿瘤分期不同而异），治疗结束需要约 1 周时间完成疗效评价相关检查，总住院时间为 8.5~10.5 周。

■ 如患者先行诱导化疗，根据化疗方案，每化疗周期住院天数可以 ≤7 天。

■ 如果患者为原发部位或颈部残存淋巴结，或者早期复发病例，选择手术治疗时，包括术前准备、手术后恢复时间，需要观察手术恢复及术后并发症，总住院时间为 21 天符合本路径要求。

（五）进入路径标准

1. 第一诊断必须符合鼻咽癌疾病编码（ICD-10：C11）。
2. 当患者同时具有其他疾病诊断，但在住院期间不需要特殊处理也不影响第一诊断的临床路径流程实施时，可以进入路径。

释义

■ 进入本路径的患者第一诊断为非转移性鼻咽癌，需除外鼻咽大出血、严重感染和恶病质等肿瘤相关并发症。

■ 入院后常规检查发现有基础疾病，如高血压、冠状动脉粥样硬化性心脏病、糖尿病、肝肾功能不全等，经系统评估后对肿瘤诊断治疗无特殊影响者，可进入路径。但可能增加医疗费用，延长住院时间。

（六）住院期间检查项目

1. 必需的检查项目：
（1）血、尿常规。
（2）肝功能、肾功能、电解质、血糖、凝血功能。
（3）感染性疾病筛查（乙型肝炎、丙型肝炎、梅毒、艾滋病等）。
（4）胸部 X 线片、心电图、腹部超声。
（5）间接鼻咽镜、纤维或电子鼻咽镜、鼻咽部增强 MRI 和/或 CT。
（6）标本送病理学检查，并可加做 EGFR、VEGF、P53、Ki-63、PD-L1 免疫组化检查。
2. 根据患者病情，可选择检查项目：颅脑、胸部、腹部 CT 或 MRI，血清 VCA-IgA，EB-DNA，肺功能，输血准备，全身骨扫描或 PET 检查等。

释义

■ 血常规、尿常规、便常规是最基本的三大常规检查，感染性疾病筛查、肝肾功能、电解质、血糖、凝血功能、心电图、X 线胸片或者胸部 CT 可评估有无基础疾病及肺部转移灶，是否影响住院时间、费用及其治疗预后；鼻咽镜可明确鼻咽肿物腔内及黏膜下浸润范围，通过鼻咽镜或直视下活检可获得病理确诊，并可通过免疫组化协助判断患者预后及指导下一步生物靶向治疗的实施。鼻咽 CT 或 MRI 可协助判断鼻咽及邻近结构受侵情况，明确分期及判断预后，胸腹影像、骨扫描等检查可排除是否存在远端转移，胸腹影像学、骨扫描等分期检查应该在入院前完成，以便明确诊断和制订治疗方案。

■ 分子指标如 EGFR、VEGF、P53、Ki-63、PD-L1 可以用来帮助评估对治疗敏感性，预后分析和指导综合治疗方案指定。

■ 本病需与其他引起鼻咽肿块和颈部淋巴结肿大的疾病相鉴别，如恶性淋巴瘤、纤维血管瘤、脊索瘤、鼻咽结核或慢性炎症增殖性疾病以及腺样体肥大等，鼻咽镜活检病理组织学检查是最为直接的鉴别手段。

（七）预防性抗菌药物选择与使用时机

按照《抗菌药物临床应用管理办法》（卫生部令〔2012〕84 号）和《抗菌药物临床应用指导原则（2015 年版）》（国卫办医发〔2015〕43 号）合理选用抗菌药物。

> **释义**
>
> ■ 应严格按照国内相关原则把握预防性抗菌药物使用，选用的抗菌药物必须是疗效肯定、安全、使用方便及价格相对较低的品种，总的用药时间不超过 24 小时，个别情况可延长至 48 小时。对于手术前已形成感染者，抗菌药物使用时间应按照治疗性应用而定。

（八）需要采取手术者手术日为入院后 5 天内

1. 麻醉方式：全身麻醉。
2. 手术：见"（三）治疗方案的选择"。
3. 术中用药：止血药、抗菌药物。
4. 输血：视术中情况而定。
5. 标本送病理检查。

> **释义**
>
> ■ 应依据手术术式及拟切除范围决定抗菌药物、止血药物以及是否需要进行输血。
> ■ 手术标本必须送病理检查，证实是否有癌，残存患者同时可以了解肿瘤对治疗的反应。

（九）术后住院治疗 7~16 天

1. 抗菌药物：按照《抗菌药物临床应用管理办法》（卫生部令〔2012〕84 号）和《抗菌药物临床应用指导原则（2015 年版）》（国卫办医发〔2015〕43 号）合理选用抗菌药物。
2. 鼻腔冲洗。
3. 伤口换药。

> **释义**
>
> ■ 应严格按照国家标准合理应用抗菌药物。鼻腔冲洗对于促进黏膜早日恢复，有利于防止分泌物和坏死物局部附着引发感染，如无禁忌，应鼓励患者长期保持，并应对其进行相应指导。

（十）出院标准

1. 一般情况良好。
2. 没有需要住院处理的并发症。

> **释义**
>
> ■ 患者出院前应完成所有治疗后评估，一般情况良好，无明确的药物相关或治疗相关不良反应，如存在可门诊处理的并发症可予以口服药物对症处理。

（十一）变异及原因分析

1. 治疗过程中出现并发症，需要特殊诊断治疗措施，延长住院时间。
2. 伴有影响本病治疗效果的合并症，需要采取进一步检查和诊断，延长住院时间。

> **释义**
>
> ■ 按标准治疗方案出现需要住院特殊处理的并发症，则需要延长总的治疗时间，观察直至临床医师评估可安全出院，治疗中出现病情变化，如新出现远端转移等，则需要终止目前路径，转入相应路径继续治疗。
>
> ■ 认可的变异原因主要是指患者入选路径后，在检查及治疗过程中发现患者合并存在事前未预知的、对本路径治疗可能产生影响的情况，需要终止执行路径或延长治疗时间、增加治疗费用。医师需在表单中明确说明。
>
> ■ 因患者方面的主观原因导致执行路径出现变异，需医师在表单中予以说明。

五、鼻咽癌常用化疗方案

【用药选择】

根据近期指南推荐，常用的鼻咽癌化疗方案如下。

1. 顺铂+5-FU（PF）：5-FU 1000mg/m^2 civ 96 小时，第 1~4 天；顺铂 100mg/m^2 ivgtt，第 1 天（正规水化利尿 3 天），21 天为 1 周期。

2. 顺铂+紫杉醇（TP）：紫杉醇 135mg/m^2 ivgtt，第 1 天；顺铂 75mg/m^2 ivgtt，第 1 天（正规水化利尿），21 天为 1 周期。

3. 顺铂+紫杉醇+5-FU（TPF）：紫杉醇 135mg/m^2 ivgtt，第 1 天；顺铂 20mg/m^2 ivgtt，第 1~4 天，5-FU 500mg/m^2 civ 120 小时，第 1~5 天。

4. 多西他赛+顺铂+5FU（TPF）：多西他赛 60mg/m^2 ivgtt，第 1 天；顺铂 60mg/m^2 ivgtt，第 1 天，5-FU 600mg/m^2 civ 120 小时，第 1~5 天。

5. 吉西他滨+顺铂（GP）：吉西他滨 1 g/m^2 ivgtt 第 1 天和第 8 天；顺铂（80 mg/m^2 ivgtt，第 1 天。

【药学提示】

1. 顺铂不良反应包括：①消化道反应：严重的恶心、呕吐为主要限制性毒性；②肾毒性：累积性及剂量相关性肾功能不良是顺铂的主要限制性毒性，一般剂量每日超过 $90mg/m^2$ 即为肾毒性的危险因素。主要为肾小管损伤。急性损害一般见于用药后 $10 \sim 15$ 天，血尿素氮（BUN）及肌酐（Cr）增高，肌酐清除率降低，多为可逆性，反复高剂量治疗可致持久性轻至中度肾损害。目前除水化外尚无有效预防本品所致的肾毒性的手段；③神经毒性：神经损害如听神经损害所致耳鸣、听力下降较常见。末梢神经毒性与累积剂量增加有关，表现为不同程度的手、脚套样感觉减弱或丧失，有时出现肢端麻痹、躯干肌力下降等，一般难以恢复。癫痫及视盘水肿或球后视神经炎则较少见；④骨髓抑制：骨髓抑制（白细胞和/或血小板下降）一般较轻，发生概率与每疗程剂量有关，若 $\leqslant 100mg/m^2$，发生概率约 $10\% \sim 20\%$，若剂量 $\geqslant 120mg/m^2$，则约 40%，但亦与联合化疗中其他抗癌药骨髓毒性的重叠有关；⑤过敏反应：可出现脸肿、气喘、心动过速、低血压、非特异斑丘疹类皮疹；⑥其他：心脏功能异常、肝功能改变少见。

2. 紫杉醇不良反应：①可有白细胞、血小板减少、贫血（血红蛋白减少）、感染、黏膜炎、出血、过敏反应、低血压、心动过缓、心电图异常、关节痛、肌肉痛、转氨酶和胆红素升高、脱发、恶心及呕吐；②对紫杉醇有过敏者及骨髓抑制患者忌用。

3. 5-FU 不良反应：①骨髓抑制：主要为白细胞减少、血小板下降；②食欲缺乏、恶心、呕吐、口腔炎、胃炎、腹痛及腹泻等胃肠道反应；③注射局部有疼痛、静脉炎或动脉内膜炎；④其他：常有脱发、红斑性皮炎、皮肤色素沉着手足综合征及暂时性小脑运动失调，偶有影响心脏功能。

4. 多西他赛主要不良反应：①可有中性粒细胞减少，贫血常见，少数患者有重度血小板减少；②过敏反应，轻度过敏反应表现为瘙痒、潮红、皮疹、药物热、寒战等，严重过敏反应不多见，其特征为支气管痉挛、呼吸困难和低血压；③体液潴留和水肿；④皮肤反应，主要见于手、足，亦可在臂部、脸部和胸部出现皮疹，可伴瘙痒。⑤胃肠道反应，表现为恶心、呕吐和腹泻。

5. 吉西他滨主要不良反应：①可有贫血、白细胞减少症和血小板减少症，发热性中性粒细胞减少症也常有报告；②肝功能异常非常常见，但是往往只是轻度和非进展性的；③恶心和恶心伴有呕吐非常常见，腹泻和口腔炎也经常被报告。

【注意事项】

1. 顺铂用药时，为了减轻毒性反应，用药期间应多饮水或输液，强迫利尿；药前先给甲氧氯普胺和氯丙嗪等减轻消化道反应。

2. 紫杉醇使用前先用地塞米松、苯海拉明及 H_2 受体拮抗剂。

3. 鼻咽癌的化疗分为诱导化疗、辅助化疗和同步放化疗，目前常用的诱导和辅助化疗方案为 TPF 或 TP/GP；同步放化疗推荐方案为单药顺铂 $100mg/m^2$，21 天/周期，共 $2 \sim 3$ 周期。

六、鼻咽癌患者护理规范

1. 放疗期间患者要穿柔软舒适的无领或者是低领的衣服，对照射区域皮肤要尽量保持清洁、干燥，不要使用酒精等刺激性的化学药品。

2. 注意观察涕中带血或鼻腔口腔出血情况，避免鼻部碰撞，勿抠鼻、大力擤鼻等冲击力强的动作；保持鼻黏膜湿润。

3. 加强血象观察。

4. 观察患者精神、情绪变化情况。

5. 记录患者饮食、睡眠，情绪状态。

6. 观察和记录患者同期放化疗的相关副作用，如恶心、呕吐，有无便秘等症状。

七、鼻咽癌患者营养治疗规范

1. 所有患者入院后应常规进行营养筛查和营养状况评估和综合测定。

2. 治疗过程中每周至少为患者评估 1 次，以便尽早发现患者出现营养风险并采取早期干预。

3. 营养治疗方式的选择：①为了降低感染风险，首选经口摄入；②出现重度口腔/口咽黏膜炎影响吞咽功能者或产生较强的胃肠道反应的患者，肠内营养应经管饲给予。

4. 患者的每日供给量推荐为每日 25~30kcal/kg，如患者合并严重消耗，每日供给量推荐为每日 30~35kcal/kg。

5. 蛋白质供给量为每日 1.0~1.5g/kg。

6. 根据胃肠功能状况尽早经口营养补充肠内营养制剂。如口服摄入不足目标量的 60% 时，推荐管饲肠内营养。肠内营养不能达到目标量 60% 时可选用肠外营养药物，胃肠耐受情况好转立即过度到肠内营养。根据病情变化及营养耐受性选择或调整肠外肠内营养方案。

八、鼻咽癌患者健康宣教

1. 鼻咽癌患者在接受放疗之前，阅读放疗相关科普知识，对放疗有一定的了解，可以消除紧张和害怕心理，对可能发生的并发症有一定的了解。

2. 在放疗期间一定要保持口腔的卫生，用软毛刷和含氟的牙膏刷牙，进食后立即漱口，保持口腔干净。

3. 鼻咽癌目前治疗效果好，大部分患者可以治愈。调整心态，消除紧张情绪，积极配合治疗。

4. 禁烟禁酒，保证充足的睡眠，足够的营养，保持健康生活饮食习惯，保证治疗顺利进行。

九、推荐表单

（一）医师表单

鼻咽癌手术临床路径医师表单

适用对象：第一诊断为鼻咽癌（ICD-10：C11）
拟行原发灶或颈部残留或复发灶切除术

患者姓名：	性别：	年龄：	门诊号：	住院号：
住院日期：　年　月　日	出院日期：　年　月　日			标准住院日：≤21 天

时间	住院第 1 天	住院第 1~3 天 （手术准备日）	住院第 2~5 天 （手术日）
主要诊疗工作	□ 询问病史及体格检查 □ 完成病历书写 □ 上级医师查房与治疗前评估 □ 初步确定治疗方式和日期 □ 完善检查	□ 上级医师查房 □ 完成术前准备与术前评估 □ 进行术前讨论，确定手术方案 □ 完成必要的相关科室会诊 □ 签署手术知情同意书、自费用品协议书、输血同意书 □ 向患者及家属交代围术期注意事项 □ 麻醉前评估，签署麻醉同意书	□ 手术 □ 术者完成手术记录 □ 住院医师完成术后病程 □ 上级医师查房 □ 向患者及家属交代病情及术后注意事项
重点医嘱	**长期医嘱：** □ 耳鼻咽喉科护理常规 □ 二级护理 □ 饮食：根据患者情况 □ 患者既往疾病基础用药 **临时医嘱：** □ 血常规、尿常规 □ 肝功能、肾功能、血糖、电解质、凝血功能、感染性疾病筛查（乙型肝炎、丙型肝炎、梅毒、艾滋病等） □ 胸片、心电图、腹部超声 □ 电子鼻咽镜检查 □ 病理学检查 □ 酌情增强 CT 和/或 MRI 或超声，肺功能和输血准备	**长期医嘱：** □ 耳鼻咽喉科护理常规 □ 二级护理 □ 普通饮食 □ 患者既往基础用药 **临时医嘱：** □ 术前医嘱：明日全身麻醉下行鼻咽部肿物切除和/或颈部淋巴结清扫术* □ 术前禁食、禁水 □ 术前抗菌药物 □ 术前准备 □ 留置鼻饲管（术前或术中，激光手术除外） □ 其他特殊医嘱	**长期医嘱：** □ 全身麻醉术后常规护理 □ 鼻咽部肿物切除和/或颈部淋巴结清扫术*术后常规护理 □ 气管切开术后常规护理 □ 一级护理 □ 鼻饲饮食 □ 抗菌药物 □ 其他特殊医嘱 **临时医嘱：** □ 标本送病理检查 □ 酌情心电监护 □ 酌情吸氧 □ 其他特殊医嘱
病情变异记录	□ 无　□ 有，原因： 1. 2.	□ 无　□ 有，原因： 1. 2.	□ 无　□ 有，原因： 1. 2.
医师签名			

注：*实际操作时需明确写出具体的术式

时间	住院第 3~19 天 （术后 1~18 天）	住院第 7~21 天 （术后 5~19 天，出院日）
主 要 诊 疗 工 作	□ 上级医师查房 □ 住院医师完成常规病历书写 □ 注意病情变化 □ 注意观察生命体征 □ 注意引流量，根据引流情况明确是否拔除引流管	□ 上级医师查房，进行手术及伤口评估 □ 完成出院记录、出院证明书 □ 向患者交代出院后的注意事项
重 点 医 嘱	长期医嘱： □ 一/二级护理 □ 酌情停用鼻饲饮食 □ 酌情停用抗菌药物 □ 其他特殊医嘱 临时医嘱： □ 换药 □ 其他特殊医嘱	出院医嘱： □ 出院带药 □ 酌情肿瘤综合治疗 □ 门诊随诊
病情 变异 记录	□ 无　□ 有，原因： 1. 2.	□ 无　□ 有，原因： 1. 2.
医师 签名		

（二）护士表单

鼻咽癌手术临床路径护士表单

适用对象：第一诊断为鼻咽癌（ICD-10：C11）

拟行原发灶或颈部残留或复发灶切除术

患者姓名：	性别： 年龄： 门诊号：	住院号：
住院日期： 年 月 日	出院日期： 年 月 日	标准住院日：≤21 天

时间	住院第 1 天	住院第 1~3 天 （手术准备日）	住院第 2~5 天 （手术日）
主要护理工作	□ 入院宣教 □ 介绍主管医师、护士 □ 介绍病室环境、设施 □ 介绍常规制度及注意事项 □ 介绍疾病相关注意事项 □ 核对患者，佩戴腕带 □ 建立住院病历 □ 评估患者并书写护理评估单 □ 卫生处置：剪指（趾）甲、沐浴，更换病号服 □ 一/二/三级护理 □ 晨晚间护理 □ 患者安全管理 □ 遵医嘱通知实验室检查	□ 宣教、备皮等术前准备 □ 手术前物品准备 □ 手术前心理护理	□ 一级护理 □ 酌情心电监护 □ 酌情吸氧生命体征记录 □ 24 小时出入量记录 □ 全身麻醉术后常规护理 □ 鼻咽部肿物切除和/或颈部淋巴结清扫术* 术后常规护理 □ 气管切开术后常规护理 □ 鼻饲管护理 □ 术后心理与生活护理
重点医嘱	□ 详见医嘱单	□ 详见医嘱单	□ 详见医嘱单
病情变异记录	□ 无 □ 有，原因： 1. 2.	□ 无 □ 有，原因： 1. 2.	□ 无 □ 有，原因： 1. 2.
护士签名			

注：* 实际操作时需明确写出具体的术式

时间	住院第 3~19 天 （术后第 1~18 天）	住院第 7~21 天 （术后第 5~19 天，出院日）
主要护理工作	□ 观察日常护理 □ 术后常规护理 □ 气管切口护理 □ 鼻饲管护理 □ 饮食指导 □ 执行医嘱 □ 术后心理与生活护理	□ 指导患者办理出院手续 □ 指导术后随访时间
重点医嘱	□ 详见医嘱	□ 详见医嘱
病情变异记录	□ 无　□ 有，原因： 1. 2.	□ 无　□ 有，原因： 1. 2.
护士签名		

（三）患者表单

鼻咽癌手术临床路径患者表单

适用对象：第一诊断为鼻咽癌（ICD-10：C11）

患者姓名：	性别： 年龄： 门诊号：	住院号：
住院日期： 年 月 日	出院日期： 年 月 日	标准住院日：≤21 天

时间	住院第 1 天	住院第 1~3 天 （手术准备日）	住院第 2~5 天 （手术日）
医患配合	□ 配合询问病史 □ 请务必详细告知既往史、用药史、过敏史 □ 配合测量生命体征，进行体格检查 □ 接受入院宣教 □ 遵守医院的相关规定和家属探视制度 □ 有不适症状及时告知医师和护士	□ 配合医师完成术前评估 □ 签署手术知情同意书、自费用品协议书、输血同意书 □ 向患者及家属交代围术期注意事项 □ 麻醉前评估，签署麻醉同意书	□ 手术 □ 术者完成手术记录 □ 住院医师完成术后病程 □ 上级医师查房 □ 向患者及家属交代病情及术后注意事项
重点诊疗及检查	□ 准备好既往相关医学资料 □ 熟悉病房情况 □ 熟悉消防应急通道 □ 熟悉医院相关规定 □ 知晓管床医师和主治医师 □ 配合医师完成病史采集、体格检查和专科检查 □ 了解治疗大致方案	□ 配合医师完成术前准备 □ 详细了解手术方案 □ 了解自费项目 □ 了解手术风险，麻醉风险 □ 确定手术日 □ 术前备皮 □ 了解手术前夜准备 □ 了解手术当天准备 □ 签署手术知情同意书、自费用品协议书、输血同意书 □ 麻醉前评估，签署麻醉同意书	□ 手术 □ 手术后的护理 □ 知晓饮食要求和方法 □ 支持治疗 □ 了解伤口自我护理
完成情况	□ 完成 □ 未完成，原因： 1. 2.	□ 完成 □ 未完成，原因： 1. 2.	□ 完成 □ 未完成，原因： 1. 2.
患者签名			

时间	住院第 3~19 天 （术后第 1~18 天）	住院第 7~21 天 （术后第 5~19 天，出院日）
医患配合	□ 等待伤口愈合 □ 等待鼻饲管拔除 □ 营养支持治疗 □ 了解手术病理情况	□ 配合进行手术及伤口评估 □ 确定能否出院 □ 了解出院后相关事宜 □ 了解随访要求
重点诊疗及检查	□ 检查伤口 □ 定期伤口换药 □ 监测体温，生命体征 □ 保证足够营养支持 □ 知晓手术病理结果 □ 鼻饲管是否能拔除 □ 气管套管能否拔除	□ 了解出院后随访要求 □ 办理出院相关手续 □ 了解出院后饮食要求 □ 如带鼻饲管出院，了解鼻饲管拔除条件 □ 如带气管套管出院，了解拔除气管套管条件
完成情况	□ 完成　□ 未完成，原因： 1. 2.	□ 完成　□ 未完成，原因： 1. 2.
患者签名		

（四）医师表单

鼻咽癌放疗/放化疗临床路径医师表单

适用对象：第一诊断为鼻咽癌（ICD-10：C11）

患者姓名：	性别： 年龄： 门诊号：	住院号：
住院日期： 年 月 日	出院日期： 年 月 日	标准住院日：≤54天

时间	住院第1天	住院第2~3天	住院第4~10天
主要诊疗工作	□ 询问病史及体格检查 □ 完成病历书写 □ 补充疗前检查 □ 上级医师查房	□ 上级医师查房，完善疗前检查 □ 根据体检、检查等确定临床分期、初步确定治疗方案 □ 完成放疗前口腔处理 □ 完成颅神经检查 □ 完成间接鼻咽镜及纤维鼻咽镜检查 □ 制作体位固定装置及预约模拟定位CT扫描 □ 签署放疗+化疗知情同意书、自费用品协议书（酌情）、向患者及家属交代放疗注意事项	□ 完成模拟定位CT（增强）扫描（有条件行磁共振定位并融合） □ 完成相关靶区及危及器官的勾画 □ 上级医师确认及修改靶区、提交IMRT计划 □ 物理师完成计划制订 □ 评估、确认计划 □ 完成靶区、计划必要病程记录 □ 向患者及家属交代病情及放疗注意事项
重点医嘱	长期医嘱： □ 鼻咽癌护理常规 □ 一/二/三护理 □ 饮食：普通饮食/糖尿病饮食/其他 临时医嘱： □ 血常规、尿常规、大便常规 □ 肝肾功能、电解质、血糖、血型、凝血功能、垂体、甲状腺功能、EBV □ 颈部、腹部彩超、心电图 □ 鼻咽和颈部MRI或CT，胸部CT（N_3病变者）、肺功能，超声心动图等（必要时）	长期医嘱： □ 同前 临时医嘱： □ 鼻咽活检，或会诊病理（包括免疫组化），生物标志物检测，或必要时颈部淋巴结超声引导下针吸细胞学检查 □ 骨扫描或PET-CT检查 □ 其他特殊医嘱	长期医嘱： □ 同前 临时医嘱： □ 其他特殊医嘱
病情变异记录	□ 无 □ 有，原因： 1. 2.	□ 无 □ 有，原因： 1. 2.	□ 无 □ 有，原因： 1. 2.
医师签名			

时间	住院第 11~55 天 （放疗过程）	住院第 56~61 天 （疗末评估）	住院第 62~63 天 （出院日）
主要诊疗工作	□ 放疗开始（同步化疗、靶向、增敏等治疗） □ 定期观察病情、并发症变化 □ 上级医师查房，相关病历书写 □ 记录放疗开始后不良反应的评估和准确记录 □ 完成疗中疗效复查，评估肿瘤消退情况，决定是否修改治疗计划 □ 修改靶区（必要时） □ 提交第二计划（必要时） □ 上级医师确认第二计划 □ 执行第二计划	□ 加速器治疗结束 □ 上级医师查房，相关病例书写 □ 疗末检查结果回报记录和分析 □ 总体疗效评估和分析 □ 不良反应总结和分析	□ 完成疗末检查和疗效评估 □ 上级医师查房 □ 根据疗终检查结果、肿瘤消退情况决定是否加量 □ 如需加量可提请科查房讨论（必要时） □ 根据患者肿瘤情况和不良反应的程度，制订出院后处理意见及下一步治疗计划疗效评估及不良反应的处理 □ 完成出院记录、病案首页、出院证明书等 □ 向患者及家属告知出院后的注意事项
重点医嘱	**长期医嘱：** □ 输液治疗（包括化疗、靶向、增敏）、放疗中出现 2 度以上黏膜反应、2 度以上骨髓不良反应时改为二级护理 **临时医嘱：** □ 鼻饲（必要时） □ 支持疗法（必要时） □ 雾化（必要时） □ 抗菌药物（必要时） □ 每周复查 1 次血常规、1 个月复查 1 次肝肾功能（合并化疗、靶向、增敏治疗者） □ 疗中复查鼻咽、颈部 MRI 或 CT、颈部 B 超、纤维鼻咽镜检等 □ 疗终复查肝肾功能、EBV	□ 疗终复查鼻咽、颈部 MRI 或 CT、颈部、腹部 B 超、胸部正侧位 X 线片、纤维鼻咽镜检	**长期医嘱：** □ 同前 **临时医嘱：** □ 同前 **出院医嘱：** □ 出院带药 □ 门诊随诊或下一步处理
病情变异记录	□ 无　□ 有，原因： 1. 2.	□ 无　□ 有，原因： 1. 2.	
医师签名			

（五）护士表单

鼻咽癌放疗/放化疗临床路径护士表单

适用对象：第一诊断为鼻咽癌（ICD-10：C11）

患者姓名：	性别：	年龄：	门诊号：	住院号：
住院日期：　年　月　日	出院日期：　年　月　日			标准住院日：≤63 天

时间	住院第 1 天	住院第 2~3 天	住院第 4~10 天
主要护理工作	□ 入院宣教 □ 介绍主管医师、护士 □ 介绍病室环境、设施 □ 介绍常规制度及注意事项 □ 介绍疾病相关注意事项 □ 核对患者，佩戴腕带 □ 建立住院病历 □ 评估患者并书写护理评估单 □ 卫生处置：剪指（趾）甲、沐浴，更换病号服 □ 一/二/三护理 □ 晨晚间护理 □ 患者安全管理 □ 遵医嘱通知实验室检查	□ 放疗前宣教 □ 宣教疾病知识、放疗前准备及放疗过程 □ 告知准备物品 □ 告知放疗过程中饮食、活动及探视注意事项 □ 告知放疗后可能出现的不良反应及应对方式、正常组织保护等 □ 告知家属探视须知 □ 一/二/三护理 □ 晨晚间护理 □ 患者安全管理 □ 遵医嘱完成相关检查 □ 给予患者及家属心理支持	□ 观察患者病情变化情况 □ 定时巡视病房 □ 再次明确探视陪伴须知 □ 一/二/三护理 □ 晨晚间护理 □ 患者安全管理 □ 给予患者及家属心理支持
重点医嘱	□ 详见医嘱执行单	□ 详见医嘱执行单	□ 详见医嘱执行单
病情变异记录	□ 无　□ 有，原因： 1. 2.	□ 无　□ 有，原因： 1. 2.	□ 无　□ 有，原因： 1. 2.
护士签名			

时间	住院第 11~55 天 （放疗过程）	住院第 56~61 天 （出院日）	第 62~63 天 （出院日）
主要护理工作	□ 观察患者病情变化 □ 定期巡视病房 □ 患者放疗期间宣教：观察放疗后可能出现的不良反应及应对方式、正常组织保护等 □ 按照医师要求行同步治疗及相关并发症处理	□ 观察患者病情变化 □ 定期巡视病房 □ 指导患者出院后宣教：观察放疗后可能出现的不良反应及应对方式、正常组织保护等 □ 按照医师要求行同步治疗及相关并发症处理	□ 指导患者放疗结束后注意事项 □ 出院指导 □ 协助办理出院手续
重点医嘱	□ 详见医嘱执行单	□ 详见医嘱执行单	
病情变异记录	□ 无　□ 有，原因： 1. 2.	□ 无　□ 有，原因： 1. 2.	
护士签名			

（六）患者表单

鼻咽癌放疗/放化疗临床路径患者表单

适用对象：第一诊断为鼻咽癌（ICD-10：C11）

患者姓名：	性别：	年龄：	门诊号：	住院号：
住院日期： 年 月 日	出院日期： 年 月 日			标准住院日：≤54天

时间	住院第1天	住院第2~3天	住院第4~10天
医患配合	□ 配合询问病史，收集资料，务必详细告知既往史、用药史、过敏史 □ 配合测量生命体征，进行体格检查 □ 接受入院宣教 □ 遵守医院的相关规定和家属探视制度 □ 有不适症状及时告知医师和护士	□ 配合完善放疗前相关实验室检查，如采血、留尿、心电图、鼻咽镜、MRI和活检等 □ 医师向患者及家属介绍病情及治疗计划，告知放疗方案及风险，并签字 □ 有不适症状及时告知医师和护士	□ 晨起配合测量生命体征 □ 遵医嘱配合定位及面罩制作 □ 有不适症状及时告知医师和护士
重点诊疗及检查	**诊疗重点：** □ 协助医师记录病史 □ 和医师探讨病情初步确定鼻咽癌治疗方案 □ 告知医师既往的基础疾病并继续治疗 **重要检查：** □ 测量生命体征，身高体重 □ 进行全身体格检查	**诊疗重点：** □ 按照预约时间完成必要的实验室检查 □ 了解病情和可选择的治疗方案 □ 根据病情和医师建议选择适合自己的治疗方案 **重要检查：** □ 完成血尿常规、血型、血凝常规、生化全项、EBV、垂体、甲状腺功能等实验室检查 □ 完成口腔处理、MRI、CT、超声等检查 □ 根据专科情况完成必要的检查，如ECT/PET-CT等	**诊疗重点：** □ 配合医师和护士完成定位 □ 等待放疗计划的完成

时间	住院第 11~55 天 （放疗过程）	住院第 56~61 天 （疗末评估阶段）	住院第 62~63 天 （出院日）
医患 配合	□ 配合定时测量生命体征等 □ 配合标记划线 □ 出现不适症状及时告知医师和护士，如口干、咽痛、鼻堵、进食疼痛、皮肤破溃等，并配合进行相应实验室检查 □ 张口及颈部功能锻炼，鼻腔冲洗 □ 注意活动安全，避免坠床或跌倒 □ 配合执行探视及陪伴制度	□ 配合定时测量生命体征等 □ 出现不适症状及时告知医师和护士，如口干、咽痛、鼻堵、进食疼痛、皮肤破溃等 □ 根据需要完成各项疗末检查 □ 张口及颈部功能锻炼，鼻腔冲洗 □ 注意活动安全，避免坠床或跌倒 □ 配合执行探视及陪伴制度	□ 接受出院前指导 □ 获取出院诊断书 □ 获取出院带药 □ 知晓服药方法、作用、注意事项 □ 遵医嘱进行适度张口、颈部功能锻炼，注意动作禁忌 □ 知晓复查的时间及程序 □ 知晓在院外出现不适症状时应及时就诊 □ 接受出院宣教 □ 办理出院手续
重点 诊疗 及 检查	□ 配合医师完成疗中、疗末复查 □ 配合医师完成二程计划的更改 □ 如出现新发症状及并发症等需及时告知医师及护士并接受相应诊疗措施 □ 按照医师要求进行功能锻炼、鼻腔冲洗等		

附：原表单（2016 年版）

鼻咽癌临床路径表单 1（单纯手术）

适用对象：第一诊断为鼻咽癌（ICD-10：C11）

拟行原发灶或颈部残留或复发灶切除术

患者姓名：	性别：	年龄：	门诊号：	住院号：
住院日期： 年 月 日	出院日期： 年 月 日			标准住院日：≤21 天

时间	住院第 1 天	住院第 1~3 天（手术准备日）	住院第 2~5 天（手术日）
主要诊疗工作	□ 询问病史及体格检查 □ 完成病历书写 □ 上级医师查房与治疗前评估 □ 初步确定治疗方式和日期 □ 完善检查	□ 上级医师查房 □ 完成术前准备与术前评估 □ 进行术前讨论，确定手术方案 □ 完成必要的相关科室会诊 □ 签署手术知情同意书、自费用品协议书、输血同意书 □ 向患者及家属交代围术期注意事项 □ 麻醉前评估，签署麻醉同意书	□ 手术 □ 术者完成手术记录 □ 住院医师完成术后病程 □ 上级医师查房 □ 向患者及家属交代病情及术后注意事项
重点医嘱	**长期医嘱：** □ 耳鼻咽喉科护理常规 □ 二级护理 □ 饮食：根据患者情况 □ 患者既往疾病基础用药 **临时医嘱：** □ 血常规、尿常规 □ 肝功能、肾功能、血糖、电解质、凝血功能、感染性疾病筛查（乙型肝炎、丙型肝炎、梅毒、艾滋病等） □ X 线胸片、心电图、腹部超声 □ 电子鼻咽镜检查 □ 病理学检查 □ 酌情增强 CT 和/或 MRI 或超声，肺功能和输血准备	**长期医嘱：** □ 耳鼻咽喉科护理常规 □ 二级护理 □ 普通饮食 □ 患者既往基础用药 **临时医嘱：** □ 术前医嘱：明日全身麻醉下行鼻咽部肿物切除和/或颈部淋巴结清扫术 * □ 术前禁食、禁水 □ 术前抗菌药物 □ 术前准备 □ 留置鼻饲管（术前或术中，激光手术除外） □ 其他特殊医嘱	**长期医嘱：** □ 全身麻醉术后常规护理 □ 鼻咽部肿物切除和/或颈部淋巴结清扫术 * 术后常规护理 □ 气管切开术后常规护理 □ 一级护理 □ 鼻饲饮食 □ 抗菌药物 □ 其他特殊医嘱 **临时医嘱：** □ 标本送病理检查 □ 酌情心电监护 □ 酌情吸氧 □ 其他特殊医嘱
主要护理工作	□ 介绍病房环境、设施和设备 □ 入院护理评估	□ 宣教、备皮等术前准备 □ 手术前物品准备 □ 手术前心理护理	□ 观察患者病情变化 □ 术后心理与生活护理
病情变异记录	□ 无 □ 有，原因： 1. 2.	□ 无 □ 有，原因： 1. 2.	□ 无 □ 有，原因： 1. 2.
护士签名			
医师签名			

注：* 实际操作时需明确写出具体的术式

鼻咽癌临床路径表单 2（非手术）

适用对象：第一诊断为鼻咽癌（ICD-10：C11）

患者姓名：		性别：	年龄：	门诊号：	住院号：
住院日期： 年 月 日		出院日期： 年 月 日			标准住院日：≤42 天

时间	住院第 1 天	住院第 2 天
主要诊疗工作	□ 询问病史及体格检查 □ 完成病历书写 □ 开实验室检查单 □ 病情告知，必要时向患者家属告知病重或病危通知，并签署病重或病危通知书 □ 患者家属签署输血同意书、骨髓穿刺同意书、腰椎穿刺同意书、静脉插管同意书	□ 上级医师查房 □ 完成入院检查 □ 淋巴组织活检 □ 完成必要的相关科室会诊 □ 完成上级医师查房记录等病历书写 □ 确定放疗或放化疗方案和日期
重点医嘱	**长期医嘱：** □ 耳鼻咽喉科护理常规 □ 二级护理 □ 饮食：根据患者情况 □ 患者既往疾病基础用药 **临时医嘱：** □ 血常规、尿常规 □ 病毒学检测：EB 病毒抗体 □ 肝功能、肾功能、血糖、电解质、凝血功能、感染性疾病筛查（乙型肝炎、丙型肝炎、梅毒、艾滋病等）、VCA-IgA □ 影像学检查：酌情增强 CT 和/或 MRI 或超声，肺功能检查、输血准备（根据临床表现增加其他部位）、全身 PET 检查 □ 胸部 X 线片、心电图、腹部超声 □ 电子鼻咽镜检查 □ 病理学检查 □ 静脉插管术 □ 输血医嘱 □ 其他医嘱	**长期医嘱：** □ 患者既往基础用药 □ 二级护理 □ 抗菌药物（必要时） **临时医嘱：** □ 骨髓穿刺 □ 骨髓形态学、骨髓活检、免疫分型、染色体检测 □ 淋巴组织活检 □ 淋巴组织常规病理、免疫病理 □ 输血医嘱（必要时） □ 其他医嘱
主要护理工作	□ 介绍病房环境、设施和设备 □ 入院护理评估	□ 宣教（鼻咽癌知识）
病情变异记录	□ 无　□ 有，原因： 1. 2.	□ 无　□ 有，原因： 1. 2.
护士签名		
医师签名		

时间	住院第 3~41 天
主要诊疗工作	□ 患者家属签署放疗或放化疗知情同意书 □ 上级医师查房，制订化疗方案 □ 住院医师完成病程记录 □ 放疗±化疗 □ 重要脏器功能保护 □ 止吐
重点医嘱	**长期医嘱：** □ 放疗医嘱（总剂量 60~76Gy，时间 7 周左右） □ 放疗 CT 定位 □ 常规分割：1.9~2.0Gy/次，每天 1 次，每周 5 天照射。总剂量：鼻咽原发灶：66~76Gy/6~7.5 周； 　　颈淋巴结转移灶：60~70Gy/6~7 周；颈淋巴结阴性及预防照射区域：50~56Gy/5~5.5 周 □ 化疗医嘱（每 21 天 1 个疗程，耐受性好的患者可每 14 天 1 个疗程；通常用 6~8 个疗程） □ P 方案 □ PF 方案 □ TP 方案 □ TPF 方案 □ GP 方案 □ 补液治疗 □ 止吐、保肝、抗感染等医嘱 □ 其他医嘱 **临时医嘱：** □ 输血医嘱（必要时） □ 心电监护（必要时） □ 血常规 □ 血培养（高热时） □ 静脉插管维护、换药 □ 鼻腔冲洗 □ 其他医嘱
主要护理工作	□ 观察患者病情变化 □ 心理与生活护理 □ 化疗期间嘱患者多饮水
病情变异记录	□ 无　□ 有，原因： 1. 2.
护士签名	
医师签名	

时间	住院第 11~41 天	住院第 42 天 （出院日）
主要诊疗工作	□ 上级医师查房，注意病情变化 □ 住院医师完成常规病历书写 □ 复查血常规 □ 注意观察体温、血压、体重等 □ 成分输血、抗感染等支持治疗（必要时） □ 造血生长因子（必要时）	□ 上级医师查房，确定有无并发症情况，明确是否出院 □ 完成出院记录、病案首页、出院证明书等 □ 向患者交代出院后的注意事项
重点医嘱	**长期医嘱：** □ 洁净饮食 □ 抗感染等支持治疗 □ 其他医嘱 **临时医嘱：** □ 血常规、尿常规、便常规 □ 肝功能、肾功能、电解质 □ 输血医嘱（必要时） □ 影像学检查（必要时） □ 血培养（高热时） □ 病原微生物培养（必要时） □ 静脉插管维护、换药 □ 其他医嘱	**出院医嘱：** □ 出院带药 □ 定期门诊随访 □ 监测血常规、肝功能、肾功能、电解质
主要护理工作	□ 观察患者情况 □ 心理与生活护理 □ 化疗期间嘱患者多饮水	□ 指导患者办理出院手续
病情变异记录	□ 无 □ 有，原因： 1. 2.	□ 无 □ 有，原因： 1. 2.
护士签名		
医师签名		

第十一章

喉癌临床路径释义

【医疗质量控制指标】（专家建议）

指标一、手术切除率。

指标二、部分喉切除率。

指标三、住院期间喉癌手术患者并发症的发生率。

一、喉癌编码

1. 原编码：

疾病名称及编码：喉癌（ICD-10：C32，D02.0）

手术操作名称及编码：喉部分或全喉切除术（ICD-9-CM-3：30.1-30.4）

2. 修改编码：

疾病名称及编码：喉癌（ICD-10：C32）

手术操作名称及编码：喉部分切除术（ICD-9-CM-3：30.1-30.2）

全喉切除术（ICD-9-CM-3：30.3-30.4）

二、临床路径检索方法

C32 伴 （30.1-30.4）

三、国家医疗保障疾病诊断相关分组（CHS-DRG）

MDCD 头颈、耳、鼻、口、咽疾病及功能障碍

DR1 头颈、耳、鼻、咽、口恶性肿瘤

四、喉癌临床路径标准住院流程

（一）适用对象

第一诊断为喉癌（ICD-10：C32，D02.0）

行喉部分或全喉切除术（ICD-9-CM-3：30.1-30.4）。

> **释义**
>
> ■ 适用对象编码参见第一部分。
>
> ■ 本临床路径适用对象为喉癌需要行喉部分或全喉切除术的患者，包括需要行单侧或双侧颈淋巴结清扫的患者。
>
> ■ 本路径不适用于不首选手术治疗的喉癌类型（如部分喉小细胞癌或淋巴瘤等患者）以及晚期喉癌需姑息治疗的患者。

（二）诊断依据

根据《临床诊疗指南·耳鼻咽喉头颈外科分册》（中华医学会编著，人民卫生出版社，2009年）。

1. 症状：声嘶、呼吸不畅或其他喉部不适。

2. 体征：喉部有新生物或发现颈部肿大淋巴结。

3. 辅助检查：喉镜、CT 和/或 MRI 或 B 超等提示病变。

4. 病理学明确诊断。

释义

■ 声门型喉癌早期症状通常为声音嘶哑；声门上型喉癌早期症状通常表现为咽部不适或咽部异物感或咽部疼痛等咽炎症状，相继可出现放射性耳痛；声门下型喉癌早期症状不明显，晚期可出现进行性呼吸困难。

■ 原发于会厌或喉室的肿瘤，由于位置隐蔽，间接喉镜检查常不易发现，纤维喉镜仔细检查可早期发现病变，喉镜检查时应特别注意会厌喉面、前联合、喉室及声门下区等比较隐蔽的部位。

■ 检查还应包括声带运动是否受限或固定，会厌前间隙是否饱满，声门旁间隙是否受侵，舌根是否侵犯，颈部有无肿大淋巴结，喉体是否增大，喉前软组织和甲状腺有无肿块等。CT 检查鉴别甲状软骨是否破坏优于 MRI，而鉴别软组织侵犯范围 MRI 优于 CT；对颈部淋巴结转移的评价，CT、MRI 和超声有互补作用。

（三）治疗方案的选择

根据《临床治疗指南·耳鼻咽喉头颈外科分册》（中华医学会编著，人民卫生出版社，2009 年）、《临床技术操作规范·耳鼻咽喉-头颈外科分册》（中华医学会编著，人民军医出版社，2009 年）、《头颈肿瘤综合治疗专家共识》（中国抗癌协会头颈肿瘤专业委员会，中国抗癌协会放射肿瘤专业委员会，中华耳鼻咽喉头颈外科杂志，2010 年）、《喉癌外科手术及综合治疗专家共识》（中华耳鼻咽喉头颈外科杂志编辑委员会头颈外科组，中华医学会耳鼻咽喉头颈外科学分会头颈学组，中华耳鼻咽喉头颈外科杂志，2014 年）。

手术：

1. 喉癌激光切除手术：T_1 和部分 T_2 喉癌。

2. 喉部分切除术：T_1、T_2、部分 T_3、少数 T_4，适合喉部分切除的喉癌患者。

3. 喉全切除术：不适合上述手术方式的喉癌患者。

4. 酌情行缺损修复。

5. 酌情行颈淋巴结清扫术。

释义

■ 手术为喉癌的主要治疗手段，对于不同部位、不同范围的肿瘤，应采取不同的手术的方法，其原则是在彻底切除肿瘤的基础上，尽量保留喉内外正常组织，以利于喉功能的修复与重建，随着对解剖和病理学研究的深入和手术方法的改进，喉部分切除术成为首选的手术方法。

■ 根据肿瘤的生物学行为特点及喉部的解剖分区进行喉部分切除术，缺损利用附近的黏膜组织瓣修复。

■ 放疗亦为喉癌治疗的重要手段，对于不同类型的喉癌，可有单纯放疗以及与手术结合的综合治疗，在综合治疗中有术前放疗和术后放疗。

■ 化疗可作为一种姑息治疗或综合治疗中的辅助部分，应在肿瘤内科的指导下完成。

（四）标准住院日

1. 激光切除喉癌手术≤7 天。

2. 喉部分切除术和全喉切除术≤18 天。

3. 皮肤或气管或食管缺损修复术≤21 天。

> **释义**
>
> ■ 喉癌患者入院后，术前准备 1~4 天，在第 4~5 天实施手术，术后恢复 7~14 天，总住院天数不超过 18 天，均符合本临床路径要求。但住院期间如果出现并发症，住院时间延长，属于正常。

（五）进入路径标准

1. 第一诊断必须符合喉癌疾病编码（ICD-10：C32，D02.0）。

2. 当患者同时具有其他疾病诊断，但在住院期间不需要特殊处理也不影响第一诊断的临床路径流程实施时，可以进入路径。

> **释义**
>
> ■ 随着微创外科技术的发展，显微切除、显微激光切除、显微等离子射频技术切除以及部分支撑喉镜暴露困难者在内镜辅助下切除等术式不断完善，有条件的单位可根据患者的具体情况选用，以利用现代微创技术手段暴露清楚、彻底清除病变、并能行必要的修复，以最小的代价为患者谋取最大治疗效果为原则。这一部分患者另立临床路径管理。
>
> ■ 晚期喉癌已侵犯食管、气管、皮肤，术后缺损较大，需要转移组织瓣修复的患者术前准备、术后恢复和预后与本路径所规定喉癌有较大区别，应另立路径管理；但是喉癌切除后，利用周围黏膜、会厌下拉、单蒂或双蒂带状肌筋膜瓣等修复缺损适用于本临床路径。
>
> ■ 患者入院后术前准备发现严重心律不齐、心肌梗死、糖尿病等以往没有发现的疾病，请相关科室会诊，上述慢性疾病如果需要治疗稳定后才能手术，术前准备过程先进入其他相应内科疾病的诊疗路径。

（六）术前准备

1. 必需的检查项目：

（1）血常规、尿常规。

（2）肝功能、肾功能、电解质、血糖、凝血功能。

（3）感染性疾病筛查（乙型肝炎、丙型肝炎、梅毒、艾滋病等）。

（4）胸部 X 线片、心电图。

（5）喉镜。

（6）标本送病理学检查。

2. 根据患者病情，可选择检查项目：CT 或 MRI 或 B 超，下咽-食管造影，肺功能，输血准备等。

■ 喉癌患者的术前准备可分为4类：第一类是明确肿瘤性质的术前准备，如病理学检查，必要时行免疫组化；第二类是明确肿瘤范围的检查，如喉镜、增强CT或MR、食管镜或胃镜等；第三类是明确肿瘤是否有转移的检查，如颈部超声、肝胆胰脾肾超声、骨扫描、X线胸片或胸部CT，喉癌常伴发肺癌，胸部CT最为增强，甚至PET等；第四类是明确患者的全身情况，为全身麻醉手术准备的检查，如血尿常规、心电图、感染指标、肝肾功能、输血项目等；必要时，一些高危患者，术前根据病情增加超声心动、肺功能、血气分析等检查。术前4类检查必须完善，其中具体的项目根据患者病情和经济情况等多种因素综合考虑选择。

■ 必查项目是确保手术治疗安全、有效开展的基础，术前必须完成。相关人员认真分析检查结果，排除手术禁忌证，及时处理异常情况。

■ 为缩短患者的住院等待时间，检查项目可以在患者入院前于门诊完成。

（七）预防性抗菌药物选择与使用时机

按照《抗菌药物临床应用指导原则（2015年版）》（国卫办医发〔2015〕43号）合理选用抗菌药物。

■ 喉癌手术属Ⅱ类切口，手术创伤大，一旦感染可导致严重后果，因此可按规定适当预防性和术后应用抗菌药物，通常选用联合广谱用药，覆盖需氧和厌氧菌。

（八）手术日

手术日为入院后5天内。
1. 麻醉方式：全身麻醉。
2. 手术：见治疗方案的选择。
3. 术中用药：止血药、抗菌药物。
4. 输血：视术中情况而定。
5. 标本送病理检查。

■ 本路径规定的喉部分切除术和喉全切除术均是在全身麻醉下实施。

■ 手术前或术中可应用血凝酶，用来预防出血，避免或减少手术部位及手术后出血。现在高龄患者越来越多，止血药物临床应用选择成分单一、安全性较高的药物，如注射用尖吻蝮蛇血凝酶。应注意监测患者血凝状态，高度警惕深静脉血栓形成。必要时，对高凝状态和游离组织瓣修复的患者，可使用抗凝药物和改善微循环及扩张血管的药物。对手术较大、既往有胃病史患者，可应用抑酸药物，避免应激性胃溃疡发生。

■ 围术期用抗菌药物参考《抗菌药物临床应用指导原则（2015年版）》（国卫办医发〔2015〕43号）执行。对手术时间较长的患者，术中可加用一次抗菌药物。

■ 术中切缘应送冷冻，切至切缘阴性，标本送病理应标明切缘。

（九）术后住院治疗

术后住院治疗 5~19 天。

1. 抗菌药物：按照《抗菌药物临床应用指导原则（2015 年版）》（国卫办医发〔2015〕43 号）合理选用抗菌药物。
2. 漱口。
3. 鼻饲（激光手术除外）。
4. 气管切开和气道护理。
5. 伤口换药。
6. 镇痛药（必要时）。

> **释义**
>
> ■ 术后住院治疗 5~18 天。术后如果出现并发症，住院时间延长。
> ■ 术后可根据患者恢复情况做必须复查的检查项目：血、尿常规，肝、肾功能，电解质，白蛋白，D-二聚体（dimer），并根据病情变化增加检查的频次。复查项目并不局限于路径的项目，可根据需要增加，如血气分析、四肢超声等。根据情况行监护和吸氧，必要时转 ICU 病房。必要时胸片、CT 和超声检查，排除肺部感染、脑出血和腹腔出血。
> ■ 鼻饲患者术后可根据患者情况在第 7~14 天经口进食，拔除胃管。
> ■ 气管切开术患者可根据患者情况在住院期间关闭气切，或出院恢复，待条件允许后再关闭气管切开。
> ■ 术后用药，除常规合理应用抗菌药物外，必要时，对高凝状态和游离组织瓣修复的患者，可使用抗凝药物和改善微循环及扩张血管的药物。对手术较大、既往有胃病史患者或鼻饲患者，可应用抑酸药物，避免应激性胃溃疡发生。

（十）出院标准

1. 一般情况良好。
2. 没有需要住院处理的并发症。

> **释义**
>
> ■ 患者出院前应完成复查项目，且复查项目无异常，若有异常，主管医师应仔细分析并作出相应的处理。
> ■ 如果术后出现并发症，经过一段时间的处理后，病情稳定，无生命危险，可出院回家或当地医院继续治疗。

（十一）变异及原因分析

1. 术中、术后出现并发症（如咽瘘等），需要特殊诊断治疗措施，延长住院时间。

2. 伴有影响本病治疗效果的合并症，需要采取进一步检查和诊断，延长住院时间。

> **释义**
>
> ■ 伴有影响手术的合并症常见的有发现心律失调、心肌梗死、糖尿病等，需要进一步行超声心动、Holter、肺功能等检查，请相关科室会诊排除手术禁忌证，导致住院时间延长，治疗费用增加。
>
> ■ 喉癌手术可能存在的风险包括：术中术后大出血、空气栓塞、吸入性肺炎、肺栓塞及心肌梗死；全喉切除术后失去发音功能；术后复发和转移；术中切除或损伤重要神经：面神经分支损伤导致术后面瘫，舌咽和迷走神经损伤导致进食呛咳，心血管症状，副神经损伤导致肩部和上肢活动障碍，舌下神经损伤导致舌活动障碍，颈丛神经损伤颈部和耳部感觉麻木，颈交感神经损伤导致霍纳综合征（Horner syndrome）等；术后感染，导致咽瘘或喉瘘，伤口延期愈合；并发气胸、皮下气肿、乳糜漏等，继发感染则引起脓胸或纵隔脓肿等，必要时行引流术；术后气管食管瘘、食管狭窄，可影响正常饮食；术后面部肿胀；术后气管套管拔管困难，甚至终身带管；甲状腺、甲状旁腺切除后甲状腺和甲状旁腺功能低下，须终身服药；皮瓣坏死等。
>
> ■ 出现变异的原因很多，除了包括路径中所描述的各种术后并发症，还包括医疗、护理、患者、环境等多方面的变异原因，主管医师均应如实记录。

五、喉癌给药方案

【用药选择】

喉癌的用药主要是预防性使用抗菌药物，选用的抗菌药物必须是疗效肯定、安全、使用方便及价格相对较低的品种。一般选择联合用药，可分为：①广谱青霉素类联合抗厌氧菌类；②头孢菌素类联合抗厌氧菌类；③如果患者为过敏体质或以上2种抗菌药物皮试阳性，可选择喹诺酮类联合抗厌氧菌类。

给药方法：在术前0.5~2小时内给药，或麻醉开始时给药，使手术切口暴露时局部组织中已达到足以杀灭手术过程中入侵切口细菌的药物浓度。如果手术时间超过3小时，或失血量大（>1500ml），可手术中给予第2剂。抗菌药物的有效覆盖时间应包括整个手术过程和手术结束后4小时，总的预防用药时间不超过24小时，个别情况可延长至48小时。手术时间较短（<2小时）的手术，术前用药一次即可。

【药学提示】

1. 广谱青霉素抗菌药物：抗菌谱除革兰阳性菌外，还包括：①对部分肠杆菌科细菌有抗菌活性者，如氨苄西林、阿莫西林；②对多数革兰阴性杆菌包括铜绿假单胞菌具抗菌活性者，如哌拉西林、阿洛西林、美洛西林。

适应证：氨苄西林与阿莫西林的抗菌谱较青霉素为广，对部分革兰阴性杆菌（如流感嗜血杆菌、大肠埃希菌、奇异变形杆菌）亦具抗菌活性。对革兰阳性球菌作用与青霉素相仿。本类药物适用于敏感细菌所致的呼吸道感染、尿路感染、胃肠道感染、皮肤软组织感染、脑膜炎、败血症、心内膜炎等。氨苄西林为肠球菌感染的首选用药。

哌拉西林、阿洛西林和美洛西林对革兰阴性杆菌的抗菌谱较氨苄西林广，抗菌作用也较强。除对部分肠杆菌科细菌外，对铜绿假单胞菌亦有良好抗菌作用；适用于肠杆菌科细菌及铜绿假单胞菌所致的呼吸道感染、尿路感染、胆道感染、腹腔感染、皮肤软组织感染等。

2. 头孢菌素类抗菌药物：头孢菌素类根据其抗菌谱、抗菌活性、对β-内酰胺酶的稳定性以及肾毒性的不同，目前分为四代，常用的为第三代或第四代。第三代头孢菌素对肠杆菌科细菌等革兰阴性杆菌具有强大抗菌作用，头孢他啶和头孢哌酮除肠杆菌科细菌外对铜绿假单胞菌亦具高度抗菌活性；注射品种有头孢噻肟、头孢曲松、头孢他啶、头孢哌酮等。第四代头孢菌素常用者为头孢吡肟，它对肠杆菌科细菌作用与第三代头孢菌素大致相仿，其中对阴沟肠杆菌、产气肠杆菌、柠檬酸菌属等的部分菌株作用优于第三代头孢菌素，对铜绿假单胞菌的作用与头孢他啶相仿，对金黄色葡萄球菌等的作用较第三代头孢菌素略强。

适应证：第三代头孢菌素：适用于敏感肠杆菌科细菌等革兰阴性杆菌所致严重感染，如下呼吸道感染、败血症、腹腔感染、肾盂肾炎和复杂性尿路感染、盆腔炎性疾病、骨关节感染、复杂性皮肤软组织感染、中枢神经系统感染等。治疗腹腔、盆腔感染时需与抗厌氧菌药如甲硝唑合用。本类药物对化脓性链球菌、肺炎链球菌、甲氧西林敏感葡萄球菌所致的各种感染亦有效，但并非首选药。头孢他啶、头孢哌酮尚可用于铜绿假单胞菌所致的各种感染。

第四代头孢菌素：目前国内应用者为头孢吡肟。本药的抗菌谱和适应证与第三代头孢菌素同，尚可用于对第三代头孢菌素耐药而对其敏感的产气肠杆菌、阴沟肠杆菌、沙雷菌属等细菌感染，亦可用于中性粒细胞缺乏伴发热患者的经验治疗。

3. 喹诺酮类抗菌药：临床上常用者为氟喹诺酮类，有诺氟沙星、依诺沙星、氧氟沙星、环丙沙星等。近年来研制的新品种对肺炎链球菌、化脓性链球菌等革兰阳性球菌的抗菌作用增强，对衣原体属、支原体属、军团菌等细胞内病原或厌氧菌的作用亦有增强，已用于临床者有左氧氟沙星、加替沙星、莫西沙星等。

适应证：①泌尿生殖系统感染：本类药物可用于肠杆菌科细菌和铜绿假单胞菌等所致的尿路感染；细菌性前列腺炎、淋菌性和非淋菌性尿道炎以及宫颈炎。诺氟沙星主要用于单纯性下尿路感染或肠道感染。但应注意，目前国内尿路感染的主要病原菌大肠埃希菌中，耐药株已达半数以上。②呼吸道感染：环丙沙星、氧氟沙星等主要适用于肺炎克雷伯菌、肠杆菌属、假单胞菌属等革兰阴性杆菌所致的下呼吸道感染。左氧氟沙星、加替沙星、莫西沙星等可用于肺炎链球菌和溶血性链球菌所致的急性咽炎和扁桃体炎、中耳炎等，以及肺炎链球菌、支原体、衣原体等所致社区获得性肺炎，此外亦可用于革兰阴性杆菌所致下呼吸道感染。

4. 抗厌氧菌类：本类药物对厌氧菌、滴虫、阿米巴和蓝氏贾第鞭毛虫具强大抗微生物活性。

适应证：①可用于各种需氧菌与厌氧菌的混合感染，包括腹腔感染、盆腔感染、肺脓肿、脑脓肿等，但通常需与抗需氧菌抗菌药物联合应用；②口服可用于艰难梭菌所致的假膜性肠炎、幽门螺杆菌所致的胃窦炎、牙周感染及加德纳菌阴道炎等；③可用于肠道及肠外阿米巴病、阴道滴虫病、贾第鞭毛虫病、结肠小袋纤毛虫等寄生虫病的治疗；④与其他抗菌药物联合，可用于某些盆腔、肠道及腹腔等手术的预防用药。

【注意事项】

1. 广谱青霉素抗菌药物：①无论采用何种给药途径，用青霉素类药物前必须详细询问患者有无青霉素类过敏史、其他药物过敏史及过敏性疾病史，并须先做青霉素皮肤试验；②过敏性休克一旦发生，必须就地抢救，立即给患者注射肾上腺素，并给予吸氧、应用升压药、肾上腺皮质激素等抗休克治疗；③全身应用大剂量青霉素可引起腱反射增强、肌肉痉挛、抽搐、昏迷等中枢神经系统反应（青霉素脑病），此反应易出现于老年和肾功能减退患者；④青霉素不用于鞘内注射；⑤青霉素钾盐不可快速静脉注射；⑥本类药物在碱性溶液中易失活。

2. 头孢菌素类抗菌药物：①禁用于对任何一种头孢菌素类抗菌药物有过敏史及有青霉素过

敏性休克史的患者；②用药前必须详细询问患者先前有否对头孢菌素类、青霉素类或其他药物的过敏史。有青霉素类、其他β-内酰胺类及其他药物过敏史的患者，有明确应用指征时应谨慎使用本类药物。在用药过程中一旦发生过敏反应，须立即停药。如发生过敏性休克，须立即就地抢救并予以肾上腺素等相关治疗；③本类药物多数主要经肾脏排泄，中度以上肾功能不全患者应根据肾功能适当调整剂量。中度以上肝功能减退时，头孢哌酮、头孢曲松可能需要调整剂量；④氨基苷类和第一代头孢菌素注射剂合用可能加重前者的肾毒性，应注意监测肾功能；⑤头孢哌酮可导致低凝血酶原血症或出血，合用维生素 K 可预防出血；本药亦可引起戒酒硫样反应。用药期间及治疗结束后 72 小时内应避免摄入含酒精饮料。

3. 喹诺酮类抗菌药：①对喹诺酮类药物过敏的患者禁用；②18 岁以下未成年患者避免使用本类药物；③制酸剂和含钙、铝、镁等金属离子的药物可减少本类药物的吸收，应避免同用；④妊娠期及哺乳期患者避免应用本类药物；⑤本类药物偶可引起抽搐、癫痫、神志改变、视力损害等严重中枢神经系统不良反应，在肾功能减退或有中枢神经系统基础疾病的患者中易发生，因此本类药物不宜用于有癫痫或其他中枢神经系统基础疾病的患者。肾功能减退患者应用本类药物时，需根据肾功能减退程度减量用药，以防发生由于药物在体内蓄积而引起的抽搐等中枢神经系统严重不良反应；⑥本类药物可能引起皮肤光敏反应、关节病变、肌腱断裂等，并偶可引起心电图 QT 间期延长等，用药期间应注意观察。

4. 抗厌氧菌类：①禁用于对硝基咪唑类药物过敏的患者；②妊娠早期（3 个月内）患者应避免应用。哺乳期患者用药期间应停止哺乳；③本类药物可能引起粒细胞减少及周围神经炎等，神经系统基础疾患及血液病患者慎用；④用药期间禁止饮酒及含酒精饮料；⑤肝功能减退可使本类药物在肝脏代谢减慢而导致药物在体内蓄积，因此肝病患者应减量应用。

六、喉癌患者术后护理规范

1. 口腔护理：喉癌患者术后往往暂时不能经口进食，为避免口腔内细菌滋生，应定时的进行口腔清洁，一般每天 2 次口腔清洁护理。

2. 饮食护理：喉癌患者术后，尤其全喉切除术后，往往暂时不能经口进食，通常术后 7~10 天通过鼻饲管给予营养支持，一是减少吞咽动作，避免喉漏或咽漏的发生，二是通过鼻饲管进食给予补充营养，促进伤口愈合。

3. 手术切口护理：气管切开口或气管造瘘口定时清洁，避免感染；保持气管套管通畅，定时清洁消毒，避免气管套管堵塞和伤口感染；定时气道雾化吸入，尤其冬季，避免气道堵塞。

4. 负压引流护理：喉癌患者术后往往放置负压引流，以引流创面渗出的液体，避免积液，伤口感染，应定期检查引流是否通畅，避免堵塞。

5. 伤口护理：定期检查伤口是否肿胀，是否出现淤斑，排除术后出血的可能。

七、喉癌患者营养治疗规范

1. 所有患者入院后应常规进行营养筛查和营养状况评估和综合测定。

2. 治疗过程中每周至少为患者评估 1 次，以便尽早发现患者出现营养风险并采取早期干预。

3. 营养治疗方式的选择：①为了降低感染风险，首选经口摄入；②出现重度口腔/口咽黏膜炎影响吞咽功能者或产生较强的胃肠道反应的患者，肠内营养应经管饲给予。

4. 患者的每日供给量推荐为每日 25~30kcal/kg，如患者合并严重消耗，每日供给量推荐为每日 30~35kcal/kg。

5. 蛋白质供给量为每日 1.0~1.5g/kg。

6. 根据胃肠功能状况尽早经口营养补充肠内营养制剂。如口服摄入不足目标量的 60% 时，推荐管饲肠内营养。肠内营养不能达到目标量60%时可选用肠外营养药物，胃肠耐受情况好转立即过度到肠内营养。根据病情变化及营养耐受性选择或调整肠外肠内营养方案。

八、喉癌患者术后健康宣教

1. 戒烟戒酒，养成良好的生活习惯。
2. 保持气管造瘘口或气管切开口清洁通畅，定期清洗消毒。
3. 全喉切除患者积极参加无喉发音培训。
4. 定期返回医院复诊，了解肿瘤复发的信号。

九、推荐表单

（一）医师表单

喉癌临床路径医师表单

适用对象：第一诊断为喉癌（ICD-10：C32，D02.0）
　　　　　行喉部分或全喉切除术（ICD-9-CM-3：30.1-30.4）

患者姓名：	性别：　　年龄：　　门诊号：	住院号：
住院日期：　　年　月　日	出院日期：　　年　月　日	标准住院日：≤21 天

时间	住院第 1 天	住院第 1~3 天（术前日）	住院第 2~5 天（手术日）
主要诊疗工作	□ 询问病史及体格检查 □ 完成病历书写 □ 上级医师查房与术前评估 □ 初步确定手术方式和日期	□ 上级医师查房 □ 完成术前准备与术前评估 □ 根据检查结果等，进行术前讨论，确定手术方案 □ 完成必要的相关科室会诊 □ 签署手术知情同意书、自费用品协议书、输血同意书 □ 向患者及家属交代围术期注意事项	□ 手术 □ 术者完成手术记录 □ 住院医师完成术后病程 □ 上级医师查房 □ 向患者及家属交代病情及术后注意事项
重点医嘱	**长期医嘱：** □ 耳鼻咽喉科护理常规 □ 二级护理 □ 普通饮食 **临时医嘱：** □ 血常规、尿常规 □ 肝功能、肾功能、血糖、电解质、凝血功能、感染性疾病筛查（乙型肝炎、丙型肝炎、梅毒、艾滋病等） □ 胸部 X 线片、心电图 □ 喉镜检查 □ 病理学检查 □ 酌情增强 CT 和/或 MRI 或 B超，肺功能，输血准备	**长期医嘱：** □ 耳鼻咽喉科护理常规 □ 二级护理 □ 普通饮食 □ 患者既往基础用药 **临时医嘱：** □ 术前医嘱：明日全身麻醉下行喉部分或全切除术* □ 术前禁食、禁水 □ 术前抗菌药物 □ 术前准备 □ 留置鼻饲管（术前或术中，激光手术除外） □ 其他特殊医嘱	**长期医嘱：** □ 全身麻醉术后常规护理 □ 喉部分或全切除术*术后常规护理 □ 气管切开术后常规护理 □ 一级护理 □ 鼻饲饮食 □ 抗菌药物 □ 其他特殊医嘱 **临时医嘱：** □ 标本送病理检查 □ 酌情心电监护 □ 酌情吸氧 □ 其他特殊医嘱
病情变异记录	□ 无　□ 有，原因： 1. 2.	□ 无　□ 有，原因： 1. 2.	□ 无　□ 有，原因： 1. 2.
医师签名			

时间	住院第 3~19 天 （术后 1~18 天）	住院第 7~21 天 （术后 5~19 天，出院日）
主要诊疗工作	□ 上级医师查房 □ 住院医师完成常规病历书写 □ 注意病情变化 □ 注意观察生命体征 □ 注意引流量，根据引流情况明确是否拔除引流管	□ 上级医师查房，进行手术及伤口评估 □ 完成出院记录、出院证明书 □ 向患者交代出院后的注意事项
重点医嘱	长期医嘱： □ 一/二级护理 □ 酌情停用鼻饲饮食 □ 酌情停用抗菌药物 □ 其他特殊医嘱 临时医嘱： □ 换药 □ 其他特殊医嘱	出院医嘱： □ 出院带药 □ 酌情肿瘤综合治疗 □ 门诊随诊 □ 对全喉切除的患者，自学或参加无喉发音班，以回归社会。
病情变异记录	□ 无　□ 有，原因： 1. 2.	□ 无　□ 有，原因： 1. 2.
医师签名		

注：* 实际操作时需明确写出具体的术式

（二）护士表单

喉癌临床路径护士表单

适用对象：第一诊断为喉癌（ICD-10：C32，D02.0）
行喉部分或全喉切除术（ICD-9-CM-3：30.1-30.4）

患者姓名：	性别： 年龄： 门诊号：	住院号：
住院日期： 年 月 日	出院日期： 年 月 日	标准住院日：≤21 天

时间	住院第 1 天	住院第 1~3 天	住院第 2~5 天
健康宣教	□ 入院宣教 □ 介绍主管医师、护士 □ 介绍环境、设施 □ 介绍住院注意事项 □ 介绍探视和陪伴制度 □ 介绍贵重物品制度	□ 药物宣教 □ 向患者及家属交代围术期注意事项 □ 术前宣教 □ 宣教术前准备及注意事项 □ 主管护士与患者沟通，消除患者紧张情绪 □ 告知术后可能出现的情况及应对方式	□ 向患者及家属交代病情及术后注意事项 □ 手术当日宣教 □ 告知饮食、体位要求 □ 告知术后需平卧 6 小时 □ 给予患者及家属心理支持 □ 再次明确探视陪伴须知
护理处置	□ 核对患者，佩戴腕带 □ 建立入院护理病历 □ 协助患者留取各种标本 □ 测量体重	□ 协助医师完成术前的相关实验室检查 □ 术前准备 □ 禁食、禁水	□ 摘除患者义齿，核对患者资料及带药，将患者交手术室 □ 接患者，核对患者及资料 □ 心电监护，测血压，密切观察生命体征
基础护理	□ 三级护理 □ 晨晚间护理 □ 患者安全管理	□ 三级护理 □ 晨晚间护理 □ 患者安全管理	□ 一级护理 □ 晨晚间护理 □ 患者安全管理
专科护理	□ 护理查体 □ 病情观察：是否有呼吸困难 □ 需要时，填写跌倒及压疮防范表 □ 需要时，请家属陪伴 □ 确定饮食种类 □ 心理护理	□ 病情观察：是否有呼吸困难 □ 遵医嘱完成相关检查 □ 心理护理	□ 遵医嘱予补液 □ 病情观察 □ 生命体征的变化 □ 引流的量和颜色 □ 气管套管是否通畅 □ 心理护理
重点医嘱	□ 详见医嘱执行单	□ 详见医嘱执行单	□ 详见医嘱执行单
病情变异记录	□ 无 □ 有，原因： 1. 2.	□ 无 □ 有，原因： 1. 2.	□ 无 □ 有，原因： 1. 2.
护士签名			

时间	住院第 3~19 天	住院第 7~21 天 （出院日）
健康宣教	□ 术后宣教 □ 药物作用及频率 □ 饮食、活动指导	□ 出院宣教 □ 复查时间 □ 服药方法 □ 活动休息 □ 指导饮食 □ 指导办理出院手续
护理处置	□ 遵医嘱完成相关检查	□ 协助医师办理出院手续
基础护理	□ 二级护理 □ 晨晚间护理 □ 患者安全管理	□ 三级护理 □ 晨晚间护理 □ 协助或指导进食、进水 □ 协助或指导活动 □ 患者安全管理
专科护理	□ 病情观察 □ 监测生命体征 □ 心理护理 □ 引流管和气管套管管理	□ 病情观察 □ 监测生命体征 □ 出院指导 □ 心理护理 □ 气管套管管理
重点医嘱	□ 详见医嘱执行单	□ 详见医嘱执行单
病情变异记录	□ 无　□ 有，原因： 1. 2.	□ 无　□ 有，原因： 1. 2.
护士签名		

（三）患者表单

喉癌临床路径患者表单

适用对象：第一诊断为喉癌（ICD-10：C32，D02.0）
　　　　　行喉部分或全喉切除术（ICD-9-CM-3：30.1-30.4）

患者姓名：	性别：　　年龄：　　门诊号：	住院号：
住院日期：　　年　月　日	出院日期：　　年　月　日	标准住院日：≤21 天

时间	入院	手术前	手术当天
医患配合	□ 配合询问病史、收集资料，务必详细告知既往史、用药史、过敏史 □ 配合进行体格检查 □ 有任何不适告知医师	□ 配合完善术前相关检查，如采血、留尿、心电图、X 线胸片 □ 医师与患者及家属介绍病情及手术谈话、术前签字	□ 配合医师摆好手术体位 □ 配合麻醉医师完成麻醉
护患配合	□ 配合测量体温、脉搏、呼吸3 次、血压、体重 1 次 □ 配合完成入院护理评估（简单询问病史、过敏史、用药史） □ 接受入院宣教（环境介绍、病室规定、订餐制度、贵重物品保管等） □ 配合执行探视和陪伴制度 □ 有任何不适告知护士	□ 配合测量体温、脉搏、呼吸3 次、询问大便 1 次 □ 接受手术前宣教 □ 接受饮食宣教 □ 接受药物宣教	□ 送手术室前，协助完成核对，带齐影像资料及用药 □ 返回病房后，配合接受生命体征的测量 □ 配合检查意识 □ 配合缓解疼痛 □ 接受术后宣教 □ 接受饮食宣教：手术当天禁食 □ 接受药物宣教 □ 有任何不适告知护士
饮食	□ 遵医嘱饮食	□ 遵医嘱饮食	□ 手术前禁食、禁水 □ 术后，根据医嘱平卧 6 小时，次日经鼻饲管给予流质饮食
排泄	□ 正常排尿便	□ 正常排尿便	□ 正常排尿便
活动	□ 正常活动	□ 正常活动	□ 卧床

时间	手术后	出院
医患配合	□ 配合完善术后检查：如采血、留痰等	□ 接受出院前指导 □ 知道复查程序 □ 获取出院诊断书
护患配合	□ 配合定时测量生命体征、每日询问大便 □ 配合检查颈部 □ 接受输液、服药等治疗 □ 接受进食、进水、排便等生活护理 □ 配合活动，预防皮肤压力伤 □ 注意活动安全，避免坠床或跌倒 □ 配合执行探视及陪伴	□ 接受出院宣教 □ 办理出院手续 □ 获取出院带药 □ 知道服药方法、作用、注意事项 □ 知道复印病历程序
饮食	□ 遵医嘱饮食	□ 遵医嘱饮食
排泄	□ 正常排尿便	□ 正常排尿便
活动	□ 正常适度活动，避免疲劳	□ 正常适度活动，避免疲劳

附：原表单（2016 年版）

喉癌临床路径表单

适用对象：第一诊断为喉癌（ICD-10：C32，D02.0）
行喉部分或全喉切除术（ICD-9-CM-3：30.1-30.4）

患者姓名：	性别： 年龄： 门诊号：	住院号：
住院日期： 年 月 日	出院日期： 年 月 日	标准住院日：≤21 天

时间	住院第 1 天	住院第 1~3 天 （术前日）	住院第 2~5 天 （手术日）
主要诊疗工作	□ 询问病史及体格检查 □ 完成病历书写 □ 上级医师查房与术前评估 □ 初步确定手术方式和日期	□ 上级医师查房 □ 完成术前准备与术前评估 □ 根据检查结果等，进行术前讨论，确定手术方案 □ 完成必要的相关科室会诊 □ 签署手术知情同意书、自费用品协议书、输血同意书 □ 向患者及家属交代围术期注意事项	□ 手术 □ 术者完成手术记录 □ 住院医师完成术后病程 □ 上级医师查房 □ 向患者及家属交代病情及术后注意事项
重点医嘱	**长期医嘱：** □ 耳鼻咽喉科护理常规 □ 二级护理 □ 普通饮食 **临时医嘱：** □ 血常规、尿常规 □ 肝功能、肾功能、血糖、电解质、凝血功能、感染性疾病筛查（乙型肝炎、丙型肝炎、梅毒、艾滋病等） □ 胸部 X 线片、心电图 □ 喉镜检查 □ 病理学检查 □ 酌情增强 CT 和/或 MRI 或 B 超，肺功能，输血准备	**长期医嘱：** □ 耳鼻咽喉科护理常规 □ 二级护理 □ 普通饮食 □ 患者既往基础用药 **临时医嘱：** □ 术前医嘱：明日全身麻醉下行喉部分或全切除术* □ 术前禁食、禁水 □ 术前抗菌药物 □ 术前准备 □ 留置鼻饲管（术前或术中，激光手术除外） □ 其他特殊医嘱	**长期医嘱：** □ 全身麻醉术后常规护理 □ 喉部分或全切除术*术后常规护理 □ 气管切开术后常规护理 □ 一级护理 □ 鼻饲饮食 □ 抗菌药物 □ 其他特殊医嘱 **临时医嘱：** □ 标本送病理检查 □ 酌情心电监护 □ 酌情吸氧 □ 其他特殊医嘱
主要护理工作	□ 介绍病房环境、设施和设备 □ 入院护理评估	□ 宣教、备皮等术前准备 □ 手术前物品准备 □ 手术前心理护理	□ 观察患者病情变化 □ 术后心理与生活护理
病情变异记录	□ 无 □ 有，原因： 1. 2.	□ 无 □ 有，原因： 1. 2.	□ 无 □ 有，原因： 1. 2.
护士签名			
医师签名			

时间	住院第 3~19 天 （术后 1~18 天）	住院第 7~21 天 （术后 5~19 天，出院日）
主要 诊疗 工作	□ 上级医师查房 □ 住院医师完成常规病历书写 □ 注意病情变化 □ 注意观察生命体征 □ 注意引流量，根据引流情况明确是否拔除引流管	□ 上级医师查房，进行手术及伤口评估 □ 完成出院记录、出院证明书 □ 向患者交代出院后的注意事项
重 点 医 嘱	长期医嘱： □ 一/二级护理 □ 酌情停用鼻饲饮食 □ 酌情停用抗菌药物 □ 其他特殊医嘱 临时医嘱： □ 换药 □ 其他特殊医嘱	出院医嘱： □ 出院带药 □ 酌情肿瘤综合治疗 □ 门诊随诊
主要 护理 工作	□ 观察患者情况 □ 术后心理与生活护理	□ 指导患者办理出院手续 □ 指导术后气管套管护理 □ 指导术后随访时间 □ 指导术后发音功能锻炼
病情 变异 记录	□ 无 □ 有，原因： 1. 2.	□ 无 □ 有，原因： 1. 2.
护士 签名		
医师 签名		

注：*实际操作时需明确写出具体的术式

第十二章

下咽癌临床路径释义

【医疗质量控制指标】（专家建议）

指标一、尽可能保留咽、喉等功能，提高患者术后生活质量。

指标二、依据患者的病情制定个体化治疗方案。

指标三、治疗后实施疗效评价和不良反应评价。

一、下咽癌编码

1. 原编码：

疾病名称及编码：下咽癌（ICD-10：C12/C13）

手术操作名称及编码：下咽切除术、下咽加喉部分或全喉切除术（ICD-9-CM-3：29.33/30.2-30.4）

2. 修改编码：

疾病名称及编码：下咽癌（ICD-10：C12/C13）

手术操作名称及编码：咽部分切除术（ICD-9-CM-3：29.33）

下咽及喉部分切除术（ICD-9-CM-3：30.29）

全喉切除术（ICD-9-CM-3：30.3）

根治性喉切除术（ICD-9-CM-3：30.4）

二、临床路径检索方法

（C12/C13）伴（29.33 /30.29/30.3-30.4）

三、国家医疗保障疾病诊断相关分组（CHS-DRG）

MDCD 头颈、耳、鼻、口、咽疾病及功能障碍

DA1 头颈恶性肿瘤大手术

四、下咽癌临床路径标准住院流程

（一）适用对象

第一诊断为下咽癌（ICD-10：C12/C13）。

> 释义
>
> ■ 适用对象编码参见第一部分。
>
> ■ 本路径适用对象为临床诊断为下咽癌的患者，下咽癌是发生于喉咽部的恶性肿瘤，病理类型多为鳞状细胞癌。临床根据原发部位分为梨状窝癌、咽后壁癌和环状软骨后癌3种。如合并食管癌，口咽癌等相邻其他肿瘤，需进入其他相应路径。

行下咽切除术、下咽加喉部分或全喉切除术（ICD-9-CM-3：29.33/30.2-30.4）。

> **释义**
>
> ■ 本临床路径适用对象为下咽癌需要行下咽切除、下咽加喉部分或喉全切除术的患者，包括需要行单侧或双侧颈淋巴结清扫手术者。
>
> ■ 手术方式包括：下咽切除术；下咽部分切除术；伴或不伴有喉部分或全喉切除术。颈部淋巴结清扫术包括：根治性淋巴结清扫术；功能性淋巴结清扫术；择区性淋巴结清扫术。
>
> ■ 本路径不适用于选择非手术治疗方式的下咽癌类型（极早期）及晚期下咽癌仅适合姑息治疗或侵犯食管等重要结构需要一并行游离皮瓣修复或胃上提等巨大手术的患者。
>
> ■ 本路径不适用于复发患者的治疗。

（二）诊断依据

根据《临床诊疗指南·耳鼻咽喉头颈外科分册》（中华医学会编著，人民卫生出版社，2009年）。

1. 症状：咽异物感、咽痛、吞咽困难、颈部包块等。

2. 体征：下咽部新生物。

3. 辅助检查：喉镜、梨状窝及食管钡剂造影、胃镜、CT 或 MRI 检查提示下咽部占位病变。

4. 病理组织学活检：可明确诊断。

> **释义**
>
> ■ 初起症状不明显，仅有咽喉部不适、异物感。随病情发展，可出现咽痛、咳嗽、血痰、反射性耳痛等，晚期出现吞咽困难、声音嘶哑、呼吸困难、局部顽固性疼痛等。
>
> ■ 下咽癌起病部位隐匿，临床症状不典型，早期病变间接喉镜检查易漏诊，电子喉镜检查更有利于发现病变。检查时应特别注意梨状窝尖、咽后壁和环状软骨后区。肿瘤累及食管时，需胃镜检查食管入口和颈段食管。
>
> ■ 检查时应注意观察声带运动是否受限或固定，颈部有无肿大淋巴结，喉体有无增大和固定，颈部软组织和甲状腺有无肿块等。
>
> ■ 下咽癌患者易合并食管病变，胃镜和食管钡剂造影有利于发现食管病变。
>
> ■ CT 或 MRI 检查可以明确肿瘤的侵袭范围，CT 平扫的组织层次分辨率差，通常需增强 CT；MRI 对软组织的分辨率优于 CT，必要时可结合 MRI；对碘剂过敏的患者，需要 MRI 检查。
>
> ■ 根据症状、体征、辅助检查可以明确下咽肿物，确诊应依据病理组织学检查。临床分期参照 2018 年 AJCC 第 8 版标准。

（三）治疗方案的选择

根据《临床诊疗指南·耳鼻咽喉头颈科分册》（中华医学会编著，人民卫生出版社，2009年）、《临床技术操作规范·耳鼻咽喉-头颈外科分册》（中华医学会编著，人民军医出版社，2009年）、《头颈肿瘤综合治疗专家共识》（中国抗癌协会头颈肿瘤专业委员会，中国抗癌协会放射肿瘤专业委员会，中华耳鼻咽喉头颈外科杂志，2010年）。

1. 保留喉功能下咽癌切除术：T_1、T_2 下咽癌，有保喉意愿、肿瘤条件允许。

2. 下咽及全喉切除术：T_2、T_3、T_4 下咽癌，不能保留喉功能或患者无保喉意愿。

3. 下咽缺损修复：根据缺损情况，选择合理的修复材料和修复方法。

4. 颈淋巴结清扫术：根据颈淋巴结转移情况而定。

释义

■ 喉功能非常重要，下咽癌的治疗上，应在不降低生存率的前提下，尽量保留喉功能。

■ T_1、T_2 下咽癌，可选择放射治疗或手术，多数可以保留喉功能，包括下咽部分切除术、下咽部分+喉部分切除术等。

■ T_2、T_3、T_4 下咽癌，如手术不能保留喉功能，可采用新辅助放化疗或新辅助化疗。新辅助放化疗和新辅助化疗后如原发灶达到完全缓解，可行根治性放化疗；如仍有肿瘤残留，需行手术治疗；新辅助化疗后再行手术的患者，根据有无不良预后因素，决定是否行术后放化疗。新辅助放化疗或新辅助化疗后的手术治疗，根据肿瘤的变化，仍应在不降低生存率的前提下，尽量保留喉功能。

■ T_2、T_3、T_4 下咽癌，如患者不保喉意愿强烈，可行下咽及喉全切除术。

■ 下咽癌肿瘤切除后，如缺损大，不能自身缝合，需进行修复。局部转移瓣：带状肌瓣、颏下岛状皮瓣、锁骨上皮瓣等；游离组织瓣：前臂皮瓣、股前外侧皮瓣、游离空肠等；带蒂肌皮瓣：胸大肌肌皮瓣等。

■ T_2、T_3、T_4 下咽癌，如手术不能保留喉功能，可采用术前放疗或诱导化疗。术前放疗和诱导化疗后如原发灶达到完全缓解，可行根治性放疗；如仍有肿瘤残留，需行手术治疗；诱导化疗后再行手术的患者，根据有无不良预后因素，决定是否行术后放疗。术前放疗或诱导化疗后的手术治疗，根据肿瘤的变化，仍应在不降低生存率的前提下，尽量保留喉功能。

■ T_2、T_3、T_4 下咽癌，如患者不保喉意愿强烈，可行下咽及喉全切除术。

■ 下咽癌肿瘤切除后，如缺损大，不能自身缝合，需进行修复。局部转移瓣：带状肌瓣、颏下岛状皮瓣、锁骨上皮瓣等；游离皮瓣：前臂皮瓣、股前外侧皮瓣等，带蒂肌皮瓣：胸大肌肌皮瓣等。

■ 下咽癌有较高的淋巴结转移率，需同期进行颈部治疗。N+患者需同期行颈淋巴结清扫术。N_0 患者应进行术中颈部淋巴结探查，如术中冷冻提示淋巴结转移，应进行颈淋巴结清扫术。

（四）标准住院日≤21天

释义

■ 下咽癌患者入院后，术前准备1~4天，在第3~5天实施手术，术后恢复7~14天，总体住院天数不超过21天，均符合本临床路径要求。

■ 不适用于术前放疗的患者：放疗会导致组织愈合能力下降。

■ 肿瘤侵犯范围大，手术需要转移组织瓣修复的患者，如为邻近组织瓣修复缺损者，仍适用本临床路径；如为带蒂组织瓣或游离组织瓣修复者，因组织瓣问题引起的住院时间延长者，不属于本路径要求。

（五）进入路径标准

1. 第一诊断符合下咽癌疾病编码（ICD-10：C12/C13）。

2. 当患者同时具有其他疾病诊断，但住院期间不需要特殊处理也不影响第一诊断的临床路径流程实施时，可以进入路径。

> **释义**
>
> ■进入本路径的患者为第一诊断为下咽癌，如患者同时患有其他疾病影响第一诊断的临床路径流程实施时，如合并食管癌，不适合进入该临床路径。
>
> ■入院后常规检查发现有基础疾病，如高血压、冠状动脉粥样硬化性心脏病、糖尿病、肝肾功能不全等，经系统评估后对下咽癌诊断治疗无特殊影响者，可进入路径。需要相关科室诊治，病情稳定后才能手术者，术前准备过程应进入相应内科疾病的诊疗路径。

（六）术前准备

术前准备≤4 天。

1. 必需的检查项目：

（1）血、尿常规。

（2）肝功能、肾功能、电解质、血糖、凝血功能。

（3）感染性疾病筛查（乙型肝炎、丙型肝炎、梅毒、艾滋病等）。

（4）胸部 X 线片、心电图。

（5）喉镜。

（6）增强 CT 或 MRI。

（7）标本送病理学检查。

2. 根据患者情况可选择下咽-食管胃造影、纤维食管-胃镜、输血准备等。

> **释义**
>
> ■下咽癌患者的术前检查可分为四类：一类是明确肿物性质的检查：组织病理学检查，可结合免疫组化排查风险因素；二类是明确侵犯范围的检查：喉镜、胃镜、增强 CT 或 MRI；三类是明确有无转移的检查：肺 CT、骨扫描、腹部超声等，酌情全身 PET-CT；四类是明确患者全身情况的检查：血型、血尿常规、血生化、凝血、感染性疾病检查、心电图等，必要时肺功能、超声心动等。为保证治疗安全，这四类检查必须完善。其中具体项目可根据患者病情和经济情况酌情考虑。
>
> ■术前必须有病理组织学诊断。
>
> ■为缩短患者术前住院日，部分检查可以在门诊完成。
>
> ■术前必查项目是确保手术治疗安全有效开展的基础，必须及时完成，手术前应认真分析检查结果，排除手术禁忌，合理选择手术方式，及时处理异常情况。
>
> ■合并乙型肝炎和丙型肝炎的患者，需做腹部检查明确肝、脾情况；因胸部 X 线的分辨率低，目前逐步被胸部 CT 代替。

（七）预防性抗菌药物选择与使用时机

按照《抗菌药物临床应用管理办法》（卫生部令〔2012〕84号）和《抗菌药物临床应用指导原则（2015年版）》（国卫办医发〔2015〕43号）执行，合理使用抗菌药物，术前预防性用药为1天。

> **释义**
>
> ■ 下咽癌手术切口属于Ⅱ类切口，手术创伤较大，患者年龄多偏高，并可能合并基础疾病，一旦感染可能导致严重后果。可按照原则规定，适当给予预防性治疗，通常选择联合广谱用药，覆盖厌氧和需氧菌。

（八）手术日

手术日为入院5日内。

1. 麻醉方式：全身麻醉。
2. 手术：见"（三）治疗方案的选择"。
3. 术中用药：止血药、抗菌药物。
4. 输血：视术中情况而定。
5. 标本送病理检查。

> **释义**
>
> ■ 本路径规定的手术均为在全身麻醉下进行。如下咽肿瘤不影响麻醉气道插管，则按常规全身麻醉程序进行；如肿瘤遮挡咽喉气道，须先于局部麻醉下气管切开，再置入麻醉插管实施全身麻醉。
>
> ■ 手术方案应在术前拟定，但因下咽部位较隐匿，术前检查有时难以准确定位，具体手术方案可以根据术中切除范围再行确定，但不应超出术前备选方案。
>
> ■ 围术期使用抗菌药物参考《抗菌药物临床应用指导原则》（国办卫医发〔2015〕43号）执行。对于手术时间较长的患者，可以在术中加用一次抗菌药物。
>
> ■ 一般不需要输血，止血药物应根据术中伤口渗血状况确定，止血药物临床应用选择成分单一、安全性较高的药物，如注射用尖吻蝮蛇血凝酶。对于前期营养状况较差，手术创面大，手术时间长的患者，术中可酌情输血。
>
> ■ 需要进行游离组织瓣修复吻合血管的手术，按照相应规范，术中使用抗凝药物和改善微循环及扩张血管的药物。
>
> ■ 手术标本应保证其完整性；术中切缘应送冷冻病理检查，确保切缘阴性。

（九）术后

术后住院恢复7~19天。

1. 抗菌药物：按照《抗菌药物临床应用管理办法》（卫生部令〔2012〕84号）和《抗菌药物临床应用指导原则（2015年版）》（国卫办医发〔2015〕43号）合理选用抗菌药物。
2. 漱口。
3. 鼻饲。
4. 伤口换药。

> **释义**
>
> ■ 抗菌药物参考《抗菌药物临床应用指导原则（2015年版）》（国办卫医发〔2015〕43号）执行。术后应注意及时对伤口分泌物做细菌培养和药敏检测，有针对性地使用抗菌药物。术前放疗的患者因放疗后组织的抗感染能力减弱，可适当提高抗菌药物的级别和用药时间。监测血常规的变化。
>
> ■ 患者术后7~10天不能经口进食、进水，应加强口腔卫生的护理。
>
> ■ 除游离空肠修复的患者外，术后第2天开始鼻饲，应保证鼻饲营养液的营养平衡，监测血生化的变化；术后7~10天开始经口进食、进水，待恢复正常饮食后拔除鼻饲管。如因误吸或咽瘘需长时间鼻饲者，需做好鼻饲管的护理。
>
> ■ 下咽癌手术一般都需做气管切开或气管造瘘，术后应做好气切护理和气道护理。部分喉切除者需待恢复正常饮食，无误吸后，关闭气管切开。
>
> ■ 手术伤口按外科常规换药，气管切开伤口按气切护理常规换药。伤口感染或咽瘘，需伤口切开引流换药，换药每日1~2次，伤口分泌物的细菌培养和药敏检测，及时调整抗菌药物的使用。
>
> ■ 术后定期复查血常规、肝肾生化，监测伤口恢复情况和营养状况。使用抗凝药物的患者，定期复查凝血指标。
>
> ■ 对既往有胃病史患者，或鼻饲患者伴胃部烧灼感，可应用抑酸药物，避免应激性胃溃疡发生。

（十）出院标准

1. 一般情况良好。
2. 没有需要住院处理的并发症。

> **释义**
>
> ■ 生命体征稳定，血常规和血生化指标恢复到基本正常，伤口检查无感染体征。
>
> ■ 一般在术后7~10天经口进食、进水后观察2~3天，无严重误吸和咽瘘迹象后出院休养。如为加快床位周转，可以在术后7天，检查伤口无感染体征后出院，院外观察2~3天后开始经口进食水，如存在严重误吸和咽瘘，再住院治疗。
>
> ■ 出院时患者一般都带有鼻饲管和气管套管，应教会患者相应的护理知识和可能发生的意外情况的处理措施，并告知患者和家属拔除鼻饲管和气管套管的指征和就诊程序。
>
> ■ 伤口感染和咽瘘的患者，伤口稳定，无风险因素后，可出院门诊换药。

（十一）变异及原因分析

1. 术中、术后出现并发症（如咽瘘等），需要特殊诊断治疗措施，延长住院时间。
2. 伴有影响本病治疗效果的合并症，需要采取进一步检查和诊断，延长住院时间。

> **释义**
>
> ■ 微小变异：因为医院检查及检验项目的时间性，不能按照要求完成检查；因为节假日不能按要求完成检查；患者不愿配合完成相应检查，短期不愿按照要求出院随诊。
>
> ■ 重大变异：因基础疾病需要进一步诊断和治疗；因各种原因需要其他治疗措施；医院与患者或家属发生医疗纠纷，患者要求离院或转院；不愿按照要求出院随诊而导致住院时间明显延长。
>
> ■ 下咽癌手术可能存在的延长住院时间并发症：术中术后大出血、严重误吸、吸入性肺炎、肺栓塞、术后肿瘤复发或转移、伤口感染、咽瘘、皮瓣坏死等。
>
> ■ 糖尿病、术前放疗等，组织愈合能力降低，存在延长住院时间的风险。
>
> ■ 食管、下咽和喉狭窄等术后并发症，会影响治疗效果。
>
> ■ 甲状腺切除者须终身服药。

五、下咽癌患者护理规范

1. 口腔护理：下咽癌术后暂时不能经口进食，为避免口腔内细菌滋生，应定时的进行口腔清洁，一般每天2次口腔清洁护理，做3~5天。

2. 气管切开护理：气管切开口或气管造瘘口需定时清洁，更换喉垫，避免感染。

3. 气道护理：保持气道通畅，按需吸痰；气管套管定时清洁消毒，避免气管套管堵塞；定时气道雾化吸入，保持气道湿化，避免痰痂形成，尤其冬季，避免气道堵塞，必要时气道滴注0.45%的稀释生理盐水。

4. 饮食护理：下咽癌术后，往往暂时不能经口进食，通常术后7~10天通过鼻饲管进食。需观察鼻饲管的刻度，及时更换固定胶布，避免鼻饲管滑脱；保持鼻饲管的清洁干净，保证鼻饲液的滴速和温度，避免不良反应。记录每日鼻饲量，观察患者的胃肠道症状。

5. 负压引流护理：下咽癌患者术后伤口内往往放置负压引流，以引流创面渗出的液体。应定期检查引流是否通畅，避免堵塞；观察引流液的颜色，记录引流量。

6. 伤口护理：定期检查伤口是否肿胀，有无渗出或瘀斑等，排除术后出血的可能；观察伤口有无异常分泌物及异味，及时发现感染等情况。

7. 皮瓣护理：严密观察皮瓣血运情况，早发现，早处理。维持有效血液循环，同时遵医嘱予抗痉挛、抗血栓等治疗。保持正确体位，保证皮瓣的血供和静脉回流。注意保暖，减轻疼痛刺激，促进皮瓣存活。早期及时合理应用抗菌药物，严格无菌技术操作，预防伤口感染。

六、下咽癌患者营养治疗规范

1. 所有患者入院后应常规进行营养筛查和营养状况评估和综合测定。

2. 治疗过程中每周至少为患者评估1次，以便尽早发现患者出现营养风险并采取早期干预。

3. 营养治疗方式的选择：①为了降低感染风险，首选经口摄入；②出现重度口腔/口咽黏膜炎影响吞咽功能者或产生较强的胃肠道反应的患者，肠内营养应经管饲给予。

4. 患者的每日供给量推荐为每日25~30kcal/kg，如患者合并严重消耗，每日供给量推荐为每日30~35kcal/kg。

5. 蛋白质供给量为每日1.0~1.5g/kg。

6. 根据胃肠功能状况尽早经口营养补充肠内营养制剂。如口服摄入不足目标量的60%时，推荐管饲肠内营养。肠内营养不能达到目标量60%时可选用肠外营养药物，胃肠耐受情况好转立即过度到肠内营养。根据病情变化及营养耐受性选择或调整肠外肠内营养方案。

七、下咽癌患者术后健康宣教

1. 戒烟戒酒，养成良好的生活习惯。
2. 保持气管切开口或造瘘口清洁通畅，每日清洗、消毒气管套管。
3. 全喉切除患者积极参加无喉发音培训。
4. 定期返回医院复诊，了解肿瘤复发的信号。

八、推荐表单

（一）医师表单

下咽癌临床路径医师表单

适用对象：第一诊断为下咽癌（ICD-10：C12/C13）

行下咽或下咽加部分或全喉切除术（ICD-9-CM-3：29.33/30.2-30.4）

患者姓名：	性别：	年龄：	门诊号：	住院号：

住院日期：　　年　月　日	出院日期：　　年　月　日	标准住院日：≤21天

时间	住院第1天	住院第2~3天 （手术准备日）
主要诊疗工作	□ 询问病史及体格检查 □ 完成病历书写 □ 上级医师查房与术前评估 □ 初步确定手术方式和日期 □ 完善检查	□ 上级医师查房 □ 完成术前准备与术前评估 □ 进行术前讨论，确定手术方案 □ 完成必要的相关科室会诊 □ 签署手术知情同意书、自费用品协议书、输血同意书 □ 向患者及家属交代围术期注意事项 □ 麻醉前评估，签署麻醉同意书
重要医嘱	**长期医嘱：** □ 耳鼻咽喉科护理常规 □ 二级护理 □ 普通饮食 □ 患者既往疾病基础用药 **临时医嘱：** □ 血常规、尿常规 □ 肝功能、肾功能、血糖、电解质、凝血功能、感染性疾病筛查（乙型肝炎、丙型肝炎、梅毒、艾滋病等） □ 胸部X线片、心电图 □ 喉镜检查 □ 增强CT或MRI □ 病理学检查 □ 下咽-食管造影 □ 输血准备（根据手术情况） □ 手术必需的相关检查	**长期医嘱：** □ 耳鼻咽喉科护理常规 □ 二级护理 □ 普通饮食 □ 患者既往疾病基础用药 **临时医嘱：** □ 明日全身麻醉下行喉部分或全切除术* □ 术前禁食、禁水 □ 术前抗菌药物 □ 术前准备 □ 留置鼻饲管 □ 其他特殊医嘱
病情变异记录	□ 无　□ 有，原因： 1. 2.	□ 无　□ 有，原因： 1. 2.
医师签名		

时间	住院第 3~5 天 （手术日）	住院第 4~20 天 （术后第 1~17 天）	住院第 7~21 天 （出院日）
主要诊疗工作	□ 手术 □ 术者完成手术记录 □ 住院医师完成术后病程 □ 上级医师查房 □ 向患者及家属交代病情及术后注意事项	□ 上级医师查房 □ 住院医师完成常规病历书写 □ 注意病情变化 □ 注意观察生命体征 □ 注意引流量，根据引流情况 □ 明确是否拔除引流管	□ 上级医师查房，进行手术及伤口评估 □ 完成出院记录、出院证明书向患者交代出院后的注意事项
重点医嘱	长期医嘱： □ 全身麻醉术后常规护理 □ 下咽或下咽加部分或全喉切除术 * 术后常规护理 □ 气管切开术后常规护理 □ 一级护理 □ 鼻饲饮食 □ 抗菌药物 □ 酌情静脉营养 □ 其他特殊医嘱 临时医嘱： □ 标本送病理检查 □ 酌情心电监护 □ 酌情吸氧 □ 静脉补液 □ 其他特殊医嘱	长期医嘱： □ 一/二级护理 □ 酌情停用静脉营养 □ 酌情停用鼻饲饮食 □ 酌情停用抗菌药物 □ 其他特殊医嘱 临时医嘱： □ 换药 □ 其他特殊医嘱	出院医嘱： □ 出院带药 □ 酌情肿瘤综合治疗 □ 门诊随诊
病情变异记录	□ 无　□ 有，原因： 1. 2.	□ 无　□ 有，原因： 1. 2.	□ 无　□ 有，原因： 1. 2.
医师签名			

注：* 实际操作时需明确写出具体的术式

（二）护士表单

下咽癌临床路径护士表单

适用对象：第一诊断为下咽癌（ICD-10：C12/C13）

行下咽或下咽加部分或全喉切除术（ICD-9-CM-3：29.33/30.2-30.4）

患者姓名：		性别： 年龄： 门诊号：	住院号：
住院日期： 年 月 日		出院日期： 年 月 日	标准住院日：≤21 天

时间	住院第 1 天	住院第 2~3 天 （手术准备日）
健康宣教	□ 入院宣教 □ 介绍主管医师、护士 □ 介绍环境、设施 □ 介绍住院注意事项 □ 介绍探视和陪伴制度 □ 介绍贵重物品制度 □ 提醒患者次日检查注意事项	□ 主管护士与患者沟通，了解并指导心理应对 □ 宣教疾病知识、用药知识及特殊检查操作的过程 □ 告知检查、操作及手术前后饮食、活动及探视等注意事项及应对方式 □ 术前宣教及术前准备 □ 提醒患者术晨禁食、禁水
护理处置	□ 核对患者，佩戴腕带 □ 建立入院护理病历 □ 卫生处置：剪指甲、沐浴、更换病号服 □ 协助医师完成各项检查及实验室检查	□ 随时观察患者病情变化 □ 遵医嘱正确用药和相关护理操作 □ 协助医师完成各项检查及实验室检查
基础护理	□ 二级护理 □ 晨晚间护理 □ 患者安全管理	□ 二级护理 □ 晨晚间护理 □ 患者安全管理
专科护理	□ 护理查体 □ 生命体征检测 □ 必要时留陪护人员 □ 心理护理	□ 遵医嘱完成相关检查和相关护理操作 □ 心理护理
重点医嘱	□ 详见医嘱执行单	□ 详见医嘱执行单
病情变异记录	□ 无 □ 有，原因： 1. 2.	□ 无 □ 有，原因： 1. 2.
护士签名		

时间	住院第 3~5 天 （手术日）	住院第 4~20 天 （术后第 1~17 天）	住院第 7~21 天 （出院日）
健康宣教	□ 手术当日宣教 □ 告知饮食、体位要求 □ 告知手术后需禁食、禁水 □ 给予患者及家属心理支持 □ 再次明确探视陪伴须知	□ 手术后宣教 □ 药物作用及频率 □ 饮食、活动指导 □ 指导患者术后恢复锻炼方法	□ 指导患者术后恢复锻炼方法 □ 术后随访的时间和方法 □ 出院后服药方法 □ 饮食、休息等注意事项，肿瘤综合治疗方案介绍
护理处置	□ 与手术室人员交接 □ 摘除患者义齿 □ 核对患者资料及术中带药 □ 手术后接患者 □ 核对患者及资料，交接注意事项	□ 随时观察患者病情变化 □ 遵医嘱正确用药	□ 办理出院手续 □ 书写出院小结
基础护理	□ 一级护理 □ 晨晚间护理 □ 排泄管理 □ 患者安全管理	□ 一/二级护理 □ 晨晚间护理 □ 协助或指导进食、进水 □ 协助或指导活动 □ 患者安全管理	□ 二/三级护理 □ 晨晚间护理 □ 患者安全管理
专科护理	□ 遵医嘱予补液 □ 引流管护理 □ 胃管护理 □ 尿管护理 □ 气切护理 □ 病情观察 □ 伤口和生命体征监测 □ 心理护理	□ 遵医嘱予补液 □ 引流管护理 □ 胃管护理 □ 尿管护理 □ 气切护理 □ 病情观察 □ 伤口和生命体征监测 □ 心理护理	□ 病情观察 □ 评估患者生命体征 □ 心理护理
重点医嘱	□ 详见医嘱执行单	□ 详见医嘱执行单	□ 详见医嘱执行单
病情变异记录	□ 无　□ 有，原因： 1. 2.	□ 无　□ 有，原因： 1. 2.	□ 无　□ 有，原因： 1. 2.
护士签名			

（三）患者表单

下咽癌临床路径患者表单

适用对象：第一诊断为下咽癌（ICD-10：C12/C13）

行下咽或下咽加部分或全喉切除术（ICD-9-CM-3：29.33/30.2-30.4）

患者姓名：	性别： 年龄： 门诊号：	住院号：
住院日期： 年 月 日	出院日期： 年 月 日	标准住院日：≤21 天

时间	入院	手术前	手术日
医患配合	□ 配合询问病史、收集资料，务必详细告知既往史、用药史、过敏史 □ 配合进行体格检查 □ 有任何不适告知医师	□ 配合完善相关检查，如采血、留尿、心电图、X 线胸片，超声，颈部 CT □ 了解手术方案及围术期注意事项 □ 签署手术知情同意书、自费用品协议书、授权书等医疗文书 □ 配合麻醉医师术前访视	□ 接受手术治疗 □ 配合监护及检查治疗 □ 与医师交流了解手术情况及术后注意事项 □ 有任何不适告知医师
护患配合	□ 配合测量体温、脉搏、呼吸、血压、体重 □ 配合完成入院护理评估（简单询问病史、过敏史、用药史） □ 接受入院宣教（环境介绍、病室规定、订餐制度、贵重物品保管等） □ 配合执行探视和陪伴制度 □ 有任何不适告知护士	□ 配合生命体征监测 □ 接受术前宣教 □ 接受术前准备 □ 准备好必要用物 □ 有任何不适告知护士	□ 术晨生命体征监测 □ 术晨剃须漱口更衣 □ 既往基础药物一口水送下（降糖药物除外） □ 取下活动义齿、饰品等，贵重物品交家属保管 □ 配合完成术前核对，带齐影像资料和自备药物，上手术车 □ 返回病房后，协助完成核对，配合过床 □ 配合输液吸氧监护 □ 有任何不适告知护士
饮食	□ 遵医嘱饮食	□ 术前 6~8 小时禁食、禁水	□ 术后当日禁食、禁水
排泄	□ 正常排尿便	□ 正常排尿便	□ 手术前正常排尿便 □ 手术超过 2 小时者置导尿管 □ 手术当日床上排尿便
活动	□ 正常活动	□ 正常活动	□ 术后当日平卧，床上翻身、四肢活动

时间	手术后	出院
医患配合	□ 配合完善术后检查：如采血、留尿、便等 □ 配合治疗和换药	□ 接受出院前指导 □ 知道复查程序 □ 获取出院诊断书
护患配合	□ 配合定时测量生命体征、每日询问大便 □ 接受输液、服药等治疗 □ 配合各项专科护理 □ 配合活动，预防皮肤压力伤 □ 注意活动安全，避免坠床或跌倒 □ 配合执行探视及陪伴	□ 接受出院宣教 □ 办理出院手续 □ 获取出院带药 □ 知道服药方法、作用、注意事项 □ 知道复印病历程序
饮食	□ 手术后 1~10 天遵医嘱进行鼻饲，禁经口进食、进水	□ 遵医嘱饮食
排泄	□ 正常排尿便	□ 正常排尿便
活动	□ 术后第 1 天起适当下地活动 □ 逐渐适度加强活动，避免疲劳	□ 正常适度活动，避免疲劳

附：原表单（2016年版）

下咽癌临床路径表单

适用对象：第一诊断为下咽癌（ICD-10：C12/C13）

行下咽或下咽加部分或全喉切除术（ICD-9-CM-3：29.33/30.2~30.4）

| 患者姓名： | 性别： | 年龄： | 门诊号： | 住院号： |

| 住院日期：　　年　月　日 | 出院日期：　　年　月　日 | 标准住院日：≤21天 |

时间	住院第1天	住院第2天 （手术准备日）
主要诊疗工作	□ 询问病史及体格检查 □ 完成病历书写 □ 上级医师查房与术前评估 □ 初步确定手术方式和日期 □ 完善检查	□ 上级医师查房 □ 完成术前准备与术前评估 □ 进行术前讨论，确定手术方案 □ 完成必要的相关科室会诊 □ 签署手术知情同意书、自费用品协议书、输血同意书 □ 向患者及家属交代围术期注意事项 □ 麻醉前评估，签署麻醉同意书
重要医嘱	长期医嘱： □ 耳鼻咽喉科护理常规 □ 二级护理 □ 普通饮食 □ 患者既往疾病基础用药 临时医嘱： □ 血常规、尿常规 □ 肝功能、肾功能、血糖、电解质、凝血功能、感染性疾病筛查（乙型肝炎、丙型肝炎、梅毒、艾滋病等） □ 胸部X线片、心电图 □ 喉镜检查 □ 增强CT或MRI □ 病理学检查 □ 下咽-食管造影 □ 病理学检查 □ 输血准备（根据手术情况） □ 手术必需的相关检查	长期医嘱： □ 耳鼻咽喉科护理常规 □ 二级护理 □ 普通饮食 □ 患者既往疾病基础用药 临时医嘱： □ 明日全身麻醉下行喉部分或全切除术* □ 术前禁食、禁水 □ 术前抗菌药物 □ 术前准备 □ 留置鼻饲管 □ 其他特殊医嘱
主要护理工作	□ 入院宣教 □ 入院护理评估	□ 宣教、备皮等术前准备 □ 手术前物品准备 □ 手术前心理护理
病情变异记录	□无　□有，原因： 1. 2.	□无　□有，原因： 1. 2.
护士签名		
医师签名		

时间	住院第 3~5 天 （手术日）	住院第 4~20 天 （术后第 1~17 天）	住院第 7~21 天 （出院日）
主要诊疗工作	□ 手术 □ 术者完成手术记录 □ 住院医师完成术后病程 □ 上级医师查房 □ 向患者及家属交代病情及术后注意事项	□ 上级医师查房 □ 住院医师完成常规病历书写 □ 注意病情变化 □ 注意观察生命体征 □ 注意引流量，根据引流情况 □ 明确是否拔除引流管	□ 上级医师查房，进行手术及伤口评估 □ 完成出院记录、出院证明书 □ 向患者交代出院后的注意事项
重点医嘱	长期医嘱： □ 全麻术后常规护理 □ 下咽或下咽加部分或全喉切除术*术后常规护理 □ 气管切开术后常规护理 □ 一级护理 □ 鼻饲饮食 □ 抗菌药物 □ 其他特殊医嘱 临时医嘱： □ 标本送病理检查 □ 酌情心电监护 □ 酌情吸氧 □ 其他特殊医嘱	长期医嘱： □ 一/二级护理 □ 酌情停用鼻饲饮食 □ 酌情停用抗菌药物 □ 其他特殊医嘱 临时医嘱： □ 换药 □ 其他特殊医嘱	出院医嘱： □ 出院带药 □ 酌情肿瘤综合治疗 □ 门诊随诊
主要护理工作	□ 随时观察患者病情变化 □ 术后心理与生活护理	□ 观察患者情况 □ 术后心理与生活护理	□ 指导患者办理出院手续 □ 指导术后气管套管护理 □ 指导术后随访时间 □ 指导术后发音功能锻炼
病情变异记录	□无 □有，原因： 1. 2.	□无 □有，原因： 1. 2.	□无 □有，原因： 1. 2.
护士签名			
医师签名			

注：*实际操作时需明确写出具体的术式

第十三章

急性扁桃体炎临床路径释义

【医疗质量控制指标】

指标一、入院 3 日内症状控制率。

指标二、扁桃体周围脓肿发生率。

指标三、抗菌药物联合使用率。

一、急性扁桃体炎编码

疾病名称及编码：急性扁桃体炎（ICD-10：J03.900）

二、临床路径检索方法

J03.900 伴（30.0901/30.0902）

三、国家医疗保障疾病诊断相关分组（CHS-DRG）

MDCD 头颈、耳、鼻、口、咽疾病及功能障碍

DT1 中耳炎及上呼吸道感染

四、急性扁桃体炎临床路径标准住院流程

（一）适用对象

第一诊断为急性扁桃体炎（ICD-10：J03.900）

行药物保守治疗（ICD-9-CM-3：30.0901/30.0902）。

> **释义**
>
> ■ 本路径适用对象是第一诊断为急性扁桃体炎的患者。
> ■ 本路径仅针对行药物保守治疗的患者。

（二）诊断依据

根据《临床诊疗指南·耳鼻咽喉头颈外科分册》（中华医学会编著，人民卫生出版社），《临床技术操作规范·耳鼻咽喉-头颈外科分册》（中华医学会编著，人民军医出版社）。

1. 病史：急性咽痛，吞咽时加剧，可向同侧耳部放射，伴轻度呼吸困难，可伴畏寒，高热（39~40℃）。

2. 体征：患者呈急性病容。局部检查见咽部黏膜呈弥漫性充血，以扁桃体及两腭弓最为严重，腭扁桃体肿大。急性化脓性扁桃体炎时在其表面可见黄白色脓点或在隐窝口处有黄白色或灰白色点状豆渣样渗出物，可连成一片形似假膜，不超出扁桃体范围，易拭去但不遗留出血创面，下颌角淋巴结常肿大。

> **释义**
>
> ■ 临床常将急性扁桃体炎分为两类，即急性卡他性扁桃体炎和急性化脓性扁桃体炎。后者包括急性滤泡性扁桃体炎和急性隐窝性扁桃体炎两种类型。两类扁桃体炎的基本症状大致相似，只是急性卡他性扁桃体炎的全身症状及局部症状均较轻。
>
> ■ 应注意与咽白喉、猩红热、樊尚咽峡炎及某些血液病所引起的咽峡炎等疾病相鉴别。

（三）治疗方案的选择

根据《临床诊疗指南·耳鼻咽喉头颈外科分册》（中华医学会编著，人民卫生出版社），《临床技术操作规范·耳鼻咽喉-头颈外科分册》（中华医学会编著，人民军医出版社）。

1. 一般疗法：卧床休息，进流质饮食及多饮水，加强营养及疏通大便，咽痛剧烈或高热时，可口服退热药及镇痛药。因本病具有传染性，故患者要隔离。

2. 扁桃体炎抗生素应用：为主要治疗方法。青霉素应属首选抗生素，根据病情轻重，决定给药途径。

3. 扁桃体炎局部治疗：常用复方硼砂溶液，口泰（复方氯己定含漱液）或 1：5 000 呋喃西林液漱口。

> **释义**
>
> ■ 若抗生素治疗 2~3 天后病情无好转，需分析其原因，改用其他种类抗生素，如有条件可在确定其致病菌后，根据药敏试验采用抗生素。
>
> ■ 如多次反复发作急性扁桃体炎，特别是已有并发症者，应在急性炎症消退 2 周后施行扁桃体切除术。

（四）标准住院日≤5 天

> **释义**
>
> ■ 标准住院日建议不超过 5 天。
>
> ■ 急性扁桃体炎患者入院后，入院第 1 天完善相关检查，在第 2~4 天给予抗菌药物及对症治疗，第 5 天评估治疗效果是否达到出院标准，总住院天数不超过 5 天，均符合本临床路径要求。
>
> ■ 入院第 1 天，如患者症状较重，在不影响检查结果的前体下，可以开始抗菌药物及对症治疗。
>
> ■ 标准住院日不超过 5 天不等同于疗程不超过 5 天，在住院治疗病情稳定后，可在出院后继续口服药物治疗以获得痊愈。
>
> ■ 急性扁桃体炎常引起局部和/或全身并发症，例如扁桃体周蜂窝织炎、扁桃体周脓肿、咽旁脓肿、急性中耳炎、急性鼻窦炎、急性淋巴结炎、风湿热、急性关节炎、心肌炎及急性肾炎等，可能引起治疗复杂性增加，住院时间超过 5 天。这时应以治疗强度最高的疾病为第一诊断进入相应的临床路径。

（五）进入路径标准

1. 第一诊断必须符合 ICD-10：J03.900 急性扁桃体炎疾病编码。
2. 当患者同时具有其他疾病诊断，但在住院期间不需要特殊处理也不影响第一诊断的临床路径流程实施时，可以进入路径。

> **释义**
>
> ■ 本临床路径仅适用于无严重并发症的急性扁桃体炎患者。如合并或发生严重并发症，应以治疗强度最高的疾病为第一诊断进入相应的临床路径。

（六）标准住院日≤5 天

必需的检查项目：
（1）血常规、尿常规、大便常规。
（2）肝功能、肾功能、电解质、血糖、血脂、凝血功能。
（3）感染性疾病筛查（乙型肝炎、丙型肝炎、梅毒、艾滋病等）。

> **释义**
>
> ■ 必查项目是进一步明确诊断，进行鉴别诊断，发现并发症，实施合理安全治疗方案的前提。
> ■ 部分检查项目可在治疗过程中复查以观察疾病进展和治疗效果。
> ■ 必要时可加做胸片、心电图、血沉、抗链"O"、心肌酶等检查。
> ■ 必须重视耳、鼻、咽、喉、颈部的专科检查。

（七）出院标准

1. 一般情况良好，咽部无明显感染征象。
2. 没有需要住院处理的并发症。

> **释义**
>
> ■ 体温应恢复正常，血常规在正常范围。扁桃体无明显红肿化脓。

五、急性扁桃体炎临床路径给药方案

【用药选择】

1. 抗菌药物：对于病情轻者可给予青霉素。如病情较重或用青霉素后不缓解，可给予对革兰阳性球菌较为敏感的第二代头孢菌素治疗，若已发生局部并发症如扁周脓肿，为防止脓肿扩大引起严重后果，可静脉给予第三代头孢菌素同时合用甲硝唑或单独使用喹诺酮类抗生素治疗。
2. 解热镇痛药：咽痛剧烈或高热时可给予解热镇痛药。
3. 含漱消毒药：如复方硼砂溶液、复方氯己定含漱液或 1：5000 呋喃西林液。

【药学提示】

1. 应用青霉素及头孢类抗生素前应详细询问药物过敏史并根据说明书进行皮肤试验，皮试呈阳性反应者禁用。喹诺酮类药物不宜用于 18 岁以下儿童及青少年。使用抗菌药物期间不得饮酒。

2. 解热镇痛药：不能同时服用其他含有解热镇痛药的药品。肝功能、肾功能不全者慎用。用药期间不得饮酒。

3. 含漱消毒药：含漱药物不得咽下。儿童必须在成人监护下使用。

六、急性扁桃体炎患者护理规范

1. 卧床休息，进流质饮食，多饮水，定期检测体温。

2. 加强营养，保持大便通畅。

3. 隔离治疗。

七、急性扁桃体炎患者营养治疗规范

1. 治疗期间，饮食宜清淡，忌食刺激性食物，如辣椒、咖喱、芥末、蒜等。减少高糖、高油、高盐分的食物。

2. 坚持营养平衡，半流质饮食，每日不少于 13 种食物，包含谷薯类、蔬菜水果类、肉蛋奶及豆制品类以及适量的油脂类。保持优质蛋白质食物占总蛋白质 50% 以上。

3. 戒烟。

4. 进食少者及高热者，适量补充营养制剂。体液丢失过量时需要补充水分，每日至少＞1700ml 水，必要时根据体液电解质情况补充。

八、急性扁桃体炎患者健康宣教

1. 注意锻炼身体，增强体质，提高机体的抵抗能力。

2. 避免受寒、潮湿、过度劳累、烟酒过度、有害气体刺激。

3. 早期治疗，减少并发症。

4. 如多次反复发作急性扁桃体炎，特别是已有并发症者，应在急性炎症消退 2 周后施行扁桃体切除术。

九、推荐表单

（一）医师表单

急性扁桃体炎临床路径医师表单

适用对象：第一诊断为急性扁桃体炎（ICD-10：J03.900）
药物治疗（ICD-9-CM-3：30.0901/30.0902）

患者姓名：	性别： 年龄： 门诊号：	住院号：
住院日期： 年 月 日	出院日期： 年 月 日	标准住院日：≤5天

时间	住院第1天	住院第2~4天	住院第5天
主要诊疗工作	□ 询问病史及体格检查 □ 完成病历书写	□ 上级医师查房 □ 住院医师完成常规病历书写 □ 注意病情变化 □ 注意观察生命体征 □ 了解患者口咽部状况	□ 上级医师查房 □ 完成出院记录、出院证明书 □ 向患者交代出院后的注意事项
重点医嘱	长期医嘱： □ 耳鼻咽喉科护理常规 □ 二级或三级护理 □ 半流质饮食 □ 隔离 临时医嘱： □ 血常规、尿常规、大便常规 □ 肝功能、肾功能、血糖、电解质、凝血功能 □ 感染性疾病筛查 □ 耳鼻喉科常规检查	长期医嘱： □ 二级或三级护理 □ 半流质饮食 □ 注意休息 □ 抗菌药物 □ 局部治疗 □ 营养支持药物（必要时） 临时医嘱： □ 其他特殊医嘱	临时医嘱： □ 出院带药 □ 门诊随诊
病情变异记录	□ 无 □ 有，原因： 1. 2.	□ 无 □ 有，原因： 1. 2.	□ 无 □ 有，原因： 1. 2.
医师签名			

（二）护士表单

急性扁桃体炎临床路径护士表单

适用对象：第一诊断为急性扁桃体炎（ICD-10：J03.900）

药物治疗（ICD-9-CM-3：30.0901/30.0902）

患者姓名：		性别： 年龄： 门诊号：		住院号：
住院日期： 年 月 日		出院日期： 年 月 日		标准住院日：≤5 天

时间	住院第 1 天	住院第 2~4 天	住院第 5 天
健康宣教	□ 介绍主管医师、护士 □ 介绍环境、设施 □ 介绍住院注意事项	□ 主管护士与患者沟通，了解并指导心理应对 □ 宣教疾病知识、用药知识及特殊检查操作过程 □ 告知检查及操作前后饮食、活动及探视注意事项及应对方式	□ 定时复查 □ 出院带药服用方法 □ 饮食、休息等注意事项指导 □ 讲解增强体质的方法，减少复发的机会
护理处置	□ 核对患者，佩戴腕带 □ 建立入院护理病历 □ 卫生处置：剪指（趾）甲、沐浴、更换病号服 □ 协助医师完成各项检查化验	□ 随时观察患者病情变化	□ 办理出院手续 □ 书写出院小结
基础护理	□ 二级护理 □ 晨晚间护理 □ 患者安全管理	□ 二级护理 □ 晨晚间护理 □ 患者安全管理	□ 三级护理 □ 晨晚间护理 □ 患者安全管理
专科护理	□ 护理查体 □ 生命体征监测 □ 需要时请家属陪伴 □ 心理护理	□ 遵医嘱完成相关检查 □ 观察各项生命体征 □ 心理护理 □ 遵医嘱正确给药 □ 提供并发症征象的依据	□ 病情观察：评估患者生命体征 □ 心理护理 □ 注意并发症征象
重点医嘱	□ 详见医嘱执行单	□ 详见医嘱执行单	□ 详见医嘱执行单
病情变异记录	□ 无 □ 有，原因： 1. 2.	□ 无 □ 有，原因： 1. 2.	□ 无 □ 有，原因： 1. 2.
护士签名			

（三）患者表单

急性扁桃体炎临床路径患者表单

适用对象：第一诊断为急性扁桃体炎（ICD-10：J03.900）

药物治疗（ICD-9-CM-3：30.0901/30.0902）

患者姓名：		性别：	年龄：	门诊号：	住院号：
住院日期：	年　月　日	出院日期：	年　月　日		标准住院日：≤5 天

时间	住院第 1 天	住院第 2~4 天	住院第 5 天
医患配合	□ 配合病史采集、资料采集，请务必详细告知既往史、用药史、过敏史 □ 配合进行体格检查 □ 有任何不适告知医师	□ 配合完善相关检查、化验，如采血、留尿、心电图、X线胸片等 □ 医师向患者及家属介绍病情，如有异常检查结果需进一步检查 □ 配合用药及治疗 □ 配合医师调整用药 □ 有任何不适告知医师	□ 接受出院前指导 □ 知道复查程序 □ 获取出院诊断书
护患配合	□ 配合测量体温、脉搏、呼吸、血压、血氧饱和度、体重 □ 配合完成入院护理评估单（简单询问病史、过敏史、用药史） □ 接受入院宣教（环境介绍、病室规定、订餐制度、贵重物品保管等） □ 有任何不适告知护士	□ 配合测量体温、脉搏、呼吸，询问每日排便情况 □ 接受相关化验检查宣教，正确留取标本，配合检查 □ 有任何不适告知护士 □ 接受输液、服药治疗 □ 注意活动安全，避免坠床或跌倒 □ 配合执行探视及陪伴 □ 接受疾病及用药等相关知识指导	□ 接受出院宣教 □ 办理出院手续 □ 获取出院带药 □ 知道服药方法、作用、注意事项 □ 知道复印病历方法
饮食	□ 半流质饮食	□ 半流质饮食	□ 半流质饮食
排泄	□ 正常排尿便	□ 正常排尿便	□ 正常排尿便
活动	□ 适度活动	□ 适度活动	□ 适度活动

附：原表单（2017 年版）

急性扁桃体炎临床路径表单

适用对象：第一诊断为急性扁桃体炎（ICD-10：J03.900）
　　　　　药物治疗（ICD-9-CM-3：30.0901/30.0902）

| 患者姓名： | 性别： | 年龄： | 门诊号： | 住院号： |

| 住院日期： | 年　月　日 | 出院日期： | 年　月　日 | 标准住院日：≤5 天 |

时间	住院第 1 天	住院第 2-4 天	住院第 5 天
主要诊疗工作	□ 询问病史及体格检查 □ 完成病历书写	□ 上级医师查房 □ 住院医师完成常规病历书写 □ 注意病情变化 □ 注意观察生命体征 □ 了解患者口咽部状况	□ 上级医师查房 □ 完成出院记录、出院证明书 □ 向患者交代出院后的注意事项
重点医嘱	长期医嘱： □ 耳鼻咽喉科护理常规 □ 二级或三级护理 □ 普通饮食 □ 隔离 临时医嘱： □ 血常规、尿常规、大便常规 □ 肝功能、肾功能、血糖、电解质、凝血功能 □ 感染性疾病筛查 □ 耳鼻喉科常规检查	长期医嘱： □ 二级或三级护理 □ 半流质饮食或普通饮食 □ 注意休息 □ 抗菌药物 □ 局部治疗 □ 营养支持药物（必要时） 临时医嘱： □ 其他特殊医嘱	临时医嘱： □ 出院带药 □ 门诊随诊
主要护理工作	□ 介绍病房环境、设施和设备 □ 入院护理评估	□ 观察患者情况 □ 术后心理与生活护理 □ 指导术后患者嗓音保健	□ 指导患者办理出院手续
病情变异记录	□无　□有，原因： 1. 2.	□无　□有，原因： 1. 2.	□无　□有，原因： 1. 2.
护士签名			
医师签名			

第十四章

慢性扁桃体炎临床路径释义

【医疗质量控制指标】

指标一、患者入院病情评估、术前评估与术前准备情况。

指标二、手术适应证。

指标三、术中、术后并发症的处理。

指标四、预防性抗菌药物种类选择。

一、慢性扁桃体炎编码

疾病名称及编码：慢性扁桃体炎（ICD-10：J35.0）

手术操作名称及编码：扁桃体切除术（ICD-9-CM-3：28.2）

二、临床路径检索方法

J35.0 伴 28.2

三、国家医疗保障疾病诊断相关分组（CHS-DRG）

MDCD 头颈、耳、鼻、口、咽疾病及功能障碍

DT1 中耳炎及上呼吸道感染

四、慢性扁桃体炎临床路径标准住院流程

（一）适用对象

第一诊断为慢性扁桃体炎（ICD-10：J35.0）

行扁桃体切除术（ICD-9-CM-3：28.2）。

> **释义**
>
> ■ 本临床路径适用对象是第一诊断为慢性扁桃体炎的患者。
> ■ 本临床路径仅针对需要手术的患者。

（二）诊断依据

根据《临床诊疗指南·耳鼻咽喉头颈外科分册》（中华医学会编著，人民卫生出版社，2009年）和《临床技术操作规范·耳鼻咽喉-头颈外科分册》（中华医学会编著，人民军医出版社，2009年）。

1. 症状：有反复发作咽痛，发热。

2. 体征：扁桃体和腭舌弓呈慢性充血，表面可凹凸不平，隐窝口可有潴留物。

> **释义**
>
> ■ 应该与扁桃体生理性肥大、扁桃体角化病及扁桃体肿瘤等疾病鉴别。
> ■ 急性炎症时，宜在炎症消退 2~3 周后切除扁桃体。

（三）治疗方案的选择

根据《临床诊疗指南·耳鼻咽喉头颈外科分册》（中华医学会编著，人民卫生出版社，2009
年）和《临床技术操作规范·耳鼻咽喉-头颈外科分册》（中华医学会编著，人民军医出版
社，2009 年）。

行扁桃体切除术。

> **释义**
>
> ■ 慢性化脓性扁桃体炎非急性期应避免感染，不需要特殊药物治疗，急性期药
> 物治疗见急性扁桃体炎。
> ■ 对符合适应证的患者实施扁桃体切除术：
> 【适应证】
> 1. 慢性扁桃体炎反复急性发作或并发扁桃体周围脓肿。
> 2. 扁桃体过度肥大，妨碍吞咽、呼吸及发声功能。
> 3. 慢性扁桃体炎已成为引起其他脏器病变的病灶或与邻近器官的病变有关联。
> 4. 白喉带菌者，经保守治疗无效时。
> 5. 各种扁桃体良性肿瘤，可连同扁桃体一并切除。
> 【禁忌证】
> 1. 急性炎症时，宜在炎症消退 2~3 周后切除扁桃体。
> 2. 造血系统疾病及有凝血机制障碍者，如再生障碍性贫血、紫癜等。
> 3. 严重全身性疾病，如活动性肺结核、风湿性心脏病、关节炎、肾炎、高血压、精
> 神病等。
> 4. 在脊髓灰质炎及流感等呼吸道传染病流行季节或流行地区，以及其他急性传
> 染病流行时，不宜手术。
> 5. 妇女月经期前和月经期、妊娠期。

（四）标准住院日 5~7 天

> **释义**
>
> ■ 标准住院日建议不超过 7 天。
> ■ 慢性扁桃体炎患者入院后，术前准备 1~3 天，在第 2~4 天实施手术，术后恢
> 复 1~3 天，总住院天数不超过 7 天，均符合本临床路径要求。
> ■ 为减少患者等候手术时间和住院费用，可在门诊完成术前检查，排除手术禁
> 忌后住院，于住院当天或 3 天以内手术符合本临床路径要求。

■患者入院后术前准备发现心律失常、糖尿病、肺部阴影的阳性体征，需要进一步行超声心动、Holter、肺功能等检查，请相关科室会诊排除手术禁忌证，上述慢性疾病如果需要经治疗稳定后才能手术，术前准备过程先进入其他相应内科疾病的诊疗路径；若经会诊排除手术禁忌证，扣除排除手术禁忌证检查会诊需要时间，总住院天数不超过 7 天，符合本路径要求；主管医师应在临床路径表单中予以说明。

（五）进入路径标准

1. 第一诊断必须符合 ICD-10：J35.0 慢性扁桃体炎疾病编码。
2. 当患者同时具有其他疾病诊断，但住院期间不需要特殊处理也不影响第一诊断的临床路径流程实施时，可以进入路径。

> **释义**
>
> ■慢性扁桃体炎的治疗包括保守治疗和手术治疗，本临床路径仅适用于需要手术治疗的患者，不包括慢性扁桃体炎急性发作需要药物治疗的患者，但包括慢性扁桃体炎急性发作经保守治疗控制感染后能够手术的患者。
>
> ■扁桃体过度肥大，妨碍吞咽、呼吸及发声功能；慢性扁桃体炎已成为引起其他脏器病变的病灶或与邻近器官的病变有关联；白喉带菌者，经保守治疗无效时；合并各种扁桃体良性肿瘤，可行扁桃体切除术。
>
> ■慢性扁桃体炎合并腺样体肥大或其他疾病，可同期进行手术者，不纳入本路径。
>
> ■患者同时伴有高血压、糖尿病、心律失常等慢性病，经内科会诊评估非手术禁忌证，适用于本路径。

（六）术前准备≤2 天

1. 必需的检查项目：
（1）血常规、尿常规、便常规。
（2）肝功能、肾功能、电解质、血糖、凝血功能。
（3）感染性疾病筛查（乙型肝炎、丙型肝炎、梅毒、艾滋病等）。
（4）X 线胸片、心电图。
（5）标本送病理学检查。
2. 根据患者情况可选择的检查项目：PSG 检查、ABO 血型。

> **释义**
>
> ■必查项目是确保手术治疗安全、有效开展的基础，术前必须完成。相关人员认真分析检查结果，排除手术禁忌证，及时处理异常情况。
>
> ■为缩短患者住院等待时间，检查项目可以在患者入院前于门诊完成。
>
> ■高龄患者或有心肺功能异常患者，术前根据病情增加心脏彩超、肺功能、血气分析等检查。

> - 术前检查还包括耳、鼻、咽、喉部位专科检查。
> - 扁桃体肥大引起夜间打鼾伴憋气者可行 PSG 检查。
> - 如经术前评估确诊为阻塞性睡眠呼吸暂停低通气综合征，拟行腭垂腭咽成形术或其他超出扁桃体切除术范围的手术者，不适用本路径。

（七）预防性抗菌药物选择与使用时机

按照《抗菌药物临床应用指导原则（2015 年版）》（国卫办医发〔2015〕43 号）合理选用抗菌药物。

> **释义**
>
> - 扁桃体切除手术属于Ⅱ类切口，因此可按规定适当预防性和术后应用抗生素，通常选用第一代或第二代头孢，预防性使用抗生素一般采用术前半小时给药 1 次，无特殊情况用药时间不超过 24 小时。

（八）手术日为入院后 2~3 天内

1. 麻醉方式：全身麻醉或局部麻醉。
2. 手术方式：见"（三）治疗方案的选择"。
3. 标本送病理检查。

> **释义**
>
> - 建议手术日为入院后 3 天内。
> - 手术可采用常规切除，或低温等离子辅助切除或其他辅助设备进行操作。

（九）术后住院恢复≤3 天

1. 根据患者的情况确定复查的检查项目。
2. 术后用药：按照《抗菌药物临床应用指导原则（2015 年版）》（国卫办医发〔2015〕43 号）合理选用抗菌药物；酌情使用止血药，可用含漱液漱口。

> **释义**
>
> - 住院期间每日观察扁桃体隐窝创面情况。
> - 术后给予冷流质饮食，进食后含漱液漱口。如术后咳嗽，可给予镇咳药。

（十）出院标准

1. 一般情况良好，局部无感染征象。
2. 无需要住院处理的并发症。

> **释义**
>
> ■ 一般术后1周复查，并同时看病理报告。

（十一）变异及原因分析

1. 伴有影响手术的合并症，需进行相关诊断和治疗等，导致住院时间延长，治疗费用增加。
2. 出现手术并发症，需进一步诊断和治疗，导致住院时间延长，治疗费用增加。

> **释义**
>
> ■ 伴有影响手术的合并症，常见的是术前准备发现心律失常、糖尿病、肺部阴影等阳性体征，需要进一步行超声心动、Holter、肺功能等检查，请相关科室会诊排除手术禁忌证，导致住院时间延长，治疗费用增加。
>
> ■ 扁桃体切除术可能由于采用不同的麻醉方式导致术后恢复时间不同，费用差异。
>
> ■ 扁桃体切除术可能由于使用等离子刀或其他辅助设备增加治疗费用。
>
> ■ 扁桃体切除术术后出血属于常见并发症，一旦出现可能导致住院时间延长、非计划二次手术或再次入院，增加治疗费用。

五、慢性扁桃体炎临床路径给药方案

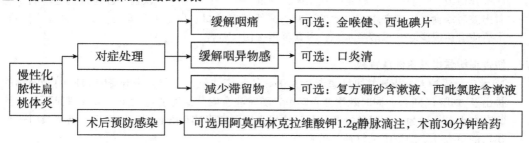

【用药选择】

围术期可视情况使用抗生素预防感染，宜采用术前半小时给药，使用时间不超过24小时。用药首选第一代头孢。

【药学提示】

阿莫西林克拉维酸钾采用静脉滴注。成人一次1.2g，一日3~4次，疗程10~14日。取本品一次用量溶于50~100ml 氯化钠注射液中，静脉滴注30分钟。

【注意事项】

1. 患者每次开始使用本品前，必须先进行青霉素皮试。
2. 对头孢菌素类药物过敏者、严重肝功能障碍者、中度或严重肾功能障碍者及有哮喘、湿疹、花粉症、荨麻疹等过敏性疾病史者慎用。
3. 本品与其他青霉素类和头孢菌素类药物之间有交叉过敏性。若有变态反应产生，则应立即停用本品，并采取相应措施。

4. 本品和氨苄西林有完全交叉耐药性，与其他青霉素类和头孢菌素类有交叉耐药性。

5. 肾功能减退者应根据血浆肌酐清除率调整剂量或给药间期；血液透析可影响本品中阿莫西林的血药浓度，因此在血液透析过程中及结束时应加用本品1次。

6. 对怀疑为伴梅毒损害之淋病患者，在使用本品前应进行暗视野检查，并至少在4个月内，每个月接受血清试验1次。

六、慢性扁桃体炎患者护理规范

1. 术前准备：术前协助患者行术前各项常规检查，了解患者病史。常规测量生命体征，指导患者正确清洁口腔，减少术后感染的概率。术前晚指导患者放松心情，保证充足睡眠。

2. 术后护理：

（1）病情观察：严密监测患者生命体征及血氧饱和度，注意观察患者出血情况，清醒患者应注意观察其吐出分泌物的颜色；全身麻醉未清醒时，注意有无吞咽动作，判断是否出血。嘱患者静卧休息，少说话，避免剧烈咳嗽、咳痰。

（2）饮食：全身麻醉术后6小时进流质饮食，次日半流质饮食，3天后进软食，2周后方可正常饮食。避免辛辣刺激性过热饮食。

3. 出院指导：指导患者避免过度劳累，加强营养，预防感冒，避免剧烈咳嗽。保持口腔清洁卫生。如有不适及时到医院就诊。

七、慢性扁桃体炎患者营养治疗规范

1. 扁桃体切除术后：鼓励患者进食，术后如无出血，全身麻醉者清醒后6小时可冷流质饮食，次日半流质饮食，3日后软食，2周内禁食粗糙及硬的食物。

2. 扁桃体术后的饮食可以归纳为四类：冷流质饮食、半流质饮食、软食、普通饮食。

3. 冷流质饮食即冷的无渣的流质食物为宜，如冰牛奶、冰激凌、小米油等。半流质饮食一般选择稀饭、烂面条、各种粥、豆沫等，少量多餐，尽量多吃。软食、普通饮食基本属于患者出院后饮食，应遵守均衡饮食的要求，采用新鲜食材、保障卫生安全、保证患者的营养。术后应避免或少吃含果酸类水果，因其可延缓伤口愈合。

八、慢性扁桃体炎患者健康宣教

1. 术后：医护人员指导并协助患者选择正确的卧床体位，叮嘱并指导患者口腔内分泌物的排出及方式（轻咳），同时观察并告知患者随时注意内分泌物血量大小，常规情况下若分泌物存在少量血丝为正常现象，若是分泌物呈血性则说明其有出血倾向的发生，需要及时进行伤口的检查并协助医师进行补救措施。

3. 患者出院，可通过发放疾病预防手册或是告知其相关的出院后注意事项，避免患者病情复发。

九、推荐表单

（一）医师表单

慢性扁桃体炎临床路径医师表单

适用对象：第一诊断为慢性扁桃体炎（ICD-10：J35.0）

行扁桃体切除术（ICD-9-CM-3：28.2）

患者姓名：	性别：	年龄：	门诊号：	住院号：
住院日期：　　年　月　日	出院日期：　　年　月　日			标准住院日：5~7 天

时间	住院第 1 天	住院第 1~2 天 （术前日）
主要诊疗工作	□ 询问病史及体格检查 □ 完成病历书写 □ 上级医师查房及术前评估 □ 初步确定手术方式和日期	□ 上级医师查房 □ 完成术前检查与术前评估 □ 根据检查结果等，进行术前讨论，确定手术方案 □ 完成必要的相关科室会诊 □ 签署手术知情同意书、自费用品协议书等 □ 向患者及家属交代围术期注意事项
重点医嘱	**长期医嘱：** □ 耳鼻咽喉科护理常规 □ 二级或三级护理 □ 普通饮食 **临时医嘱：** □ 血常规、尿常规、便常规、血型 □ 肝功能、肾功能、血糖、电解质、凝血功能 □ 感染性疾病筛查 □ X 线胸片、心电图	**长期医嘱：** □ 耳鼻咽喉科护理常规 □ 二级或三级护理 □ 普通饮食 □ 患者既往基础用药 **临时医嘱：** □ 明日全身麻醉或局部麻醉下扁桃体切除术 * □ 术前禁食、禁水 □ 术前抗菌药物 □ 术前准备 □ 其他特殊医嘱
病情变异记录	□ 无　□ 有，原因： 1. 2.	□ 无　□ 有，原因： 1. 2.
医师签名		

时间	住院第2~3天 （手术日）	住院第3~4天 （术后第1~2天）	住院第5~7天 （出院日）
主要诊疗工作	□ 手术 □ 术者完成手术记录 □ 住院医师完成术后病程 □ 上级医师查房 □ 向患者及家属交代病情及术后注意事项	□ 上级医师查房 □ 住院医师完成常规病历书写 □ 注意病情变化 □ 注意观察生命体征 □ 了解患者咽部状况	□ 上级医师查房，进行手术及伤口评估 □ 完成出院记录，出院证明书 □ 向患者交代出院后的注意事项
重点医嘱	长期医嘱： □ 全身麻醉或局部麻醉术后护理常规 □ 扁桃体切除术*术后护理常规 □ 一级护理 □ 冷流质饮食 □ 抗菌药物 临时医嘱： □ 标本送病理检查 □ 酌情心电监护 □ 酌情吸氧 □ 其他特殊医嘱 □ 漱口液	长期医嘱： □ 二级护理 □ 冷半流质饮食或半流质饮食 □ 其他特殊医嘱 临时医嘱： □ 其他特殊医嘱	出院医嘱： □ 出院带药 □ 门诊随访
病情变异记录	□ 无　□ 有，原因： 1. 2.	□ 无　□ 有，原因： 1. 2.	□ 无　□ 有，原因： 1. 2.
医师签名			

注：*实际操作时需明确写出具体的术式

（二）护士表单

慢性扁桃体炎临床路径护士表单

适用对象：第一诊断为慢性扁桃体炎（ICD-10：J35.0）
行扁桃体切除术（ICD-9-CM-3：28.2）

患者姓名：	性别：　年龄：　门诊号：	住院号：
住院日期：　　年　月　日	出院日期：　　年　月　日	标准住院日：5~7 天

时间	住院第 1~2 天	住院第 3~4 天 （手术当日）	住院第 4~5 天 （手术后）
健康宣教	□ 介绍主管医师、护士 □ 介绍环境、设施 □ 介绍住院注意事项 □ 宣教术前准备 □ 提醒患者术晨禁食、禁水	□ 主管护士与患者沟通，了解并指导心理应对 □ 宣教疾病知识、用药知识及特殊检查操作过程 □ 告知检查及操作前后饮食、活动及探视注意事项及应对方式	□ 冷流质饮食 □ 定时复查 □ 出院带药服用方法 □ 饮食、休息等注意事项指导 □ 讲解增强体质的方法，减少感染的机会
护理处置	□ 核对患者，佩戴腕带 □ 建立入院护理病历 □ 卫生处置：剪指（趾）甲、沐浴、更换病号服 □ 协助医师完成各项检查化验 □ 术前准备，禁食、禁水	□ 全身麻醉手术前禁食、禁水 □ 随时观察患者病情变化 □ 遵医嘱正确使用抗生素	□ 办理出院手续 □ 书写出院小结
基础护理	□ 二级护理 □ 晨晚间护理 □ 患者安全管理	□ 二级护理或全身麻醉术后护理常规 □ 晨晚间护理 □ 患者安全管理	□ 三级护理 □ 晨晚间护理 □ 患者安全管理
专科护理	□ 护理查体 □ 呼吸频率、血氧饱和度监测 □ 需要时请家属陪伴 □ 心理护理	□ 遵医嘱完成相关检查 □ 观察各项生命体征 □ 心理护理 □ 遵医嘱正确给药 □ 冷流质饮食 □ 提供并发症征象的依据	□ 病情观察：评估患者生命体征 □ 心理护理 □ 注意并发症征象
重点医嘱	□ 详见医嘱执行单	□ 详见医嘱执行单	□ 详见医嘱执行单
病情变异记录	□ 无　□ 有，原因： 1. 2.	□ 无　□ 有，原因： 1. 2.	□ 无　□ 有，原因： 1. 2.
护士签名			

（三）患者表单

慢性扁桃体炎临床路径患者表单

适用对象：第一诊断为慢性扁桃体炎（ICD-10：J35.0）

行扁桃体切除术（ICD-9-CM-3：28.2）

患者姓名：	性别：　　年龄：　　门诊号：	住院号：
住院日期：　　年　月　日	出院日期：　　年　月　日	标准住院日：5~7天

时间	入院当日	住院第2~4天	住院第5天（出院日）
医患配合	□ 配合病史采集、资料采集，请务必详细告知既往史、用药史、过敏史 □ 配合进行体格检查 □ 有任何不适告知医师	□ 配合完善相关检查、化验，如采血、留尿、心电图、X线胸片等 □ 医师向患者及家属介绍病情，如有异常检查结果需进一步检查 □ 配合用药及治疗 □ 配合医师调整用药 □ 有任何不适告知医师	□ 接受出院前指导 □ 知道复查程序 □ 获取出院诊断书
护患配合	□ 配合测量体温、脉搏、呼吸、血压、血氧饱和度、体重 □ 配合完成入院护理评估单（简单询问病史、过敏史、用药史） □ 接受入院宣教（环境介绍、病室规定、订餐制度、贵重物品保管等） □ 有任何不适告知护士	□ 配合测量体温、脉搏、呼吸，询问每日排便情况 □ 接受相关化验检查宣教，正确留取标本，配合检查 □ 有任何不适告知护士 □ 接受输液、服药治疗 □ 注意活动安全，避免坠床或跌倒 □ 配合执行探视及陪伴 □ 接受疾病及用药等相关知识指导	□ 接受出院宣教 □ 办理出院手续 □ 获取出院带药 □ 知道服药方法、作用、注意事项 □ 知道复印病历方法
饮食	□ 普通饮食	□ 术前禁食、禁水 □ 术后冷流质饮食	□ 冷流质饮食
排泄	□ 正常排尿便	□ 正常排尿便	□ 正常排尿便
活动	□ 适度活动	□ 适度活动	□ 适度活动

附：原表单（2019 年版）

慢性扁桃体炎临床路径表单

适用对象：第一诊断为慢性扁桃体炎（ICD-10：J35.0）

行扁桃体切除术（ICD-9-CM-3：28.2）

患者姓名：	性别：	年龄：	门诊号：	住院号：
住院日期：　　年　月　日	出院日期：　　年　月　日			标准住院日：5~7 天

时间	住院第 1 天	住院第 1~2 天 （术前日）
主要诊疗工作	□ 询问病史及体格检查 □ 完成病历书写 □ 上级医师查房及术前评估 □ 初步确定手术方式和日期	□ 上级医师查房 □ 完成术前检查与术前评估 □ 根据检查结果等，进行术前讨论，确定手术方案 □ 完成必要的相关科室会诊 □ 签署手术知情同意书、自费用品协议书等 □ 向患者及家属交代围术期注意事项
重点医嘱	**长期医嘱：** □ 耳鼻咽喉科护理常规 □ 二级或三级护理 □ 普通饮食 **临时医嘱：** □ 血常规、尿常规、便常规、血型 □ 肝功能、肾功能、血糖、电解质、凝血功能 □ 感染性疾病筛查 □ X 线胸片、心电图	**长期医嘱：** □ 耳鼻咽喉科护理常规 □ 二级或三级护理 □ 普通饮食 □ 患者既往基础用药 **临时医嘱：** □ 术前医嘱：明日全身麻醉或局部麻醉下扁桃体切除术 * □ 术前禁食、禁水 □ 术前抗菌药物 □ 术前准备 □ 其他特殊医嘱
主要护理工作	□ 介绍病房环境、设施和设备 □ 入院护理评估	□ 宣教等术前准备 □ 提醒患者明晨禁食、禁水
病情变异记录	□ 无　□ 有，原因： 1. 2.	□ 无　□ 有，原因： 1. 2.
护士签名		
医师签名		

时间	住院第 2~3 天 （手术日）	住院第 3~4 天 （术后第 1~2 天）	住院第 5~7 天 （出院日）
主要诊疗工作	□ 手术 □ 术者完成手术记录 □ 住院医师完成术后病程 □ 上级医师查房 □ 向患者及家属交代病情及术后注意事项	□ 上级医师查房 □ 住院医师完成常规病历书写 □ 注意病情变化 □ 注意观察生命体征 □ 了解患者咽部状况	□ 上级医师查房，进行手术及伤口评估 □ 完成出院记录，出院证明书 □ 向患者交代出院后的注意事项
重点医嘱	**长期医嘱：** □ 全身麻醉或局部麻醉术后护理常规 □ 扁桃体切除术*术后护理常规 □ 一级护理 □ 冷流质饮食 □ 抗菌药物 **临时医嘱：** □ 标本送病理检查 □ 酌情心电监护 □ 酌情吸氧 □ 其他特殊医嘱 □ 漱口液	**长期医嘱：** □ 二级护理 □ 冷半流质饮食或半流质饮食 □ 其他特殊医嘱 **临时医嘱：** □ 其他特殊医嘱	**出院医嘱：** □ 出院带药 □ 门诊随访
主要护理工作	□ 观察患者病情变化 □ 术后心理与生活护理	□ 观察患者情况 □ 术后心理与生活护理	□ 指导患者办理出院手续
病情变异记录	□ 无　□ 有，原因： 1. 2.	□ 无　□ 有，原因： 1. 2.	□ 无　□ 有，原因： 1. 2.
护士签名			
医师签名			

注：* 实际操作时需明确写出具体的术式

第十五章

扁桃体周围脓肿临床路径释义

【医疗质量控制指标】

指标一、入院 3 日内症状控制率。

指标二、抗菌药物联合使用率。

指标三、出现其他间隙感染的发生率。

一、扁桃体周围脓肿编码

疾病名称及编码：扁桃体周围脓肿（ICD-10：J36. x00）

手术操作名称及编码：脓肿切开引流（ICD-9-CM-3：28. 0002）

二、临床路径检索方法

J36. x00 伴 28. 0002

三、国家医疗保障疾病诊断相关分组（CHS-DRG）

MDCD 头颈、耳、鼻、口、咽疾病及功能障碍

DT2 会厌炎、喉炎及气管炎

四、扁桃体周围脓肿临床路径标准住院流程

（一）适用对象

第一诊断为扁桃体周围脓肿（ICD-10：J36. x00）

行脓肿切开引流（ICD-9-CM-3：28. 0002）。

> 释义
>
> ■ 本路径适用对象是第一诊断为扁桃体周围脓肿的患者。
> ■ 本路径仅针对行扁桃体周围脓肿切开引流的患者。

（二）诊断依据

根据《临床诊疗指南·耳鼻咽喉头颈外科分册》（中华医学会编著，人民卫生出版社），《临床技术操作规范·耳鼻咽喉-头颈外科分册》（中华医学会编著，人民军医出版社）。

1. **病史**：咽痛剧烈，发热，语音含糊，唾液垂滴，伴同侧耳部或牙齿放射痛，头偏向病侧，可伴张口困难，多发生于急性扁桃体炎发病 3~5 天后。

2. **体征**：一侧舌（咽）腭弓充血隆起，扁桃体被推向内下方，病侧软腭及悬雍垂红肿并向对侧偏斜，颈部活动受限，头常偏向患侧，颌下淋巴结肿大。

> **释义**
>
> ■ 扁桃体周围脓肿前期多合并有急性扁桃体炎病史，经药物治疗未得到有效控制或未治疗，导致疾病拓展至扁桃体周围间隙，早期为蜂窝织炎，后演变为脓肿。查体可见患侧扁桃体被推向甚至越过中线。
>
> ■ 应注意与咽旁间隙感染、咽旁间隙肿瘤，颌下间隙感染等疾病相鉴别。

（三）治疗方案的选择

根据《临床诊疗指南·耳鼻咽喉头颈外科分册》（中华医学会编著，人民卫生出版社），《临床技术操作规范·耳鼻咽喉-头颈外科分册》（中华医学会编著，人民军医出版社）。

1. 一般治疗：卧床休息，进流质饮食及多饮水，局部漱口液消炎，静脉抗生素，伴高热者可用糖皮质激素。
2. 脓肿处理：穿刺抽脓或者切开引流。
3. 扁桃体切除术：脓肿消退 2 周后，将扁桃体切除，以预防复发。

> **释义**
>
> ■ 在疾病尚处于蜂窝织炎时，可选择药物治疗，如抗生素加激素。当脓肿形成，应及时切开引流。
>
> ■ 在扁桃体炎及扁桃体周围脓肿得到有效控制后，应在 2 周后尽快行患侧扁桃体切除术。

（四）标准住院日 ≤5 天

> **释义**
>
> ■ 标准住院日建议不超过 5 天。
>
> ■ 扁桃体周围脓肿患者入院后，入院第 1 天完善相关检查，并行脓肿切开引流，第 2~4 天给予药物进一步治疗，第 5 天评估治疗效果是否达到出院标准，总住院天数不超过 5 天，均符合本临床路径要求。
>
> ■ 入院第 1 天，如患者症状较重，在不影响检查结果的前体下，可以开始抗菌药物及对症治疗。
>
> ■ 标准住院日不超过 5 天不等同于疗程不超过 5 天，在住院治疗病情稳定后，可在出院后继续口服药物治疗以获得痊愈。

（五）进入路径标准

1. 第一诊断必须符合 ICD-10：J36. x00 扁桃体周围脓肿疾病编码。
2. 当患者同时具有其他疾病诊断，但在住院期间不需要特殊处理也不影响第一诊断的临床路径流程实施时，可以进入路径。

> **释义**
>
> ■ 本路径仅适用于无严重并发症的扁桃体周围脓肿患者。如合并或发生严重并发症，应以治疗强度最高的疾病为第一诊断进入相应的临床路径。

（六）标准住院≤5天

1. 必需的检查项目：
（1）血常规、尿常规、粪常规。
（2）肝功能、肾功能、电解质、血糖、血脂、凝血功能。
（3）感染性疾病筛查（乙型肝炎、丙型肝炎、梅毒、艾滋病等）。
2. 有条件者在最隆起处试验性穿刺抽脓可明确诊断。

> **释义**
>
> ■ 必查项目是进一步明确诊断，进行鉴别诊断，发现并发症，实施合理安全治疗方案的前提。
> ■ 部分检查项目可在治疗过程中复查以观察疾病进展和治疗效果。
> ■ 必要时可加做胸片、心电图、血沉、抗链O、心肌酶、咽喉部CT/MRI等检查。
> ■ 必须重视耳、鼻、咽、喉、颈部的专科检查。
> ■ 穿刺抽脓是确诊的重要手段。

（七）预防性抗菌药物选择与使用时机

抗菌药物：按照《抗菌药物临床应用指导原则（2015年版）》（国卫办医发〔2015〕43号）合理选用抗菌药物。

（八）出院标准

1. 一般情况良好，咽喉部无明显感染征象。
2. 没有需要住院处理的并发症。

> **释义**
>
> ■ 扁桃体周围腔隙内无明显脓性分泌物，扁桃体无炎症，无发热等，可以出院。

（九）变异及原因分析

1. 伴有影响手术的合并症，需进行相关诊断和治疗等，导致住院时间延长，治疗费用增加。
2. 出现手术并发症，需进一步诊断和治疗，导致住院时间延长，治疗费用增加。

> **释义**
>
> ■ 如出现颈部其他间隙感染，或颈部多发脓肿形成，则需要进一步治疗。
> ■ 如出现出血，切开口愈合困难等并发症，则需进一步治疗。

五、扁桃体周围脓肿临床路径给药方案

【用药选择】

1. 抗菌药物：根据脓液细菌培养及药敏实验结果，选择用药。

2. 解热镇痛药：咽痛剧烈或高热时可给予解热镇痛药。

3. 含漱消毒药：含漱消毒药，如复方硼砂溶液、复方氯己定含漱液或 1：5000 呋喃西林液。

【药学提示】

1. 抗菌药物：①应用青霉素及头孢类抗生素前应详细询问药物过敏史并根据说明书进行皮肤试验，皮试呈阳性反应者禁用。②喹诺酮类药物不宜用于 18 岁以下儿童及青少年。③使用抗菌药物期间不得饮酒。

2. 解热镇痛药：①不能同时服用其他含有解热镇痛药的药品。②肝肾功能不全者慎用。③用药期间不得饮酒。

3. 含漱消毒药：①漱口药物不得咽下。②儿童必须在成人监护下使用。

六、扁桃体周围脓肿患者护理规范

1. 卧床休息，进流质饮食，多饮水，定期监测体温，进食困难者应注意静脉补液，监测电解质。

2. 加强营养，疏通大便。

3. 隔离治疗。

七、扁桃体周围脓肿患者营养治疗规范

1. 治疗期间，饮食宜清淡，忌食刺激性食物，如辣椒、咖喱、芥末、蒜等。减少高糖、高油、高盐分的食物。

2. 坚持营养平衡半流质饮食，每日不少于 13 种食物，包含谷薯类、蔬菜水果类、肉蛋奶及豆制品类以及适量的油脂类。保持优质蛋白质食物占总蛋白质 50% 以上。

3. 戒烟。

4. 进食少者及高热者，适量补充营养制剂。体液丢失过量时需要补充水分，每日至少>1700ml 水，必要时根据体液电解质情况补充。

八、扁桃体周围脓肿患者健康宣教

1. 多休息。

2. 避免受寒、潮湿、过度劳累、烟酒过度、有害气体刺激。

3. 早期治疗，减少并发症。

4. 建议在急性炎症消退后施行扁桃体切除术。

九、推荐表单

（一）医师表单

扁桃体周围脓肿临床路径医师表单

适用对象：第一诊断为扁桃体周围脓肿（ICD-10：J36. x00）

行切开引流排脓（ICD-9-CM-3：28. 0 002）

患者姓名：	性别： 年龄： 门诊号：	住院号：
住院日期： 年 月 日	出院日期： 年 月 日	标准住院日：≤5 天

时间	住院第 1 天	住院第 2~4 天	住院第 5 天
主要诊疗工作	□ 询问病史及体格检查 □ 完成病历书写	□ 上级医师查房 □ 住院医师完成常规病历书写 □ 注意病情变化 □ 注意观察生命体征 □ 了解患者口咽部状况 □ 脓肿切开引流	□ 上级医师查房 □ 完成出院记录、出院证明书 □ 向患者交代出院后的注意事项
重点医嘱	长期医嘱： □ 耳鼻咽喉科护理常规 □ 二级或三级护理 □ 半流质/流质饮食 □ 隔离 临时医嘱： □ 血常规、尿常规、大便常规 □ 肝功能、肾功能、血糖、电解质、凝血功能 □ 感染性疾病筛查 □ 耳鼻喉科常规检查及影像学检查	长期医嘱： □ 二级或三级护理 □ 半流质饮食或普通饮食 □ 注意休息 □ 抗菌药物 □ 局部治疗 □ 营养支持药物（必要时） 临时医嘱： □其他医嘱	临时医嘱： □ 出院带药 □ 门诊随诊
病情变异记录	□ 无 □ 有，原因： 1. 2.	□ 无 □ 有，原因： 1. 2.	
医师签名			

（二）护士表单

扁桃体周围脓肿临床路径护士表单

适用对象：第一诊断为扁桃体周围脓肿（ICD-10：J36. x00）
行切开引流排脓（ICD-9-CM-3：28. 0 002）

患者姓名：	性别： 年龄： 门诊号：	住院号：
住院日期： 年 月 日	出院日期： 年 月 日	标准住院日：≤5天

时间	住院第1天	住院第2~4天	住院第5天
健康宣教	□ 介绍主管医师、护士 □ 介绍环境、设施 □ 介绍住院注意事项 □ 宣教术前准备	□ 主管护士与患者沟通，了解并指导心理应对 □ 宣教疾病知识、用药知识及特殊检查操作过程 □ 告知检查及操作前后饮食、活动及探视注意事项及应对方式	□ 定时复查 □ 出院带药服用方法 □ 饮食、休息等注意事项指导 □ 讲解增强体质的方法，减少感染的机会
护理处置	□ 核对患者，佩戴腕带 □ 建立入院护理病历 □ 卫生处置：剪指（趾）甲、沐浴、更换病号服 □ 协助医师完成各项检查化验	□ 随时观察患者病情变化 □ 遵医嘱正确使用抗生素	□ 办理出院手续 □ 书写出院小结
基础护理	□ 二级护理 □ 晨晚间护理 □ 患者安全管理	□ 二级护理或全身麻醉术后护理常规 □ 晨晚间护理 □ 患者安全管理	□ 三级护理 □ 晨晚间护理 □ 患者安全管理
专科护理	□ 护理查体 □ 需要时请家属陪伴 □ 心理护理	□ 遵医嘱完成相关检查 □ 观察各项生命体征 □ 心理护理 □ 遵医嘱正确给药 □ 提供并发症征象的依据	□ 病情观察：评估患者生命体征 □ 心理护理 □ 注意并发症征象
重点医嘱	□ 详见医嘱执行单	□ 详见医嘱执行单	□ 详见医嘱执行单
病情变异记录	□ 无 □ 有，原因： 1. 2.	□ 无 □ 有，原因： 1. 2.	□ 无 □ 有，原因： 1. 2.
护士签名			

（三）患者表单

扁桃体周围脓肿临床路径患者表单

适用对象：第一诊断为扁桃体周围脓肿（ICD-10：J36. x00）

行切开引流排脓（ICD-9-CM-3：28. 0 002）

患者姓名：	性别： 年龄： 门诊号：	住院号：
住院日期： 年 月 日	出院日期： 年 月 日	标准住院日：≤5 天

时间	住院第 1 天	住院第 2~4 天	住院第 5 天
医患配合	□ 配合病史采集、资料采集，请务必详细告知既往史、用药史、过敏史 □ 配合进行体格检查 □ 有任何不适告知医师	□ 配合完善相关检查、化验，如采血、留尿、心电图、X线胸片等 □ 医师向患者及家属介绍病情，如有异常检查结果需进一步检查 □ 配合用药及治疗 □ 配合医师调整用药 □ 有任何不适告知医师	□ 接受出院前指导 □ 知道复查程序 □ 获取出院诊断书
护患配合	□ 配合测量体温、脉搏、呼吸、血压、血氧饱和度、体重 □ 配合完成入院护理评估单（简单询问病史、过敏史、用药史） □ 接受入院宣教（环境介绍、病室规定、订餐制度、贵重物品保管等） □ 有任何不适告知护士	□ 配合测量体温、脉搏、呼吸，询问每日排便情况 □ 接受相关化验检查宣教，正确留取标本，配合检查 □ 有任何不适告知护士 □ 接受输液、服药治疗 □ 注意活动安全，避免坠床或跌倒 □ 配合执行探视及陪伴 □ 接受疾病及用药等相关知识指导	□ 接受出院宣教 □ 办理出院手续 □ 获取出院带药 □ 知道服药方法、作用、注意事项 □ 知道复印病历方法
饮食	□ 普通饮食	□ 清淡流质饮食	□ 清淡流质饮食
排泄	□ 正常排尿便	□ 正常排尿便	□ 正常排尿便
活动	□ 适度活动	□ 适度活动	□ 适度活动

附：原表单（2017年版）

慢扁桃体周围脓肿临床路径表单

适用对象：第一诊断为扁桃体周围脓肿（ICD-10：J36.x00）

行切开引流排脓（ICD-9-CM-3：28.0 002）

患者姓名：	性别：	年龄：	门诊号：	住院号：
住院日期： 年 月 日	出院日期： 年 月 日			标准住院日：≤5天

时间	住院第1天	住院第2~4天	住院第5天
主要诊疗工作	□ 询问病史及体格检查 □ 完成病历书写 □ 上级医师查房	□ 药物治疗 □ 签署诊疗知情同意书 □ 向患者及家属交代切开引流术后注意事项注意病情变化 □ 完成切开引流处理 □ 上级医师查房及评估 □ 注意观察生命体征 □ 了解患者咽喉部变化状况	□ 完成出院记录、出院证明书 □ 向患者交代出院后的注意事项
重点医嘱	长期医嘱： □ 耳鼻咽喉科护理常规 □ 二级或三级护理 □ 半流质或流质饮食 临时医嘱： □ 血常规、尿常规 □ 肝功能、肾功能、血糖、电解质、凝血功能 □ 感染性疾病筛查	长期医嘱： □ 耳鼻咽喉科护理常规 □ 二级或三级护理 □ 半流质或流质饮食 □ 患者既往基础用药 □ 抗菌药物 □ 雾化吸入 临时医嘱： □ 处置：切开排脓 □ 酌情吸氧 □ 漱口液 □ 准备 □ 其他特殊医嘱	临时医嘱： □ 出院带药 □ 门诊随诊
主要护理工作	□ 介绍病房环境、设施和设备 □ 入院护理评估	□ 观察患者病情变化 □ 心理与生活护理 □ 指导处置后患者保健	□ 指导患者办理出院手续
病情变异记录	□ 无 □ 有，原因： 1. 2.	□ 无 □ 有，原因： 1. 2.	□ 无 □ 有，原因： 1. 2.
护士签名			
医师签名			

第十六章

急性会厌炎临床路径释义

【医疗质量控制指标】

指标一、患者入院病情评估。

指标二、治疗前病原学诊断情况。

指标三、抗菌药物使用情况。

指标四、呼吸困难的评估。

指标五、手术适应证与急症手术指征。

指标六、雾化吸入治疗使用情况。

指标七、全身糖皮质激素治疗使用情况。

指标八、危重症患者使用机械通气情况。

指标九、手术并发症/合并症处理情况。

指标十、术后并发症与再手术情况。

指标十一、出院时气管切开后的处理（戴管、堵管、拔管出院）。

指标十二、药物的不良反应观察。

指标十三、住院期间为患者提供术前、术后健康教育与出院时提供教育告知五要素情况。

指标十四、离院方式。

指标十五、患者对服务的体验与评价。

一、急性会厌炎编码

疾病名称及编码：急性会厌炎（ICD-10：J05.1）

手术操作名称及编码：气管切开手术（ICD-9-CM-3：31.1）

二、临床路径检索方法

J05.1 伴 31.1

三、国家医疗保障疾病诊断相关分组（CHS-DRG）

MDCD 头颈、耳、鼻、口、咽疾病及功能障碍

DT2 会厌炎、喉炎及气管炎

DE1 咽、喉、气管手术

四、急性会厌炎临床路径标准住院流程

（一）适用对象

第一诊断为急性会厌炎。

释义

- 本路径适用对象是第一诊断为急性会厌炎患者。
- 本路径仅针对需要局部麻醉气管切开手术的患者。

（二）诊断依据

根据《临床诊疗指南·耳鼻咽喉头颈外科分册》（中华医学会编著，人民卫生出版社），《临床技术操作规范·耳鼻咽喉-头颈外科分册》（中华医学会编著，人民军医出版社）。

1. 病史：发病常为急性和爆发性。突然出现咽痛、声嘶和气急、高热。迅速发生吞咽困难和吸气性呼吸困难。
2. 体征：会厌急性充血肿胀，可伴发出现"三凹征"。

> **释义**
>
> ■ 急性会厌炎应与单纯性喉水肿、急性喉气管支气管炎、喉气管异物、喉白喉鉴别。
>
> ■ 本病起病急，发展迅速，及时做好患者的生命体征的监护，发现变化及时处理。
>
> ■ 注意患者的既往史，有无糖尿病、心脑血管疾病等。有无异物史、外伤史；有毒有害气体、液体接触史，有无全身变态反应病史；全身风湿免疫疾病史（多发软骨炎、淀粉样变）；放疗化疗病史；喉及下咽病变合并感染。

（三）治疗方案的选择

根据《临床诊疗指南·耳鼻咽喉头颈外科分册》（中华医学会编著，人民卫生出版社），《临床技术操作规范·耳鼻咽喉-头颈外科分册》（中华医学会编著，人民军医出版社）。

1. 支持、对症治疗，如吸氧、糖皮质激素应用。
2. 经验性抗菌治疗。
3. 根据病原学检查及治疗反应调整抗菌治疗用药。
4. 出现三度、四度呼吸困难考虑行气管切开术。

> **释义**
>
> ■ 支持对症治疗同时要密切观察病情变化，做好随时抢救及气管切开手术的准备，紧急情况下可行环甲膜切开术。
>
> ■ 注意患者的既往病史，注意血糖、甲状腺功能的监测。

（四）标准住院日

1. 未行气管切开术的患者≤7天。
2. 行气管切开术的患者≤14天。

> **释义**
>
> ■ 患者入院后发现心律失常、心脑血管疾病、糖尿病、肺部阴影的阳性体征，需要进一步行超声心动图、Holter、肺功能等检查，请相关科室会诊，上述慢性疾病如果需要经治疗不影响患者正常出院时间。

（五）进入路径标准

1. 第一诊断必须符合 ICD-10：J05.100 急性会厌炎疾病编码。

2. 当患者同时具有其他疾病诊断，但在住院期间不需要特殊处理也不影响第一诊断的临床路径流程实施时，可以进入路径。

> **释义**
>
> ■ 本路径适用急性会厌炎保守治疗及因呼吸困难气管切开手术的患者。
>
> ■ 患者同时伴有高血压、糖尿病、心律失常等慢性病，经内科会诊评估治疗不会影响患者住院日（未行气管切开术的患者≤7 天，行气管切开术的患者≤14 天），适用本路径。

（六）入院第 1 天

1. 必需的检查项目：

（1）血常规、尿常规。

（2）肝功能、肾功能、电解质、血糖、血脂、凝血功能。

（3）感染性疾病筛查（乙型肝炎、丙型肝炎、梅毒、艾滋病等）。

（4）病原学检查及药敏试验。

（5）喉镜检查。

2. 有条件者行血培养。

3. 年龄≥60 岁者行头颅 MRI、心肺功能检查。

> **释义**
>
> ■ 检查应包括耳、鼻、咽、喉部位专科检查。
>
> ■ 喉镜检查是必查项目，密切观察咽喉部病情变化。
>
> ■ 必查项目是确保手术治疗安全、有效开展的基础，术前必须完成。相关人员认真分析检查结果，排除手术禁忌证，及时处理异常情况。
>
> ■ 高龄患者或有心肺功能异常患者，术前根据病情增加心脏彩超、肺功能、血气分析等检查。伴有脑血管疾患的患者头颅 MRI 是必要的。

（七）经验性抗菌药物选择与使用时机

抗菌药物：按照《抗菌药物临床应用指导原则（2015 年版）》（国卫办医发〔2015〕43 号）合理选用抗菌药物。入院后尽快给予抗菌药物。

> **释义**
>
> ■ 对症状较轻的患者，可以选择青霉素类药物，中重症患者或者上述药物无效的可以使用第二代头孢或以上的药物，重症患者可以联合其他类抗生素联合应用，如抗厌氧菌类抗生素。

（八）糖皮质激素药物选择与使用时机

入院后根据患者具体情况尽快给予足量糖皮质激素。

> **释义**
>
> ■ 激素有治疗和预防咽喉部水肿，同时又有非特异性抗炎、抗过敏、抗休克等作用。故激素与抗生素联合应用可以获得良好效果。

（九）患者出现 2 度呼吸困难

患者出现 2 度呼吸困难，可在密切监护下行抗炎、消肿等对症治疗，并做好气管切开准备；呼吸困难不缓解或出现 3 度呼吸困难，预计短期内无法缓解，应尽早予以气管切开；出现四度呼吸困难，应立即行气管切开。

1. 麻醉方式：局部麻醉。
2. 手术方式：见治疗方案的选择。
3. 术后治疗：
（1）根据患者情况确定复查的检查项目。
（2）术后用药：按照《抗菌药物临床应用指导原则（2015 年版）》（国卫办医发〔2015〕43 号）合理选用抗菌药物；可行雾化吸入；酌情给予糖皮质激素。

> **释义**
>
> ■ 患者起病急，发展迅速，呼吸困难进行性加重；病情严重，吞咽困难，咽喉部分泌物潴留突发呼吸困难；抗生素激素联合治疗，局部肿胀未有好转或进一步加重；突发休克、昏厥等；上述情况引起即刻气管切开手术（情况非常紧急可行环甲膜切开术），手术风险高危，因长时间缺氧导致危及生命。
>
> ■ 气管切开是抢救本病危重患者的重要方法，应该密切观察患者病情进展，提早做好抢救措施的准备，注意监护患者的生命体征变化。

（十）出院标准

1. 一般情况良好，咽痛缓解，体温正常，吞咽困难和/或呼吸困难消失。
2. 没有需要住院处理的并发症。

> **释义**
>
> ■ 根据患者具体情况，气管切开术后，气管套管根据患者术后恢复情况，经过治疗会厌炎症水肿完全缓解，堵管 48 小时无呼吸困难，可以拔管；会厌肿胀部分缓解，可以堵管的患者，可以戴管出院，门诊复查，待会厌肿胀完全缓解后门诊拔管；会厌肿胀缓解但不能堵管的患者，可出院门诊治疗，定期门诊复查，完全恢复后门诊拔管。

（十一）变异及原因分析

1. 伴有影响预后的合并症，如糖尿病等，需进行相关诊断和治疗等，导致住院时间延长，治疗费用增加。

2. 出现手术并发症，需进一步诊断和治疗，导致住院时间延长，治疗费用增加。

> 释义
>
> ■常见的是发现心律失常、糖尿病、肺部阴影的阳性体征等，需要进一步行超声心动图、Holter、肺功能等检查，请相关科室会诊，导致住院时间延长，治疗费用增加。
>
> ■因患者病情危重，进展迅速，缺氧时间长，导致虽然保守治疗并气管切开手术，仍然造成因缺氧所致的不可逆的心脑肺部的并发症（缺血缺氧性脑病、心肺复苏后病变，甚至死亡）。
>
> ■患者经过治疗及手术，局部病情为缓解，可能是因为其他疾患引起，需要排查的，住院时间延长，费用增加的患者要排除。

五、急性会厌炎临床路径给药方案

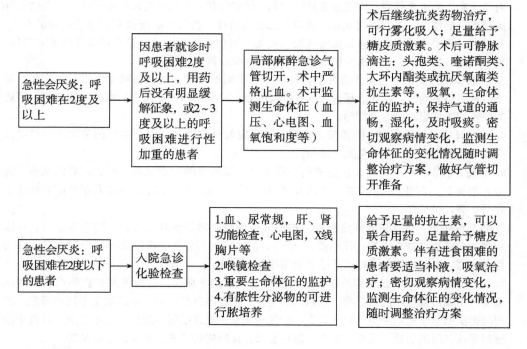

【用药选择】

1. 如果常规的抗生素治疗无效可做细菌培养，根据药敏结果选择抗生素。

2. 使用糖皮质激素治疗时，注意监测患者血压、血糖、甲状腺功能及胃肠道的黏膜功能保护。

3. 病毒性肝炎患者密切监测病毒载量及肝功能情况。

【药学提示】

1. 喹诺酮类静脉给药可引起静脉炎，故静脉滴注时应控制药物浓度和流速。

2. 儿童对头孢类过敏选用大环内酯类抗生素，大环内酯类抗生素有恶心、呕吐等胃肠道反应。

【注意事项】

急性会厌患者病程进展变化急、重，需要严密观察患者病情变化，及时调整治疗方案；患者多伴有其他疾病（糖尿病、高血压等），用药时需要考虑伴随疾病的治疗。

六、急性会厌炎患者护理规范

1. 保持呼吸道畅通：该病比较急且进展迅速，在数小时内病情就可能进一步加重，流涎是上呼吸道阻塞的明显征兆。因此，严密观察患者呼吸及流涎情况，以便于确定患者呼吸困难的程度。

（1）氧气吸入：患者出现呼吸困难症状之后，需要给予氧气吸入，根据患者的呼吸困难状况调整氧气流量，并密切观察患者缺氧症状是否改善。

（2）用物准备：根据患者呼吸困难的程度不同，应该在患者床旁备好氧气、负压装置等抢救用物。对于病情发展迅速者，患者出现不能平卧，强迫端坐低头位症状，提示呼吸道梗阻已到严重程度，及时准备气管切开手术包及器械的准备工作，立即做好环甲膜穿刺、切开及气管切开的准备，配合医师尽快完成气管切开术。

2. 建立静脉通路，在临床治疗中，遵医嘱给予患者静脉输入抗生素达到抗感染的效果，同时给予类固醇激素药物，减轻患者肿胀效果，缓解症状。大剂量或长期使用激素类药物可导致胃酸分泌增加，加重或诱发胃溃疡和十二指肠溃疡，也会影响糖代谢而导致血糖的升高，在护理过程中应密切观察患者血糖情况及有无上消化道出血症状，发现异常及时通知医师，给予处理。病情性肝炎患者要注意有无消化道症状及黄疸情况。

3. 生命体征监测：密切关注患者生命体征、呼吸困难程度、血氧饱和度等指标的变化。对于喉梗阻患者而言，临床表现为吸入性呼吸困难，而心率加快也属于缺氧症状的指征，因此需要密切关注患者的心率指标。

4. 病房环境：保持病房内的整洁与安静，每天定时开窗通风，保持空气的清洁度，尽量减少病房内的人员流动，避免交叉感染。

5. 心理护理：护理人员要关注患者的心理变化，以细致的护理服务、耐心温柔的宽慰，为患者精神上、心理上提供支持，消除其恐惧、紧张，建立治愈信心，促使其积极配合临床治疗与护理各项工作。

6. 疼痛的护理：评估患者疼痛程度，护理人员应耐心做好解释工作，平稳患者情绪，可以用视觉分散法（如看电视、读小说）、听力分散法（如听音乐、听故事等）分散患者注意力缓解疼痛。必要时遵照医嘱给予适量的镇痛药物治疗。

7. 发热的护理：由于抗生素及解热药或糖皮质激素的早期应用，可使某些疾病的特征性热型变得不典型或呈不规则热型。加强病房巡视，患者出现发热时，遵医嘱给予物理降温，必要时遵医嘱给予药物降温。给药后半小时复测体温，观察用药后效果。患者在退热过程中应随时更换汗湿的衣物、被套、床单，防止受寒，保持皮肤清洁、干燥，注意保暖。

8. 口腔护理：由于炎症的影响、口腔机械自洁作用障碍、炎性分泌物排泄、坏死上皮组织脱落、食物残渣滞留及咽部疼痛导致患者不愿进食等原因均能造成口腔不洁加重。遵医嘱给予漱口水漱口，指导患者正确漱口。

9. 气管切开的护理：根据气管切开的护理常规进行相关护理，注意严格无菌操作，按时湿化、吸痰、更换伤口敷料及清洗内套管，同时注意观察套管绳松紧度，以放入1指为宜，观察气管切口周围皮肤有无红肿、湿疹、出血等情况。

七、急性会厌炎患者营养治疗规范

1. 饮食宜富含营养，清淡，易消化，特别要提供足够的蛋白质和维生素，避免吃过硬、过烫的食物，少食多餐。禁烟酒，辛辣刺激性食品。

2. 重症急性会厌炎患者往往因为喉咽部疼痛拒绝饮食，要向患者解释进食的重要性，给予流质或半流质饮食。

3. 重症及伴有气管切开术后的患者，因局部肿胀疼痛引起吞咽困难者，进食、饮水困难的患者，可加强静脉营养及补液治疗。

八、急性会厌炎患者健康宣教

1. 卧床休息，减少活动，以免加重呼吸困难，同时尽量少做吞咽动作，将口中分泌物轻轻吐出，戒烟酒，食用营养丰富的半流质，多吃水果、新鲜蔬菜，禁烟酒、粗硬及辛辣刺激性食物。

2. 有过敏因素的应避免与过敏源接触，有糖尿病、高血压、心脑血管疾病的患者要做好血糖、血压的控制及监测，及时调整相关疾病的药物治疗。

3. 保证充足睡眠，避免生气及劳累，季节变化时注意增减衣物预防感冒。

4. 保持周围环境安静，减少噪音刺激，可听舒缓音乐放松心情，促进早日痊愈。

5. 出院前向患者深入浅出地解释有关疾病知识，指导患者掌握自我护理意识，保持健康愉快的情绪，可适当体育锻炼，增强体质。

九、推荐表单

（一）医师表单

急性会厌炎临床路径医师表单

适用对象：第一诊断为急性会厌炎（ICD-10：J05.100）
必要时行气管切开手术（ICD-9-CM-3：31.1005/31.72001）

患者姓名：	性别： 年龄： 门诊号：	住院号：
住院日期： 年 月 日	出院日期： 年 月 日	标准住院日：未手术≤7天，手术≤14天

时间	住院第1天	住院第1~3天	住院第2~7天
主要诊疗工作	□ 询问病史及体格检查 □ 完成病历书写 □ 上级医师查房与术前评估 □ 评估患者呼吸情况，初步确定是否需行气管切开术	□ 上级医师查房 □ 需要性气管切开患者，完成术前准备与术前评估 □ 根据检查结果等，进行术前讨论，确定手术方案 □ 完成必要的相关科室会诊 □ 签署手术知情同意书、自费用品协议书等 □ 向患者及家属交代围术期注意事项 □ 手术完成后，术者完成手术记录	□ 住院医师完成术后病程 □ 上级医师查房 □ 向患者及家属交代病情及术后注意事项 □ 未行气管切开患者，完成出院记录、出院证明书，向患者交代出院后的注意事项
重点医嘱	长期医嘱： □ 耳鼻咽喉科护理常规 □ 一级护理 □ 半流质饮食或静脉营养 临时医嘱： □ 急查血常规 □ 急查肝功能、肾功能、血糖、电解质、凝血功能、糖化血红蛋白 □ 感染性疾病筛查 □ 急查心电图 □ 病情许可行喉镜检查 □ 置气管切开包于床旁 □ 吸氧（必要时） □ 经验性抗菌药物应用 □ 糖皮质激素应用 □ 有条件行病原学检查及药敏	长期医嘱： □ 耳鼻咽喉科护理常规 □ 一级护理 □ 半流质饮食或静脉营养 □ 患者既往基础用药 气管切开术后长期医嘱： □ 局部麻醉术后护理常规 □ 气管切开术*术后护理常规 □ 二级护理 □ 半流质饮食或静脉营养 □ 自主体位 □ 抗菌药物 □ 糖皮质激素应用 □ 祛痰药物（必要时） □ 雾化吸入（必要时） 临时医嘱： □ 酌情心电监护 □ 酌情吸氧 □ 经验性抗菌药物应用 □ 糖皮质激素应用 □ 雾化吸入（必要时） □ 术前医嘱：今日局部麻醉下气管切开术* □ 术前抗菌药物 □ 术前准备 □ 其他特殊医嘱	长期医嘱： □ 气管切开术*术后护理常规 □ 二级或三级护理 □ 半流质饮食或静脉营养 □ 自主体位 □ 抗菌药物 □ 祛痰药物（必要时） □ 雾化吸入（必要时） 临时医嘱： □ 酌情吸氧 □ 其他特殊医嘱 □ 漱口液（必要时） 出院医嘱： □ 出院带药 □ 门诊随诊医嘱

续　表

时间	住院第 1 天	住院第 1~3 天	住院第 2~7 天
病情 变异 记录	□无　□有，原因： 1. 2.	□无　□有，原因： 1. 2.	□无　□有，原因： 1. 2.
医师 签名			

时间	住院第 7~14 天 （气管切开患者）	住院第 4~7 天 （术后第 10~14 天，出院日）
主要 诊疗 工作	□ 上级医师查房 □ 住院医师完成常规病历书写 □ 注意病情变化 □ 注意观察生命体征 □ 评估患者恢复情况，试堵管 48 小时，无呼吸不 　适可行气管切开闭合术 □ 完成出院记录、出院证明书 □ 向患者交代出院后的注意事项	□ 上级医师查房，进行手术及会厌评估 □ 完成出院记录、出院证明书 □ 向患者交代出院后的注意事项
重 点 医 嘱	**长期医嘱：** □ 二级护理 □ 半流质饮食或普通饮食 □ 其他特殊医嘱 **临时医嘱：** □ 气管切开闭合术 □ 出院带药 □ 门诊随诊	**临时医嘱：** □ 出院带药 □ 门诊随诊
病情 变异 记录	□ 无　□ 有，原因： 1. 2.	□ 无　□ 有，原因： 1. 2.
医师 签名		

注：* 实际操作时需明确写出具体的术式

（二）护士表单

急性会厌炎临床路径护士表单

适用对象：第一诊断为急性会厌炎（ICD-10：J05.100）
　　　　　必要时行气管切开手术（ICD-9-CM-3：31.1005/31.72001）

患者姓名：	性别：　年龄：　门诊号：	住院号：
住院日期：　　年　月　日	出院日期：　　年　月　日	标准住院日：未手术≤7天，手术≤14天

时间	入院	术前	术后
健康宣教	□ 介绍病房环境、设施和设备 □ 入院护理评估，介绍主管医师、护士	□ 宣教等术前准备 □ 提醒患者术前禁食、禁水	□ 宣教手术后注意事项 □ 宣教气管切开护理 □ 指导患者办理出院手续
护理处置	□ 术前常规检查 □ 备好专科应急抢救物品	□ 术前呼吸道、消化道准备 □ 气管切开用物准备（气管套管、氧气、负压吸引等） □ 术前药物准备	□ 气管切开换药 □ 清洗气管套管
基础护理	□ 术前护理 □ 患者全身护理	□ 呼吸道、消化道准备 □ 遵医嘱用药	□ 术后护理 □ 观察患者病情变化 □ 遵医嘱用药 □ 术后心理与生活护理
专科护理		□ 呼吸道通畅护理 □ 雾化吸入护理	□ 气管切开护理 □ 雾化吸入护理 □ 术后活动、体位、饮食护理 □ 气管切开安全护理
重点医嘱	□ 详见医嘱执行单	□ 详见医嘱执行单	□ 详见医嘱执行单
病情变异记录	□ 无　□ 有，原因： 1. 2.	□ 无　□ 有，原因： 1. 2.	□ 无　□ 有，原因： 1. 2.
护士签名			

(三) 患者表单

急性会厌炎临床路径患者表单

适用对象：第一诊断为急性会厌炎 (ICD-10：J05.100)

行气管切开手术 (ICD-9-CM-3：31.1005)

患者姓名：	性别： 年龄： 门诊号：	住院号：
住院日期： 年 月 日	出院日期： 年 月 日	标准住院日：未手术≤7天，手术≤14天

时间	入院当日	住院期间	出院日
医患配合	□ 配合病史采集、资料采集，请务必详细告知既往史、用药史、过敏史 □ 配合进行体格检查 □ 有任何不适告知医师 □ 配合完善相关检查、化验，如采血、留尿、心电图、X线胸片等	□ 医师向患者及家属介绍病情，如有异常检查结果需进一步检查 □ 配合用药及治疗 □ 配合医师调整用药 □ 有任何不适告知医师	□ 接受出院前指导 □ 知道复查程序 □ 获取出院诊断书
护患配合	□ 配合测量体温、脉搏、呼吸、血压、血氧饱和度、体重 □ 配合完成入院护理评估单 (简单询问病史、过敏史、用药史) □ 接受入院宣教 (环境介绍、病室规定、订餐制度、贵重物品保管等) □ 有任何不适告知护士	□ 配合测量体温、脉搏、呼吸，询问每日排便情况 □ 接受相关化验检查宣教，正确留取标本，配合检查 □ 有任何不适告知护士 □ 接受输液、服药治疗 □ 注意活动安全，避免坠床或跌倒 □ 配合执行探视及陪伴 □ 接受疾病及用药等相关知识指导	□ 接受出院宣教 □ 办理出院手续 □ 获取出院带药 □ 知道服药方法、作用、注意事项 □ 知道复印病历方法
饮食	□ 普通饮食	□ 术前禁食、禁水 □ 术后冷流质饮食	□ 冷流质饮食
排泄	□ 正常排尿便	□ 正常排尿便	□ 正常排尿便
活动	□ 适度活动	□ 适度活动	□ 适度活动

附：原表单（2016 年版）

急性会厌炎临床路径表单

适用对象：第一诊断为急性会厌炎（ICD-10：J05.100）

必要时行气管切开手术（ICD-9-CM-3：31.1005/31.72001）

患者姓名：	性别： 年龄： 门诊号：	住院号：
住院日期： 年 月 日	出院日期： 年 月 日	标准住院日：未手术≤7天，手术≤14天

时间	住院第1天	住院第1~3天	住院第2~7天
主要诊疗工作	□ 询问病史及体格检查 □ 完成病历书写 □ 上级医师查房与术前评估 □ 评估患者呼吸情况，初步确定是否需行气管切开术	□ 上级医师查房 □ 需要性气管切开患者，完成术前准备与术前评估 □ 根据检查结果等，进行术前讨论，确定手术方案 □ 完成必要的相关科室会诊 □ 签署手术知情同意书、自费用品协议书等 □ 向患者及家属交代围术期注意事项 □ 手术完成后术者完成手术记录	□ 住院医师完成术后病程 □ 上级医师查房 □ 向患者及家属交代病情及术后注意事项 □ 未行气管切开患者，完成出院记录、出院证明书，向患者交代出院后的注意事项
重点医嘱	**长期医嘱：** □ 耳鼻咽喉科护理常规 □ 一级护理 □ 半流质饮食或静脉营养 **临时医嘱：** □ 急查血常规 □ 急查肝功能、肾功能、血糖、电解质、凝血功能 □ 感染性疾病筛查 □ 急查心电图 □ 病情许可行喉镜检查 □ 置气管切开包于床旁 □ 吸氧（必要时） □ 经验性抗菌药物应用 □ 糖皮质激素应用 □ 有条件行病原学检查及药敏	**长期医嘱：** □ 耳鼻咽喉科护理常规 □ 一级护理 □ 半流质饮食或静脉营养 □ 患者既往基础用药 **气管切开术后长期医嘱：** □ 局部麻醉术后护理常规 □ 气管切开术*术后护理常规 □ 二级护理 □ 半流质饮食或静脉营养 □ 自主体位 □ 抗菌药物 □ 糖皮质激素应用 □ 祛痰药物（必要时） □ 雾化吸入（必要时） **临时医嘱：** □ 酌情心电监护 □ 酌情吸氧 □ 经验性抗菌药物应用 □ 糖皮质激素应用 □ 雾化吸入（必要时） □ 术前医嘱：今日局部麻醉下气管切开术* □ 术前抗菌药物 □ 术前准备 □ 其他特殊医嘱	**长期医嘱：** □ 气管切开术*术后护理常规 □ 二级或三级护理 □ 半流质饮食或静脉营养 □ 自主体位 □ 抗菌药物 □ 祛痰药物（必要时） □ 雾化吸入（必要时） **临时医嘱：** □ 酌情吸氧 □ 其他特殊医嘱 □ 漱口液（必要时） **出院医嘱：** □ 出院带药 □ 门诊随诊医嘱

续 表

时间	住院第 1 天	住院第 1~3 天	住院第 2~7 天
主要护理工作	□ 介绍病房环境、设施和设备 □ 入院护理评估	□ 宣教等术前准备 □ 提醒欲行全身麻醉手术患者禁食、禁水	□ 观察患者病情变化 □ 术后心理与生活护理
病情变异记录	□ 无 □ 有，原因： 1. 2.	□ 无 □ 有，原因： 1. 2.	□ 无 □ 有，原因： 1. 2.
护士签名			
医师签名			

时间	住院第 7~14 天 （气管切开患者）	住院第 4~7 天 （术后第 10~14 天，出院日）
主要诊疗工作	□ 上级医师查房 □ 住院医师完成常规病历书写 □ 注意病情变化 □ 注意观察生命体征 □ 评估患者恢复情况，试堵管 48 小时，无呼吸不适可行气管切开闭合术 □ 完成出院记录、出院证明书 □ 向患者交代出院后的注意事项	□ 上级医师查房，进行手术及会厌评估 □ 完成出院记录、出院证明书 □ 向患者交代出院后的注意事项
重点医嘱	**长期医嘱：** □ 二级护理 □ 半流质饮食或普通饮食 □ 其他特殊医嘱 **临时医嘱：** □ 气管切开闭合术 □ 出院带药 □ 门诊随诊	**临时医嘱：** □ 出院带药 □ 门诊随诊
主要护理工作	□ 观察患者情况 □ 术后心理与生活护理 □ 指导术后患者嗓音保健 □ 指导患者办理出院手续	□ 指导患者办理出院手续
病情变异记录	□ 无　□ 有，原因： 1. 2.	□ 无　□ 有，原因： 1. 2.
护士签名		
医师签名		

注：* 实际操作时需明确写出具体的术式

第十七章

支撑喉镜下会厌囊肿日间手术临床路径释义

【医疗质量控制指标】

指标一、需要开放手术发生率。

指标二、支撑喉镜难以完全切除的发生率。

指标三、需要办理住院患者发生率。

指标四、术后呼吸困难需要气管切开发生率。

指标五、术前电子喉镜完善率。

指标六、术后出血发生率。

指标七、术中损伤门牙发生率。

指标八、术后伸舌偏移发生率。

指标九、颈椎损伤发生率。

一、支撑喉镜下会厌囊肿日间手术编码

1. 原编码：

疾病名称及编码：会厌囊肿（ICD-10：J38.715）

手术操作名称及编码：内镜下会厌病损切除术（ICD-9-CM-3：30.0901）

内镜下会厌病损激光切除术（ICD-9-CM-3：30.0902）

2. 修改编码：

疾病名称及编码：会厌囊肿（ICD-10：J38.715）

手术操作名称及编码：内镜下会厌病损切除术（ICD-9-CM-3：30.0903）

内镜下会厌病损激光切除术（ICD-9-CM-3：30.0904）

二、临床路径检索方法

J38.715 伴（30.0903/30.0904）

三、国家医疗保障疾病诊断相关分组（CHS-DRG）

MDCD 头颈、耳、鼻、口、咽疾病及功能障碍

DV1 头颈、耳、鼻、咽、口非恶性增生性疾患

四、支撑喉镜下会厌囊肿日间手术临床路径标准住院流程

（一）适用对象

第一诊断为会厌囊肿（ICD-10：J38.715）

行支撑喉镜下手术（ICD-9-CM-3：30.0901/30.0902）。

释义

■ 本路径适用对象是第一诊断为会厌囊肿的患者。

■ 本路径仅针对需要全身麻醉手术的患者。

（二）诊断依据

根据《临床诊疗指南·耳鼻咽喉头颈外科分册》（中华医学会编著，人民卫生出版社），《临床技术操作规范·耳鼻咽喉-头颈外科分册》（中华医学会编著，人民军医出版社）。

1. 病史：咽部异物感，或吞咽不适等。
2. 体征：囊肿多位于会厌舌面，呈半球形，表面光滑，灰白色、微黄或淡红，间有细小血管纵横其上。

> **释义**
>
> ■ 部分患者无自觉症状，体检发现。
>
> ■ 应该与甲状舌管囊肿、异位甲状腺鉴别。
>
> ■ 小的会厌囊肿不引起症状，可以观察。大的会厌囊肿可进入本路径，行支撑喉镜下切除，或显微（激光）手术切除会厌囊肿。

（三）进入路径标准

1. 第一诊断必须符合 ICD-10：J38.715 会厌囊肿疾病编码。
2. 当患者同时具有其他疾病诊断，但在住院期间不需要特殊处理也不影响第一诊断的临床路径流程实施时，可以进入路径。

> **释义**
>
> ■ 会厌囊肿的治疗包括随访观察和手术治疗，本临床路径仅适用于需要手术治疗的患者。
>
> ■ 患者同时伴有高血压、糖尿病等慢性病，经内科会诊评估，排除手术禁忌证，适用本临床路径。

（四）标准住院日为1天

> **释义**
>
> ■ 标准住院日建议为1天，24小时出入院。
>
> ■ 为减少患者等候手术时间和住院费用，可在门诊完成术前检查，排除手术禁忌后住院，于住院当天或次日手术符合本临床路径要求。
>
> ■ 患者门诊术前检查发现心律失常、糖尿病、肺部阴影等阳性体征，需要进一步行超声心动图、Holter、肺功能等检查，至相关科室就诊排除手术禁忌证，上述慢性疾病如果需要经治疗稳定后才能手术，暂不进入本临床路径；若经会诊排除手术禁忌证，则符合本路径要求；主管医师应在临床路径表单中予以说明。

（五）住院期间的检查项目

1. 必需的检查项目（门诊完成）：
（1）血常规。

（2）肝功能、肾功能、电解质、血糖、凝血功能。

（3）感染性疾病筛查（乙型肝炎、丙型肝炎、梅毒、艾滋病等）。

（4）X线胸片、心电图。

（5）喉镜检查。

2. 根据患者病情进行的检查项目：发音功能检测。

> **释义**
>
> ■ 喉镜检查是支撑喉镜下会厌囊肿切除术患者的必查项目。
>
> ■ 必查项目是确保手术治疗安全、有效开展的基础，术前必须完成。相关人员认真分析检查结果，排除手术禁忌证，及时处理异常情况。
>
> ■ 为缩短患者住院等待时间，检查项目可以在患者入院前于门诊完成。
>
> ■ 高龄患者或有心肺功能异常患者，术前根据病情增加心脏彩超、肺功能、血气分析等检查。
>
> ■ 术前检查还包括耳、鼻、咽、喉部位专科检查。
>
> ■ 如患者合并声带息肉、声带囊肿等病变，需进行发音功能检测。

（六）治疗方案的选择

根据《临床诊疗指南·耳鼻咽喉头颈外科分册》（中华医学会编著，人民卫生出版社），《临床技术操作规范·耳鼻咽喉-头颈外科分册》（中华医学会编著，人民军医出版社）。

手术：支撑喉镜下会厌囊肿切除手术，或显微（激光）手术等。

> **释义**
>
> ■ 会厌囊肿的治疗包括随访观察和手术治疗，本路径仅适用于需要手术治疗的患者。

（七）预防性抗菌药物选择与使用时机

抗菌药物：按照《抗菌药物临床应用指导原则（2015年版）》（国卫办医发〔2015〕43号）合理选用抗菌药物。

> **释义**
>
> ■ 支撑喉镜下会厌囊肿切除手术入路手术属于Ⅱ类切口，因此可按规定适当预防性和术后应用抗生素，通常选用第一代或第二代头孢类抗菌药物。

（八）手术日

1. 麻醉方式：全身麻醉。

2. 手术方式：见治疗方案的选择。

3. 标本送病理检查。

> **释义**
>
> ■ 建议手术日为入院当天或次日。
> ■ 本临床路径规定仅针对全身麻醉下手术的患者。
> ■ 手术方式为支撑喉镜下会厌囊肿切除手术，或显微（激光）手术等。

（九）术后恢复

1. 根据患者情况确定复查的检查项目。
2. 术后用药：按照《抗菌药物临床应用指导原则（2015 年版）》（国卫办医发〔2015〕43 号）合理选用抗菌药物；可行雾化吸入；酌情给予糖皮质激素。

> **释义**
>
> ■ 建议术后观察 6 小时或次日出院。
> ■ 术后患者重点观察的项目一般包括生命体征，喉镜等相关查体，是否有咽痛、吞咽困难、呼吸困难等，对症处理；术后 24 小时内可追加一次抗生素；可使用局部糖皮质激素雾化吸入；酌情给予口服或静脉糖皮质激素。

（十）出院标准

1. 一般情况良好，咽喉部无明显感染征象。
2. 没有需要住院处理的并发症。

> **释义**
>
> ■ 根据患者具体情况，可以出院或出院后门诊复查。

（十一）变异及原因分析

1. 伴有影响手术的合并症，需进行相关诊断和治疗等，导致住院时间延长，治疗费用增加。
2. 出现手术并发症，需进一步诊断和治疗，导致住院时间延长，治疗费用增加。

> **释义**
>
> ■ 伴有影响手术的合并症，常见的是术前准备发现心律失常、糖尿病、肺部阴影的阳性体征等，需要进一步行超声心动图、Holter、肺功能等检查，请相关科室会诊，排除手术禁忌证，若合并症较多，经评估需要术后住院观察，则退出本路径。
> ■ 支撑喉镜下会厌囊肿切除手术可能存在的风险包括术中、术后出血；术中过度后仰损伤颈椎、牙齿，出现术后手脚麻木、牙齿松动、脱落；术中激光燃爆；术后感染，并发急性会厌炎；术后症状无改善等。
> ■ 会厌囊肿除了包括路径中所描述的各种术后并发症，还包括医疗、护理、患者、环境等多方面的变异原因，为便于总结和在工作中不断完善和修订路径，应将变异原因归纳、总结，以便重新修订路径时作为参考。

五、支撑喉镜下会厌囊肿日间手术临床路径给药方案

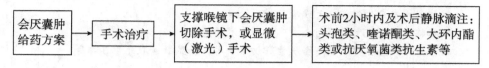

【用药选择】

如果常规的抗生素治疗无效可做细菌培养，根据药敏结果选择抗生素。

【药学提示】

1. 喹诺酮类静脉给药可引起静脉炎，故静脉滴注时应控制药物浓度和流速。

2. 儿童对头孢类过敏选用大环内酯类抗生素，大环内酯类抗生素有恶心、呕吐等胃肠道反应。

六、支撑喉镜下会厌囊肿日间手术患者护理规范

1. 术前护理要点：

（1）心理护理：了解患者的心理问题，向患者讲解手术的注意事项，解除患者的紧张情绪。

（2）避免食用辛辣刺激性食物，戒烟、戒酒。

2. 术后护理要点：

（1）饮食指导：术后可进食温凉的半流质饮食或软食，不宜食用过烫、辛辣刺激性食物。

（2）用药护理：遵医嘱应用雾化吸入减轻局部黏膜水肿。有胃酸反流的患者，遵医嘱指导餐前30分钟口服保护胃黏膜药物，防止胃酸反流。

（3）保持呼吸道通畅，嘱患者轻轻将口中分泌物吐出，记录分泌物颜色、性状和量，避免剧烈咳嗽。

（4）心理护理：告知患者若疼痛剧烈可使用镇痛药，做疼痛 VAS 评分，超过 3 分即可考虑遵医嘱给予 NSAID 类药物。

七、支撑喉镜下会厌囊肿日间手术患者营养治疗规范

1. 术前正常饮食，全身麻醉术前禁食 8 小时，禁饮 2 小时。

2. 术后当天清醒后进食软食或半流质饮食，术后第 3 天开始正常饮食。

八、支撑喉镜下会厌囊肿日间手术患者健康宣教

1. 培养健康的生活习惯，保证充足的睡眠，避免精神紧张或过度疲劳。

2. 日常加强锻炼，建议戒除烟酒；积极治疗相关基础疾病，如胃酸反流，否则容易导致疾病复发。

3. 如再次出现咽异物感、吞咽梗阻感，甚至呼吸不畅，及时到医院就诊。

九、推荐表单

（一）医师表单

支撑喉镜下会厌囊肿日间手术临床路径医师表单

适用对象：第一诊断为会厌囊肿（ICD-10：J38.715）

行支撑喉镜下手术（ICD-9-CM-3：30.0901/30.0902）

患者姓名：	性别：	年龄：	门诊号：	住院号：
住院日期：　　年　月　日	出院日期：　　年　月　日			标准住院日：1 天

时间	住院第 1 天
主要诊疗工作	□ 询问病史、体格检查 □ 向患者及家属交代病情及围术期注意事项 □ 访视患者，完成术前准备及评估、制订手术方案 □ 签署授权委托书、手术同意书、自费药品同意书、输血同意书等文书 □ 日间病历书写 □ 手术 □ 术者完成手术记录
重点医嘱	**长期医嘱：** □ 患者既往基础用药 □ 全身麻醉术后护理常规 □ 一级护理 **临时医嘱：** □ 全身麻醉下行支撑喉镜手术相关医嘱 □ 术前禁饮、禁食 8 小时 □ 术前补液（平衡液或钠钾镁钙葡萄糖注射液） □ 一次性导尿包（必要时）
病情变异记录	□ 无　□ 有，原因： 1. 2.
医师签名	

（二）护士表单

支撑喉镜下会厌囊肿日间手术临床路径护士表单

适用对象：第一诊断为会厌囊肿（ICD-10：J38.715）

行支撑喉镜下手术（ICD-9-CM-3：30.0901/30.0902）

患者姓名：	性别： 年龄： 门诊号：	住院号：
住院日期： 年 月 日	出院日期： 年 月 日	标准住院日：1天

时间	住院第1天
健康宣教	□ 入院宣教（介绍病房环境） □ 探视制度 □ 入院护理评估（生命体征、营养、心理等） □ 询问病史，相应体格检查 □ 联系相关检查
护理处置	□ 核对患者，佩戴腕带 □ 建立入院护理病历 □ 卫生处置：剪指（趾）甲、沐浴、更换病号服 □ 协助医师完成各项术前准备，禁食、禁水 □ 遵医嘱正确给药
基础护理	□ 一级护理 □ 晨晚间护理 □ 患者安全管理
专科护理	□ 护理查体 □ 生命体征监测 □ 需要时请家属陪伴 □ 心理评估 □ 书写入院评估单，护理评估单，患者自理程度 ADL 评分
重点医嘱	□ 详见医嘱执行单
病情变异记录	□ 无 □ 有，原因： 1. 2.
护士签名	

（三）患者表单

支撑喉镜下会厌囊肿日间手术临床路径患者表单

适用对象：第一诊断为会厌囊肿（ICD-10：J38.715）

行支撑喉镜下手术（ICD-9-CM-3：30.0901/30.0902）

患者姓名：	性别：　年龄：　门诊号：	住院号：
住院日期：　　年　月　日	出院日期：　　年　月　日	标准住院日：1天

时间	住院第 1 天
医患配合	□ 接受入院宣教 □ 接受入院护理评估 □ 接受病史询问 □ 进行体格检查 □ 交代既往用药情况 □ 进行相关检查
护患配合	□ 配合测量体温、脉搏、呼吸、血压、血氧饱和度、体重 □ 配合完成入院护理评估单（简单询问病史、过敏史、用药史） □ 接受入院宣教（环境介绍、病室规定、订餐制度、贵重物品保管等） □ 有任何不适告知护士 □ 配合执行医院制度
饮食	□ 半流质饮食
排泄	□ 正常排尿便
活动	□ 适度活动 □ 适应角色转换

附：原表单（2016 年版）

支撑喉镜下会厌囊肿日间手术临床路径表单

适用对象：第一诊断为会厌囊肿（ICD-10：J38.715）
行支撑喉镜下手术（ICD-9-CM-3：30.0901/30.0902）

患者姓名：	性别：	年龄：	门诊号：	住院号：
住院日期： 年 月 日	出院日期： 年 月 日			标准住院日：1 天

时间	住院第 1 天
主要诊疗工作	□ 通知手术医师、患者到达和预计手术时间；初步确定手术时间 □ 询问病史、体格检查 □ 向患者及家属交代病情及围术期注意事项 □ 访视患者，完成术前准备及评估、制订手术方案 □ 签署授权委托书、手术同意书、自费药品同意书、输血同意书等文书 □ 日间病历书写 □ 手术 □ 术者完成手术记录
重点医嘱	**长期医嘱：** □ 患者既往基础用药 □ 全身麻醉术后护理常规 □ 一级护理 **临时医嘱：** □ 全身麻醉下行支撑喉镜手术相关医嘱 □ 术前禁饮、禁食 8 小时 □ 术前补液（平衡液或钠钾镁钙葡萄糖注射液） □ 一次性导尿包（必要时）
主要护理工作	□ 责任护士入院宣教 □ 入院护理评估 □ 术前健康宣教 □ 执行术前医嘱 □ 心理护理
病情变异记录	□ 无 □ 有，原因： 1. 2.
护士签名	
医师签名	

第十八章

咽旁脓肿临床路径释义

【医疗质量控制指标】

指标一、就诊 24 小时内怀疑咽旁脓肿患者的颈部影像学检查完成率（超声或 CT 或 MRI）。

指标二、就诊 24 小时内怀疑咽旁脓肿患者的 2 小时内实验室检查完成率。

指标三、怀疑咽旁脓肿患者就诊后 6 小时内用药率。

一、咽旁脓肿编码

疾病名称及编码：咽旁脓肿（ICD-10：J39.003）

手术操作名称及编码：脓肿切开排脓术（ICD-9-CM-3：27.0）

二、临床路径检索方法

J39.003 伴 27.0

三、国家医疗保障疾病诊断相关分组（CHS-DRG）

MDCD 头颈、耳、鼻、口、咽疾病及功能障碍

DT1 中耳炎及上呼吸道感染

四、咽旁脓肿临床路径标准住院流程

（一）适用对象

第一诊断为咽旁脓肿（ICD-10：J39.003）

行脓肿切开排脓术（ICD-9-CM-3：27.0）。

> 释义
>
> ■ 咽旁脓肿为咽旁隙的化脓性炎症，早期为蜂窝织炎，再发展而形成脓肿。因咽旁隙的感染进路较多，如腭扁桃体、咽扁桃体、牙、咽、腮腺及鼻部、咽部所属淋巴结等处的急性炎症，均可蔓延至咽旁隙中。

（二）诊断依据

根据《临床诊疗指南·耳鼻咽喉头颈外科分册》（中华医学会编著，人民卫生出版社），《临床技术操作规范·耳鼻咽喉-头颈外科分册》（中华医学会编著，人民军医出版社）。

1. 病史：咽痛及颈深部疼痛，吞咽，张口及头部活动时加剧。可伴反射性耳痛，侵及翼内肌，可出现牙关紧闭，张口困难。

2. 体征：患侧颈部颌下区及下颌角后肿胀，触之坚硬，压痛，严重者上达腮腺，下达胸锁乳突肌及锁骨上窝皆有肿胀。

> **释义**
>
> ■ 辅助检查：超声检查可见咽旁间隙内肿胀，伴液性暗区，液平面。CT 或 MRI 可见咽旁间隙内异常信号，早期为软组织肿胀，后期可形成脓腔和液体信号影。
> ■ 血常规：白细胞升高，中性粒细胞比例或绝对值生高。C 反应蛋白升高。

（三）治疗方案的选择

根据《临床诊疗指南·耳鼻咽喉头颈外科分册》（中华医学会编著，人民卫生出版社），《临床技术操作规范·耳鼻咽喉-头颈外科分册》（中华医学会编著，人民军医出版社）。

1. 一般治疗：消炎治疗为主。抗生素及适量类固醇药物。局部热敷或理疗。患者卧床休息，多饮水，吃软食。
2. 脓肿形成后，应施行脓肿切开排脓术。

> **释义**
>
> ■ 咽旁间隙感染早期，应积极抗感染治疗，抗生素及适量的类固醇激素。患者多注意休息，如果患者进食困难，可进行鼻饲饮食或全静脉营养，注意补充蛋白质和维持离子平衡。关注感染对呼吸、循环和消化系统的影响，积极协调相关科室进行会诊。
> ■ 一般发病1周左右可能会形成脓肿，可行超声和颈部增强 CT 或 MRI 进一步明确。一旦脓肿形成，可在积极抗感染同时，择期行脓肿切开引流术。如果有呼吸困难以及脓腔与咽腔相通的患者，可积极行气管切开术，保持气道安全。

（四）标准住院日≤7 天

> **释义**
>
> ■ 多数咽旁间隙感染的患者，经积极抗感染治疗后可在 7 日内出院。咽旁脓肿切开引流的患者，需要每日引流脓腔。全身状态良好的患者，可在门诊每日冲洗引流脓腔，待其愈合。若患者全身状态较差，需要营养支持治疗，可继续留院治疗。主管医师应在临床路径表单中予以说明。

（五）进入路径标准

1. 第一诊断必须符合 ICD-10：J39.003 咽旁脓肿疾病编码。
2. 当患者同时具有其他疾病诊断，但在住院期间不需要特殊处理也不影响第一诊断的临床路径流程实施时，可以进入路径。

> **释义**
>
> ■ 咽旁间隙脓肿患者，可由其他部位感染播散而来，如腮腺、口腔、扁桃体、会厌等。由其他感染扩散而来的患者，经影像学检查证实存在研判间隙脓肿，可以进入路径。主管医师应在临床路径表单中予以说明。

（六）术前准备≤2 天

1. 必需的检查项目：
（1）血常规、尿常规、粪常规。
（2）肝功能、肾功能、电解质、血糖、血脂、凝血功能。
（3）感染性疾病筛查（乙型肝炎、丙型肝炎、梅毒、艾滋病等）。
（4）X 线胸片、心电图。
（5）喉镜检查。
2. 有条件者行颈部超声，颈部 MRI。
3. 年龄≥60 岁者行头颅 MRI、心肺功能检查。

> **释义**
>
> ■ 必查项目是确保正确诊断的基础，相关人员认真分析检查结果，及时处理异常情况。
> ■ 影像学检查对于咽旁间隙脓肿的位置、深度、范围可以起到明确的指示作用，只要能耐受检查的患者，建议做相应的检查。
> ■ 对于年龄较大，同时具有心脑血管和/或呼吸系统病史的患者，应充分评估其他系统的风险，对于术中和围术期的治疗具有重要意义。

（七）预防性抗菌药物选择与使用时机

抗菌药物：按照《抗菌药物临床应用指导原则（2015 年版）》（国卫办医发〔2015〕43 号）合理选用抗菌药物。

> **释义**
>
> ■ 穿刺脓腔得到的脓性分泌物，可以行细菌培养+药敏检查。根据药物敏感性报告，选用合理的抗生素。在药敏结果出来之前，可经验性地给予广谱抗生素以及抗厌氧菌的药物。同时也要考虑到患者药物过敏史。

（八）手术日为入院后 2 天内

1. 麻醉方式：全身麻醉。
2. 手术方式：见治疗方案的选择。

> **释义**
>
> ■ 若患者全身状态较差，不能耐受全身麻醉，脓腔与皮肤较接近，亦可采用局部麻醉方式完成切开引流术。主管医师应在临床路径表单中予以说明。

（九）术后住院治疗≤5 天

1. 根据患者情况确定复查的检查项目。
2. 术后用药：按照《抗菌药物临床应用指导原则（2015 年版）》（国卫办医发〔2015〕43

号）合理选用抗菌药物；可行雾化吸入；酌情给予糖皮质激素。

> **释义**
>
> ■ 术后需要定期复查血常规、电解质、肝肾功能等检查。对于异常的指标应给予相应的干预，若超出本专业诊疗范围，应及时请相关科室会诊。定期复查影像学检查，观察脓腔吸收变化情况，是否有脓腔残留，需要二次手术探查。
>
> ■ 术后感觉药敏结果，继续抗炎治疗。通过激素和化痰药物的雾化吸入改善气道状态，糖皮质激素根据患者感染情况及全身状态，酌情应用。

（十）出院标准

1. 一般情况良好，咽喉部无明显感染征象。
2. 没有需要住院处理的并发症。

> **释义**
>
> ■ 患者咽旁间隙的感染得到有效控制，已有脓腔经影像学评估已完全打开，能够充分引流，处在愈合期。白细胞基本正常，体温正常，可作为感染控制的指标。
>
> ■ 患者饮食、呼吸不要额外处理，常规家庭护理就可以完成，可出院回家休养，门诊定时换药。

（十一）变异及原因分析

1. 伴有影响手术的合并症，需进行相关诊断和治疗等，导致住院时间延长，治疗费用增加。
2. 出现手术并发症，需进一步诊断和治疗，导致住院时间延长，治疗费用增加。

> **释义**
>
> ■ 手术过程中或手术后出现心脑血管意外、肺部感染等情况，需要请相关专业科室会诊，进入其他诊疗路径。
>
> ■ 颈部脓肿切开引流术，术中可能会出现大血管损伤，导致严重出血。呼吸困难的患者，行气管切开术可导致气胸或纵膈气肿等，术后均需进一步治疗。

五、咽旁脓肿临床路径给药方案

【用药选择】

1. 建议根据脓液的药敏结果，全身应用抗生素。在感染早期没有药敏结果的情况下，可经验性地应用β-内酰胺类抗生素或头孢菌素类和硝基咪唑类药物联用。若对于β-内酰胺类抗生素过敏，可选用喹诺酮类或大环内酯类抗生素。

2. 对于脓腔的处理，在切开引流初期，可用抗生素溶液、过氧化氢溶液、生理盐水冲洗。抗生素根据药敏结果选择。

【药学提示】

1. 长期应用广谱抗生素需要注意肠道菌群失调问题。

2. 老年患者应用喹诺酮类抗生素要注意其副作用，胃肠道反应，神经精神症状，一般过敏反应等。

六、咽旁脓肿患者护理规范

1. 关注患者生命体征变化。尤其在发病早期，注意患者意识状态，防止严重感染导致的严重并发症，如感染中毒性休克。

2. 切开引流的患者需注意留置引流管的位置，引流液的性状，引流量。

3. 气管切开的患者注意气管套管是否通畅，位置是否正常，防止脱管。

七、咽旁脓肿患者营养治疗规范

1. 咽旁脓肿患者多伴有吞咽困难，在积极抗感染基础上也应给予足够的营养支持，早期可以通过加强静脉补液，若吞咽困难不能很快缓解，建议改用鼻饲饮食。注意补充足够的能量和蛋白质。

2. 若存在消化道出血等问题，可行全静脉营养，同时积极治疗内科疾病。注意能量平衡和电解质平衡。

八、咽旁脓肿患者健康宣教

1. 痊愈出院的患者，嘱患者进行张口训练，气管切开的患者，尝试堵管，择期拔除气切套管。若不能持续堵管，嘱其进行堵管训练。鼻饲患者练习吞咽，能正常进食后，拔出鼻饲管。

2. 局部伤口需要门诊换药的患者，嘱其定时换药，若伤口引流颜色异常如血性、脓性分泌物增多，及时复查。

九、推荐表单

（一）医师表单

咽旁脓肿临床路径医师表单

适用对象：第一诊断为咽旁脓肿（ICD-10：J39.003）
行脓肿切开排脓术（ICD-9-CM-3：27.0）

患者姓名：	性别： 年龄： 门诊号：	住院号：
住院日期： 年 月 日	出院日期： 年 月 日	标准住院日：≤7 天

时间	住院第 1 天	住院第 2 天（术前日）	住院第 2~4 天（手术日）
主要诊疗工作	□ 询问病史及体格检查 □ 完成病历书写 □ 上级医师查房与术前评估 □ 初步确定手术方式和日期	□ 上级医师查房 □ 完成术前准备与术前评估 □ 根据检查结果等，进行术前讨论，确定手术方案 □ 完成必要的相关科室会诊 □ 签署手术知情同意书、自费用品协议书等 □ 向患者及家属交代围术期注意事项	□ 手术 □ 术者完成手术记录 □ 住院医师完成术后病程 □ 上级医师查房 □ 向患者及家属交代病情及术后注意事项
重点医嘱	**长期医嘱：** □ 耳鼻咽喉科护理常规 □ 二级或三级护理 □ 普通饮食 **临时医嘱：** □ 血常规、尿常规 □ 肝功能、肾功能、血糖、电解质、凝血功能 □ 感染性疾病筛查 □ X 线胸片、心电图 □ 影像学检查 □ 有条件行发音功能检测 □ 年龄≥60 岁行头颅 MRI、心肺功能检查	**长期医嘱：** □ 耳鼻咽喉科护理常规 □ 二级或三级护理 □ 普通饮食 □ 患者既往基础用药 **临时医嘱：** □ 术前医嘱：明日全身麻醉下咽旁脓肿切开排脓术* □ 术前 8 小时禁食、禁水 □ 术前抗菌药物 □ 术前准备 □ 其他特殊医嘱	**长期医嘱：** □ 全身麻醉术后护理常规 □ 咽旁脓肿切开排脓术* 术后护理常规 □ 一级护理 □ 半流质饮食 □ 全身麻醉清醒后 6 小时自主体位 □ 适当休声 □ 抗菌药物 □ 雾化吸入 **临时医嘱：** □ 酌情心电监护 □ 酌情吸氧 □ 其他特殊医嘱 □ 漱口液
病情变异记录	□ 无 □ 有，原因： 1. 2.	□ 无 □ 有，原因： 1. 2.	□ 无 □ 有，原因： 1. 2.
医师签名			

时间	住院第 3~5 天 （术后第 1 天）	住院第 4~7 天 （术后第 2~3 天，出院日）
主要 诊疗 工作	□ 上级医师查房 □ 住院医师完成常规病历书写 □ 注意病情变化 □ 注意观察生命体征 □ 了解患者咽喉部状况	□ 上级医师查房，进行手术及伤口评估 □ 完成出院记录、出院证明书 □ 向患者交代出院后的注意事项
重 点 医 嘱	**长期医嘱：** □ 二级护理 □ 半流质饮食或普通饮食 □ 注意休声 □ 抗菌药物 □ 营养支持药物（必要时） **临时医嘱：** □ 其他特殊医嘱	**临时医嘱：** □ 出院带药 □ 门诊随诊
病情 变异 记录	□ 无　□ 有，原因： 1. 2.	□ 无　□ 有，原因： 1. 2.
医师 签名		

注：* 实际操作时需明确写出具体的术式

（二）护士表单

咽旁脓肿临床路径护士表单

适用对象：第一诊断为咽旁脓肿（ICD-10：J39.003）
行脓肿切开排脓术（ICD-9-CM-3：27.0）

患者姓名：	性别： 年龄： 门诊号：	住院号：
住院日期： 年 月 日	出院日期： 年 月 日	标准住院日：≤7天

时间	入院当日	住院期间	出院日
健康宣教	□ 介绍主管医师、护士 □ 介绍环境、设施 □ 介绍住院注意事项 □ 宣教术前准备	□ 主管护士与患者沟通，了解并指导心理应对 □ 宣教疾病知识、用药知识及特殊检查操作过程 □ 告知检查及操作前后饮食、活动及探视注意事项及应对方式	□ 定时复查 □ 出院带药服用方法 □ 饮食、休息等注意事项指导 □ 讲解增强体质的方法，减少感染的机会
护理处置	□ 核对患者，佩戴腕带 □ 建立入院护理病历 □ 卫生处置：剪指（趾）甲、沐浴、更换病号服 □ 协助医师完成各项检查化验	□ 随时观察患者病情变化 □ 遵医嘱正确使用抗生素	□ 办理出院手续 □ 书写出院小结
基础护理	□ 二级护理 □ 晨晚间护理 □ 患者安全管理	□ 二级护理或全身麻醉术后护理常规 □ 晨晚间护理 □ 患者安全管理	□ 三级护理 □ 晨晚间护理 □ 患者安全管理
专科护理	□ 护理查体 □ 需要时请家属陪伴 □ 心理护理	□ 遵医嘱完成相关检查 □ 观察各项生命体征 □ 心理护理 □ 遵医嘱正确给药 □ 提供并发症征象的依据	□ 病情观察：评估患者生命体征 □ 心理护理 □ 注意并发症征象
重点医嘱	□ 详见医嘱执行单	□ 详见医嘱执行单	□ 详见医嘱执行单
病情变异记录	□ 无 □ 有，原因： 1. 2.	□ 无 □ 有，原因： 1. 2.	□ 无 □ 有，原因： 1. 2.
护士签名			

（三）患者表单

咽旁脓肿临床路径患者表单

适用对象：第一诊断为咽旁脓肿（ICD-10：J39.003）

行脓肿切开排脓术（ICD-9-CM-3：27.0）

患者姓名：	性别：	年龄：	门诊号：	住院号：

住院日期：　年　月　日	出院日期：　年　月　日	标准住院日：≤7天

时间	入院当日	住院期间	出院日
医患配合	□ 配合病史采集、资料采集，请务必详细告知既往史、用药史、过敏史 □ 配合进行体格检查 □ 有任何不适告知医师	□ 配合完善相关检查、化验，如采血、留尿、心电图、X线胸片等 □ 医师向患者及家属介绍病情，如有异常检查结果需进一步检查 □ 配合用药及治疗 □ 配合医师调整用药 □ 有任何不适告知医师	□ 接受出院前指导 □ 知道复查程序 □ 获取出院诊断书
护患配合	□ 配合测量体温、脉搏、呼吸、血压、血氧饱和度、体重 □ 配合完成入院护理评估单（简单询问病史、过敏史、用药史） □ 接受入院宣教（环境介绍、病室规定、订餐制度、贵重物品保管等） □ 有任何不适告知护士	□ 配合测量体温、脉搏、呼吸，询问每日排便情况 □ 接受相关化验检查宣教，正确留取标本，配合检查 □ 有任何不适告知护士 □ 接受输液、服药治疗 □ 注意活动安全，避免坠床或跌倒 □ 配合执行探视及陪伴 □ 接受疾病及用药等相关知识指导	□ 接受出院宣教 □ 办理出院手续 □ 获取出院带药 □ 知道服药方法、作用、注意事项 □ 知道复印病历方法
饮食	□ 营养支持 □ 吞咽困难者，改用鼻饲饮食	□ 营养支持 □ 吞咽困难者，改用鼻饲饮食	□ 营养支持 □ 吞咽困难者，改用鼻饲饮食
排泄	□ 正常排尿便	□ 正常排尿便	□ 正常排尿便
活动	□ 适度活动	□ 适度活动	□ 适度活动

附：原表单（2017 年版）

咽旁脓肿临床路径表单

适用对象：第一诊断为咽旁脓肿（ICD-10：J39.003）
行脓肿切开排脓术（ICD-9-CM-3：27.0）

患者姓名：	性别： 年龄： 门诊号：	住院号：
住院日期： 年 月 日	出院日期： 年 月 日	标准住院日：≤7 天

时间	住院第 1 天	住院第 2 天（术前日）	住院第 2~4 天（手术日）
主要诊疗工作	□ 询问病史及体格检查 □ 完成病历书写 □ 上级医师查房与术前评估 □ 初步确定手术方式和日期	□ 上级医师查房 □ 完成术前准备与术前评估 □ 根据检查结果等，进行术前讨论，确定手术方案 □ 完成必要的相关科室会诊 □ 签署手术知情同意书、自费用品协议书等 □ 向患者及家属交代围术期注意事项	□ 手术 □ 术者完成手术记录 □ 住院医师完成术后病程 □ 上级医师查房 □ 向患者及家属交代病情及术后注意事项
重点医嘱	**长期医嘱：** □ 耳鼻咽喉科护理常规 □ 二级或三级护理 □ 普通饮食 **临时医嘱：** □ 血常规、尿常规 □ 肝功能、肾功能、血糖、电解质、凝血功能 □ 感染性疾病筛查 □ X 线胸片、心电图 □ 影像学检查 □ 有条件行发音功能检测 □ 年龄≥60 岁行头颅 MRI、心肺功能检查	**长期医嘱：** □ 耳鼻咽喉科护理常规 □ 二级或三级护理 □ 普通饮食 □ 患者既往基础用药 **临时医嘱：** □ 术前医嘱：明日全身麻醉下咽旁脓肿切开排脓术* □ 术前 8 小时禁食、禁水 □ 术前抗菌药物 □ 术前准备 □ 其他特殊医嘱	**长期医嘱：** □ 全身麻醉术后护理常规 □ 咽旁脓肿切开排脓术*术后护理常规 □ 一级护理 □ 半流质饮食 □ 全身麻醉清醒后 6 小时自主体位 □ 适当休声 □ 抗菌药物 □ 雾化吸入 **临时医嘱：** □ 酌情心电监护 □ 酌情吸氧 □ 其他特殊医嘱 □ 漱口液
主要护理工作	□ 介绍病房环境、设施和设备 □ 入院护理评估	□ 宣教等术前准备 □ 提醒患者明晨禁食、禁水	□ 观察患者病情变化 □ 术后心理与生活护理
病情变异记录	□ 无 □ 有，原因： 1. 2.	□ 无 □ 有，原因： 1. 2.	□ 无 □ 有，原因： 1. 2.
护士签名			
医师签名			

时间	住院第 3~5 天 （术后第 1 天）	住院第 4~7 天 （术后第 2~3 天，出院日）
主要 诊疗 工作	□ 上级医师查房 □ 住院医师完成常规病历书写 □ 注意病情变化 □ 注意观察生命体征 □ 了解患者咽喉部状况	□ 上级医师查房，进行手术及伤口评估 □ 完成出院记录、出院证明书 □ 向患者交代出院后的注意事项
重 点 医 嘱	长期医嘱： □ 二级护理 □ 半流质饮食或普通饮食 □ 注意休声 □ 抗菌药物 □ 营养支持药物（必要时） 临时医嘱： □ 其他特殊医嘱	临时医嘱： □ 出院带药 □ 门诊随诊
主要 护理 工作	□ 观察患者情况 □ 术后心理与生活护理 □ 指导术后患者嗓音保健	□ 指导患者办理出院手续
病情 变异 记录	□ 无　□ 有，原因： 1. 2.	□ 无　□有，原因： 1. 2.
护士 签名		
医师 签名		

注：* 实际操作时需明确写出具体的术式

第十九章

腺样体肥大临床路径释义

【医疗质量控制指标】

指标一、入院腺样体肥大患者病因学检查完成率。

指标二、腺样体肥大患者共患病筛查率。

指标三、腺样体肥大患者术后并发症发生率。

指标四、腺样体肥大初始治疗标准方案应用率。

一、腺样体肥大编码

疾病名称及编码：腺样体肥大（ICD-10：J35.2）

手术操作名称及编码：腺样体切除手术（ICD-9-CM-3：28.6）

二、临床路径检索方法

J35.2 伴 28.6

三、国家医疗保障疾病诊断相关分组（CHS-DRG）

MDCD 头颈、耳、鼻、口、咽疾病及功能障碍

DE2 扁桃体和/或腺体样切除手术

四、腺样体肥大临床路径标准住院流程

（一）适用对象

第一诊断为腺样体肥大（ICD-10：J35.2）

行鼻内镜下经鼻腺样体切除术（ICD-9-CM-3：28.6x001），或腺样体切除术（ICD-9-CM-3：28.6x002），或鼻内镜下腺样体消融术（ICD-9-CM-3：28.6x005）。

> **释义**
>
> ■ 本临床路径适用对象是第一诊断为腺样体肥大的患者。
> ■ 本临床路径仅针对需要全身麻醉手术治疗的腺样体肥大患者。

（二）诊断依据

根据《临床诊疗指南·耳鼻咽喉头颈外科分册》（中华医学会编著，人民卫生出版社，2009年）和《临床技术操作规范·耳鼻喉科-头颈外科分册》（中华医学会编著，人民军医出版社，2009年）。

（1）症状：鼻塞、张口呼吸、睡眠打鼾、耳闷、听力下降。

（2）体征：腺样体肥大，可伴有鼓室积液，严重者可出现腺样体面容。

（3）影像学或电子鼻咽镜/鼻内镜检查：提示腺样体肥大。

> **释义**
>
> ■ 腺样体肥大，可伴有鼓室积液、鼻窦炎等。对以睡眠打鼾为主诉的患者，需要鉴别症状是由腺样体肥大还是扁桃体肥大或其他原因所致。
>
> ■ 鼻内镜/纤维鼻咽镜检查或影像学提示腺样体肥大。

（三）选择治疗方案的依据

根据《临床诊疗指南·耳鼻咽喉头颈外科分册》（中华医学会编著，人民卫生出版社，2009年）和《临床技术操作规范·耳鼻喉科-头颈外科分册》（中华医学会编著，人民军医出版社，2009年）。

内镜下低温等离子腺样体切除术。

> **释义**
>
> ■ 手术：①经鼻内镜腺样体切除术；②经鼻内镜吸切钻腺样体切除术；③经鼻内镜腺样体低温等离子消融术。
>
> ■ 腺样体切除术禁忌证：①腺样体或邻近器官急性炎症时；②造血系统疾病及有凝血机制障碍者，如再生障碍性贫血、血小板减少性紫癜、过敏性紫癜等；③患者亲属中免疫球蛋白缺乏或自身免疫病的发病率高，白细胞计数特别低者；④严重全身性疾病，如肺结核活动期、风湿性心脏病、精神病、先天性心脏病等。
>
> ■ 随着设备与技术的提高，腺样体切除术手术方式由传统腺样体刮除术，发展为目前临床较多采用的经鼻内镜电视监视下腺样体切除术、低温等离子射频消融术、耳鼻咽喉动力系统切除术、吸切钻腺样体切除术等。

（四）标准住院日 ≤5 天

> **释义**
>
> ■ 标准住院日建议不超过 5 天。
>
> ■ 腺样体肥大患者入院后，术前准备 1~2 天，在第 2~3 天实施手术，术后恢复 2~3 天，总住院天数不超过 5 天，均符合本临床路径要求。
>
> ■ 为减少患者等候手术时间和住院费用，可在门诊完成部分术前检查，排除手术禁忌后住院，于住院当天或 2 天以内手术符合本临床路径要求。
>
> ■ 患者若同时合并鼻窦炎、分泌性中耳炎，住院同期治疗时，若术前排除手术禁忌证，扣除排除手术禁忌证检查会诊需要的时间，总住院天数不超过 5 天，符合本路径要求；主管医师应在临床路径表单中予以说明。

（五）进入路径的标准

1. 第一诊断必须符合 ICD-10：J35.2 腺样体肥大疾病编码。
2. 当患者同时具有其他疾病诊断，但住院期间不需要特殊处理也不影响第一诊断的临床路径流程实施时，可以进入路径。

> **释义**
>
> ■ 腺样体肥大的治疗包括保守治疗和手术治疗，本临床路径仅适用于需要手术治疗的患者。
>
> ■ 患者同时伴有慢性鼻窦炎、分泌性中耳炎、鼾症、扁桃体肥大、慢性扁桃体炎，经术前评估非手术禁忌证，适用本临床路径。

（六）术前准备≤2天

1. 必需的检查项目：

（1）血常规、尿常规。

（2）肝功能、肾功能、电解质、血糖、凝血功能。

（3）感染性疾病筛查（乙型肝炎、丙型肝炎、梅毒、艾滋病等）。

（4）X线胸片、心电图。

2. 根据患者情况可选择的检查项目：

（1）鼻内镜/电子鼻咽镜检查。

（2）PSG检查或睡眠血氧检测。

（3）听力学检查：电测听、声导抗等。

（4）影像学检查：鼻腔和鼻窦部CT。

（5）ABO血型。

> **释义**
>
> ■ 内镜检查、听力学检查是目前腺样体肥大患者术前的必查项目。内镜检查对了解腺样体的大小极为重要，听力学检查对了解有无耳部并发症具有指导意义。PSG检查对了解打鼾患儿有无缺氧和呼吸暂停有指导作用。
>
> ■ 必查项目是确保手术治疗安全、有效开展的基础，术前必须完成。相关人员认真分析检查结果，排除手术禁忌证，及时处理异常情况。
>
> ■ 为缩短患者住院等待时间，部分检查项目可以在患者入院前于门诊完成。
>
> ■ 术前检查还包括耳、鼻、咽、喉部位专科检查。

（七）抗菌药物选择与使用时机

按照《抗菌药物临床应用指导原则（2015年版）》（国卫办医发〔2015〕43号）合理选用抗菌药物。

> **释义**
>
> ■ 腺样体肥大手术切口属于Ⅱ类切口，因此可按抗生素应用规定适当预防性应用抗生素，通常选用第一代头孢；但多数患者常同时合并鼻窦炎、分泌性中耳炎等，则应遵照规定选用第二代头孢，如头孢类药物过敏，可选择大环内酯类药物。

（八）手术时间、麻醉方式以及主要药物

1. 手术时间为：入院 3 天内。
2. 麻醉方式：全身麻醉。
3. 主要药物：术前用药主要根据患者症状应用相应药物。

> **释义**
>
> ■ 建议手术日为入院后 2~3 天内。
> ■ 由于全身麻醉与局部麻醉在术前准备、术后恢复、患者费用、患者心理状态等各方面均存在较大差异，难以统一管理，故本临床路径规定仅针对全身麻醉下手术的患者。
> ■ 术中用药包括静脉给予抗生素。

（九）术后恢复期间的主要监测项目、检查和药物

1. 根据患者的情况确定复查的检查项目。
2. 按照《抗菌药物临床应用指导原则（2015 年版）》（国卫办医发〔2015〕43 号）合理选用抗菌药物；酌情使用止血药，局部黏膜血管收缩剂和/或黏液促排剂，可用含漱液漱口。

> **释义**
>
> ■ 建议术后住院治疗≤3 天。术后酌情使用止血药，鼻腔局部黏膜血管收缩剂和/或鼻喷激素。必要时可根据患者出血情况使用注射用尖吻蝮蛇血凝酶等止血药，减少术后渗血，促进创面愈合和恢复。
> ■ 术后患者重点观察的项目一般包括观察患者体温、睡眠情况、鼻腔和口腔分泌物性状。

（十）出院标准

1. 一般情况良好，局部无感染征象。
2. 无需要住院处理的并发症。

> **释义**
>
> ■ 可于出院后 2 周左右门诊复查鼻内镜/电子鼻咽镜，了解腺样体创面愈合情况。

（十一）变异及原因分析

1. 伴有影响手术的合并症，需进行相关诊断和治疗等，导致住院时间延长，治疗费用增加。
2. 出现手术并发症，需进一步诊断和治疗，导致住院时间延长，治疗费用增加。

释义

■ 伴有影响手术的合并症常见的是术前准备发现下呼吸道感染、凝血功能异常、肝肾功能异常等，需要进一步行检查与治疗，请相关科室会诊排除手术禁忌证，导致住院时间延长，治疗费用增加。

五、腺样体肥大临床路径给药方案

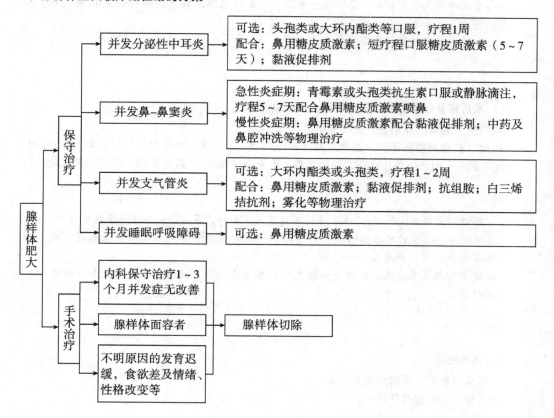

注：对有与腺样体肥大相关的临床症状者，若肥大腺样体堵塞双侧后鼻孔 2/3 或以上者以手术治疗为主，堵塞双侧后鼻孔 1/2 或以下者可考虑保守治疗，经保守治疗伴发疾病症状无改善者，可考虑手术治疗，堵塞双侧后鼻孔 1/2 以上 2/3 以下者，根据患者年龄及临床症状选择手术或保守治疗。

【用药选择】

1. 对单纯腺样体肥大者，不主张使用抗生素治疗，亦即腺样体肥大与否不该成为抗生素应用的指征。

2. 腺样体肥大伴急性鼻窦炎、分泌性中耳炎和支气管炎者，可参考伴发疾病细菌谱选择敏感抗生素治疗，但不主张长期使用，也不应将肥大的腺样体是否缩小作为抗生素停药标准。

3. 短疗程口服糖皮质激素对腺样体肥大伴分泌性中耳炎者有一定效果。鼻用糖皮质激素对腺样体肥大及其并发症均有效。

【药学提示】

1. 大环内酯类静脉给药可引起血栓性静脉炎，故红霉素静滴时应注意浓度。
2. 青霉素和部分头孢类抗生素需要皮试。

【注意事项】

对于腺样体肥大保守治疗的患儿，应定期复查，了解腺样体大小及有无相关并发症；鼻用糖皮质激素对肥大的腺样体有一定治疗效果，但应遵照药物说明用于适应年龄儿童，避免不良反应。

六、腺样体肥大患者护理规范

1. 围术期避免呼吸道感染。
2. 术后注意食用新鲜食物及多饮水，定期检测体温。
3. 加强营养，保持大便通畅。
4. 术后1周注意相对隔离，避免人多场合及容易发生感染的情况。

七、腺样体肥大患者营养治疗规范

1. 清淡新鲜饮食，忌食生冷、肥甘、厚腻食物。
2. 进食少者及发热者，适量补液。
3. 同时行扁桃体切除术者，冷全流质饮食（手术当天及术后第1~2天）逐渐过度到全流质饮食（术后第2~3天）、半流质饮食（术后第3~7天）、软食（术后第1~4周）及普通饮食（术后1个月）。

八、腺样体肥大患者健康宣教

1. 术后1周避免各类体育运动、情绪过于激动，术后1个月内避免剧烈运动、受凉、过度劳累、有害气体刺激。
2. 术后1个月后注意锻炼身体，增强体质，提高机体的抵抗能力。
3. 术后1个月内需要复诊。
4. 如术后出现鼻出血或者唾液中带血丝，需要尽快告知医护人员，已出院的患者需要尽快复诊。

九、推荐表单

（一）医师表单

腺样体肥大临床路径医师表单

适用对象：第一诊断为腺样体肥大（ICD-10：J35.2）

行鼻内镜下经鼻腺样体切除术（DE2：28.6x00x001），或腺样体切除术（DE2：28.6x00x002），或鼻内镜下腺样体消融术（DE2：28.6x00x005），腺样体等离子切除术（DE2：28.6x01），内镜下腺样体切除术（DE2：28.6x02）

患者姓名：		性别：	年龄：	门诊号：	住院号：
住院日期： 年 月 日		出院日期： 年 月 日			标准住院日：≤5 天

时间	住院第 1 天	住院第 1~2 天 （术前日）
主要诊疗工作	□ 询问病史及体格检查 □ 完成病历书写 □ 上级医师查房及术前评估 □ 初步确定手术方式和日期	□ 上级医师查房 □ 完成术前检查与术前评估 □ 根据检查结果等，进行术前讨论，确定手术方案 □ 完成必要的相关科室会诊 □ 签署手术知情同意书、自费用品协议书等 □ 患者及家属交代围术期注意事项
重点医嘱	**长期医嘱：** □ 耳鼻咽喉科护理常规 □ 二级或三级护理 □ 普通饮食 **临时医嘱：** □ 血常规、尿常规、ABO 血型 □ 肝功能、肾功能、血糖、电解质、凝血功能 □ 感染性疾病筛查 □ X 线胸片、心电图 □ 鼻内镜/电子鼻咽镜检查 □ PSG 检查/睡眠血氧检测 □ 酌情行听力学检查 □ 酌情行影像学检查	**长期医嘱：** □ 耳鼻咽喉科护理常规 □ 二级或三级护理 □ 普通饮食 □ 患者既往基础用药 **临时医嘱：** □ 术前医嘱：明日全身麻醉下腺样体切除术/腺样体等离子消融术* □ 术前禁食、禁水 □ 术前抗菌药物 □ 术前准备 □ 其他特殊医嘱
病情变异记录	□ 无 □ 有，原因： 1. 2.	□ 无 □ 有，原因： 1. 2.
医师签名		

时间	住院第 2~3 天 （手术日）	住院第 3~4 天 （术后第 1 天）	住院第 4~5 天 （出院日）
主要诊疗工作	□ 手术 □ 术者完成手术记录 □ 住院医师完成术后病程 □ 上级医师查房 □ 向患者及家属交代病情及术后注意事项	□ 上级医师查房 □ 住院医师完成常规病历书写 □ 注意病情变化 □ 注意观察生命体征 □ 了解患者鼻腔、鼻咽部状况	□ 上级医师查房，进行手术及伤口评估 □ 完成出院记录，出院证明书 □ 向患者及家属交代出院后的注意事项
重点医嘱	**长期医嘱：** □ 全身麻醉术后护理常规 □ 腺样体切除术/腺样体等离子消融术[*] 术后护理常规 □ 一级护理 □ 冷流质饮食 □ 抗菌药物 **临时医嘱：** □ 标本送病理检查 □ 酌情心电监护 □ 酌情吸氧 □ 其他特殊医嘱 □ 漱口液	**长期医嘱：** □ 二级护理 □ 半流质饮食或普通饮食 □ 其他特殊医嘱 **临时医嘱：** □ 其他特殊医嘱	**出院医嘱：** □ 出院带药 □ 门诊随访
病情变异记录	□ 无　□ 有，原因： 1. 2.	□ 无　□ 有，原因： 1. 2.	□ 无　□ 有，原因： 1. 2.
医师签名			

注：* 实际操作时需明确写出具体的术式

（二）护士表单

腺样体肥大临床路径护士表单

适用对象：第一诊断为腺样体肥大（ICD-10：J35.2）

行鼻内镜下经鼻腺样体切除术（DE2：28.6x00x001），或腺样体切除术（DE2：28.6x00x002），或鼻内镜下腺样体消融术（DE2：28.6x00x005），腺样体等离子切除术（DE2：28.6x01），内镜下腺样体切除术（DE2：28.6x02）

患者姓名：	性别： 年龄： 门诊号：	住院号：
住院日期：　年　月　日	出院日期：　年　月　日	标准住院日：≤5天

时间	住院第1~2天	住院第3~4天 （手术日）	住院第4~5天 （手术后）
健康宣教	□ 介绍主管医师、护士 □ 介绍环境、设施 □ 介绍住院注意事项 □ 宣教术前准备 □ 提醒患者术晨禁食、禁水	□ 主管护士与患者沟通，了解并指导心理应对 □ 宣教疾病知识、用药知识及特殊检查操作过程 □ 告知检查及操作前后饮食、活动及探视注意事项及应对方式	□ 康复和锻炼 □ 定时复查 □ 出院带药服用方法 □ 饮食、休息等注意事项指导 □ 讲解增强体质的方法，减少感染的机会
护理处置	□ 核对患者、佩戴腕带 □ 建立入院护理病历 □ 卫生处置：剪指（趾）甲、沐浴、更换病号服 □ 协助医师完成各项检查化验 □ 术前准备，禁食、禁水	□ 随时观察患者病情变化 □ 遵医嘱正确使用抗生素	□ 办理出院手续 □ 书写出院小结
基础护理	□ 二级护理 □ 晨晚间护理 □ 患者安全管理	□ 一级或二级护理 □ 晨晚间护理 □ 患者安全管理	□ 三级护理 □ 晨晚间护理 □ 患者安全管理
专科护理	□ 护理查体 □ 呼吸频率、血氧饱和度监测 □ 需要时请家属陪伴 □ 心理护理	□ 遵医嘱完成相关检查 □ 心理护理 □ 遵医嘱正确给药 □ 提供并发症征象的依据	□ 病情观察：评估患者生命体征 □ 心理护理
重点医嘱	□ 详见医嘱执行单	□ 详见医嘱执行单	□ 详见医嘱执行单
病情变异记录	□ 无 □ 有，原因： 1. 2.	□ 无 □ 有，原因： 1. 2.	□ 无 □ 有，原因： 1. 2.
护士签名			

（三）患者表单

腺样体肥大临床路径患者表单

适用对象：第一诊断为腺样体肥大（ICD-10：J35.2）

行鼻内镜下经鼻腺样体切除术（DE2：28.6x00x001），或腺样体切除术（DE2：28.6x00x002），或鼻内镜下腺样体消融术（DE2：28.6x00x005），腺样体等离子切除术（DE2：28.6x01），内镜下腺样体切除术（DE2：28.6x02）

患者姓名：	性别： 年龄： 门诊号：	住院号：
住院日期： 年 月 日	出院日期： 年 月 日	标准住院日：≤5 天

时间	入院当天	住院第 2~4 天	住院第 5 天 （出院日）
医患配合	□ 配合病史询问、资料收集，请务必详细告知既往史、用药史、过敏史 □ 配合进行体格检查 □ 有任何不适告知医师	□ 配合完善相关检查、化验，如采血、留尿、心电图、X线胸片等 □ 医师向患者及家属介绍病情，如有异常检查结果需进一步检查 □ 配合用药及治疗 □ 配合医师调整用药 □ 有任何不适告知医师	□ 接受出院前指导 □ 知道复查程序 □ 获取出院诊断书
护患配合	□ 配合测量体温、脉搏、呼吸、血压、血氧饱和度、体重 □ 配合完成入院护理评估单（简单询问病史、过敏史、用药史） □ 接受入院宣教（环境介绍、病室规定、订餐制度、贵重物品保管等） □ 有任何不适告知护士	□ 配合测量体温、脉搏、呼吸，告知每日排便情况 □ 接受相关化验检查宣教，正确留取标本，配合检查 □ 有任何不适告知护士 □ 接受输液、服药治疗 □ 注意活动安全，避免坠床或跌倒 □ 配合执行探视及陪伴 □ 接受疾病及用药等相关知识指导	□ 接受出院宣教 □ 办理出院手续 □ 获取出院带药 □ 知道服药方法、作用、注意事项 □ 知道复印病历方法
饮食	□ 普通饮食	□ 普通饮食	□ 普通饮食
排泄	□ 正常排尿便	□ 正常排尿便	□ 正常排尿便
活动	□ 适度活动	□ 适度活动	□ 适度活动

附：原表单（2019 年版）

腺样体肥大临床路径表单

适用对象：第一诊断为腺样体肥大（ICD-10：J35.2）

行鼻内镜下经鼻腺样体切除术（ICD-9-CM-3：28.6x001），或腺样体切除术（ICD-9-CM-3：28.6x002），或鼻内镜下腺样体消融术（ICD-9-CM-3：28.6x005）

患者姓名：	性别：	年龄：	门诊号：	住院号：
住院日期： 年 月 日	出院日期： 年 月 日			标准住院日：≤5 天

时间	住院第 1 天	住院第 1~2 天 （术前日）
主要诊疗工作	□ 询问病史及体格检查 □ 完成病历书写 □ 上级医师查房及术前评估 □ 初步确定手术方式和日期	□ 上级医师查房 □ 完成术前检查与术前评估 □ 根据检查结果等，进行术前讨论，确定手术方案 □ 完成必要的相关科室会诊 □ 签署手术知情同意书、自费用品协议书等 □ 患者及家属交代围术期注意事项
重点医嘱	**长期医嘱：** □ 耳鼻咽喉科护理常规 □ 二级或三级护理 □ 普通饮食 **临时医嘱：** □ 血常规、尿常规、ABO 血型 □ 肝功能、肾功能、血糖、电解质、凝血功能 □ 感染性疾病筛查 □ X 线胸片、心电图 □ 鼻内镜/电子鼻咽镜检查 □ PSG 检查/睡眠血氧检测 □ 酌情行听力学检查 □ 酌情行影像学检查	**长期医嘱：** □ 耳鼻咽喉科护理常规 □ 二级或三级护理 □ 普通饮食 □ 患者既往基础用药 **临时医嘱：** □ 术前医嘱：明日全身麻醉下腺样体切除术/腺样体等离子消融术 □ 术前禁食、禁水 □ 术前抗菌药物 □ 术前准备 □ 其他特殊医嘱
主要护理工作	□ 介绍病房环境、设施和设备 □ 入院护理评估	□ 宣教、备皮等术前准备 □ 提醒患者明晨禁水
病情变异记录	□ 无 □ 有，原因： 1. 2.	□ 无 □ 有，原因： 1. 2.
护士签名		
医师签名		

时间	住院第 2~3 天 （手术日）	住院第 3~4 天 （术后第 1 天）	住院第 4~5 天 （出院日）
主要诊疗工作	□ 手术 □ 术者完成手术记录 □ 住院医师完成术后病程 □ 上级医师查房 □ 向患者及家属交代病情及术后注意事项	□ 上级医师查房 □ 住院医师完成常规病历书写 □ 注意病情变化 □ 注意观察生命体征 □ 了解患者鼻腔、鼻咽部状况	□ 上级医师查房，进行手术及伤口评估 □ 完成出院记录，出院证明书 □ 向患者及家属交代出院后的注意事项
重点医嘱	长期医嘱： □ 全身麻醉术后护理常规 □ 腺样体切除术/腺样体等离子消融术*术后护理常规 □ 一级护理 □ 冷流质饮食 □ 抗菌药物 临时医嘱： □ 标本送病理检查 □ 酌情心电监护 □ 酌情吸氧 □ 其他特殊医嘱 □ 漱口液	长期医嘱： □ 二级护理 □ 半流质饮食或普通饮食 □ 其他特殊医嘱 临时医嘱： □ 其他特殊医嘱	出院医嘱： □ 出院带药 □ 门诊随防
主要护理工作	□ 随时观察患者病情变化 □ 术后心理与生活护理	□ 随时观察患者情况 □ 术后心理与生活护理	□ 指导患者办理出院手续
病情变异记录	□ 无　□ 有，原因： 1. 2.	□ 无　□ 有，原因： 1. 2.	□ 无　□ 有，原因： 1. 2.
护士签名			
医师签名			

注：* 实际操作时需明确写出具体的术式

第二十章

声带小结临床路径释义

【医疗质量控制指标】

指标一、患者入院病情评估、术前评估与术前准备情况。

指标二、手术适应证。

指标三、术中、术后并发症的处理。

指标四、预防性抗菌药物种类选择。

指标五、住院期间为患者提供术前、术后健康教育与出院时提供教育告知五要素情况。

指标六、离院方式。

指标七、患者对服务的体验与评价。

一、声带小结编码

1. 原编码：

疾病名称及编码：声带小结（ICD-10：J38.200）

手术操作名称及编码：支撑喉镜下手术（ICD-9-CM-3：30.0901/30.0902）

2. 修改编码：

疾病名称及编码：声带小结（ICD-10：J38.2）

手术操作名称及编码：内镜下声带病损切除术（ICD-9-CM-3：30.0905）

内镜下声带病损激光切除术（ICD-9-CM-3：30.0906）

内镜下声带病损射频消融术（ICD-9-CM-3：30.0907）

内镜下声带剥离术（ICD-9-CM-3：30.0908）

二、临床路径检索方法

J38.2 伴（30.0905/30.0906/30.0907/30.0908）

三、国家医疗保障疾病诊断相关分组（CHS-DRG）

MDCD 头颈、耳、鼻、口、咽疾病及功能障碍

DV1 头颈、耳、鼻、咽、口非恶性增生性疾患

DE1 咽、喉、气管手术

四、声带小结临床路径标准住院流程

（一）适用对象

第一诊断为声带小结（ICD-10：J38.200）

行支撑喉镜下手术（ICD-9-CM-3：30.0901/30.0902）。

（二）诊断依据

根据《临床诊疗指南·耳鼻咽喉头颈外科分册》（中华医学会编著，人民卫生出版社），《临床技术操作规范·耳鼻咽喉-头颈外科分册》（中华医学会编著，人民军医出版社）。

1. **病史**：声音嘶哑，多发生于教师、歌唱者和儿童等过度用声者。

2. **体征**：单侧或双侧声带前中 1/3 交界处对称性结节状隆起。声带结节可呈局限性小突起，

也可呈广基梭型增厚。

> **释义**
>
> ■ 声带结节首选保守治疗，经保守治疗无效、小结增生明显者可入此路径，并且应该与声带白斑或角化、喉乳头状瘤、早期声门癌鉴别。
> ■ 近期无上呼吸道感染者。
> ■ 注意患者是否伴有颈椎疾病、头后仰困难者，颞下颌关节强直，张口困难者，这是支撑喉镜手术的禁忌。

（三）治疗方案的选择

根据《临床诊疗指南·耳鼻咽喉头颈外科分册》（中华医学会编著，人民卫生出版社），《临床技术操作规范·耳鼻咽喉-头颈外科分册》（中华医学会编著，人民军医出版社）。

手术：

1. 支撑喉镜下声带小结切除手术，或显微（激光）手术等。
2. 可行声带成形、黏膜缝合等修复手术。

> **释义**
>
> ■ 支撑喉镜手术可在显微镜或内镜电视监视下手术。
> ■ 使用支撑喉镜、内镜、电视监视系统，二氧化碳激光系统，喉显微外科手术器械。

（四）标准住院日 ≤ 7 天

> **释义**
>
> ■ 建议标准住院日不超过 7 天。
> ■ 声带小结患者入院后，术前准备 1~3 天，在第 2~4 天实施手术，术后恢复 2~3 天，总住院天数不超过 7 天，均符合本临床路径要求。
> ■ 为减少患者等候手术时间和住院费用，可在门诊完成术前检查，排除手术禁忌后住院，于住院当天或 3 天以内手术符合本临床路径要求。
> ■ 患者入院后术前准备发现心律失常、心脑血管疾病、糖尿病、肺部阴影的阳性体征，需要进一步行超声心动图、Holter、肺功能等检查，请相关科室会诊排除手术禁忌证，上述慢性疾病如果需要经治疗稳定后才能手术，术前准备过程先进入其他相应内科疾病的诊疗路径；若经会诊排除手术禁忌证，扣除排除手术禁忌证检查会诊需要的时间，总住院天数不超过 7 天，符合本路径要求；主管医师应在临床路径表单中予以说明。

（五）进入路径标准

1. 第一诊断必须符合 ICD-10：J38.200 声带小结疾病编码。
2. 当患者同时具有其他疾病诊断，但在住院期间不需要特殊处理也不影响第一诊断的临床路径流程实施时，可以进入路径。

> **释义**
>
> ■ 本临床路径仅适用于需要手术治疗的患者。
> ■ 患者同时伴有高血压、糖尿病、心律失常、心脑血管疾病等慢性病，经内科会诊评估非手术禁忌证，适用本临床路径。

（六）术前准备≤3天

1. 必需的检查项目：
（1）血常规、尿常规、大便常规。
（2）肝功能、肾功能、电解质、血糖、血脂、凝血功能。
（3）感染性疾病筛查（乙型肝炎、丙型肝炎、梅毒、艾滋病等）。
（4）X线胸片、心电图。
（5）喉镜检查。
2. 有条件者行发音功能检测。
3. 年龄≥60岁者行头颅 MRI、心肺功能检查。

> **释义**
>
> ■ 术前检查应包括耳、鼻、咽、喉部位专科检查。
> ■ 喉镜检查是必查项目，并且是近期（1个月内）。
> ■ 必查项目是确保手术治疗安全、有效开展的基础，术前必须完成。相关人员认真分析检查结果，排除手术禁忌证、及时处理异常情况。
> ■ 为缩短患者住院等待时间，检查项目可以在患者入院前于门诊完成。
> ■ 高龄患者或有心肺功能异常患者，术前根据病情增加心脏彩超、肺功能、血气分析等检查。伴有脑血管疾患的患者头颅 MRI 是必要的。

（七）预防性抗菌药物选择与使用时机

抗菌药物：按照《抗菌药物临床应用指导原则（2015年版）》（国卫办医发〔2015〕43号）合理选用抗菌药物。

> **释义**
>
> ■ 支撑喉镜声带息肉手术入路手术属于0类切口，术后可以不使用抗菌药物。但是患者术中发生咽部及口底黏膜损伤的可按规定术后应用抗菌药物，通常选用第二代头孢菌素。

（八）手术日为入院后4天内

1. 麻醉方式：全身麻醉。
2. 手术方式：见治疗方案的选择。
3. 标本送病理检查。

> **释义**
> ■ 建议手术日为入院后 3 天内。
> ■ 本临床路径规定仅针对全身麻醉下手术的患者。

（九）术后住院治疗 ≤3 天

1. 根据患者情况确定复查的检查项目。
2. 术后用药：按照《抗菌药物临床应用指导原则（2015 年版）》（国卫办医发〔2015〕43 号）合理选用抗菌药物；可行雾化吸入；酌情给予糖皮质激素。
3. 适当休声。

> **释义**
> ■ 建议术后住院治疗 ≤3 天。
> ■ 术后患者重点观察的项目一般包括生命体征，声嘶改善情况，咽部及喉部是否水肿，是否有呼吸困难，伴有心脑血管疾患的注意术后的监护，糖尿病患者术后监控血糖。

（十）出院标准

1. 一般情况良好，咽喉部无明显感染征象。
2. 没有需要住院处理的并发症。

> **释义**
> ■ 根据患者具体情况，出院后确定门诊复查。

（十一）变异及原因分析

1. 伴有影响手术的合并症，需进行相关诊断和治疗等，导致住院时间延长，治疗费用增加。
2. 出现手术并发症，需进一步诊断和治疗，导致住院时间延长，治疗费用增加。

> **释义**
> ■ 伴有影响手术的合并症，常见的是术前准备发现心律失常、心脑血管疾病、糖尿病、肺部阴影的阳性体征等，需要进一步行超声心动图、Holter、肺功能等检查，请相关科室会诊排除手术禁忌证，导致住院时间延长，治疗费用增加。
> ■ 手术中因支撑喉镜暴露困难导致咽部、口底黏膜挫伤或撕裂，导致出血需要缝合，或非计划再次手术止血缝合；术后疼痛、咽部术后感染口底蜂窝织炎需要使用抗生素治疗；喉部手术后水肿，引起呼吸困难，拔管困难，需要入重症监护观察或者气管切开的导致住院时间延长，治疗费用增加。
> ■ 手术中因放入喉镜引起上切牙松动或脱落，需要进一步治疗，也可导致住院时间延长，治疗费用增加。

五、声带小结临床路径给药方案

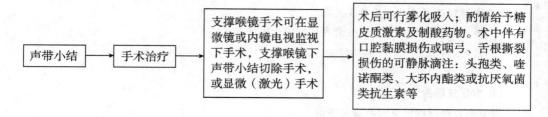

声带小结 → 手术治疗 → 支撑喉镜手术可在显微镜或内镜电视监视下手术，支撑喉镜下声带小结切除手术，或显微（激光）手术 → 术后可行雾化吸入；酌情给予糖皮质激素及制酸药物。术中伴有口腔黏膜损伤或咽弓、舌根撕裂损伤的可静脉滴注：头孢类、喹诺酮类、大环内酯类或抗厌氧菌类抗生素等

【用药选择】

根据患者术中损伤程度及患者术后反应，局部是否肿胀、疼痛轻重，病情较轻的可口服抗生素，病情中重度静脉滴注。

【药学提示】

1. 喹诺酮类静脉给药可引起静脉炎，故静脉滴注时应控制药物浓度和流速。
2. 儿童对头孢类过敏选用大环内酯类抗生素，大环内酯类抗生素有恶心、呕吐等胃肠道反应。

【注意事项】

病情轻中度未引起口咽部脓肿的选择单一抗生素治疗，若患者术后口咽部、口底颈部引起蜂窝织炎或脓肿的可以联合用药，必要时需要穿刺或切开引流。

六、声带小结患者护理规范

1. 全身麻醉手术返回病房后，去枕平卧2~4小时，头偏向一侧，有利于口咽部分泌物吐出，避免引起误吸；2~4小时后根据患者清醒程度可以给予患者垫枕，同时将床头抬高15°~30°或半卧位。患者无头晕等不适，可以下床活动，注意安全，避免跌倒，避免剧烈运动。
2. 严密观察患者呼吸道情况，注意术后有无憋气、咯血、咽喉部疼痛情况，有异常及时通知主管医师进行检查及处理。
3. 术后注意观察患者的生命体征，对于伴有心肺疾患、糖尿病及严重合并症者应严密监测生命体征，关注血压、血氧、心率等变化。
4. 围术期加强口腔清洁护理，坚持早晚刷牙及餐后的口腔清洁，可以配合漱口水进行口腔的清洁。
5. 术后注意合理正确用声。

七、声带小结患者营养治疗规范

1. 围术期及手术后戒烟、戒酒，避免进食辛辣刺激性食物。
2. 饮食清淡，可以选择富含维生素、蛋白质的饮食，如新鲜水果、蔬菜、鱼、瘦肉等，适当饮水，注意饮食卫生，以免发生腹泻、腹胀等不适。
3. 可以根据患者身体状况，进行个性化、有针对性的进食指导。

八、声带小结患者健康宣教

1. 术后根据患者病情适当控制用声，术后2周后养成良好的发音习惯，合理用声，避免大声叫嚷、长时间说话。
2. 保持良好的个人生活习惯。避免紧张、激动的情绪。
3. 应当戒烟、戒酒，避免辛辣及冷饮、冷食。
4. 保证充足睡眠，防止过度疲劳，愉快的心情有利于疾病的恢复。
5. 适当地参加体育锻炼，提高身体抗病能力，术后4~6周避免重体力劳动及剧烈运动。

九、推荐表单

（一）医师表单

声带小结临床路径医师表单

适用对象：第一诊断为声带小结（ICD-10：J38.200）

行支撑喉镜下手术（ICD-9-CM-3：30.0901/30.0902）

患者姓名：		性别：	年龄：	门诊号：	住院号：
住院日期：	年　月　日	出院日期：	年　月　日		标准住院日：≤7天

时间	住院第1天	住院第1~3天 （术前日）	住院第2~4天 （手术日）
主要诊疗工作	□ 询问病史及体格检查 □ 完成病历书写 □ 上级医师查房与术前评估（包含心理评估） □ 初步确定手术方式和日期	□ 上级医师查房 □ 完成术前准备与术前评估 □ 根据检查结果等，进行术前讨论，确定手术方案 □ 完成必要的相关科室会诊 □ 签署手术知情同意书、自费用品协议书等 □ 向患者及家属交代围术期注意事项	□ 手术 □ 术者完成手术记录 □ 住院医师完成术后病程 □ 上级医师查房 □ 向患者及家属交代病情及术后注意事项
重点医嘱	**长期医嘱：** □ 耳鼻咽喉科护理常规 □ 二级或三级护理 □ 普通饮食 **临时医嘱：** □ 血常规、尿常规 □ 肝功能、肾功能、血糖、电解质、凝血功能 □ 感染性疾病筛查 □ X线胸片、心电图 □ 内镜检查 □ 有条件行发音功能检测 □ 年龄≥60岁行头颅MRI、心肺功能检查	**长期医嘱：** □ 耳鼻咽喉科护理常规 □ 二级或三级护理 □ 普通饮食 □ 患者既往基础用药 **临时医嘱：** □ 术前医嘱：明日全身麻醉下支撑下喉镜结节切除术* □ 术前8小时禁食、禁水 □ 术前抗菌药物 □ 术前准备 □ 其他特殊医嘱	**长期医嘱：** □ 全身麻醉术后护理常规 □ 支撑喉镜下声带结节切除术*术后护理常规 □ 一级护理 □ 半流质饮食 □ 全身麻醉清醒后6小时自主体位 □ 适当休声 □ 抗菌药物 □ 雾化吸入 **临时医嘱：** □ 标本送病理检查 □ 酌情心电监护 □ 酌情吸氧 □ 其他特殊医嘱 □ 漱口液
病情变异记录	□ 无　□ 有，原因： 1. 2.	□ 无　□ 有，原因： 1. 2.	□ 无　□ 有，原因： 1. 2.
医师签名			

时间	住院第 3~5 天 （术后第 1 天）	住院第 4~7 天 （术后第 2~3 天，出院日）
主要 诊疗 工作	□ 上级医师查房 □ 住院医师完成常规病历书写 □ 注意病情变化 □ 注意观察生命体征 □ 了解患者咽喉部状况	□ 上级医师查房，进行手术及伤口评估 □ 完成出院记录、出院证明书 □ 向患者交代出院后的注意事项
重 点 医 嘱	长期医嘱： □ 二级护理 □ 半流质饮食或普通饮食 □ 注意休声 □ 抗菌药物 □ 营养支持药物（必要时） 临时医嘱： □ 其他特殊医嘱	临时医嘱： □ 出院带药 □ 门诊随诊
病情 变异 记录	□ 无　□ 有，原因： 1. 2.	□ 无　□ 有，原因： 1. 2.
医师 签名		

注：* 实际操作时需明确写出具体的术式

（二）护士表单

声带小结临床路径护士表单

适用对象：第一诊断为声带小结（ICD-10：J38.200）

行支撑喉镜下手术（ICD-9-CM-3：30.0901/30.0902）

患者姓名：	性别： 年龄： 门诊号：	住院号：
住院日期： 年 月 日	出院日期： 年 月 日	标准住院日：≤7天

时间	入院当日	术前1天	术后
健康宣教	□ 介绍病房环境、设施和设备 □ 入院护理评估，介绍主管医师、护士	□ 宣教等术前准备 □ 提醒患者术前禁食、禁水	□ 宣教手术后注意事项 □ 指导患者办理出院手续
护理处置	□ 术前常规检查	□ 术前呼吸道、消化道准备 □ 术前药物准备	
基础护理	□ 全身麻醉术前护理 □ 患者术前准备	□ 呼吸道、消化道准备 □ 全身麻醉手术病床准备 □ 遵医嘱用药	□ 全身麻醉术后护理 □ 观察患者病情变化 □ 遵医嘱用药 □ 术后心理与生活护理
专科护理		□ 遵医嘱用药	□ 呼吸道通畅护理 □ 雾化吸入护理 □ 术后活动、体位、饮食护理 □ 声带康复保健护理
重点医嘱	□ 详见医嘱执行单	□ 详见医嘱执行单	□ 详见医嘱执行单
病情变异记录	□ 无 □ 有，原因： 1. 2.	□ 无 □ 有，原因： 1. 2.	□ 无 □ 有，原因： 1. 2.
护士签名			

（三）患者表单

声带小结临床路径患者表单

适用对象：第一诊断为声带小结（ICD-10：J38.200）
行支撑喉镜下手术（ICD-9-CM-3：30.0901/30.0902）

患者姓名：	性别： 年龄： 门诊号：	住院号：
住院日期： 年 月 日	出院日期： 年 月 日	标准住院日：≤7天

时间	入院当日	住院第2~4天	住院第5~7天（出院日）
医患配合	□ 配合病史采集、资料采集，请务必详细告知既往史、用药史、过敏史 □ 配合进行体格检查 □ 有任何不适告知医师	□ 配合完善相关检查、化验，如采血、留尿、心电图、X线胸片等 □ 医师向患者及家属介绍病情，如有异常检查结果需进一步检查 □ 配合用药及治疗 □ 配合医师调整用药 □ 有任何不适告知医师	□ 接受出院前指导 □ 知道复查程序 □ 获取出院诊断书
护患配合	□ 配合测量体温、脉搏、呼吸、血压、血氧饱和度、体重 □ 配合完成入院护理评估单（简单询问病史、过敏史、用药史） □ 接受入院宣教（环境介绍、病室规定、订餐制度、贵重物品保管等） □ 有任何不适告知护士	□ 配合测量体温、脉搏、呼吸，询问每日排便情况 □ 接受相关化验检查宣教，正确留取标本，配合检查 □ 有任何不适告知护士 □ 接受输液、服药治疗 □ 注意活动安全，避免坠床或跌倒 □ 配合执行探视及陪伴 □ 接受疾病及用药等相关知识指导	□ 接受出院宣教 □ 办理出院手续 □ 获取出院带药 □ 知道服药方法、作用、注意事项 □ 知道复印病历方法
饮食	□ 普通饮食	□ 术前禁食、禁水 □ 术后冷流质饮食	□ 冷流质饮食
排泄	□ 正常排尿便	□ 正常排尿便	□ 正常排尿便
活动	□ 适度活动	□ 适度活动	□ 适度活动

附：原表单（2016 年版）

声带小结临床路径表单

适用对象：第一诊断为声带小结（ICD-10：J38.200）
　　　　　行支撑喉镜下手术（ICD-9-CM-3：30.0901/30.0902）

| 患者姓名： | 性别：　　年龄：　　门诊号： | 住院号： |
| 住院日期：　　年　月　日 | 出院日期：　　年　月　日 | 标准住院日：≤7 天 |

时间	住院第 1 天	住院第 1~3 天 （术前日）	住院第 2~4 天 （手术日）
主要诊疗工作	□ 询问病史及体格检查 □ 完成病历书写 □ 上级医师查房与术前评估 □ 初步确定手术方式和日期	□ 上级医师查房 □ 完成术前准备与术前评估 □ 根据检查结果等，进行术前讨论，确定手术方案 □ 完成必要的相关科室会诊 □ 签署手术知情同意书、自费用品协议书等 □ 向患者及家属交代围术期注意事项	□ 手术 □ 术者完成手术记录 □ 住院医师完成术后病程 □ 上级医师查房 □ 向患者及家属交代病情及术后注意事项
重点医嘱	**长期医嘱：** □ 耳鼻咽喉科护理常规 □ 二级或三级护理 □ 普通饮食 **临时医嘱：** □ 血常规、尿常规 □ 肝功能、肾功能、血糖、电解质、凝血功能 □ 感染性疾病筛查 □ X 线胸片、心电图 □ 内镜检查 □ 有条件行发音功能检测 □ 年龄≥60 岁行头颅 MRI、心肺功能检查	**长期医嘱：** □ 耳鼻咽喉科护理常规 □ 二级或三级护理 □ 普通饮食 □ 患者既往基础用药 **临时医嘱：** □ 术前医嘱：明日全身麻醉下支撑下喉镜结节切除术* □ 术前 8 小时禁食、禁水 □ 术前抗菌药物 □ 术前准备 □ 其他特殊医嘱	**长期医嘱：** □ 全身麻醉术后护理常规 □ 支撑喉镜下声带结节切除术*术后护理常规 □ 一级护理 □ 半流质饮食 □ 全身麻醉清醒后 6 小时自主体位 □ 适当休声 □ 抗菌药物 □ 雾化吸入 **临时医嘱：** □ 标本送病理检查 □ 酌情心电监护 □ 酌情吸氧 □ 其他特殊医嘱 □ 漱口液
主要护理工作	□ 介绍病房环境、设施和设备 □ 入院护理评估	□ 宣教等术前准备 □ 提醒患者明晨禁食、禁水	□ 观察患者病情变化 □ 术后心理与生活护理
病情变异记录	□ 无　□ 有，原因： 1. 2.	□ 无　□ 有，原因： 1. 2.	□ 无　□ 有，原因： 1. 2.
护士签名			
医师签名			

时间	住院第 3~5 天 （术后第 1 天）	住院第 4~7 天 （术后第 2~3 天，出院日）
主要 诊疗 工作	□ 上级医师查房 □ 住院医师完成常规病历书写 □ 注意病情变化 □ 注意观察生命体征 □ 了解患者咽喉部状况	□ 上级医师查房，进行手术及伤口评估 □ 完成出院记录、出院证明书 □ 向患者交代出院后的注意事项
重 点 医 嘱	**长期医嘱：** □ 二级护理 □ 半流质饮食或普通饮食 □ 注意休声 □ 抗菌药物 □ 营养支持药物（必要时） **临时医嘱：** □ 其他特殊医嘱	**临时医嘱：** □ 出院带药 □ 门诊随诊
主要 护理 工作	□ 观察患者情况 □ 术后心理与生活护理 □ 指导术后患者嗓音保健	□ 指导患者办理出院手续
病情 变异 记录	□ 无　□ 有，原因： 1. 2.	□ 无　□ 有，原因： 1. 2.
护士 签名		
医师 签名		

注：* 实际操作时需明确写出具体的术式

第二十一章

支撑喉镜下声带息肉日间手术临床路径释义

【医疗质量控制指标】

指标一、患者入院病情评估、术前评估与术前准备情况。

指标二、手术适应证。

指标三、术中、术后并发症的处理。

指标四、预防性抗菌药物种类选择。

指标五、住院期间为患者提供术前、术后健康教育与出院时提供教育告知五要素情况。

指标六、离院方式。

指标七、患者对服务的体验与评价。

一、支撑喉镜下声带息肉日间手术编码

1. 原编码：

疾病名称及编码：声带息肉（ICD-10：J38.102）

手术操作名称及编码：支撑喉镜下手术（ICD-9-CM-3：30.0901/30.0902）

2. 修改编码：

疾病名称及编码：声带息肉（ICD-10：J38.102）

手术操作名称及编码：内镜下声带病损切除术（ICD-9-CM-3：30.0905）

内镜下声带病损激光切除术（ICD-9-CM-3：30.0906）

内镜下声带病损射频消融术（ICD-9-CM-3：30.0907）

内镜下声带剥离术（ICD-9-CM-3：30.0908）

二、临床路径检索方法

J38.102 伴（30.0905/30.0906/30.0907/30.0908）

三、国家医疗保障疾病诊断相关分组（CHS-DRG）

MDCD 头颈、耳、鼻、口、咽疾病及功能障碍

DV1 头颈、耳、鼻、咽、口非恶性增生性疾患

DE1 咽、喉、气管手术

四、支撑喉镜下声带息肉日间手术标准住院流程

（一）适用对象

第一诊断为声带息肉（ICD-10：J38.102）

行支撑喉镜下手术（ICD-9-CM-3：30.0901/30.0902）。

> 释义
>
> ■ 本路径适用对象是第一诊断为声带息肉的患者。
> ■ 本路径仅针对需要全身麻醉手术的患者。

（二）诊断依据

根据《临床诊疗指南·耳鼻咽喉头颈外科分册》（中华医学会编著，人民卫生出版社），《临床技术操作规范·耳鼻咽喉-头颈外科分册》（中华医学会编著，人民军医出版社）。

1. 病史：声音嘶哑。
2. 体征：单侧或双侧声带带蒂或广基的息肉样增生物。

（三）进入路径标准

1. 第一诊断必须符合 ICD-10：J38.102 声带息肉疾病编码。
2. 当患者同时具有其他疾病诊断，但在住院期间不需要特殊处理也不影响第一诊断的临床路径流程实施时，可以进入路径。

> **释义**
>
> ■ 声带息肉经保守治疗无效，并且应该与声带白斑或角化、喉乳头状瘤、早期声门癌鉴别。
> ■ 近期无上呼吸道感染者。
> ■ 注意患者是否伴有颈椎疾病、头后仰困难者，颞下颌关节强直，张口困难者及其他原因导致的暴露困难，这是支撑喉镜手术的禁忌。

（四）标准住院日 1 天

> **释义**
>
> ■ 声带息肉患者入院后，当天手术，术后第 2 天出院，总住院天数为 1 天，均符合本路径要求。
> ■ 患者入院前门诊完成术前准备，包括术前化验检查、麻醉科会诊、术前宣教。

（五）住院期间的检查项目

1. 必需的检查项目（门诊完成）：
（1）血常规。
（2）肝功能、肾功能、电解质、血糖、凝血功能。
（3）感染性疾病筛查（乙型肝炎、丙型肝炎、梅毒、艾滋病等）。
（4）X 线胸片、心电图。
（5）喉镜检查。
2. 根据患者病情进行的检查项目：发音功能检测。

> **释义**
>
> ■ 术前检查应包括耳、鼻、咽、喉部位专科检查。
> ■ 喉镜检查是必查项目，并且是近期（1 个月内的）。

■ 必查项目是确保手术治疗安全、有效开展的基础，术前必须完成。相关人员认真分析检查结果，排除手术禁忌证、及时处理异常情况。

■ 为缩短患者住院等待时间，检查项目要求患者入院前于门诊完成。

■ 高龄患者或有心、肺功能异常患者，术前根据病情增加心脏彩超、肺功能、血气分析等检查。伴有脑血管疾患的患者头颅 MRI 是必要的。

（六）治疗方案的选择

根据《临床诊疗指南·耳鼻咽喉头颈外科分册》（中华医学会编著，人民卫生出版社），《临床技术操作规范·耳鼻咽喉-头颈外科分册》（中华医学会编著，人民军医出版社）。

手术：

1. 支撑喉镜下声带息肉切除手术，或显微（激光）手术等。
2. 可行声带成形、黏膜缝合等修复手术。

释义

■ 支撑喉镜手术可在显微镜或内镜电视监视下手术。

■ 使用支撑喉镜、内镜、电视监视系统，二氧化碳激光系统，喉显微外科手术器械。

（七）预防性抗菌药物选择与使用时机

抗菌药物：按照《抗菌药物临床应用指导原则（2015 年版）》（国卫办医发〔2015〕43 号）合理选用抗菌药物。

释义

■ 支撑喉镜声带息肉手术入路手术属于Ⅱ类切口，术后可以不使用，但是患者术中发生咽部及口底黏膜损伤的可按规定术后应用抗生素，通常选用第二代头孢类抗菌药物。

（八）手术日

1. 麻醉方式：全身麻醉。
2. 手术方式：见治疗方案的选择。
3. 标本送病理检查。

释义

■ 手术日为入院后当天。

■ 本路径规定仅针对全身麻醉下手术的患者。

（九）术后恢复

1. 根据患者情况确定复查的检查项目。

2. 术后用药：按照《抗菌药物临床应用指导原则（2015 年版）》（国卫办医发〔2015〕43 号）合理选用抗菌药物；可行雾化吸入；酌情给予糖皮质激素。

3. 适当休声。

> **释义**
>
> ■ 建议术后 4~6 小时恢复后，术后第二日上午经主管医师检查后可以出院。
>
> ■ 术后患者重点观察的项目一般包括生命体征，是否有牙齿松动，声嘶改善情况，咽部及喉部是否水肿，是否有呼吸困难，伴有心脑血管疾患的注意术后的监护，糖尿病患者术后监控血糖。根据创面及全身炎症情况合理选用抗菌药物。根据创面合理使用止血药物，如注射用尖吻蝮蛇血凝酶，可用于手术浅表创面渗血的止血。

（十）出院标准

1. 一般情况良好，咽喉部无明显感染征象。

2. 没有需要住院处理的并发症。

> **释义**
>
> ■ 根据患者具体情况，出院后确定门诊复查。

（十一）变异及原因分析

1. 伴有影响手术的合并症，需进行相关诊断和治疗等，导致住院时间延长，治疗费用增加。

2. 出现手术并发症，需进一步诊断和治疗，导致住院时间延长，治疗费用增加。

> **释义**
>
> ■ 伴有影响手术的合并症，常见的是术前准备发现心律失常、心脑血管疾病、糖尿病、肺部阴影的阳性体征等，需要进一步行超声心动图、Holter、肺功能等检查，请相关科室会诊排除手术禁忌证，导致住院时间延长，治疗费用增加。
>
> ■ 手术中因支撑喉镜暴露困难导致咽部、口底黏膜挫伤或撕裂，导致出血需要缝合，或非计划再次手术止血缝合；术后疼痛、咽部术后感染口底蜂窝织炎需要使用抗生素治疗；喉部手术后水肿，引起呼吸困难，拔管困难，需要入重症监护观察或者气管切开的导致住院时间延长，治疗费用增加。
>
> ■ 手术中因放入喉镜引起上切牙松动或脱落，需要进一步治疗，也可导致住院时间延长，治疗费用增加。

五、支撑喉镜下声带息肉日间手术临床路径给药方案

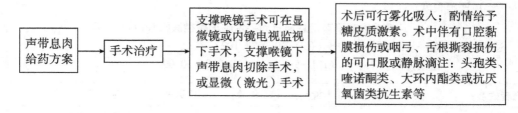

【用药选择】

根据患者术中损伤程度及患者术后反应，局部是否肿胀、疼痛轻重，病情较轻的可口服抗生素，中重度患者可静脉滴注抗生素。

【药学提示】

1. 喹诺酮类静脉给药可引起静脉炎，故静脉滴注时应控制药物浓度和流速。

2. 儿童对头孢类过敏选用大环内酯类抗生素，大环内酯类抗生素有恶心、呕吐等胃肠道反应。

【注意事项】

病情轻、中度未引起口咽部脓肿的选择单一抗生素治疗，若患者术后口咽部，口底颈部引起蜂窝织炎或脓肿的可以联合用药，必要时需要穿刺或切开引流。

六、支撑喉镜下声带息肉日间手术患者护理规范

1. 全身麻醉手术后返回病房后，去枕平卧2~4小时，头偏向一侧，有利于口咽部分泌物吐出，避免引起误吸；2~4小时后根据患者清醒程度可以给予患者垫枕，同时将床头抬高15°~30°或半卧位。患者无头晕等不适，可以下床活动，注意安全，避免跌倒，避免剧烈运动。

2. 严密观察患者呼吸道情况，注意术后有无憋气、咯血、咽喉部疼痛情况，有异常及时通知主管医师进行检查及处理。

3. 术后注意观察患者的生命体征，对于伴有心肺疾患、糖尿病及严重合并症者应严密监测生命体征，关注血压、血氧、心率等变化。

4. 围术期加强口腔清洁护理，坚持早晚刷牙及餐后的口腔清洁，可以配合漱口水进行口腔的清洁。

5. 术后注意合理正确用声。

七、支撑喉镜下声带息肉日间手术患者营养治疗规范

1. 患者应戒烟、戒酒，避免进食辛辣刺激性食物。

2. 宜清淡饮食，可以选择富含维生素、蛋白质的饮食，如新鲜水果、蔬菜、鱼、瘦肉等，适当饮水，注意饮食卫生，以免发生腹泻、腹胀等不适。

3. 可以根据患者身体状况，进行个性化、有针对性的进食指导。

八、支撑喉镜下声带息肉日间手术患者健康宣教

1. 术后根据患者病情适当控制用声，术后2周后养成良好的发音习惯，合理用声，避免大声叫嚷、长时间说话。

2. 保持良好的个人生活习惯。避免紧张、激动的情绪。

3. 应当戒烟、戒酒，避免辛辣及冷饮、冷食。

4. 保证充足睡眠，防止过度疲劳，愉快的心情有利于疾病的恢复。

5. 适当地参加体育锻炼，提高身体抗病能力，术后4~6周避免重体力劳动及剧烈运动。

九、推荐表单

(一) 医师表单

支撑喉镜下声带息肉日间手术临床路径医师表单

适用对象: 第一诊断为声带息肉 (ICD-10: J38.102)
行支撑喉镜下手术 (ICD-9-CM-3: 30.0901/30.0902)

患者姓名:	性别: 年龄: 门诊号:	住院号:
住院日期: 年 月 日	出院日期: 年 月 日	标准住院日: 1 天

时间	住院第 1 天
主要诊疗工作	□ 通知手术医师、患者到达和预计手术时间; 初步确定手术时间 □ 询问病史、体格检查 □ 向患者及家属交代病情及围术期注意事项 □ 访视患者, 完成术前准备及评估、制订手术方案 □ 签署授权委托书、手术同意书、自费药品同意书、输血同意书等文书 □ 日间病历书写 □ 手术 □ 术者完成手术记录
重点医嘱	**长期医嘱:** □ 患者既往基础用药 □ 全身麻醉术后护理常规 □ 一级护理 **临时医嘱:** □ 全身麻醉下行支撑喉镜手术相关医嘱 □ 术前禁饮、禁食 8 小时 □ 术前补液 (平衡液或钾镁钙葡萄糖注射液) □ 一次性导尿包 (必要时)
病情变异记录	□ 无 □ 有, 原因: 1. 2.
医师签名	

（二）护士表单

支撑喉镜下声带息肉日间手术临床路径护士表单

适用对象：第一诊断为声带息肉（ICD-10：J38.102）

行支撑喉镜下手术（ICD-9-CM-3：30.0901/30.0902）

患者姓名：	性别：　　年龄：　　门诊号：	住院号：
住院日期：　　年　月　日	出院日期：　　年　月　日	标准住院日：1 天

时间	住院第 1 天
健康宣教	□ 介绍病房环境、设施和设备 □ 入院护理评估，介绍主管医师、护士 □ 宣教等术前准备 □ 提醒患者术前禁食、禁水 □ 宣教手术后注意事项 □ 指导患者办理出院手续
护理处置	□ 术前常规检查 □ 术前呼吸道、消化道准备 □ 术前药物准备
基础护理	□ 全身麻醉术后护理 □ 观察患者病情变化 □ 遵医嘱用药 □ 术后心理与生活护理
专科护理	□ 呼吸道通畅护理 □ 雾化吸入护理 □ 术后活动、体位、饮食护理 □ 声带康复保健护理
重点医嘱	□ 详见医嘱执行单
病情变异记录	□ 无　□ 有，原因： 1. 2.
护士签名	

（三）患者表单

支撑喉镜下声带息肉日间手术临床路径患者表单

适用对象：第一诊断为声带息肉（ICD-10：J38.102）
行支撑喉镜下手术（ICD-9-CM-3：30.0901/30.0902）

患者姓名：		性别： 年龄： 门诊号：		住院号：
住院日期： 年 月 日		出院日期： 年 月 日		标准住院日：1 天

时间	入院当日 （术前）	入院当日 （术后）	入院当日 （出院）
医患配合	□ 配合病史采集、资料采集，请务必详细告知既往史、用药史、过敏史 □ 配合进行体格检查 □ 有任何不适告知医师	□ 医师向患者及家属介绍病情，如有异常检查结果需进一步检查 □ 配合用药及治疗 □ 有任何不适告知医师	□ 接受出院前指导 □ 知道复查程序 □ 获取出院诊断书
护患配合	□ 配合测量体温、脉搏、呼吸、血压、血氧饱和度、体重 □ 配合完成入院护理评估单（简单询问病史、过敏史、用药史） □ 接受入院宣教（环境介绍、病室规定、订餐制度、贵重物品保管等） □ 有任何不适告知护士	□ 配合测量体温、脉搏、呼吸，询问每日排便情况 □ 有任何不适告知护士 □ 注意活动安全，避免坠床或跌倒 □ 配合执行探视及陪伴 □ 接受疾病及用药等相关知识指导	□ 接受出院宣教 □ 办理出院手续 □ 获取出院带药 □ 知道服药方法、作用、注意事项 □ 知道复印病历方法
饮食	□ 术前禁食、禁水	□ 术后冷流质饮食	□ 冷流质饮食
排泄	□ 正常排尿便	□ 正常排尿便	□ 正常排尿便
活动	□ 适度活动	□ 适度活动	□ 适度活动

附：原表单（2016 年版）

支撑喉镜下声带息肉日间手术临床路径表单

适用对象：第一诊断为声带息肉（ICD-10：J38.102）

行支撑喉镜下手术（ICD-9-CM-3：30.0901/30.0902）

患者姓名：	性别： 年龄： 门诊号：	住院号：
住院日期： 年 月 日	出院日期： 年 月 日	标准住院日：1 天

时间	住院第 1 天
主要诊疗工作	□ 通知手术医师、患者到达和预计手术时间；初步确定手术时间 □ 询问病史、体格检查 □ 向患者及家属交代病情及围术期注意事项 □ 访视患者，完成术前准备及评估、制订手术方案 □ 签署授权委托书、手术同意书、自费药品同意书、输血同意书等文书 □ 日间病历书写 □ 手术 □ 术者完成手术记录
重点医嘱	**长期医嘱：** □ 患者既往基础用药 □ 全身麻醉术后护理常规 □ 一级护理 **临时医嘱：** □ 全身麻醉下行支撑喉镜手术相关医嘱 □ 术前禁饮、禁食 8 小时 □ 术前补液（平衡液或钠钾镁钙葡萄糖注射液） □ 一次性导尿包（必要时）
主要护理工作	□ 责任护士入院宣教 □ 入院护理评估 □ 术前健康宣教 □ 执行术前医嘱 □ 心理护理
病情变异记录	□ 无 □ 有，原因： 1. 2.
护士签名	
医师签名	

第二十二章

阻塞性睡眠呼吸暂停低通气综合征临床路径释义

【医疗质量控制指标】

指标一、住院阻塞性睡眠呼吸暂停低通气综合征患者规范诊断率。

指标二、住院阻塞性睡眠呼吸暂停低通气综合征患者完成睡眠呼吸监测检查率。

指标三、住院阻塞性睡眠呼吸暂停低通气综合征患者合并症筛查率。

指标四、住院阻塞性睡眠呼吸暂停低通气综合征患者治疗率。

指标五、住院阻塞性睡眠呼吸暂停低通气综合征患者接受无创持续正压通气治疗前进行压力滴定的比率。

一、阻塞性睡眠呼吸暂停低通气综合征编码

1. 原编码：

疾病名称及编码：阻塞性睡眠呼吸低通气暂停综合征（ICD-10：G47.302）

2. 修改编码：

疾病名称及编码：阻塞性睡眠呼吸暂停综合征（ICD-10：G47.301）

二、临床路径检索方法

G47.301

三、国家医疗保障疾病诊断相关分组（CHS-DRG）

MDCB 神经系统疾病及功能障碍

BZ1 神经系统其他疾患

四、阻塞性睡眠呼吸暂停低通气综合征临床路径标准住院流程

（一）适用对象

第一诊断为阻塞性睡眠呼吸低通气暂停综合征（非危重）（ICD-10：G47.302）。

> **释义**
>
> ■ 本路径适用对象是第一诊断为阻塞性睡眠呼吸暂停低通气综合征的患者，符合中国医师协会睡眠医学专业委员会《成人阻塞性睡眠呼吸暂停多学科诊疗指南》及《阻塞性睡眠呼吸暂停低通气综合征诊治指南（2011 年修订版）》诊断标准；中华医学会耳鼻咽喉科分会 2009 年制订的《阻塞性睡眠呼吸暂停低通气综合征诊断和疗效评定依据暨外科治疗原则》有助于判断手术指征；《阻塞性睡眠呼吸暂停低通气综合征诊治指南（基层版）》（2015 年标准）有助于在医疗条件受限时快速筛查和诊断。
>
> ■ 本路径仅针对因病情需要，需住院进行检查和治疗的成人患者（≥18 岁）。
>
> ■ 不能进入路径的情况包括：需要进行有创手术治疗、继发于严重颅面结构畸形或继发于甲状腺/垂体功能异常等内分泌疾病的睡眠呼吸障碍、重叠综合征、肥胖低通气、中枢性睡眠呼吸暂停综合征、伴有周期性腿动、发作性睡病等睡眠疾病的患者。

（二）诊断依据

根据《阻塞性睡眠呼吸暂停低通气综合征诊治指南（2011 年修订版）》（中华医学会呼吸病学分会，睡眠呼吸障碍学组）。

1. 症状：睡眠时打鼾、反复呼吸暂停及觉醒，或自觉憋气，夜尿增多，晨起头痛，口干，醒后疲惫，可伴有白天嗜睡、注意力不集中、记忆力下降、反应迟钝、阳痿、性欲减退、夜间心绞痛等。严重者可出现心理、智力、行为异常。

2. 体征：肥胖（BMI≥28），颈粗短、小颌畸形、下颌后缩，鼻甲肥大和鼻息肉、鼻中隔偏曲，口咽部阻塞、悬雍垂肥大、扁桃体和腺样体肥大、舌体肥大等。

3. 多导睡眠监测（PSG）：满足以下任一项 OSAHS 诊断即成立：①临床有典型的夜间睡眠打鼾伴呼吸暂停，ESS 评分≥9 分等症状，查体可见上气道任何部位狭窄及阻塞，AHI≥5 次/小时；②日间嗜睡不明显，ESS 评分<9 分，AHI≥10 次/小时；③ESS 评分<9 分，AHI≥5 次/小时，存在认知功能障碍、高血压、冠心病、脑血管疾病、2 型糖尿病、和失眠等 1 项或 1 项以上 OSAHS 并发症。

> **释义**
>
> ■ 睡眠呼吸暂停低通气指数（apnea-hypopnea index，AHI）是指平均每小时睡眠中呼吸暂停和低通气的次数（单位：次/小时）。呼吸暂停事件的标准推荐为：睡眠过程中口鼻呼吸气流消失或明显减弱，持续时间≥10s。呼吸暂停分为阻塞性、混合性和中枢性三种类型。低通气事件的标准可以参照我国或美国睡眠医学会指南的，常用的定义是呼吸气流峰值较基线下降≥30%伴有血氧饱和度较事件前基线下降3%或微觉醒，持续时间≥10s。
>
> ■ 睡眠呼吸紊乱指数（respiratory disturbance index，RDI）是指平均每小时睡眠中呼吸暂停、低通气和呼吸努力相关微觉醒的次数（单位：次/小时），有条件时可以 RDI 替代 AHI 作为诊断依据。
>
> ■ 呼吸暂停和低通气事件应以阻塞性为主。
>
> ■ 建议根据中国医师协会睡眠医学专业委员会《成人阻塞性睡眠呼吸暂停多学科诊疗指南》进行诊断。依据 AHI（或 RDI）来作为病情严重度的诊断依据（表 22-1）。
>
> **表 22-1　成人 OSAHS 病情程度判断依据**
>
> | 程度 | 指标 | |
> | --- | --- | --- |
> | | AHI（次/小时）[a] | 睡眠最低血氧饱和度（%）[b] |
> | 轻度 | 5~15 | 85~90 |
> | 中度 | 15~30 | 80~85 |
> | 重度 | >30 | <80 |
>
> 注：OSAHS：阻塞性睡眠呼吸暂停低通气综合征；AHI 呼吸暂停低通气指数；a：主要依据；b：辅助依据
>
> ■ 鉴于传统 PSG 监测设备具有负荷重，技术普及率低等问题，可穿戴设备的研发及应用提高了 OSAHS 的诊断率便携式（可穿戴）的睡眠呼吸监测的结果可以作为诊断和病情严重度评估的依据；建议睡眠监测至少不低于Ⅲ级监测标准，即应至少包括呼吸气流、血氧饱和度、呼吸努力度（胸腹运动）、体位等导联。

■睡眠呼吸监测的分析中，目前人工智能或基于规则算法的电脑分图技术可以辅助信号分析，节约人工分图时间，但人工审核仍然是必要的。

■诊断应注意客观检查与主观症状或并发症结合。体征、上气道影像学检查及纤维内镜检查等为诊断提供辅助依据，但不是临床诊断必须。体征及形态学检查将为手术适应证的确定提供重要依据。

（三）治疗方案的选择依据

《阻塞性睡眠呼吸暂停低通气综合征诊治指南（2011 年修订版）》（中华医学会呼吸病学分会，睡眠呼吸障碍学组）。

1. 内科治疗：

（1）无创持续正压通气治疗（CPAP）：单水平持续正压（CPAP），自动调压（AutoCPAP），双水平正压（BiPAP）呼吸机。符合下列一个或几个条件的 OSAHS 患者可考虑 CPAP 治疗。

1）年龄超过 50 岁者。

2）AHI≥20 者。

3）AHI≤20，但自觉症状明显（尤其白天嗜睡症状明显者），问卷评分高者。

4）OSAHS 患者经手术治疗，症状改善不明显，或术后复查 AHI 仍较高，低氧血症严重。

5）重叠综合征患者。

6）肥胖，BMI≥28，颈围≥40cm 的患者。

7）睡眠呼吸暂停综合征合并心、脑、肺血管疾病者及 2 型糖尿病者。

8）鼾症或睡眠呼吸暂停综合征不愿或不能接受手术治疗者。

（2）口腔矫正器治疗：

1）适合单纯打鼾和轻-中度 OSAHS 患者，特别有下颌后缩者。

2）禁忌：重度颞下颌关节炎或功能障碍，严重牙周病，严重牙列缺失者。

（3）一般治疗：

1）肥胖者减肥，属于体位性 OSA 患者可采用侧卧位睡眠体位。

2）戒烟、戒酒。

3）慎用镇静安眠药。

（4）病因治疗：如应用甲状腺素治疗甲状腺功能减低等。

2. 手术治疗：仅适合于手术确实可解除上气道阻塞的患者，应严格掌握手术适应证。

> **释义**
>
> ■治疗选择方面，倡导多学科综合治疗模式，包括：长期行为干预，无创正压通气治疗（NPPV），口腔矫治器和外科治疗等，可以联合或序列使用。
>
> ■无创持续正压通气治疗（NPPV）是目前睡眠呼吸障碍治疗的主要非手术方法，其安全、效果良好、无严重并发症等诸多优点。NPPV 治疗有效减少睡眠呼吸暂停及低通气事件的发生，纠正缺氧及呼吸努力相关的微觉醒，改善日间嗜睡，提高认知能力、记忆力及注意力，提高患者生活质量。治疗选择时应注意评估 NPPV 的禁忌证。

■NPPV应当进行规范的压力滴定，确定患者长期治疗的模式和压力范围，并妥善评估治疗后的有效性和长期依从性。目前常用的模式有：单水平（CPAP），自动（AutoCPAP），双水平（BiPAP）呼吸机及双水平自动模式等。理想的疗效应为治疗后RDI或AHI＜5次/小时，并且压力滴定应注意包括快动眼睡眠期（REM）仰卧位。可接受的无创正压通气治疗效果至少应当降低基础AHI或RDI的75%。

■NPPV相对禁忌证包括：胸部X线片或CT发现肺大泡；气胸或纵隔气肿；血压明显降低（＜90/60mmHg）；急性心肌梗死患者血流动力学指标不稳定；脑脊液漏、颅脑外伤或颅内积气；急性中耳炎、鼻炎、鼻窦炎感染未控制者；青光眼等。

■NPPV治疗消除所有呼吸事件后，若SaO_2仍有较大波动，尤其是在REM睡眠期$SaO_2 \leqslant 88\%$，可辅助氧疗；对于合并慢阻肺心力衰竭或神经肌肉疾患的OSA患者，首先需要给予有效的治疗模式，解除患者上气道塌陷，消除阻塞性与中枢性呼吸事件及肺泡低通气，可在此基础上适当辅以氧疗。

■与NPPV相比，口腔矫治器（oral appliance，OA）的疗效在轻度患者差异无统计学意义，重度患者口腔矫治器的疗效不如CPAP。NPPV治疗存在耐受性和顺应性等的问题；口腔矫治器因为简便、经济有效已成为睡眠呼吸紊乱的另一种主要的非手术方法。

■手术适应证可参照2018年中国医师协会睡眠医学专业委员会《成人阻塞性睡眠呼吸暂停多学科诊疗指南》。必要时可请口腔颌面外科评估是否有正颌外科手术适应证。术前积极内科治疗，减少围术期并发症。手术前后可酌情应用NPPV治疗。上气道评估有助于判定阻塞部位和结构，利于手术方案的制订。有条件时可对患者的非解剖致病因素如上气道扩张肌代偿功能，呼吸调控功能等进行评估，有助于提高疗效预测的准确性。

（四）标准住院日5~7天

释义

■睡眠呼吸暂停低通气综合征患者入院后，检查和诊断1~3天，在第2~4天开始实施治疗如压力滴定、口腔矫治器、并发症治疗、特殊检查如诱导睡眠下的纤维喉镜检查等，观察及调整疗效4~7天，总住院天数不超过7天，均符合本临床路径要求。

■在门诊完成睡眠呼吸监测检查并确诊的患者，可于住院当天或4天以内实施检查或特殊治疗符合本临床路径要求。如入院时需要重新评估睡眠呼吸监测结果，总住院天数不超过7天，符合本路径要求；主管医师应在临床路径表单中予以说明。

■如患者病情较重或较复杂，需联合应用NPPV治疗、口腔矫治器或其他治疗，需要多个学科会诊治疗；或OSAHS严重度和病理生理在住院治疗期间有所变化，需要多次反复治疗的（如需要数次压力滴定的）；或睡眠呼吸监测检查疑似患有其他疾病，影响患者全身状态，需要进一步检查确诊的。扣除治疗/检查需要的时间，总住院天数不超过7天，符合本路径要求；主管医师应在临床路径表单中予以说明。

■ 患者往往伴有多种慢性心脑血管或/和代谢障碍等疾病，患者入院后检查发现心律不齐、心功能异常、糖尿病、肺部阴影的阳性体征，如果需要经检查和治疗，病情稳定后才能检查、治疗的，先进入其他相应内科疾病的诊疗路径；若经治疗和检查排除治疗禁忌证，扣除稳定病情、排除禁忌所需要时间，总住院天数不超过 7 天，符合本路径要求；主管医师应在临床路径表单中予以说明。

（五）进入路径标准

1. 第一诊断必须符合阻塞性睡眠呼吸暂停低通气综合征疾病编码（ICD-10：G47.302）。
2. 当患者同时具有其他疾病诊断，但在住院期间不需要紧急处理，不会对患者健康安全造成危害的，可以进入路径。

释义

■ 本路径适用对象是第一诊断为阻塞性睡眠呼吸暂停低通气综合征的患者，对象为符合中国医师协会睡眠医学专业委员会《成人阻塞性睡眠呼吸暂停多学科诊疗指南》规定标准的成人患者（≥18 岁）。

■ 本路径仅针对因病情需要，需住院进行检查和治疗的患者。

■ 睡眠呼吸障碍的治疗包括 NPPV 治疗、口腔矫治器治疗和手术治疗以及其他综合治疗，本临床路径仅适用于不需要外科手术治疗的成人患者（非危重）。

■ 患者同时伴有高血压、糖尿病、心律不齐、甲状腺功能减低等慢性病，经评估和治疗病情稳定，不影响 OSAHS 的诊疗，可适用于本临床路径。

■ 不能进入路径或需退出的情况包括：①单纯打鼾；②伴有其他睡眠障碍疾病：如肥胖低通气、重叠综合征、中枢性睡眠呼吸暂停综合征、周期性腿动、发作性睡病、快动眼睡眠期行为异常等；③因病情需要需进行有创手术治疗，如气管切开、上气道成形手术或减重代谢手术等，转入其他路径；④患者选择在门诊治疗（非住院治疗）；⑤继发于严重颜面结构畸形或继发于甲状腺/垂体功能异常等内分泌疾病的睡眠呼吸障碍，病因未控制或不稳定；⑥伴有心脑血管、呼吸和代谢疾病，内科治疗病情控制不住，全身状态不稳定的患者，如需要有创通气、血流动力学不稳定、休克、心力衰竭，呼吸衰竭、肺栓塞、极度肥胖、感染等。

（六）住院期间的检查项目

1. 必需的检查项目：多导睡眠监测。
2. 根据患者情况可选择：动脉血气分析、血常规、甲状腺功能、空腹血糖、糖化血红蛋白、OGTT、血脂、肝功能、肾功能、电解质、常规肺功能、胸部 CT、心电图、动态心电图、心肌损伤标志物、动态血压、超声心动图、鼻咽部 CT、头颅 CT 或 MRI、多次小睡睡眠潜伏时间试验（MSLT）以及可能发生的合并症的相应检查等。

释义

■ 必查项目是确保正确诊断的基础，除在入院前已经完成多导睡眠监测的情况外，必须完成。相关人员认真分析检查结果，及时处理异常情况。

■ 注意评估 OSAHS 相关的多系统合并症及损伤，包括：①心血管系统：合并高血压及顽固性高血压，血压昼夜节律异常，冠心病，夜间心绞痛症状等；②内分泌系统：胰岛素抵抗、糖代谢异常，甚至引发糖尿病、血脂代谢异常、代谢综合征；③呼吸系统：严重者出现呼吸衰竭，加重支气管哮喘，重叠综合征等；④泌尿生殖系统：发生遗尿和夜尿次数增多，出现性功能障碍，妊娠期合并妊娠高血压、子痫等；⑤消化系统：可并发胃食管反流、低氧性肝功能损害及非酒精性脂肪性肝病等；⑥神经精神系统：认知功能损害及情绪障碍，可并发脑血管疾病，并发或加重癫痫；⑦血液系统：继发性红细胞增多，血细胞比容上升，血液黏滞度增高，睡眠期血小板聚集增加；⑧眼部：并发眼睑松弛综合征、青光眼、视盘水肿等；⑨耳鼻咽喉：可引起听力下降，鼻炎、咽炎等可根据病情增加颈动脉超声、垂体激素水平、心理评估、嗜睡状态问卷、胃食管反流等检查。排除其他可能诱发或加重 OSAHS 的因素和合并症情况。

■ 建议鼻、咽等上气道专科检查。有条件者可进行上气道影像学检查（X 线头影测量、CT、MRI）、鼻阻力、上气道压力检查，药物诱导睡眠喉镜检查以评估上气道解剖、阻塞部位、病理生理功能，排除 NPPV 治疗禁忌证。

（七）治疗原则

1. 一般治疗：减肥，侧卧位睡眠，抬高床头，戒烟酒，慎用镇静催眠药物，白天避免过度劳累。

2. 病因治疗：如应用甲状腺素治疗甲状腺功能减低等。

3. 无创正压通气治疗，根据病情选择呼吸机类型。

4. 口腔矫治器治疗。

5. 必要时手术治疗。

6. 药物治疗：目前尚无疗效确切的药物。

7. 合并症的治疗：对于并发症及合并症应转到相应科室进行常规治疗。

释义

■ 一般治疗中，以患者教育为主。在特殊职业如高空作业、机械操作、司机等，应充分考虑患者白天嗜睡程度对职业的影响，给予指导教育。注意生产、生活安全。倡导长期随访。所有超重患者（$BMI \geq 23 kg/m^2$）应鼓励减重；戒烟戒酒；慎用镇静安眠药及其他可引起或加重 OSAHS 的药物；体位性 OSAHS 患者建议侧卧位睡眠、适当抬高床头；避免日间过度劳累，避免睡眠剥夺。

■ NPPV 治疗是 OSAHS 的一线治疗方法。

■ NPPV 压力的调定：设定合适的 NPPV 压力水平是保证疗效的关键。理想的压力水平是指能够消除在各睡眠期及各种体位睡眠时出现的呼吸暂停及打鼾所需的最低压力水平，并保持整夜睡眠中的 SaO_2 在正常水平（> 90%），并能为患者所接受。如用 AutoCPAP 进行压力调定，选择 90%~95% 可信限的压力水平。可根据具体情况采取自动或手工压力滴定。

■ 口腔矫治器对于不能耐受 NPPV、不能手术或手术效果不佳者可以试用，也可作为 CPAP 治疗的补充治疗。总体上可以分为三类：①软腭保持器；②舌保持器；③下颌前移矫治器。需专科医师对患者的颌面结构进行评估后进行治疗。与手术或正压通气联用可治疗重度 OSAHS。但颞下颌关节功能紊乱患者，严重牙周炎或缺牙多患者，鼻塞患者则不适用。

■ 外科治疗可用于 NPPV 治疗失败或禁忌的患者。外科手术适应证可参照耳鼻咽喉头颈外科、口腔颌面外科及减重代谢外科相关指南及会诊意见。危重 OSAHS 患者可采取气管切开术治疗。上气道重建手术比较常用的手术方式包括保留悬雍垂腭咽成形术（uvulopalatopharyngoplasty，UPPP）或 Han UPPP 手术等、舌根舌骨手术、双颌前移术等，BMI≥27.5kg/m^2 且 AHI≥30 次/小时的肥胖患者建议减重代谢手术，术后必须定期随访，手术失败的患者可使用 NPPV 治疗。

（八）出院标准

1. 无创正压通气治疗适应良好，压力滴定提示治疗效果良好（AHI＜10 次/小时），相关症状明显改善。
2. 没有需要住院治疗的合并症和/或并发症。
3. 病情较轻，仅需一般治疗或口腔矫正器治疗。

释义

■ 患者重点观察的项目一般包括症状生命体征、嗜睡程度、睡眠时打鼾、呼吸暂停及血氧饱和度情况。

■ 治疗效果良好的体现：①睡眠期鼾声、憋气消退，无间歇性缺氧，SaO$_2$ 正常。②白天嗜睡明显改善或消失，其他伴随症状如神经认知损害显著好转或消失。③部分患者相关并发症，如高血压、冠心病、心律失常、糖尿病和脑卒中等得到改善，这类效果往往是长期治疗后有所体现。

■ 随访及宣教：NPPV 压力调定后，患者带机回家进行长期家庭治疗，对家庭治疗的早期应密切随访，了解患者应用的依从性及不良反应，协助其解决使用中出现的各种问题，必要时应行 NPPV 压力的再调定，以保证患者长期治疗的依从性。其后应坚持定期随访。口腔矫治器及外科手术：治疗后 3 个月、6 个月应复查 PSG，以了解其疗效。

（九）变异及原因分析

1. 存在合并症和/或并发症，需要进行相关的诊断和治疗，延长住院时间。
2. 具有手术指征，转口腔、咽喉头颈外科进一步手术治疗者，归入其他路径。
3. 有明确病因需对因治疗：垂体瘤、甲状腺功能低下等，转入其他路径。
4. 病情危重，需有创通气患者，归入其他路径。

释义

■ 如患者病情较重或较复杂，需联合应用 NPPV 治疗、口腔矫治器或其他治疗，需要多个学科会诊治疗；或 OSAHS 严重度和病理生理在住院治疗期间有所变化，需要多次反复治疗的（如需要数次压力滴定的）；或睡眠呼吸监测检查疑似患有其他疾病，影响患者全身状态，需要进一步检查确诊的。需要延长治疗或检查需要的时间；主管医师应在临床路径表单中予以说明。

■ 患者往往伴有多种慢性心脑血管或/和代谢障碍等疾病，患者入院后检查发现心律不齐、心功能异常、糖尿病、肺部阴影的阳性体征，如果需要经检查和治疗，病情稳定后才能检查、治疗的，先进入其他相应内科疾病的诊疗路径；若经治疗和检查排除治疗禁忌证，可稳定病情、排除禁忌并继续 OSAHS 诊治的，可纳入路径；主管医师应在临床路径表单中予以说明。

■ 心脑血管、呼吸和代谢疾病，内科治疗病情控制不佳，全身状态不稳定的患者，如需要有创通气、血液动力学不稳定、休克、心力衰竭、呼吸衰竭、肺栓塞、极度肥胖、感染等危重情况，不进入本路径。

■ 睡眠呼吸障碍的治疗包括 NPPV 治疗、口腔矫治器治疗和手术治疗以及其他综合治疗。因病情需要进行有创手术治疗，如气管切开、上气道成形手术或减重代谢手术等；转入其他路径。

■ 伴有其他睡眠障碍疾病；如肥胖低通气、重叠综合征、中枢性睡眠呼吸暂停综合征、周期性腿动、发作性睡病、快动眼睡眠期行为异常等；继发于严重颅面结构畸形或继发于甲状腺/垂体功能异常等内分泌疾病的睡眠呼吸障碍，病因未控制时不归入本路径。

■ OSAHS 的表型诸多，治疗方式多样，出现变异的原因很多，除了包括路径中所描述情况，还包括医疗、护理、患者、环境等多方面的变异原因，为便于总结和在工作中不断完善和修订路径，应将变异原因归纳、总结，以便重新修订路径时作为参考。

五、阻塞性睡眠呼吸暂停低通气综合征临床路径给药方案

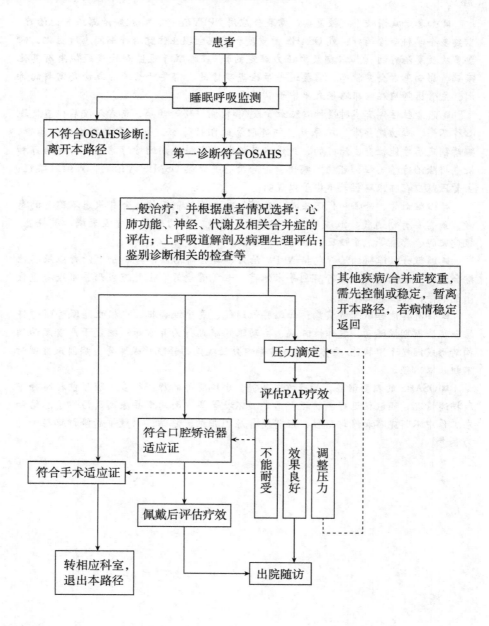

【用药选择】

药物治疗：目前尚无普适的对 OSAHS 疗效确切的药物。

【药学提示】

1. 药物治疗在文献中报道仅对某些特定表型的 OSA 患者有效：如觉醒阈值较低的患者应用佐匹克隆或曲唑酮等镇静药物；呼吸调控不稳定的患者应用乙酰唑胺；有潜在增强肌张力作用的地昔帕明等。因此，不作为指南推荐应用于未经表型评估的常规临床治疗。

2. 在特定病因的患者，如应用甲状腺素治疗甲状腺功能减低等，参见相应疾病的临床路径。

【注意事项】

关于镇静剂的使用，对于合并失眠或因其他疾病需长期应用镇静药物的 OSAHS 患者，住院期间应妥善监护，尤其是重度患者或夜间血氧饱和度低的患者。如必须长期应用，患者获得妥善的 OSAHS 治疗（如佩戴 PAP）将提高应用的安全性。

六、阻塞性睡眠呼吸暂停低通气综合征患者护理规范

1. 鼓励患者侧卧睡眠，适当抬高床头。
2. 监测患者生命体征，测血压及血糖。
3. 评估患者夜间睡眠打鼾及呼吸暂停情况，必要时监测患者睡眠期间血氧饱和度、心电图、血压等生命体征。
4. 进行 NPPV 治疗或口腔矫治器佩戴的患者使用及日常护理的宣教。
5. 预防及评估呼吸机面罩使用后面部压痕、压疮。
6. 必要时进行控制性氧疗。

七、阻塞性睡眠呼吸暂停低通气综合征患者营养治疗规范

1. 饮食宜清淡，减少精制糖摄入，控制营养均衡，保持限能量饮食，20～25kcal/kg 标准体重。
2. 避免高能量零食摄入量，严格限酒。
3. 合并心、脑血管并发症者宜低盐、低脂饮食。
4. 合并糖尿病患者宜采用糖尿病饮食，补充膳食纤维。

八、阻塞性睡眠呼吸暂停低通气综合征患者健康宣教

1. 超重及肥胖患者，加强体育锻炼，减少高热量食物摄入，控制体重。
2. 侧卧位睡眠。
3. 避免吸烟、饮酒。
4. 慎用镇静催眠药物。
5. 进行 NPPV 治疗患者，坚持佩戴，清洁呼吸机，定期复查。
6. 进行口腔矫治器佩戴患者，加强手卫生，器具进行消毒。
7. 保持良好的呼吸道卫生习惯，避免上呼吸道感染。
8. 保持规律作息，避免睡眠剥夺。
9. 在特殊职业如高空作业、机械操作、司机等，应充分考虑患者白天嗜睡程度对职业的影响，给予指导教育，避免生产、生活事故。

九、推荐表单

(一) 医师表单

阻塞性睡眠呼吸暂停低通气综合征临床路径医师表单

适用对象：第一诊断为阻塞性睡眠呼吸暂停低通气综合征

患者姓名：	性别： 年龄： 门诊号：	住院号：
住院日期： 年 月 日	出院日期： 年 月 日	标准住院日：≤7 天

时间	住院第 1~2 天	住院第 3~7 天
主要诊疗工作	□ 询问病史及体格检查 □ 进行病情初步评估，病情严重程度分级 □ 上级医师查房 □ 明确诊断，决定诊治方案 □ 相关并发症及合并症筛查 □ 完成病历书写	□ 上级医师查房 □ 评估辅助检查的结果 □ 病情评估，根据患者病情调整治疗方处理可能发生的并发症 □ 观察治疗反应 □ 住院医师书写病程记录
重点医嘱	**长期医嘱：** □ 呼吸睡眠科护理常规 □ 一级至三级护理常规（根据病情） □ 普通饮食、糖尿病饮食、低盐低脂饮食、糖尿病低盐低脂饮食、鼻饲饮食（根据病情） □ 控制性氧疗（必要时） □ 心电、血氧饱和度监测（必要时） □ 测血压，2 次/日 □ 测三餐前、餐后 2 小时、睡前血糖（必要时） □ 无创辅助通气治疗、持续呼吸功能监测 □ 根据相关并发症及合并症请求相关科室会诊指导治疗用药 **临时医嘱：** □ 睡眠呼吸监测 □ 血糖、血脂、肝功能、肾功能、电解质 □ 糖化血红蛋白、OGTT（必要时） □ 血常规 □ 甲状腺功能 □ 上气道 CT 或 MRI（必要时） □ 心电图、超声心动图 □ 多功能鼻咽纤维喉镜（必要时） □ 动态心电图（必要时） □ 动态血压（必要时） □ 心肌损伤标志物（必要时） □ 头颅 CT（必要时） □ 食管测压（必要时） □ 血气分析常规（必要时） □ 肺功能 □ 胸部 CT（必要时） □ 嗜睡及睡眠质量相关问卷评估 □ 可能发生的合并症的相应检查（必要时）	**长期医嘱：** □ 呼吸睡眠科护理常规 □ 一级至三级护理常规（根据病情） □ 普通饮食、糖尿病饮食、低盐低脂饮食、糖尿病低盐低脂饮食、鼻饲饮食（根据病情） □ 控制性氧疗（必要时） □ 心电、血氧饱和度监测（必要时） □ 测血压，2 次/日（必要时） □ 测三餐前、餐后 2 小时、睡前血糖（必要时） □ 无创辅助通气治疗、持续呼吸功能监测 □ 根据相关并发症及合并症请求相关科室会诊指导治疗用药 **临时医嘱：** □ 对症治疗 □ 复查动脉血气分析（必要时） □ 复查睡眠呼吸监测（必要时） □ 异常指标复查 □ 无创通气手动压力滴定、分段睡眠监测手工压力滴定 □ MSLT（必要时） □ 相关并发症专业科室会诊及相应诊治（必要时） □ 必要时请口腔科、耳鼻喉科评估口腔矫治器、上气道手术适应证

时间	住院第 1~2 天	住院第 3~7 天
病情 变异 记录	□ 无 □ 有，原因： 1. 2.	□ 无 □ 有，原因： 1. 2.
医师 签名		

（二）护士表单

阻塞性睡眠呼吸暂停低通气综合征临床路径护士表单

适用对象：第一诊断为阻塞性睡眠呼吸暂停低通气综合征（ICD-10：G47.300/G47.302）

患者姓名：	性别： 年龄： 门诊号：	住院号：
住院日期： 年 月 日	出院日期： 年 月 日	标准住院日：≤7 天

时间	住院第 1~3 天	住院第 3~7 天	出院前 1~3 天
健康宣教	□ 介绍主管医师、护士 □ 介绍环境、设施 □ 介绍住院注意事项 □ 宣教疾病知识、用药知识及特殊检查操作过程 □ 告知检查及操作前后饮食、活动及探视注意事项及应对方式	□ 主管护士与患者沟通，了解并指导心理应对 □ 观察治疗反应 □ 讲解体重控制和管理、生活方式的指导及相关知识普及	□ 康复和锻炼 □ 随诊注意事项 □ 出院带药服用方法，呼吸机或其他治疗仪器的使用方法 □ 饮食、休息等注意事项指导
护理处置	□ 核对患者、佩戴腕带 □ 建立入院护理病历 □ 卫生处置：剪指（趾）甲、沐浴、更换病号服 □ 协助医师完成各项检查化验	□ 随时观察患者病情变化 □ 遵医嘱正确使用药物 □ 了解治疗反应、呼吸机使用等情况	□ 办理出院手续 □ 书写出院小结
基础护理	□ 二级护理 □ 晨晚间护理 □ 患者安全管理	□ 二级护理 □ 晨晚间护理 □ 患者安全管理	□ 二级护理 □ 晨晚间护理 □ 患者安全管理
专科护理	□ 护理查体 □ 呼吸频率、血氧饱和度监测 □ 需要时请家属陪伴 □ 心理护理	□ 指导患者预防面部压疮等 □ 病情观察：评估患者生命体征，夜间睡眠打鼾及呼吸暂停情况 □ 指导氧疗治疗（必要时） □ 无创呼吸机或口腔矫治器应用日常护理 □ 遵医嘱完成相关检查 □ 心理护理 □ 遵医嘱正确给药 □ 提供并发症征象的依据	□ 病情观察：评估患者生命体征，睡眠情况 □ 心理护理
重点医嘱	□ 详见医嘱执行单	□ 详见医嘱执行单	□ 详见医嘱执行单
病情变异记录	□ 无 □ 有，原因： 1. 2.	□ 无 □ 有，原因： 1. 2.	□ 无 □ 有，原因： 1. 2.
护士签名			

（三）患者表单

阻塞性睡眠呼吸暂停低通气综合征临床路径患者表单

适用对象：第一诊断为阻塞性睡眠呼吸暂停低通气综合征

患者姓名：		性别： 年龄：	门诊号：	住院号：
住院日期： 年 月 日		出院日期： 年 月 日		标准住院日：≤7 天

时间	住院第 1~3 天	住院第 3~7 天	出院前 1~3 天	出院日
医患配合	□ 配合询问病史、收集资料，请务必详细告知既往史、用药史、过敏史 □ 配合进行体格检查 □ 有任何不适告知医师	□ 医师向患者及家属介绍病情，如有异常检查结果需进一步检查 □ 配合用药及治疗 □ 配合医师调整用药 □ 有任何不适告知医师	□ 获取关于呼吸机或其他治疗设备使用的指导（如适用）	□ 知道复查程序 □ 获取出院诊断书
护患配合	□ 配合完善相关检查、化验，如采血、留尿、心电图、X 线胸片等	□ 配合完善相关检查、化验，如采血、留尿、心电图、X 线胸片等	□ 接受出院前指导	□ 知道生活方式调整的目标和方法
饮食	□ 饮食宜清淡	□ 饮食宜清淡	□ 饮食宜清淡	□ 饮食宜清淡
排泄	□ 正常排尿便	□ 正常排尿便	□ 正常排尿便	□ 正常排尿便
活动	□ 正常活动	□ 正常活动	□ 正常活动	□ 正常活动

附：原表单（2016 年版）

阻塞性睡眠呼吸暂停低通气综合征临床路径表单

适用对象：第一诊断为阻塞性睡眠呼吸暂停低通气综合征（ICD-10：G47.300/G47.302）

患者姓名：	性别： 年龄： 门诊号：	住院号：
住院日期： 年 月 日	出院日期： 年 月 日	标准住院日：≤7 天

时间	住院第 1~2 天	住院第 3~7 天
主要诊疗工作	□ 询问病史及体格检查 □ 进行病情初步评估，病情严重程度分级 □ 上级医师查房 □ 明确诊断，决定诊治方案 □ 相关并发症及合并症筛查 □ 完成病历书写	□ 上级医师查房 □ 评估辅助检查的结果 □ 病情评估，根据患者病情调整治疗方处理可能发生的并发症 □ 观察治疗反应 □ 住院医师书写病程记录
重点医嘱	**长期医嘱：** □ 呼吸睡眠科护理常规 □ 一级/三级护理常规（根据病情） □ 普通饮食、糖尿病饮食、低盐低脂饮食、糖尿病低盐低脂饮食、鼻饲饮食（根据病情） □ 控制性氧疗（必要时） □ 心电、血氧饱和度监测（必要时） □ 测血压，每日 2 次 □ 测三餐前、餐后 2 小时、睡前血糖（必要时） □ 无创辅助通气治疗、持续呼吸功能监测、灭菌注射用水 □ 根据相关并发症及合并症请求相关科室会诊指导治疗用药 **临时医嘱：** □ 多导睡眠监测 □ 血糖、血脂、肝功能、肾功能、电解质（必要时） □ 糖化血红蛋白 □ OGTT（必要时） □ 血常规（必要时） □ 甲状腺功能（必要时） □ 鼻咽部 CT 或 MRI、心电图、超声心动图 □ MSLT □ 动态心电图 □ 动态血压 □ 心肌损伤标志物 □ 头颅 CT □ 食管测压（必要时） □ 血气分析 □ 常规肺功能 □ 胸部 CT（必要时） □ 可能发生的合并症的相应检查（必要时）	**长期医嘱：** □ 呼吸睡眠科护理常规 □ 一级/三级护理常规（根据病情） □ 普通饮食、糖尿病饮食、低盐低脂饮食、糖尿病低盐低脂饮食、鼻饲饮食（根据病情） □ 控制性氧疗（必要时） □ 心电、血氧饱和度监测（必要时） □ 测血压，每日 2 次（必要时） □ 测三餐前、餐后 2 小时、睡前血糖（必要时） □ 无创辅助通气治疗、持续呼吸功能监测、灭菌注射用水 □ 根据相关并发症及合并症请求相关科室会诊指导治疗用药 **临时医嘱：** □ 对症治疗 □ 复查动脉血气分析（必要时） □ 异常指标复查 □ 无创通气手动压力滴定、分段睡眠监测手工压力滴定 □ 相关并发症专业科室会诊及相应诊治（必要时）

续　表

时间	住院第 1~2 天	住院第 3~7 天
病情 变异 记录	□无　□有，原因： 1. 2.	□无　□有，原因： 1. 2.
护士 签名		
医师 签名		

时间	出院前 1~3 天	出院前 3~7 天
主要诊疗工作	□ 无创辅助通气治疗、持续呼吸功能监测、灭菌注射用水 □ 无创通气手动压力滴定、分段睡眠监测手工压力滴定	
主要护理工作	□ 介绍病房环境、设施和设备 □ 入院护理评估，护理计划 □ 观察患者情况 □ 指导氧疗治疗（必要时） □ 静脉取血，用药指导 □ 无创呼吸机应用日常护理 □ 进行戒烟酒、减肥建议和健康宣教 □ 协助患者完成实验室检查及辅助检查	□ 观察患者一般情况及病情变化 □ 观察治疗反应 □ 指导患者预防面部压疮等 □ 疾病相关健康教育
病情变异记录	□ 无 □ 有，原因： 1. 2.	□ 无 □ 有，原因： 1. 2.
护士签名		
医师签名		

第二十三章

甲状腺肿瘤临床路径释义

【医疗质量控制指标】

指标一、甲状腺肿瘤术前诊断与术后病理诊断符合率。

指标二、甲状腺手术并发症发生率。

指标三、喉返神经麻痹记录和发生率。

指标四、甲状腺全切术后低血钙记录和发生率。

一、甲状腺肿瘤编码

疾病名称及编码：甲状腺肿瘤（ICD-10：C73/D09.301/D34/D44.0）

手术操作名称及编码：甲状腺肿瘤切除术（ICD-9-CM-3：06.2-06.4）

二、临床路径检索方法

（C73/D09.301/D34/D44.0）伴（06.2-06.4）

三、国家医疗保障疾病诊断相关分组（CHS-DRG）

MDCK 内分泌、营养、代谢疾病及功能障碍

KT1 内分泌疾患

四、甲状腺肿瘤临床路径标准住院流程

（一）适用对象

第一诊断为甲状腺肿瘤（ICD-10：C73/D09.302/D34/D44.0）

行甲状腺肿瘤切除术（ICD-9-CM-3：06.2-06.4）。

> 释义
>
> ■ 本路径适用对象是第一诊断为甲状腺肿瘤患者，包括良性甲状腺腺瘤和甲状腺癌（甲状腺乳头状腺癌、甲状腺滤泡状腺癌、甲状腺髓样癌及甲状腺未分化癌）。
>
> ■ 结节性甲状腺肿是常见良性增生性疾病，从严格意义讲不属于肿瘤，不包括在内。

（二）诊断依据

根据《临床诊疗指南·耳鼻咽喉头颈外科分册》（中华医学会编著，人民卫生出版社，2009年）。

1. 症状：颈前包块、声音嘶哑等。

2. 体征：甲状腺区肿块。

3. 辅助检查：超声或 CT 或 MRI、甲状腺功能测定、食道吞钡检查、喉镜检查、放射性同位素检查。

4. 术前穿刺、术中冷冻、术后病理组织学检查明确诊断。

> **释义**
>
> ■ 应当与甲状腺其他疾病进行鉴别诊断，如甲状腺功能亢进、桥本甲状腺炎。
>
> ■ 最常见和重要诊断方法是 B 超和细针穿刺细胞学检查。放射性核素检查不列为常规。
>
> ■ 细胞学穿刺结果根据 Bethesda 系统细胞学诊断结果分为六级：无法诊断、良性、不典型细胞、滤泡样肿瘤、可疑恶性及恶性。
>
> ■ 目前多数患者就诊的甲状腺结节较小（< 10mm），通常体检时 B 超发现，临床可能触诊不到甲状腺肿块。

（三）治疗方案的选择

根据《临床诊疗指南·耳鼻咽喉头颈外科分册》（中华医学会编著，人民卫生出版社，2009年）和《临床技术操作规范·耳鼻咽喉-头颈外科分册》（中华医学会编著，人民军医出版社，2009 年）。

1. 甲状腺腺瘤：根据腺瘤情况，行腺瘤切除术、患侧甲状腺大部切除或患侧甲状腺叶切除术。
2. 甲状腺癌：根据甲状腺癌类型及范围选择一侧腺叶切除或甲状腺全切除术。
3. 颈淋巴结清扫术：$T_1 \sim T_2$ 患者不一定做 VI 区淋巴结清扫，$T_3 \sim T_4$ 常规 IV 区清扫。临床超声或穿刺细胞学（包括穿刺洗脱液 Tg）证实颈侧淋巴结转移的患者行侧颈清扫，一般不建议预防性侧颈淋巴结清扫手术。

> **释义**
>
> ■ 根据细胞学（FNA）穿刺结果选择治疗方案：①恶性及可疑恶性病例均应行手术治疗；②滤泡样肿瘤病例占恶性肿瘤的 20% ~ 60%，应行手术治疗；③不典型细胞一般可随诊观察，6~12 个月后再次行超声及甲状腺 FNA 评估；④良性病例建议观察随诊；⑤无法诊断的病例建议再次行甲状腺 FNA。
>
> ■ 分化型甲状腺癌主要根据肿瘤复发的危险度选择一侧腺叶切除或甲状腺全切除术。高危患者建议做全甲状腺切除，高危因素包括：年龄 > 45 岁，肿瘤侵及甲状腺被膜外，颈部淋巴结转移，远地转移，甲状腺癌家族史和颈部放射性照射史等。
>
> ■ 甲状腺髓样癌建议做全甲状腺切除术。
>
> ■ 单发甲状腺微小癌并且未侵犯被膜患者，可以不做 VI 区淋巴结清扫；其他甲状腺乳头状癌建议常规 VI 区清扫手术。
>
> ■ 术前诊断颈部淋巴结转移阴性（cN_0），一般不必要做颈侧淋巴结清扫手术；但是术前诊断颈侧淋巴结转移（cN_1b），应行颈部择区性颈清扫术（II ~ IV 区，或 II ~ V 区）。
>
> ■ 根据美国最新 2015 甲状腺协会（ATA）指南提出：国内有的专家共识/指南虽然建议常规行 VI 区淋巴结清扫，但是缺乏长期随诊的肿瘤结果的支持，而且有增加手术并发症（声音嘶哑和低钙）可能。

（四）标准住院日 5~8 天

> **释义**
>
> ■ 建议入院前完成术前必要检查，包括 B 超、穿刺细胞学、CT 等检查。
> ■ 有全身合并疾病如高血压，糖尿病，心脏病等，也需要完成相关术前检查和评估。排除手术禁忌后住院。

（五）进入路径标准

1. 第一诊断必须符合 ICD-10：C73/D09. 302/D34/D44. 0 甲状腺肿瘤疾病编码。
2. 当患者同时具有其他疾病诊断，但住院期间不需要特殊处理也不影响第一诊断的临床路径流程实施时，可以进入路径。

> **释义**
>
> ■ 本临床路径适用对象是第一诊断为甲状腺肿瘤患者，包括良性甲状腺腺瘤和甲状腺癌（甲状腺乳头状腺癌、甲状腺滤泡状腺癌、甲状腺髓样癌及甲状腺未分化癌）。
> ■ 甲状腺良性腺瘤比较少见，病理容易将单发结节性甲状腺肿误诊为甲状腺腺瘤。
> ■ 结节性甲状腺肿是常见良性增生性疾病，从严格意义上讲不属于肿瘤。
> ■ 因此进入临床路径的绝大多数诊断应为甲状腺癌。

（六）术前准备（术前评估）≤2 天

1. 必需检查的项目：
（1）血常规、尿常规、便常规。
（2）肝功能、肾功能、血糖、凝血功能。
（3）感染性疾病筛查（乙型肝炎、丙型肝炎、梅毒、艾滋病等）。
（4）X 线胸片、心电图。
（5）甲状腺超声。
（6）喉镜检查。
（7）甲状腺功能。
2. 根据患者情况可选择的检查项目：
（1）甲状旁腺功能。
（2）CT 或 MRI。
（3）放射性同位素检查。
（4）电解质。
（5）其他相关检查。

> **释义**
>
> ■ 需要行全甲状腺切除的患者术前常规行甲状旁腺素（PTH）和血钙、磷检查，便于判断术后有无甲状旁腺功能低下发生。
>
> ■ 术前诊断有淋巴结转移患者建议做经胸部 CT，协助诊断纵膈淋巴结和肺转移。
>
> ■ 甲状腺髓样癌患者术前应检查肿瘤标志物降钙素（CT）和癌胚抗原（CEA）。
>
> ■ 高龄患者或有心肺功能异常患者，术前根据病情增加心脏彩超、肺功能、血气分析等检查。

（七）预防性抗菌药物选择与使用时机

按照《抗菌药物临床应用指导原则（2015 年版）》（国卫办医发〔2015〕43 号）执行。一般不建议术前预防性使用抗菌药物。特殊情况可以术前 30~60 分钟静脉给予合理选用抗菌药物。

> **释义**
>
> ■ 甲状腺手术属Ⅰ类切口，多数患者不需要使用预防性抗生素。
>
> ■ 但是以下情况可以考虑术前预防性用药 1 天：高龄，合并糖尿病，手术较大（预计手术时间超过 4 小时）。
>
> ■ 特需情况包括：①复杂手术颈部创面可能与气管或食管相通，成为Ⅱ类切口；②患者有并发感染疾病，比如呼吸或泌尿系统感染等；③患者有出现术后伤口感染其他危险因素：颈部放疗史，严重糖尿病，估计手术时间超过 3 小时等。

（八）手术日为入院第 3~5 天

1. 麻醉方式：全身麻醉或颈丛神经阻滞麻醉。
2. 手术内固定物：无。
3. 术中用药：麻醉常规用药。

> **释义**
>
> ■ 入院后需要进行术前检查和准备，需要 1~2 天准备时间；但是如果患者同时有其他影响麻醉和手术的疾病，如糖尿病、高血压等，可能需要更多（超过 5 天）准备达到麻醉和手术安全的要求。
>
> ■ 如果患者在门诊已经完善全部或部分术前检查，手术日可以是入院第 1~2 日。

（九）术后住院恢复 3~5 天

1. 术后用药：按照《抗菌药物临床应用指导原则（2015 年版）》（国卫办医发〔2015〕43 号）执行，合理选用抗菌药物。
2. 根据患者情况确定复查的检查项目及需要的后续治疗。

> **释义**
>
> ■ 手术后患者出现感染征兆，如高热伴白细胞增多，或伤口红肿、肺炎、泌尿系感染等，建议使用抗生素 3~5 天，再根据是否控制感染调整。
> ■ 全身麻醉当天禁食，患者给予静脉输液营养支持。
> ■ 出现低钙患者，需要静脉补充葡萄糖酸钙；口服钙剂和维生素 D_3。
> ■ 后续治疗包括甲状腺素补充和 TSH 抑制治疗。
> ■ ^{131}I 治疗适合于：高危的分化型甲状腺癌行全甲状腺切除患者；有肺转移和骨转移的分化型甲状腺癌行全甲状腺切除患者。
> ■ 二膦酸盐治疗适合于骨转移患者。

（十）出院标准

1. 伤口无感染。
2. 无需要住院处理的并发症。

> **释义**
>
> ■ 根据患者具体情况，可以拆线后出院或出院后门诊复查时拆线。
> ■ 石蜡病理报告一般需要 5 个工作日，因此，出院诊断参考术前穿刺细胞学或术中冷冻病理结果。

（十一）变异及原因分析

1. 伴有影响手术的合并症，需进行相关诊断和治疗等。
2. 出现手术并发症，需进一步诊断和治疗。

> **释义**
>
> ■ 同时合并有糖尿病、高血压、心律失常、冠心病、肺功能不全及高龄患者，需要检测和控制血糖，血压，做超声心动图、Holter、肺功能检查。有的患者需要安装临时心脏起搏器，术后 ICU 监护等，均要增加住院时间和费用。
> ■ 常见并发症有伤口出血，需要再次手术伤口探查止血；淋巴漏或乳糜漏患者需要延长引流时间或再次手术结扎淋巴瘘口；低血钙患者补充钙剂和维生素 D_3；呼吸困难患者行气管切开；伤口感染需要切开引流换药和细菌培养。

五、甲状腺肿瘤手术预防性应用抗生素给药方案

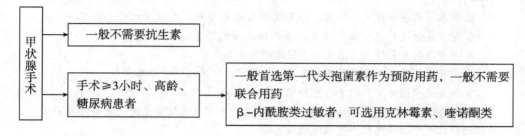

【用药选择】

1. 甲状腺手术属于无菌 I 级伤口，一般不需要使用预防性抗生素。但是以下情况可以考虑使用。

（1）手术范围大、持续时间超过该类手术的特定时间或一般手术持续时间超过 3 小时，污染机会多。

（2）有感染高危因素者，如高龄、糖尿病、恶性肿瘤、免疫功能缺陷或低下（如艾滋病患者、肿瘤放化疗患者、接受器官移植者、长期使用糖皮质激素者等）、严重营养不良等。

2. 预防用药的选择原则上应选择相对广谱、效果肯定、安全及价格相对低廉的抗菌药物。一般首选第一代头孢菌素作为预防用药，一般不需要联合用药。β–内酰胺类过敏者，可选用克林霉素、喹诺酮类。

【药学提示】

喹诺酮类大部分以原形经肾脏排泄，在体内代谢甚少，故肾功能不全者应根据肌酐清除率减量或延长给药时间。

【注意事项】

1. 严格把握预防用药时机，应于切开皮肤前 30 分钟或麻醉诱导时开始给药，以保证在发生细菌污染之前血清及组织中的药物已达到有效浓度。

2. 预防用药应静脉滴注，溶媒体积不超过 100ml，一般应 30 分钟给药完毕，以保证有效浓度。抗菌药物的有效覆盖时间应包括整个手术过程和手术结束后 4 小时。选择半衰期短的抗菌药物时，若手术时间超过 3 小时，或失血量超过 1500ml，应术中补充一个剂量。

3. 一般应短程预防用药，手术结束后不必再用。若患者有明显感染高危因素，或应用人工植入物时，可再用一次或至术后 24 小时。

六、甲状腺肿瘤切除术患者护理规范

1. 术前护理：

（1）呼吸道准备：告知患者戒烟，进行深呼吸训练。

（2）皮肤准备：根据入路进行手术部位区域准备（例如颈部、腋窝、口腔、耳后），保持手术部位皮肤区域清洁。

（3）体位训练：利用体位垫等工具进行头低肩高位训练。

（4）术前宣教：包括根据患者手术安排等给予饮食准备的宣教、患者生活用品准备以及其他术前注意事项。

（5）心理护理：观察患者心理及情绪状态，予以相关指导。

2. 手术当日护理：

（1）遵医嘱禁食，并观察和预防患者有无禁食相关的低血糖、跌倒等问题。

（2）留置静脉输液通路并进行输液。

（3）根据医嘱进行其他术前准备（例如导尿管留置）。

3. 术后护理：

（1）全身麻醉术后护理常规。

（2）保持引流管通畅在位，记录引流液的量及性状。

（3）鼓励患者早期下床活动。

（4）术后并发症观察（例如出血、神经损伤、低血钙、乳糜瘘等）。

（5）饮食指导。

（6）肩颈功能锻炼指导。

（7）术后用药指导。

七、甲状腺肿瘤切除术患者营养治疗规范

1. 术前饮食准备：

（1）术前一天清淡、易消化、少渣半流质饮食。

（2）手术当日若无引起胃肠蠕动减慢的合并症存在（如胃瘫痪、糖尿病等），遵医嘱禁食6~8小时，禁止饮用液体至少2小时。

2. 术后进食：

（1）术后初期：手术当日饮水过渡到流质或半流质饮食。之后从软食逐渐过度到普通饮食。

（2）出现乳糜瘘的患者进食低脂或无脂饮食。

（3）恢复期饮食保证足够热量，加强蛋白质及维生素摄入。

（4）出现饮水呛咳或者吞咽障碍者，通过姿势调整、饮食性状调整、一口量调整等方法，避免误吸。注意观察进水量及摄食量。

八、甲状腺肿瘤切除术患者健康宣教

1. 术前健康宣教：见第六部分的术前护理。

2. 术后健康宣教：

（1）饮食宣教。

（2）用药方式及副作用观察重点。

（3）肩颈功能锻炼。

（4）预防跌倒。

（5）心理放松方式。

（6）复查相关。

九、推荐表单

（一）医师表单

甲状腺肿瘤临床路径医师表单

适用对象：第一诊断为甲状腺肿瘤（ICD-10：C73/D09.302/D34/D44.0）
行甲状腺肿瘤切除术（ICD-9-CM-3：06.2-06.4）

患者姓名：	性别： 年龄： 门诊号：	住院号：
住院日期： 年 月 日	出院日期： 年 月 日	标准住院日：≤10天

时间	住院第1天	住院第1~3天（术前日）	住院第2~3天（手术日）
主要诊疗工作	□ 询问病史及体格检查 □ 完成病历书写 □ 安排相关检查 □ 上级医师查房与术前评估 □ 初步确定手术方式和日期 □ 病理会诊	□ 上级医师查房 □ 完成术前准备与术前评估 □ 汇总检查结果，进行术前讨论，确定手术方案，甲状腺癌临床分期 □ 相关科室会诊，可能会超出路径要求的时间，主管医师在表单记录 □ 签署手术知情同意书、自费用品协议书等 □ 向患者及家属交代围术期注意事项 □ 完成术前讨论、手术医师查房记录等病历书写	□ 全身麻醉或局部麻醉 □ 手术 □ 术者完成手术记录 □ 住院医师完成术后病程 □ 上级医师查房 □ 向患者及家属交代病情及术后注意事项
重点医嘱	**长期医嘱：** □ 耳鼻咽喉科护理常规 □ 三级护理 □ 普通饮食 **临时医嘱：** □ 血常规、尿常规 □ 肝功能、肾功能、电解质、血糖、血脂、凝血功能 □ 甲状腺和甲状旁腺功能测定 □ 感染性疾病筛查 □ X线胸片、心电图 □ 甲状腺及颈部B超、喉镜检查 □ 其他特殊检查：细胞学、CT、MRI、PET-CT、甲状腺放射性核素扫描、骨显像、内镜、肺功能、动态心电图等	**长期医嘱：** □ 耳鼻咽喉科护理常规 □ 二级或三级护理 □ 普通饮食 □ 患者既往基础用药 **临时医嘱：** □ 术前医嘱：明日全身麻醉或局部麻醉下甲状腺切除或甲状腺癌联合根治术 □ 术前禁食、禁水 □ 术前抗菌药物及皮试 □ 配血（必要时） □ 其他特殊医嘱	**长期医嘱：** □ 全身麻醉后常规护理 □ 一级护理 □ 平卧床 □ 禁食 □ 抗菌药物 □ 患者既往基础用药 **临时医嘱：** □ 心电监护 □ 吸氧 □ 镇痛药和止吐药（必要时） □ 颈部引流记录 □ 其他特殊医嘱
病情变异记录	□ 无 □ 有，原因： 1. 2.	□ 无 □ 有，原因： 1. 2.	□ 无 □ 有，原因： 1. 2.
医师签名			

时间	住院第 3~9 天 （术后第 1~6 天）	住院第 10 天 （出院日）
主要诊疗工作	□ 上级医师查房 □ 住院医师完成常规病历书写 □ 注意病情变化 □ 注意观察生命体征 □ 注意有无并发症如伤口血肿、感染、乳糜漏等 □ 注意引流量、颜色、性状 □ 根据引流情况明确是否拔除引流皮条	□ 上级医师查房，进行手术及伤口评估并拆线 □ 确定患者可以出院 □ 术后肿瘤病理分期，建议下一步治疗方案 □ 开具出院诊断书 □ 完成出院记录、出院证明书 □ 向患者交代出院后的注意事项及复查日期 □ 通知出院处
重要医嘱	长期医嘱： □ 半流质饮食或普通饮食 □ 一级或二级护理 □ 根据情况停用抗菌药物 □ 根据情况停卧床 临时医嘱： □ 血常规 □ 全甲状腺切除患者复查降钙素，血钙、磷 □ 拔引流管、换药或拆线 □ 其他特殊医嘱	出院医嘱： □ 通知出院 □ 出院带药 □ 拆线换药
病情变异记录	□ 无　□ 有，原因： 1. 2.	□ 无　□ 有，原因： 1. 2.
医师签名		

注：* 实际操作时需明确写出具体的术式

（二）护士表单

甲状腺肿瘤临床路径护士表单

适用对象：第一诊断为甲状腺肿瘤（ICD-10：C73/D09.302/D34/D44.0）
行甲状腺肿瘤切除术（ICD-9-CM-3：06.2-06.4）

患者姓名：	性别：　　年龄：　　门诊号：	住院号：
住院日期：　　年　月　日	出院日期：　　年　月　日	标准住院日：≤10天

时间	住院第1~2天	住院第3~5天 （手术日）	住院第5~10天 （术后出院）
健康宣教	□ 介绍主管医师、护士 □ 介绍环境及设施 □ 介绍住院注意事项 □ 术前宣教及术前准备 □ 提醒患者术晨禁食、禁水 □ 指导患者颈部后仰锻炼	□ 主管护士与患者沟通，了解并指导心理应对 □ 宣教疾病知识、用药知识及特殊检查操作的过程 □ 告知检查、操作及手术前后饮食、活动及探视等注意事项及应对方式	□ 定时复查 □ 术后随访的时间和方法 □ 出院后服药方法 □ 饮食、休息等注意事项 □ 肿瘤综合治疗的介绍
护理处置	□ 核对患者，佩戴腕带 □ 建立入院护理病历 □ 卫生处置：剪指（趾）甲、沐浴、更换病号服 □ 协助医师完成各项检查及化验 □ 术前准备，禁食、禁水	□ 随时观察患者病情变化 □ 遵医嘱正确用药	□ 办理出院手续 □ 书写出院小结 □ 负压引流管观察和记录
基础护理	□ 二级护理 □ 晨晚间护理 □ 患者安全管理	□ 一级或二级护理 □ 晨晚间护理 □ 患者安全管理	□ 二级或三级护理 □ 晨晚间护理 □ 患者安全管理
专科护理	□ 护理查体 □ 生命体征检测 □ 必要时留陪护人员 □ 心理护理	□ 遵医嘱完成相关检查 □ 心理护理 □ 遵医嘱正确给药 □ 提供患者新发征象证据	□ 病情观察 □ 评估患者生命体征 □ 心理疏导及护理
重点医嘱	□ 详见医嘱执行单	□ 详见医嘱执行单	□ 详见医嘱执行单
病情变异记录	□ 无　□ 有，原因： 1. 2.	□ 无　□ 有，原因： 1. 2.	□ 无　□ 有，原因： 1. 2.
护士签名			

（三）患者表单

甲状腺肿瘤临床路径患者表单

适用对象：第一诊断为甲状腺肿瘤（ICD-10：C73/D09.302/D34/D44.0）
行甲状腺肿瘤切除术（ICD-9-CM-3：06.2-06.4）

患者姓名：	性别：	年龄：	门诊号：	住院号：
住院日期：　年　月　日	出院日期：　年　月　日			标准住院日：≤10天

时间	住院第1天	住院第2天
医患配合	□ 配合询问病史、收集，详细告知既往史、用药史和过敏史 □ 明确是否服用抗凝剂 □ 配合体格检查 □ 有任何不适告知医师	□ 配合完善各种术前检查及化验，如血、尿、便检查，心电图，X线胸片，颈部B超，颈部增强CT等 □ 了解手术方案及围术期注意事项 □ 签署手术知情同意书、自费用品协议书、输血同意书、授权书等医疗文书 □ 了解手术可能并发症：声嘶、缺钙导致四肢麻木、伤口出血、感染、乳糜漏和呼吸困难等 □ 了解非手术治疗的其他替代方案和后果 □ 配合麻醉师术前访视
护患配合	□ 配合生命体征监测 □ 配合完成入院宣教（环境介绍、病室规定、订餐事项、贵重物品管理等） □ 配合完成入院评估（简单病史、过敏史、用药史等） □ 有任何不适告知护士	□ 配合生命体征监测 □ 接受术前宣教 □ 接受术前准备（皮试等） □ 准备好必要用物 □ 术前取下所有饰品，卸妆 □ 确认腕带信息
饮食	□ 普通饮食	□ 术前6~8小时禁食、禁水
排泄	□ 正常排尿便	□ 正常排尿便
活动	□ 正常活动	□ 正常活动

时间	住院第 3~5 天 （手术日）	住院第 5~10 天 （术后 1~5 天）	住院第 7~10 天 （出院日）
医患配合	□ 接受手术治疗 □ 配合监护及检查治疗 □ 与医师交流了解手术情况及术后注意事项 □ 有任何不适告知医师	□ 配合术后检查、治疗和换药	□ 接受出院指导 □ 了解复查程序 □ 获得出院诊断书
护患配合	□ 术晨生命体征监测 □ 术晨剃须漱口更衣 □ 既往基础药物一口水送下 □ 取下活动义齿、饰品等，贵重物品交家属保管 □ 配合完成术前核对，带齐影像资料和自备药物，上手术车或轮椅 □ 返回病房后，协助完成核对，配合过床 □ 配合输液治疗 □ 配合术后吸氧及监测 □ 有任何不适告知护士	□ 配合生命体征监测及回答尿便情况 □ 接受各种途径药物治疗 □ 接受饮食宣教 □ 接受各种药物及治疗宣教 □ 注意活动安全，避免坠床或跌伤 □ 遵守探视及陪床规定	□ 接受出院宣教 □ 办理出院手续 □ 获得出院带药 □ 知道服药方法、作用和注意事项 □ 术后禁烟酒 □ 知晓病历复印的时间和手续
饮食	□ 术晨禁食、禁水 □ 术后 4~6 小时尝试经口进水 □ 术后 6 小时无恶心、呕吐可进半流食	□ 由半流质饮食逐渐过渡到普通饮食，避免辛辣刺激食物	□ 半流质饮食、软食或普通饮食，避免辛辣刺激食物
排泄	□ 经尿管引流尿液 □ 正常或床上排便	□ 拔除尿管后如情况允许，正常排尿便	□ 正常排尿便
活动	□ 术后 4~6 小时内去枕平卧，可床上翻身 □ 术后 6 小时可垫枕、半坐位及床上活动	□ 术后 1~2 天无不适可下地活动，逐渐增加活动量及范围。注意安全，防跌倒及摔伤	□ 正常适度活动，避免疲劳

注：临床路径中标准住院日为 5~8 天，表格标准住院日≤10 天；实际住院日各医院差别较大，取决于以下因素：

(1)是否术前检查在入院前完成

(2)是否要等石蜡病理检查结果出院

(3)是否要等伤口拆线后出院

(4)患者是否有术后并发症发生等

附：原表单（2019 年版）

甲状腺肿瘤临床路径表单

适用对象：第一诊断为甲状腺肿瘤（ICD-10：C73/D09.302/D34/D44.0）
行甲状腺肿瘤切除术（ICD-9-CM-3：06.2-06.4）

患者姓名：	性别：	年龄：	门诊号：	住院号：
住院日期：　年　月　日	出院日期：　年　月　日			标准住院日：≤8 天

时间	住院第 1 天	住院第 1~2 天（术前日）	住院第 3~5 天（手术日）
主要诊疗工作	□ 询问病史及体格检查 □ 完成病历书写 □ 安排相关检查 □ 上级医师查房与术前评估 □ 初步确定手术方式和日期 □ 病理会诊	□ 上级医师查房 □ 完成术前准备与术前评估 □ 汇总检查结果，进行术前讨论，确定手术方案，甲状腺癌临床分期 □ 相关科室会诊，可能会超出路径要求的时间，主管医师在表单记录 □ 签署手术知情同意书、自费用品协议书等 □ 向患者及家属交代围术期注意事项 □ 完成术前讨论、手术医师查房记录等病历书写	□ 全身麻醉或局部麻醉 □ 手术 □ 术者完成手术记录 □ 住院医师完成术后病程 □ 上级医师查房 □ 向患者及家属交代病情及术后注意事项
重点医嘱	**长期医嘱：** □ 耳鼻咽喉科护理常规 □ 三级护理 □ 普通饮食 **临时医嘱：** □ 血常规、尿常规 □ 肝功能、肾功能、电解质、血糖、血脂、凝血功能 □ 甲状腺和甲状旁腺功能测定 □ 感染性疾病筛查 □ X 线胸片、心电图 □ 甲状腺及颈部超声、喉镜检查 □ 其他特殊检查：细胞学、CT、MRI、PET-CT、甲状腺同位素扫描、骨显像、内镜、肺功能、动态心电图等	**长期医嘱：** □ 耳鼻咽喉科护理常规 □ 二级或三级护理 □ 普通饮食 □ 患者既往基础用药 **临时医嘱：** □ 术前医嘱：明日全身麻醉或局部麻醉下甲状腺切除或甲状腺癌联合根治术 * □ 术前禁食、禁水 □ 术前抗菌药物及皮试 □ 配血（必要时） □ 其他特殊医嘱	**长期医嘱：** □ 全身麻醉后常规护理 □ 一级护理 □ 平卧床 □ 禁食 □ 抗菌药物 □ 患者既往基础用药 **临时医嘱：** □ 心电监护 □ 吸氧 □ 镇痛药和镇吐药（必要时） □ 颈部引流记录 □ 其他特殊医嘱
病情变异记录	□ 无　□ 有，原因： 1. 2.	□ 无　□ 有，原因： 1. 2.	□ 无　□ 有，原因： 1. 2.
护士签名			
医师签名			

时间	住院第 3~7 天 （术后第 1~4 天）	住院第 8 天 （出院日）
主要 诊疗 工作	□ 上级医师查房 □ 住院医师完成常规病历书写 □ 注意病情变化 □ 注意观察生命体征 □ 注意有无并发症如伤口血肿、感染、乳糜漏等 □ 注意引流量、颜色、性状 □ 根据引流情况明确是否拔除引流皮条	□ 上级医师查房，进行手术及伤口评估并拆线 □ 确定患者可以出院 □ 术后肿瘤病理分期，建议下一步治疗方案 □ 开出出院诊断书 □ 完成出院记录、出院证明书 □ 向患者交代出院后的注意事项及复查日期 □ 通知出院处
重 要 医 嘱	长期医嘱： □ 半流质饮食或普通饮食 □ 一级或二级护理 □ 根据情况停用抗菌药物 □ 根据情况停卧床 临时医嘱： □ 血常规 □ 全甲状腺切除患者复查降钙素，血钙、磷 □ 拔引流管、换药或拆线 □ 其他特殊医嘱	出院医嘱： □ 通知出院 □ 出院带药 □ 拆线换药
主要 护理 工作	□ 观察患者情况 □ 术后心理与生活护理	□ 帮助患者办理出院手续 □ 通知住院处 □ 向患者交代出院后的注意事项，康复宣教
病情 变异 记录	□ 无　□ 有，原因： 1. 2.	□ 无　□ 有，原因： 1. 2.
护士 签名		
医师 签名		

注：* 实际操作时需明确写出具体的术式

第二十四章

外耳带状疱疹临床路径释义

【医疗质量控制指标】

指标一、发现外耳带状疱疹时间。

指标二、临床症状。

指标三、既往病史。

指标四、是否合并面瘫、内耳功能障碍、脑膜炎及神经炎。

指标五、耳痛程度。

指标六、抗病毒剂使用剂量及天数。

指标七、激素使用剂量及天数。

指标八、抗生素使用剂量及天数。

指标九、面神经电图异常程度及改善时间。

指标十、手术时机。

指标十一、术后并发症。

指标十二、手术效果。

一、外耳带状疱疹编码

疾病名称及编码：外耳带状疱疹（ICD-10：B02.801+H62.1*）

二、临床路径检索方法

B02.801+H62.1*

三、国家医疗保障疾病诊断相关分组（CHS-DRG）

MDCD 头颈、耳鼻口咽疾病及功能障碍

DZ1 其他头颈、耳鼻咽口疾患

四、外耳带状疱疹临床路径标准住院流程

（一）适用对象

第一诊断为外耳带状疱疹（ICD-10：B02.801+H62.1*）。

> **释义**
>
> ■ 外耳带状疱疹是由水痘-带状疱疹病毒引起的一种急性感染性疾病。多发于成年人，常单侧出现。临床特征表现为耳痛、面瘫及内耳功能障碍，严重者可出现局限性脑膜炎及多发性神经炎。面瘫主要为 3 型带状疱疹病毒感染所致，占周围性面瘫的 7.5%，可伴有其他脑神经（如 V～IX、XI、XII）症状。

（二）诊断依据

根据《实用耳鼻咽喉头颈外科学》（人民卫生出版社），《临床诊疗指南·皮肤病与性病分

册》（中华医学会编著，人民卫生出版社），《临床技术操作规范·皮肤病与性病分册》（中华医学会编著，人民军医出版社）。

1. 耳内和/或耳周疼痛，可非常剧烈。

2. 耳甲腔和/或外耳道和/或耳周出现疱疹。

3. 面瘫开始为不完全性，数日或2~3周迅速发展为完全性面瘫。

> **释义**
>
> ■ 外耳带状疱疹是由带状疱疹病毒（HZV）或水痘-带状疱疹病毒感染三叉神经膝状神经，因在1907年由Ramsey Hunt首先叙述，故又称为Hunt综合征（亨特综合征，面瘫、耳痛及外耳道疱疹三联征）。
>
> ■ 发疹前可有轻度乏力、低热、食欲缺乏等全身症状，受侵神经支配区域皮肤自觉灼烧感或疼痛，轻触可诱发疼痛，也可无先兆症状直接发疹。患处常首先出现潮红色斑，继而出现粟粒至黄豆大小的丘疹，并迅速演变为水疱，疱壁薄而紧张、发亮，疱液澄清，外周绕以红晕，皮损通常沿受侵神经呈带状排列。除了耳部疱疹，侵犯眼支可伴眼角膜疱疹，侵犯面神经可伴同侧周围性面瘫，侵犯内耳可伴听力损失和平衡障碍，侵犯大脑可伴脑膜脑炎。疼痛的程度轻重及时间长短与皮疹不一定保持一致，尤其是老年人易发生后遗神经痛。平素体质较差，或治疗不及时者，疼痛可持续数月甚至更久。听力损失可能部分性或完全性恢复，也可能不恢复。眩晕可持续数日至数周。面瘫为短暂性或永久性。角膜疱疹也可能遗留永久性瘢痕，甚至造成失明。

（三）治疗方案的选择

根据《实用耳鼻咽喉头颈外科学》（人民卫生出版社），《临床治疗指南·皮肤病与性病分册》（中华医学会编著，人民卫生出版社），《临床技术操作规范·皮肤病与性病分册》（中华医学会编著，人民军医出版社）。

1. 非手术疗法：

（1）抗病毒治疗。

（2）镇痛药物治疗。

（3）物理治疗。

（4）神经营养药。

（5）糖皮质激素。

（6）血管扩张剂。

（7）免疫增强剂。

（8）抗生素。

（9）局部用药。

2. 手术治疗：面神经减压术。

> **释义**
>
> ■ 抗病毒药可影响疱疹病毒感染DNA聚合酶，抑止DNA复制。常见药物有阿昔洛韦（无环鸟苷）、更昔洛韦、泛昔洛韦或万乃洛韦。其中，阿昔洛韦乳膏擦抹，每天1~3次，可减少病毒复制，促进疱疹结疤脱落，加速病损皮肤痊愈。
>
> ■ 剧烈疼痛时适度使用镇痛药。

- ■ 物理治疗促进局部病灶康复。
- ■ 神经营养药可在一定程度上促进神经纤维修复。
- ■ 激素类药物可在急性期缓解受损神经的炎性反应和减轻水肿，缓解由于骨管束缚造成的神经微循环障碍，是此病的主要和关键治疗用药。糖尿病、结核病、胃溃疡及孕妇谨慎使用。高血压者应留意控制血压。
- ■ 血管扩张剂可改善受损神经的微循环。
- ■ 免疫增强剂可用于免疫力低的患者。
- ■ 抗生素应用于预防和控制并发感染。
- ■ 局部用药包括眼膏及滴眼液。晚间可用眼膏，如四环素或红霉素眼膏擦抹患眼周，并且用睡眠眼罩保护视力。泪液减少时选用人工泪液。
- ■ 手术指证：病程 3 周，临床表现完全性面瘫（HB Ⅴ～Ⅵ级）＋面神经电图（ENoG）示面神经变性≥90%＋面神经兴奋试验（NET）示健侧与患者相差≥3.5mV，肌电图示纤颤电位。最佳时机：面瘫后 1～3 个月（85%）。手术方法：面神经减压：乳突径路、乳突-颅中窝联合径路。

（四）标准住院日 7~10 天

> 释义
>
> ■ 如果需要住院后进行术前准备，且休息日不能进行手术，周四以后入院进入临床路径管理的患者，住院时间可能会超过标准住院时间。

（五）进入路径标准

1. 第一诊断必须符合外耳带状疱疹（ICD-10：B02.801+H62.1*）疾病编码。
2. 当患者同时具有其他疾病诊断，但在住院期间不需要特殊处理也不影响第一诊断的临床路径流程实施时，可以进入路径。

> 释义
>
> ■ 患者同时具有其他疾病且影响外耳带状疱疹的临床路径流程实施时，不适合进入本路径。

（六）入院第 1 天

1. 必需的检查项目：
（1）血常规、尿常规、大便常规。
（2）肝功能、肾功能、电解质、血糖、血脂、免疫球蛋白、感染性疾病筛查（乙型肝炎、丙型肝炎、梅毒、艾滋病等）。
（3）X 线胸片、心电图。
（4）声导抗、电测听、耳内镜检查，面神经肌电图检查及面神经损伤定位实验。

2. 根据患者病情选择的项目：

（1）肿瘤相关筛查：肿瘤抗原及标志物，选择行超声、CT、MRI 检查，消化道钡餐或内镜检查。

（2）创面细菌培养及药敏试验。

> **释义**
>
> ■ 根据病情部分检查可以不做。
>
> ■ 患者不能配合行电测听，可采用听性脑干反应和耳声发射。
>
> ■ 做详细的眼部及耳鼻咽喉部检查，了解皮肤和黏膜病变，特别注意排除特殊病原体感染。
>
> ■ 部分术前检查可以在门诊完成。
>
> ■ 如果出现检查结果异常，可能会延长术前准备时间，甚至不再继续住院处理，具体由主管医师决定。

（七）药物的选择与治疗时机

1. 非手术疗法：

（1）抗病毒剂：阿昔洛韦等，用药时间为 1 周左右。

（2）镇痛药物：非甾体类抗炎药、三环类抗抑郁药、卡马西平、曲马多、加巴喷丁等，用药时间视病情而定。

（3）神经营养药：甲钴铵、腺苷钴铵、维生素 B_1 等，用药时间视病情定。

（4）糖皮质激素：泼尼松 60mg/d，共 4 天，以后逐渐减至 40mg/d，20mg/d，10mg/d，10 天为 1 个疗程；或地塞米松 10mg/d 加入 5%葡萄糖内，静脉滴注。

（5）免疫调节剂：胸腺肽、丙种球蛋白等，用药时间视病情而定。

（6）血管扩张剂：如长春西汀、前列地尔。

（7）局部药物：炉甘石洗剂、抗病毒及抗菌制剂、外用镇痛剂等，用药时间视病情而定。

（8）抗生素：必要时使用，应按照《抗菌药物临床应用指导原则（2015 年版）》（国卫办医发〔2015〕43 号）执行，根据创面细菌培养及药敏结果及时调整用药。

（9）物理治疗：可选用氦氖激光或半导体激光、紫外线等；按摩和肌肉运动锻炼等治疗时间视病情而定。

（10）保护角膜，可涂抹眼膏、滴眼液滴眼、佩戴眼罩等。

2. 手术疗法：起病后 2 周内面神经肌电图（ENOG）示神经变性达 90%或 90%以上者，为减压术适应证，达 100%时立即手术。术前行详细的面神经损伤定位检查。

> **释义**
>
> ■ 外耳带状疱疹治疗需要早期联合药物、理疗和及时的手术干预，减少并发症及后遗症。伴有细菌感染时可酌情应用抗生素。重组带状疱疹疫苗用于 50 岁及以上成人预防带状疱疹。
>
> ■ 预后：80%~90%患者可完全恢复。年龄>60 岁者，仅 40%可完全恢复。面瘫恢复越快，后遗症越少。完全性面瘫：完全恢复的可能性<10%，不完全面瘫：完全恢复 2/3。

■ 手术指证：病程 3 周，临床表现完全性面瘫（HB Ⅴ～Ⅵ级）+面神经电图（ENoG）示面神经变性 ≥ 90%+面神经兴奋试验（NET）示健侧与患者相差 ≥ 3.5mV，肌电图示纤颤电位。

■ 手术最佳时机：面瘫后 1~3 个月（85%）。

■ 手术方法：面神经减压：乳突径路、乳突-颅中窝联合径路。

■ 手术效果：50%，术后恢复程度低，联动发生率高。

（八）入院后复查的检查项目

根据患者情况复查血常规、肝功能、肾功能、电解质、血糖等，面神经肌电图。

> 释义

> ■ 如患者合并听力损失、眩晕和视力损失等症状，主管医师可决定给予听力检查、前庭功能检查和眼科检查等相应的评估。

> ■ 临床上还常见到一种不全型带状疱疹，患者除自觉发病部位剧烈疼痛外，水疱不出现或出现得很少，很容易被误诊，应予以高度重视，以免贻误治疗。

（九）出院标准

1. 患者面神经功能恢复或不恢复。
2. 皮疹痊愈：无水疱、皮疹或创面已结痂。
3. 疼痛消失或减轻。
4. 或患者综合治疗满 1 个疗程。

> 释义

> ■ 患者面神经术后恢复良好，症状明显改善，没有需要住院处理的并发症，可予以出院。

> ■ 面神经术后应至少复查 1 次。听力损失、眩晕等出院后定期门诊随诊，观察神经功能恢复。

（十）变异及原因分析

1. 神经痛剧烈、常规治疗无效者，需请神经内科或镇痛科会诊协助治疗。
2. 伴有其他基础疾病或并发症，需进一步诊断及治疗或转至其他相应科室诊治，延长住院时间，增加住院费用。

> 释义

> ■ 在外耳带状疱疹临床路径实施过程中，如果其他诊断严重影响临床路径的实施，或其他诊断已经上升为第一诊断，可做退出本路径，并进行相关诊断和治疗。

■ 术后如出现感染等手术并发症，抗生素可以有效地控制。

■ 微小变异：不能按照要求及时完成检查；检查结果异常，需要进一步复查和处理；患者不愿配合完成相应检查；不愿按照要求及时出院随诊等。

■ 重大变异：因合并基础疾病需要进一步诊断和治疗；因合并糖尿病、免疫抑制剂使用等病患需要积极治疗原发病；因各种原因需要实施其他治疗措施；医院与患者或家属发生医疗纠纷，患者要求离院或转院；或患者不愿按照要求及时出院随诊而导致住院时间明显延长等。

五、外耳带状疱疹临床路径给药方案

【用药选择】

1. 抗病毒剂：常用药物包括阿昔洛韦（无环鸟苷）、更昔洛韦、泛昔洛韦或万乃洛韦。阿昔洛韦乳膏擦抹，每天 1~3 次，减少病毒复制，促进疱疹结疤脱落，加速病损皮肤痊愈。起病 72 小时内使用抗病毒剂。阿昔洛韦 800mg，5 次/日，连用 7~10 日。伐昔洛韦 1000mg，3 次/日，连用 7 日。法昔洛韦 500mg，3 次/日，连用 7 日。

2. 镇痛药物：非甾体类抗炎药、三环类抗抑郁药、卡马西平、曲马多、加巴喷丁等。

3. 神经营养药：甲钴铵、腺苷钴铵、维生素 B_1 等。

4. 糖皮质激素：泼尼松，60mg/d，共 4 日，以后逐渐减至 40mg/d，20mg/d，10mg/d，10 日为一疗程；或地塞米松 10mg/d 加入 5% 葡萄糖内，静脉滴注。

口服泼尼松早期（3 天内）60mg/d，共 5 日，每日递减 10mg，共 10 日。儿童、糖尿病、高血压、复发性面瘫患者等特殊人群需个性化制订激素冲击治疗方案。

5. 免疫调节剂：胸腺肽、丙种球蛋白等。

6. 血管扩张型：长春西汀、前列地尔。

7. 局部药物：炉甘石洗剂、抗病毒及抗菌制剂、外用镇痛剂等。

8. 抗菌药物：必要时使用，应按照《抗菌药物临床应用指导原则（2015 年版）》（国卫办医发〔2015〕43 号）执行，根据创面细菌培养及药敏结果及时调整用药。

9. 保护角膜用药：涂抹眼膏、滴眼液滴眼、佩戴眼罩等。日间用滴眼液，晚间用四环素或红霉素眼膏擦抹患侧眼周，并且用睡眠眼罩保护视力。泪液降低时用人工泪液。

【药学提示】

1. 抗病毒药：局部用药优于全身用药，避免全身不良反应。局部用药时间为 1 周左右。

2. 镇痛药物：用药时间视病情而定，出现胃出血时立即停药。严重肝肾功能不全患者禁用。长期服用会产生依赖性。

3. 神经营养药：用药时间视病情定。出现胃肠道反应和肝损伤应调整药物种类和用量。

4. 糖皮质激素：糖耐量异常和糖尿病患者冲击治疗期间密切监测血糖变化，及时调整降糖治疗方案。骨质疏松症患者补钙治疗。出现肝损伤、血压升高、血钾降低、失眠等不良反应予对症治疗。罕见但严重的不良反应是股骨头坏死，通常发生在 3 个月到 3 年内，一旦确诊，应及时到骨科治疗。

5. 免疫调节剂：有些患者会出现注射部位红肿，口服后会有恶心、乏力、头晕、胸闷等不良反应，乙肝患者可能会出现转氨酶短暂性增高。静脉注射丙种球蛋白需要一次注射完毕，有浑浊或沉淀均不可使用，严禁冻结。用药时间视病情而定。

6. 血管扩张剂：使用期间容易出现头晕、心悸、低血压等副作用。根据患者血压、肝功能、肾功能、有无出血、凝血酶原综合考虑是否可以使用血管扩张剂。用药时间视病情而定。

7. 局部药物：根据皮损性质选择适合制剂。用药时间视病情而定。

8. 抗菌药物：用药时间视病情而定。

9. 保护角膜用药：用药时间视病情而定。

六、外耳带状疱疹患者护理规范

1. 休息充分，给予易于消化的饮食搭配和充裕的水分。

2. 防止继发性细菌感染。

3. 不摩擦患处，防止水疱裂开。如有破损应及时换药，保护创面不受感染，并使用抗生素。可外敷中草药材或雷夫奴尔湿敷，促进水疱干燥、结痂。

4. 老年重症患者最好住院治疗，防止并发症。

5. 角膜、结膜受累时注意做好眼部护理，分泌物多时可多用盐水冲洗眼部。

6. 避免精神紧张，保证充足的睡眠。

7. 避免接触小儿及免疫力低的患者。

七、外耳带状疱疹患者营养治疗规范

急性期清淡饮食，10 天后再逐渐增加营养，增强机体抵抗力。

八、外耳带状疱疹患者健康宣教

1. 不要过分紧张。有的患者皮肤上可能会出现大疱、血疱甚至糜烂，如果治疗得当 10 天左右即可痊愈，治愈后一般不会复发。

2. 多休息，充足的水分。

3. 在饮食方面选择易消化的饮食，禁忌油腻的食物、海鲜及蛋类，家禽也尽量不吃，饮食宜选些清淡的食物。

4. 预防继发细菌感染。不要摩擦患处，避免水疱破裂。可外用中草药或雷夫努尔湿敷，促使水疱干燥、结痂。

5. 老年重症患者，尤其发生在头面部的带状疱疹，最好住院治疗，以防并发症的发生。

6. 患带状疱疹提示患者身体免疫力处于低状态，应及时采取相应的措施。

九、推荐表单

（一）医师表单

外耳带状疱疹（不伴有并发症）临床路径医师表单

适用对象：第一诊断为外耳带状疱疹（不伴有并发症）（ICD-10：B02.9）

患者姓名：	性别：	年龄：	门诊号：	住院号：
住院日期： 年 月 日	出院日期： 年 月 日			标准住院日：7~10 天

时间	住院第 1 天	住院第 1~2 天 （术前日）
主要诊疗工作	□ 询问病史及体格检查 □ 完成病历书写 □ 术前准备 □ 上级医师查房，初步确定诊断，术前评估 □ 开听力学及影像学检查等检查单 □ 初步决定手术方式和日期	□ 上级医师查房 □ 完成入院检查 □ 术前讨论，确定手术方式 □ 完成必要的相关科室会诊 □ 完成上级医师查房记录、术前小结等病历书写 □ 签署手术知情同意书、自费用品协议书，签署接受糖皮质激素治疗知情同意书（必要时） □ 向患者及家属交代病情及其注意事项
重点医嘱	**长期医嘱：** □ 耳鼻咽喉头颈外科护理常规 □ 二级护理 □ 普通饮食 □ 抗病毒剂 □ 镇痛药 □ 营养神经药 □ 糖皮质激素 □ 免疫调节剂 □ 局部药物治疗 □ 物理治疗（必要时） □ 患者既往基础用药 **临时医嘱：** □ 血常规、尿常规、大便常规 □ 肝功能、肾功能、电解质、血糖、血脂、免疫球蛋白、凝血功能 □ 感染性疾病筛查 □ X 线胸片、心电图 □ 纯音测听、声导抗、耳声发射、面神经肌电图、面神经定位实验，必要时行听觉诱发电位检查、前庭功能检查 □ 肿瘤抗原及标志物 □ 颞骨 CT、内耳磁共振（视情况而定） □ 内镜（视情况而定） □ 创面细菌培养及药敏试验（必要时）	**长期医嘱：** □ 耳鼻咽喉头颈外科护理常规 □ 二级护理 □ 普通饮食 □ 抗病毒剂 □ 镇痛药 □ 营养神经药 □ 糖皮质激素 □ 免疫调节剂 □ 局部药物治疗 □ 物理治疗（必要时） □ 患者既往基础用药 **临时医嘱：** □ 术前医嘱：明日全身麻醉下行面神经减压术 □ 术前禁食、禁水 □ 术前抗菌药物 □ 术前准备 □ 其他特殊医嘱 □ 相关科室会诊 □ 眩晕相关药物（必要时） □ 眼膏或滴眼液（必要时）

续　表

时间	住院第 1 天	住院第 1~2 天 （术前日）
病情 变异 记录	□ 无　□ 有，原因： 1. 2.	□ 无　□ 有，原因： 1. 2.
医师 签名		

时间	住院第2~3天 （手术日）	住院第3~6天 （术后第1天）	住院第7~10天 （出院日）
主要诊疗工作	□ 手术 □ 术者完成手术记录 □ 住院医师完成术后病程记录 □ 上级医师查房 □ 向患者及家属交代病情及术后注意事项	□ 上级医师查房 □ 住院医师完成常规病历书写 □ 注意病情变化观察面瘫、皮疹、眩晕、听力及疼痛变化，及时调整治疗方案 □ 观察并处理治疗药物的不良反应 □ 术后患者检查伤口情况，更换耳部敷料 □ 注意观察生命体征 □ 注意有无并发症	□ 上级医师查房，术后评估，确定患者是否可以出院 □ 完成出院记录、出院证明书 □ 向患者交代出院后的注意事项 □ 并发恶性肿瘤的患者告知其前往相应科室治疗
重点医嘱	长期医嘱： □ 全身麻醉后常规护理 □ 面神经减压术后护理常规 □ 一级（全身麻醉）护理 □ 术后6小时半流饮食 临时医嘱： □ 酌情心电监护 □ 酌情吸氧 □ 其他特殊医嘱	长期医嘱： □ 一级或二级护理 □ 半流质饮食或普通饮食 □ 抗生素：根据创面培养及药敏结果用药，术后患者常规使用 □ 停糖皮质激素（根据病情） □ 停镇痛药（根据病情） 临时医嘱： □ 换药 □ 其他特殊医嘱 □ 复查血常规、肝功能、肾功能、电解质、血糖（必要时）、面神经肌电图	长期医嘱： □ 停/调整抗生素（根据创面培养及药敏结果） 临时医嘱： □ 出院带药 □ 门诊随诊
病情变异记录	□ 无　□ 有，原因： 1. 2.	□ 无　□ 有，原因： 1. 2.	□ 无　□ 有，原因： 1. 2.
医师签名			

（二）护士表单

外耳带状疱疹（不伴有并发症）临床路径护士表单

适用对象：第一诊断为外耳带状疱疹（不伴有并发症）（ICD-10：B02.9）

患者姓名：	性别：　　年龄：　　门诊号：	住院号：
住院日期：　　年　月　日	出院日期：　　年　月　日	标准住院日：7~10 天

时间	住院第 1~2 天	住院第 3~6 天	住院第 7~10 天
健康宣教	□ 介绍主管医师、护士 □ 介绍环境、设施 □ 介绍住院注意事项 □ 宣教术前准备 □ 提醒全身麻醉患者术晨禁食、禁水	□ 主管护士与患者沟通，了解并指导心理应对 □ 宣教疾病知识、用药知识及特殊检查操作过程 □ 告知检查及操作前后饮食、活动及探视注意事项及应对方式	□ 康复和锻炼 □ 定时复查 □ 出院带药服用方法 □ 饮食、休息等注意事项指导 □ 讲解增强体质的方法，减少感染的机会
护理处置	□ 核对患者，佩戴腕带 □ 建立入院护理病历，制定护理计划，填写护理纪录 □ 卫生处置：剪指（趾）甲、沐浴、更换病号服 □ 协助医师完成各项检查化验，静脉取血（当天或明晨取血），指导患者进行心电图、胸片、面神经肌电图、声导抗、电测听、面神经定位实验等检查 □ 术前准备，禁食、禁水，手术患者做好术前准备工作	□ 随时观察患者病情变化 □ 遵医嘱正确使用药物 □ 填写护理纪录 □ 创面护理	□ 办理出院手续 □ 书写出院小结 □ 出院后疾病指导
基础护理	□ 二级护理 □ 晨晚间护理 □ 患者安全管理	□ 一级（全身麻醉）护理 □ 晨晚间护理 □ 患者安全管理	□ 三级护理 □ 晨晚间护理 □ 患者安全管理
专科护理	□ 护理查体 □ 呼吸频率、血氧饱和度监测 □ 需要时请家属陪伴 □ 心理护理	□ 遵医嘱完成相关检查 □ 心理护理 □ 遵医嘱正确给药 □ 提供并发症征象的依据	□ 病情观察：评估患者生命体征 □ 心理护理
重点医嘱	□ 详见医嘱执行单	□ 详见医嘱执行单	□ 详见医嘱执行单
病情变异记录	□ 无　□ 有，原因： 1. 2.	□ 无　□ 有，原因： 1. 2.	□ 无　□ 有，原因： 1. 2.
护士签名			

（三）患者表单

外耳带状疱疹（不伴有并发症）临床路径患者表单

适用对象：第一诊断为外耳带状疱疹（不伴有并发症）（ICD-10：B02.9）

患者姓名：		性别：　　年龄：　　门诊号：	住院号：
住院日期：　　年　月　日		出院日期：　　年　月　日	标准住院日：7~10 天

时间	入院当日	住院第 2~4 天	住院第 5 天 （出院日）
医患配合	□ 配合询问病史、收集资料，请务必详细告知既往史、用药史、过敏史 □ 配合进行体格检查 □ 有任何不适告知医师	□ 配合完善相关检查、化验，如采血、留尿、心电图、X线胸片等 □ 医师向患者及家属介绍病情，如有异常检查结果需进一步检查 □ 配合用药及治疗 □ 配合医师调整用药 □ 有任何不适告知医师	□ 接受出院前指导 □ 知晓复查程序 □ 获取出院诊断书
护患配合	□ 配合测量体温、脉搏、呼吸、血压、血氧饱和度、体重 □ 配合完成入院护理评估单（简单询问病史、过敏史、用药史） □ 接受入院宣教（环境介绍、病室规定、订餐制度、贵重物品保管等） □ 有任何不适告知护士	□ 配合测量体温、脉搏、呼吸，询问每日排便情况 □ 接受相关化验检查宣教，正确留取标本，配合检查 □ 有任何不适告知护士 □ 接受输液、服药治疗 □ 注意活动安全，避免坠床或跌倒 □ 配合执行探视及陪伴 □ 接受疾病及用药等相关知识指导	□ 接受出院宣教 □ 办理出院手续 □ 获取出院带药 □ 知晓服药方法、作用、注意事项 □ 知晓复印病历方法
饮食	□ 普通饮食	□ 普通饮食，全身麻醉术前禁食、禁水	□ 普通饮食
排泄	□ 正常排尿便	□ 正常排尿便	□ 正常排尿便
活动	□ 适度活动	□ 适度活动，全身麻醉术后卧床 6 小时	□ 适度活动

附：原表单（2017 年版）

外耳带状疱疹（不伴有并发症）临床路径表单

适用对象：第一诊断为外耳带状疱疹（不伴有并发症）（ICD-10：B02.9）

患者姓名：	性别：	年龄：	门诊号：	住院号：
住院日期： 年 月 日	出院日期： 年 月 日			标准住院日：7~10 天

时间	住院第 1 天	住院第 2 天
主要诊疗工作	□ 询问病史及体格检查 □ 完成住院病历 □ 完成初步的病情评估和治疗方案 □ 患者或其家属签署告知及授权委托书	□ 上级医师查房 □ 根据实验室检查的结果，完成病情评估并制订治疗计划 □ 必要时请相关科室会诊 □ 签署接受糖皮质激素治疗知情同意书（必要时）
重点医嘱	**长期医嘱：** □ 耳鼻咽喉头颈外科护理常规 □ 普通饮食 □ 抗病毒剂 □ 镇痛药 □ 营养神经药 □ 局部药物治疗 □ 物理治疗（必要时） **临时医嘱：** □ 血常规、尿常规、大便常规 □ 肝功能、肾功能、电解质、血糖、血脂、免疫球蛋白、感染性疾病筛查 □ X 线胸片、心电图、面神经肌电图、声导抗、电测听、面神经定位实验 □ 肿瘤抗原及标志物，选择行 CT、MRI 检查（必要时） □ 创面细菌培养及药敏试验（必要时）	**长期医嘱：** □ 免疫增强剂（必要时） □ 镇痛药（必要时） □ 糖皮质激素（必要时） □ 免疫调节剂（必要时） **临时医嘱：** □ 相关科室会诊（必要时） □ 眩晕相关药物（必要时） □ 手术治疗（必要时） □ 眼膏或滴眼液（必要时）
主要护理工作	□ 进行疾病和安全宣教 □ 入院护理评估 □ 制定护理计划，填写护理纪录 □ 静脉取血（当天或明晨取血） □ 指导患者进行心电图、X 线胸片、面神经肌电图、声导抗、电测听、面神经定位实验等检查 □ 手术患者做好术前准备工作。	□ 观察患者病情变化 □ 填写护理纪录 □ 创面护理
病情变异记录	□ 无　□ 有，原因： 1. 2.	□ 无　□ 有，原因： 1. 2.
护士签名		
医师签名		

时间	住院第 3~6 天	住院第 7~10 天 （出院日）
主要诊疗工作	□ 上级医师查房 □ 注意观察面瘫、皮疹、眩晕、听力及疼痛变化，及时调整治疗方案 □ 观察并处理治疗药物的不良反应 □ 术后患者检查伤口情况，更换耳部敷料。	□ 主治医师进行诊疗评估，确定患者是否可以出院 □ 完成出院小结 □ 向患者及其家属交代出院后注意事项，预约复诊日期 □ 并发恶性肿瘤的患者告知其前往相应科室治疗
重点医嘱	**长期医嘱：** □ 抗生素：根据创面培养及药敏结果用药，术后患者常规使用 □ 停糖皮质激素（根据病情） □ 停镇痛药（根据病情） **临时医嘱：** □ 复查血常规、肝功能、肾功能、电解质、血糖（必要时）、面神经肌电图	**长期医嘱：** □ 停/调整抗生素（根据创面培养及药敏结果） **临时医嘱：** □ 出院带药 □ 门诊随诊
主要护理工作	□ 观察患者病情变化 □ 创面护理	□ 指导患者办理出院手续 □ 出院后疾病指导
病情变异记录	□ 无　□ 有，原因： 1. 2.	□ 无　□ 有，原因： 1. 2.
护士签名		
医师签名		

第二十五章

耳郭假性囊肿日间手术临床路径释义

【医疗质量控制指标】

指标一、术后耳郭软骨感染的发生率。

指标二、术后复发的发生率。

指标三、术后其他并发症的发生率。

一、耳郭假性囊肿日间手术编码

1. 原编码：

疾病名称及编码：耳郭假性囊肿（ICD-10：H61.103）

手术操作名称及编码：囊肿切除术（ICD-9-CM-3：18.29001）

2. 修改编码：

疾病名称及编码：耳郭假性囊肿（ICD-10：H61.103）

手术操作名称及编码：囊肿切除术（ICD-9-CM-3：18.29）

二、临床路径检索方法

H61.103 伴 18.29

三、国家医疗保障疾病诊断相关分组（CHS-DRG）

MDCD 头颈、耳、鼻、口、咽疾病及功能障碍

DZ1 其他头颈、口、鼻、咽、口疾患

DA1 头颈恶性肿瘤大手术

四、耳郭假性囊肿临床路径标准住院流程

（一）适用对象

第一诊断为耳郭假性囊肿（ICD-10：H61.103）

行囊肿切除术（ICD-9-CM-3：18.29001）。

> **释义**
>
> ■耳郭假性囊肿也称为耳郭浆液性软骨膜炎，指原因未明的耳郭软骨内的无菌
> 性浆液性渗出性炎症。
> ■本路径适用对象是第一诊断为耳郭假性囊肿的患者。
> ■手术可采用全身麻醉或者局部麻醉的方式。

（二）诊断依据

根据《实用耳鼻咽喉头颈外科学》第二版。

1. 症状：耳郭前面出现局限性隆起，常在无意中发现，由小渐大，无痛感或有微痛，囊肿
较大时可有胀感、灼热、发痒等不适。

2. 体征：囊肿多位于舟状窝、三角窝。初期仅为局部增厚，积液较多时隆起明显，可波及耳甲腔。囊肿边界清楚，有弹性及波动感，但无压痛，表面皮肤色泽正常。穿刺抽吸时可吸出淡黄色清亮液体，其中蛋白质丰富，无红细胞和炎性细胞；细菌培养：无细菌生长。

> **释义**
>
> ■ 根据病史和典型的局部表现可诊断为耳郭假性囊肿。
> ■ 由于外伤等明确原因造成的耳郭局部积液不应列入此诊断。
> ■ 应与耳郭感染、耳郭化脓性软骨膜炎、耳郭肿物相鉴别。
> ■ 囊肿体积很小，或者穿刺抽吸后没有复发的患者可不予手术治疗。
> ■ 囊肿由于穿刺或者治疗不当等原因造成继发感染后，应按照耳郭化脓性软骨膜炎对待，不宜进入本路径。

（三）选择治疗方案的依据

根据《临床技术操作规范·耳鼻咽喉-头颈外科分册》（中华医学会编著，人民军医出版社）。

1. 符合手术适应证。
2. 能够耐受手术。

> **释义**
>
> ■ 适应证：①局部理疗或者反复穿刺抽液无效、久治不愈；②反复发作造成局部肉芽增生。
> ■ 禁忌证：①囊肿囊内感染；②耳郭表面皮肤破溃感染或皮肤病；③耳郭表面皮肤有外伤瘢痕或反复冻伤史；④糖尿病血糖水平控制不佳，术后可能造成伤口愈合不良者。

（四）标准住院日≤1天

> **释义**
>
> ■ 术前完善所有术前检查，排除手术禁忌，达到手术要求者入院。
> ■ 手术方式可采取全身麻醉或者局部麻醉方式，局部麻醉者可于术后立刻出院，全身麻醉手术者待患者麻醉完全清醒后，可予以出院。

（五）进入路径标准

1. 第一诊断必须符合 ICD-10：H61.103 耳郭假性囊肿疾病编码。
2. 当患者合并其他疾病，但住院期间不需要特殊处理也不影响第一诊断的临床路径流程实施时，可以进入路径。

> **释义**
>
> ■ 本路径适合第一诊断为耳郭假性囊肿，需要手术治疗的患者。保守治疗患者不宜进入此路径。
>
> ■ 患者同时伴随有高血压、糖尿病、心律失常等慢性病，经会诊评估非手术禁忌证，适用本路径。
>
> ■ 术后复发需再次手术患者，每次入院均可适用本路径。

（六）术前准备（入院前）

术前必须检查的项目如下：

（1）血常规、尿常规。

（2）凝血功能。

（3）感染性疾病筛查（乙型肝炎、丙型肝炎、梅毒、艾滋病等）。

（4）X线胸片、心电图。

> **释义**
>
> ■ 必查项目必须术前完成，对检查结果异常的患者，及时会诊，排除手术禁忌。
>
> ■ 如需全身麻醉的患者还需进行生化检查，对于伴随有其他基础疾病的患者，术前根据病情增加心肺功能、甲状腺功能、血糖等相关检查。
>
> ■ 所有检查项目及术前所需会诊评估工作等应于门诊完成。

（七）预防性抗菌药物选择与使用时机

按照《抗菌药物临床应用指导原则（2015年版）》（国卫办医发〔2015〕43号）执行，并结合患者的病情决定抗菌药物的选择与使用时间。建议使用第一代、第二代头孢菌素，环丙沙星。

> **释义**
>
> ■ 手术为Ⅰ类切口，为预防术后感染，可选用第一代、第二代头孢菌素，对头孢菌素过敏的患者可选用喹诺酮类抗菌药物环丙沙星。
>
> ■ 于术前0.5小时内给药，或于麻醉开始时给药，使手术切口暴露时局部组织中已达到足够的血药浓度。
>
> ■ 由于耳部一旦发生感染后果严重，建议抗菌药物使用至术后5~7天，尤其是对于合并糖尿病的患者，建议使用第二代头孢菌素。

（八）手术日为入院当天

1. 麻醉方式：局部麻醉。

2. 手术方式：耳郭假性囊肿切除术。

3. 术中用药：麻醉用药、抗菌药物等。

4. 输血：必要时。

> **释义**
>
> ■一般采用局部麻醉的方式，对于不能配合局部麻醉的儿童患者可采用全身麻醉。
> ■此手术术中出血不多，一般不涉及输血问题。
> ■术后伤口采用局部加压包扎。

（九）术后住院恢复≤1天

1. 根据患者病情变化可选择相应的检查项目。
2. 术后根据情况用药：

（1）术后抗菌药物：按照《抗菌药物临床应用指导原则（2015年版）》（国卫办医发〔2015〕43号）执行，建议使用第一代、第二代头孢菌素，环丙沙星。

（2）镇痛药物。

> **释义**
>
> ■术后可当日出院，术后7~10天拆除加压包扎。
> ■可根据患者疼痛情况酌情使用镇痛药物。

（十）出院标准

1. 一般情况良好。
2. 伤口无异常。

> **释义**
>
> ■术后即可出院。
> ■采用全身麻醉的患者可于麻醉完全苏醒后当日出院。

（十一）变异及原因分析——需导致退出日间手术路径

1. 术中、术后出现并发症，需要进一步诊治，导致住院时间延长，治疗费用增加。
2. 术后原伴随疾病控制不佳，需请相关科室会诊，进一步诊治。
3. 住院后出现其他内、外科疾病需进一步明确诊断。

> **释义**
>
> ■如果患者在手术过程中出现意外情况，如出血、心脑血管意外、麻醉反应等，需要进一步诊治，无法当日出院，则应延长住院时间，并会导致费用增加，需退出日间手术路径。
> ■术后可能会出现伤口感染或者延期愈合等情况，需要进一步采取治疗措施，则不应纳入本路径。

五、耳郭假性囊肿日间手术临床路径给药方案

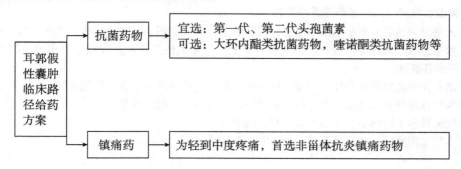

【用药选择】

1. 耳郭假性囊肿患者术前一般无须药物治疗。

2. 耳郭假性囊肿术后抗菌药物：按照《抗菌药物临床应用指导原则（2015 年版）》（国卫办医发〔2015〕43 号）执行，建议使用第一代、第二代头孢菌素，喹诺酮类抗菌药物环丙沙星。

3. 术后可酌情使用镇痛药物。

【药学提示】

可选用第一代、第二代头孢菌素或者喹诺酮类抗菌药物，对于头孢类过敏的儿童可选用大环内酯类抗生素。

【注意事项】

若患者术后 2~3 天突然出现局部疼痛加重、发热等情况，提示伤口或耳郭软骨出现感染，此时要按照耳郭化脓性软骨膜炎的治疗选择抗菌药物，可进行分泌物培养使用敏感抗菌药物。

六、耳郭假性囊肿日间手术患者护理规范

1. 术前护理要点：

（1）入院时常规健康宣教。术前进行常规检查，进行心理疏导，告知其引流手术安全性与相关注意事项，告知患者术前清淡饮食。

（2）皮肤准备：术前 1 天备皮。范围：耳周 3 横指，长发者应向后扎成小辫向上翻。将耳郭及其周围皮肤用温水、肥皂洗净，再用 75% 酒精棉球涂擦 2 遍。

2. 术后护理要点：

（1）手术当日取平卧或健侧卧位，头偏向健侧，术耳朝上，避免健耳受压。

（2）术区未拆线前，不吃硬性食物，尽量减少咀嚼运动，勿张大口，以免牵拉伤口，引起疼痛和出血。

（3）嘱患者不可自行取下敷料，注意保持术区敷料包扎固定，保持敷料干净清洁，如渗血多，及时告知医生、护士，更换敷料。

（4）注意观察患侧耳郭皮肤情况，有无红肿、血肿、渗液。是否存在发热，疼痛剧烈，术区皮肤隆起等情况。

七、耳郭假性囊肿日间手术患者营养治疗规范

1. 拆线前，饮食避免硬性食物，尽量减少咀嚼运动，以免牵拉伤口。

2. 合理饮食，注意营养。饮食宜清淡，选择含有丰富的维生素、蛋白质的食物，忌食生冷、肥甘、厚腻食物。

3. 避免烟、酒等。

八、耳郭假性囊肿日间手术患者健康宣教

1. 入院时向患者宣教手术基本流程，告知手术目的、应用的麻醉方式等，缓解其紧张心理。

2. 术前进行心理疏导，告知其引流手术安全性与相关注意事项，告知患者术前清淡饮食及相关准备事宜。

3. 术后注意选择良好的休养环境，注意通风换气，保持室内清洁，空气新鲜。

4. 保持良好的心理状态，避免情绪紧张激动，以利于疾病的恢复。

5. 解除敷料 1 周内不要用热水洗患耳，以防复发。

6. 术后定期复诊，如有耳郭痛、渗液时，立即就诊。

九、推荐表单

（一）医师表单

耳郭假性囊肿临床路径医师表单

适用对象：第一诊断为耳郭假性囊肿（ICD-10：H61.103）
行耳郭假性囊肿切除术

患者姓名：	性别：	年龄：	门诊号：	住院号：
住院日期： 年 月 日	出院日期： 年 月 日			标准住院日：≤1 天

时间	住院前 （门诊）	住院第 1 天 （手术日，出院日）
主要诊疗工作	□ 开术前化验 □ 开术前检查 □ 开住院单 □ 通知住院处 □ 通知病房 □ 完成术前检查与术前评估 □ 完成必要的相关科室会诊	□ 问病史，体格检查 □ 完成病历及上级医师查房 □ 完成医嘱 □ 补录门诊术前各项检查医嘱 □ 向患者及家属交代围术期注意事项 □ 签署手术知情同意书、自费用品协议书等 □ 术前或术中预防使用抗菌药物 □ 手术 □ 术后向患者及家属交代病情及注意事项 □ 完成术后病程记录及手术记录 □ 向患者及家属交代出院后注意事项 □ 嘱患者回院拆线 □ 完成出院病程记录 □ 出院 □ 定期复查
重点医嘱	**临时医嘱：** □ 血常规、尿常规 □ 感染性疾病筛查、凝血功能 □ X 线胸片、心电图 **术前医嘱：** □ 拟急诊/明日在全身麻醉或局部麻醉下行耳郭假性囊肿切除手术 □ 术前禁食、禁水（全身麻醉） □ 术前或术中使用抗菌药物 □ 其他特殊医嘱	**长期医嘱：** □ 全身麻醉/局部麻醉后常规护理 □ 耳郭假性囊肿切除术后护理常规 □ 三级护理 □ 普通饮食 □ 抗菌药物 **临时医嘱：** □ 酌情使用镇痛药物 **出院医嘱：** □ 今日出院
病情变异记录	□ 无 □ 有，原因： 1. 2.	□ 无 □ 有，原因： 1. 2.
医师签名		

（二）护士表单

耳郭假性囊肿临床路径护士表单

适用对象：第一诊断为耳郭假性囊肿（ICD-10：H61.103）
行耳郭假性囊肿切除术

患者姓名：	性别：	年龄：	门诊号：	住院号：
住院日期： 年 月 日	出院日期： 年 月 日			标准住院日：≤1天

时间	住院前 （门诊）	住院第1天 （手术日，出院日）
健康宣教	□ 介绍主管医师、护士 □ 介绍环境、设施 □ 介绍住院注意事项	□ 宣教疾病知识、用药知识及特殊检查操作过程 □ 向患者及家属交代病情及术后注意事项 □ 定时复查 □ 出院带药服用方法 □ 饮食、休息等注意事项指导
护理处置	□ 核对患者 □ 协助医师完成各项检查化验 □ 指导患者卫生处置：剪指（趾）甲、沐浴等 □ 交代术前准备及注意事项	□ 建立入院护理病历 □ 遵医嘱正确使用抗生素 □ 术前准备 □ 术后随时观察患者病情变化 □ 办理出院手续
基础护理		□ 入院介绍 □ 术前相关检查指导 □ 术前常规准备及注意事项 □ 麻醉后注意事项 □ 术后饮食注意事项 □ 术后活动指导 □ 指导介绍出院手续 □ 遵医嘱定期复查
专科护理		□ 必要时吸氧 □ 遵医嘱正确给药 □ 术后心理与生活护理 □ 病情观察注意局部渗出情况 □ 注意血压及其他生命体征 □ 需要时请家属陪伴
重点医嘱	□ 详见医嘱执行单	□ 详见医嘱执行单
病情变异记录	□ 无 □ 有，原因： 1. 2.	□ 无 □ 有，原因： 1. 2.
护士签名		

（三）患者表单

耳郭假性囊肿临床路径患者表单

适用对象：第一诊断为耳郭假性囊肿（ICD-10：H61.103）

行耳郭假性囊肿切除术

患者姓名：	性别： 年龄： 门诊号：	住院号：
住院日期： 年 月 日	出院日期： 年 月 日	标准住院日：≤1 天

时间	住院前 （门诊）	住院第 1 天 （手术日，出院日）
医患配合	□ 配合完善相关检查、化验，如采血、留尿、心电图、X 线胸片等 □ 医师向患者及家属介绍病情，如有异常检查结果需要进一步检查 □ 请务必详细告知既往史、用药史、过敏史 □ 配合进行体格检查 □ 有任何不适告知医师	□ 配合询问病史、收集资料 □ 配合用药及治疗 □ 配合手术及操作 □ 有任何不适告知医师 □ 接受出院前指导 □ 知道复查程序 □ 获取出院诊断书
护患配合	□ 接受入院宣教（环境介绍、病室规定、订餐制度、贵重物品保管等） □ 接受相关化验检查宣教，正确留取标本，配合检查 □ 有任何不适告知护士	□ 配合完成入院护理评估单（简单询问病史、过敏史、用药史） □ 配合测量体温、脉搏、呼吸 □ 有任何不适告知护士 □ 接受输液、服药治疗 □ 注意活动安全，避免坠床或跌倒 □ 配合执行探视及陪伴 □ 接受疾病及用药等相关知识指导 □ 接受出院宣教 □ 办理出院手续 □ 获取出院带药 □ 知道服药方法、作用、注意事项 □ 知道复印病历方法
饮食	□ 普通饮食	□ 普通饮食
排泄	□ 正常排尿便	□ 正常排尿便
活动	□ 正常活动	□ 适当活动

附：原表单（2016年版）

耳郭假性囊肿临床路径表单

适用对象：第一诊断为耳郭假性囊肿（ICD-10：H61.103）
　　　　　行耳郭假性囊肿切除术

患者姓名：		性别：　　年龄：　　门诊号：		住院号：
住院日期：　　年　月　日		出院日期：　　年　月　日		标准住院日：≤1天

时间	住院前 （门诊）	住院第1天 （手术日）	住院第2天 （术后第1天，出院日）	出院 （术后第2天）
主要诊疗工作	□ 开术前化验 □ 开术前检查 □ 开住院单 □ 通知住院处 □ 通知病房	□ 问病史，体格检查 □ 完成病历及上级医师查房 □ 完成医嘱 □ 补录门诊术前各项检查医嘱 □ 向患者及家属交代围术期注意事项 □ 签署手术知情同意书 □ 术前预防使用抗菌药物 □ 手术 □ 术后向患者及家属交代病情及注意事项 □ 完成术后病程记录及手术记录	□ 观察病情 □ 上级医师查房 □ 完成病程记录 □ 嘱患者下地活动 □ 观察伤口情况，伤口换药 □ 向患者及家属交代出院后注意事项 □ 嘱患者回院拆线 □ 完成出院病程记录 □ 出院 □ 定期复查	□ 术后护士电话随访 □ 医师手机开机
重点医嘱	□ 血常规、尿常规 □ 感染性疾病筛查、凝血功能 □ X线胸片、心电图	长期医嘱： □ 耳鼻咽喉头颈外科疾病护理常规 □ 三级护理 □ 饮食◎普通饮食 □ 耳郭假性囊肿切除术后护理常规 □ 三级护理 □ 术后即可恢复术前饮食 临时医嘱： □ 血常规、尿常规 □ 感染性疾病筛查、凝血功能 □ X线胸片、心电图 □ 手术医嘱 □ 准备术前预防用抗菌药物 □ 输液	长期医嘱： □ 三级护理 临时医嘱： 出院医嘱： □ 今日出院	

续　表

时间	住院前 （门诊）	住院第 1 天 （手术日）	住院第 2 天 （术后第 1 天，出院日）	出院 （术后第 2 天）
主要护理工作		□ 入院介绍 □ 术前相关检查指导 □ 术前常规准备及注意事项 □ 麻醉后注意事项 □ 术后引流管护理 □ 术后饮食、饮水注意事项 □ 术后活动指导	□ 术后饮食、饮水注意事项 □ 指导介绍出院手续 □ 遵医嘱定期复查	
病情变异记录	□ 无　□ 有，原因： 1. 2.	□ 无　□ 有，原因： 1. 2.	□ 无　□ 有，原因： 1. 2.	
护士签名				
医师签名				

第二十六章

鼓膜炎临床路径释义

【医疗质量控制指标】

指标一、鼓膜炎的临床诊断及分型明确。

指标二、抗生素使用时间。

指标三、并发症发生率。

一、鼓膜炎编码

疾病名称及编码：鼓膜炎（ICD-10：H73.802）

二、临床路径检索方法

H73.802

三、国家医疗保障疾病诊断相关分组（CHS-DRG）

MDCD 头颈、耳、鼻、口、咽疾病及功能障碍

DT1 中耳炎及上呼吸道感染

四、鼓膜炎临床路径标准住院流程

（一）适用对象

第一诊断为鼓膜炎（ICD-10：H73.802）

> **释义**
>
> ■ 鼓膜炎（myringitis）是指发生于鼓膜的急、慢性炎症，既可从外耳道和中耳的急性炎症蔓延而来，也可原发于鼓膜本身，而波及到其邻近的外耳道深部皮肤。鼓膜的急性炎症以急性鼓膜炎和大疱性鼓膜炎较为常见，其中急性鼓膜炎大多伴发于急性外耳道炎和急性中耳炎；鼓膜的慢性炎症以慢性肉芽性鼓膜炎较为多见。

（二）诊断依据

根据《临床诊疗指南·耳鼻咽喉头颈外科分册》（中华医学会编著，人民卫生出版社）、《实用耳鼻咽喉头颈外科学》（人民卫生出版社，2008 年）。

1. 症状：

（1）急性鼓膜炎症常见者有急性鼓膜炎和大疱性鼓膜炎。急性鼓膜炎大多伴发于急性外耳道和急性中耳炎。而大疱性鼓膜炎是一种由病毒引起的鼓膜原发性炎症，单耳或双耳发病，表现为耳痛、耳溢液、轻度听力下降、低调性耳鸣或有耳闷胀感、可伴低热、乏力等全身不适症状。

（2）慢性鼓膜炎症较多见的是慢性肉芽性鼓膜炎，又称特发性慢性鼓膜炎。表现为耳内不适或痒，一般不痛、耳内流脓、无臭、轻度传导性听力下降。

2. 体征：

（1）大疱性鼓膜炎可见外耳道整个皮肤或深部皮肤充血。鼓膜松弛部充血、膨出。大疱性鼓

膜炎者可见疱疹多位于鼓膜后上方，大小不一，数目不等。疱疹呈淡黄色或灰白色，若有新鲜出血则显红色。疱疹破溃后，局部呈暗红色，可有少量渗血，但鼓膜不会出现穿孔。疾病早期，乳突可有轻压痛。

（2）慢性肉芽性鼓膜炎患者的鼓膜轻度充血、鼓膜表面和外耳道深部皮肤有微小颗粒状肉芽或表浅溃疡，病损表面有少许脓液，肉芽可随鼓膜活动。颞骨高分辨 CT 见鼓室及乳突正常。

> **释义**
>
> ■ 大疱性鼓膜炎的诊断要点为突然发生的耳深部剧痛以及鼓膜表面疱疹，听力下降较轻，多为传导性。极罕见的颅神经受累者可出现感音神经性听力下降和眩晕，但多可恢复。
>
> ■ 积血较多的大疱性鼓膜炎需与各种病因（如中耳胆固醇肉芽肿、鼓室肿瘤、血鼓室等）引起的蓝鼓膜鉴别。
>
> ■ 慢性肉芽性鼓膜炎病因不明，肉芽性损害通常局限于鼓膜上皮层，有时累及纤维层，但不累及黏膜层。
>
> ■ 慢性肉芽性鼓膜炎可能误诊为慢性化脓性中耳炎，颞骨 CT 检查可进一步鉴别。
>
> ■ 大疱性鼓膜炎和慢性肉芽性鼓膜炎除累及鼓膜外，外耳道皮肤也可出现类似病损。

（三）进入路径标准

1. 第一诊断必须符合 ICD-10：H73.802 鼓膜炎疾病编码。

2. 当患者同时具有其他疾病诊断，但在住院期间不需要特殊处理也不影响第一诊断的临床路径流程实施时，可以进入路径。

> **释义**
>
> ■ 伴发于急性外耳道炎和急性中耳炎的急性鼓膜炎不适合进入本路径。
>
> ■ 患者同时具有其他疾病且影响鼓膜炎的临床路径流程实施时不适合进入本路径。

（四）标准住院日 ≤ 10 天

> **释义**
>
> ■ 大疱性鼓膜炎症状较轻、无并发症者可以在门急诊完成诊疗。
>
> ■ 慢性肉芽性鼓膜炎保守治疗后可好转，无须在局部或全身麻醉下刮除肉芽者亦可在门诊进行诊疗。
>
> ■ 如果需要住院后进行术前准备，且休息日不能进行手术，周四以后入院进入临床路径管理的患者住院时间可能会超过标准住院时间。

（五）住院期间的检查项目

1. 必需的检查项目：

（1）血常规、尿常规、大便常规。

（2）肝功能、肾功能、电解质、血糖、血脂、凝血功能。

（3）感染性疾病筛查（乙型肝炎、丙型肝炎、梅毒、艾滋病等）。

（4）心电图。

（5）耳内镜检查。

（6）纯音听阈测试、声导抗检查。

2. 根据患者病情进行的检查项目：

（1）听性脑干反应，40Hz 相关电位（或多频稳态诱发电位）。

（2）血清病毒学检测。

（3）影像学检查（CT 或 MRI）。

> **释义**
>
> ■ 根据患者病情及选取的诊疗操作决定检查的项目。
>
> ■ 对于有听力下降但不能配合主观测听的患者可以行听性脑干反应及 40Hz 相关电位（或多频稳态诱发电位）等客观测听方法检查评估听力。
>
> ■ 对于大疱性鼓膜炎合并感音神经听力下降、不能除外颅神经损伤的患者建议行听性脑干反应检查。
>
> ■ 鼓膜病变广泛以致难以窥及鼓室内情况、不能除外慢性化脓性中耳炎的患者，可行颞骨 CT 检查进一步鉴别。

（六）治疗方案的选择

根据《临床诊疗指南·耳鼻咽喉头颈外科分册》（中华医学会编著，人民卫生出版社）、《实用耳鼻咽喉头颈外科学》（人民卫生出版社，2008 年）。

根据患者的耳部病情及全身情况采取个性化的综合治疗。

1. 大疱性鼓膜炎：

（1）大疱未破者：无菌操作下刺破大疱。

（2）大疱已破者：0.3%氧氟沙星滴耳液或 0.5%左氧氟沙星滴耳液滴耳。

（3）镇痛治疗：疼痛剧烈者，以 1%或 2%的利多卡因或苯唑卡因滴耳。

（4）预防感染治疗：预防继发感染，可用抗生素口服治疗。

2. 慢性肉芽性鼓膜炎：

（1）局部治疗：耳道内冲洗后以 0.3%氧氟沙星滴耳液或利福平滴耳液或 3%硼酸酒精滴耳液滴耳；肉芽面可用 10%~20%硝酸银或三氯醋酸烧灼。肉芽增生较剧烈者，以 2%利多卡因麻醉后刮除肉芽再用上述腐蚀剂烧灼。

（2）全身治疗：个别顽固病例可予以强的松 5~10mg，3 次/日，或地塞米松 0.75mg，3 次/日，并口服抗生素治疗。

> **释义**
>
> ■ 个性化的方案是治疗的要点所在。
>
> ■ 大疱性鼓膜炎治疗方案的选择取决于大疱的情况以及是否有疼痛等伴随症状。
>
> ■ 慢性肉芽性鼓膜炎治疗方案的选择取决于肉芽对于药物的反应，即保守治疗后肉芽是继续增生还是逐渐消退。

■ 慢性肉芽性鼓膜炎患者口服激素治疗者注意明确患者是否有激素应用的禁忌证。若患者同时患有高血压、糖尿病等基础病且血压、血糖控制欠佳者，住院治疗更利于监测和调控血压血糖。

（七）预防性抗菌药物选择与使用时机

抗菌药物：按照《抗菌药物临床应用指导原则（2015 年版）》（国卫办医发〔2015〕43 号）中抗菌药物预防性应用的基本原则要求，合理选用预防用抗菌药物。

释义

■ 抗菌治疗应覆盖肺炎链球菌、流感嗜血杆菌和卡他莫拉菌等；初治可口服阿莫西林，如当地流感嗜血杆菌、卡他莫拉菌产 β−内酰胺酶菌株多见时，也可口服阿莫西林/克拉维酸；其他可选药物有第一代或第二代口服头孢菌素。

（八）出院标准

1. 鼓膜炎症控制，无红肿及分泌物，肉芽消退，全身一般情况良好。
2. 没有需要住院处理的并发症。

释义

■ 住院治疗的大疱性鼓膜炎患者除鼓膜和/或外耳道炎症控制外，合并的感音神经性听力损失等颅神经受累症状好转或恢复者可出院，并于门诊定期复诊，查看鼓膜及听力的情况。
■ 慢性肉芽性鼓膜炎患者经治疗后观察到鼓膜和/或外耳道肉芽消退，局部无红肿流脓等感染征象，可出院后再门诊随诊观察。
■ 如大疱性鼓膜炎合并的颅神经受累好转不明显应暂缓出院。
■ 口服激素治疗的慢性肉芽性鼓膜炎患者血压、血糖控制较差，预计出院后有风险者，或出现其他激素相关并发症者，需暂缓出院。

（九）变异及原因分析

1. 治疗过程中出现药物不良反应，须视具体情况调整用药。
2. 伴有其他全身疾病的患者须监控相关疾病的发展，若有加重须联合相关科室进行诊治。

释义

■ 对任何局部或全身用药过敏者，须及时调整用药。
■ 大疱性鼓膜炎患者出现颅神经受累，且病情进展，应分析原因并加以处理。
■ 口服激素治疗后出现血压血糖明显升高、眼压升高的患者，须请相关科室会诊，调整血压、血糖、眼压等至安全的范围。

五、鼓膜炎临床路径给药方案

【用药选择】

1. 一般认为大疱性鼓膜炎由病毒感染所致，部分病例可有支原体感染。因此，抗菌药物滴耳剂以及口服抗菌药物主要为预防继发感染。推荐使用阿莫西林、第一代和第二代头孢菌素，对青霉素类及头孢菌素均过敏者，以及有证据证明为支原体感染者，可选择口服大环内酯类抗菌药物。

2. 对于耳痛较剧烈的患者，可使用局部麻醉药物（利多卡因或苯佐卡因）滴耳，或口服非甾体类抗炎镇痛药止痛。

3. 慢性肉芽性鼓膜炎肉芽组织可培养出多种致病菌，因此可应用抗菌药物滴耳剂，合并真菌感染者可应用3%的硼酸酒精滴耳。

4. 顽固的慢性肉芽性鼓膜炎可应用口服激素治疗，但须在严格控制感染时应用。

【药学提示】

1. 根据药物过敏史选择药物以保证用药安全：对青霉素类药物过敏者严禁使用青霉素；对头孢菌素类药物过敏以及有青霉素过敏性休克史过敏者禁用头孢菌素；对红霉素及其他大环内酯类药物过敏者禁用大环内酯类药物。

2. 肝功能损害患者如只能选择大环内酯类药物，需适当减量并定期复查肝功能；肝病患者和妊娠期患者不宜应用红霉素酯化物。

3. 红霉素及克拉霉素禁止与抗组胺药合用，以免引起心律失常。

4. 糖皮质激素可使血糖、血压、眼压升高，诱发或加重消化道溃疡，偶致精神失常或诱发癫痫发作，故考虑口服激素治疗的慢性肉芽性鼓膜炎患者在用药前必须进行全面评估。

六、鼓膜炎患者护理规范

1. 大疱性鼓膜炎疼痛剧烈者，可用局麻药滴耳镇痛，或口服药物止痛。对患者和/或患儿家长进行安抚，增加对疾病的认知，减少焦虑，使其能够配合治疗。

2. 刺破大疱或大疱已自行破裂的患者，应保持耳道干燥，避免继发性感染。

3. 慢性肉芽性鼓膜炎常合并耳内痒感，应要求患者尽量避免挖耳，以免刺激耳道产生炎症，影响鼓膜炎的治疗效果。

4. 向应用滴耳剂的患者或患儿家长演示正确的滴耳方法。

5. 顽固的慢性肉芽性鼓膜炎患者如口服激素治疗，且有高血压、糖尿病等基础病，注意监测血压和血糖。

七、鼓膜炎患者营养治疗规范

1. 伴有低热、乏力及全身不适的大疱性鼓膜炎患者，宜清淡饮食，必要时给予支持治疗。

2. 罕见的因颅神经受累导致眩晕的大疱性鼓膜炎患者，若难以进食、呕吐较剧烈，注意适当补液，维持电解质平衡。

3. 伴有高血压、糖尿病等基础病的慢性肉芽性鼓膜炎患者注意给予低盐低脂糖尿病饮食。

八、鼓膜炎患者健康宣教

1. 注意锻炼，增强抵抗力，预防病毒性上呼吸道感染及外耳道局部感染。

2. 注意卫生，摒弃挖耳的不良习惯。

3. 向患儿家长宣教，避免给患儿挖耳，患儿发生耳痛时应及时就诊。

4. 鼓膜炎未愈之前须定期随诊，避免延误治疗致鼓膜病变迁延不愈。

九、推荐表单

（一）医师表单

鼓膜炎临床路径医师表单

适用对象：第一诊断为鼓膜炎（ICD-10：H73.802）

患者姓名：		性别：	年龄：	门诊号：	住院号：
住院日期：	年　月　日	出院日期：	年　月　日		标准住院日：≤10 天

时间	住院第 1 天	住院第 2 天
主要诊疗工作	□ 询问病史及体格检查 □ 完成病历书写 □ 上级医师查房，初步确定诊断 □ 根据病情严重程度确定药物治疗方案并开始用药	□ 上级医师查房 □ 完成入院检查 □ 完成必要的相关科室会诊 □ 完成上级医师查房记录等病历书写 □ 向患者及家属交代病情及注意事项 □ 使用了激素者需注意观察激素的副作用，并对症处理
重点医嘱	**长期医嘱：** □ 耳鼻咽喉科护理常规 □ 二级护理 □ 普通饮食 □ 耳道滴药，每日 3 次 □ 根据患者病情决定是否使用口服抗生素治疗 **临时医嘱：** □ 血常规、尿常规、大便常规 □ 肝功能、肾功能、血糖、血脂、电解质、凝血功能、感染性疾病筛查（乙型肝炎、丙型肝炎、梅毒、艾滋病等） □ 心电图 □ 耳内镜检查 □ 纯音听阈、声导抗检查 □ 酌情行脑干诱发电位、40Hz 相关电位（或多频稳态诱发电位） □ 酌情行耳影像学检查 □ 酌情行血清病毒学检查 □ 酌情行耳道冲洗治疗 □ 酌情行鼓膜大疱穿刺或鼓膜肉芽烧灼术	**长期医嘱：** □ 患者既往基础用药 □ 继续入院长期医嘱 □ 使用了激素治疗者需同时护胃治疗 □ 其他医嘱 **临时医嘱：** □ 镇痛类药物（必要时） □ 其他特殊医嘱
病情变异记录	□ 无　□ 有，原因： 1. 2.	□ 无　□ 有，原因： 1. 2.
医师签名		

时间	住院第 3~7 天	住院第 7~10 天 （出院日）
主要诊疗工作	□ 上级医师查房 □ 根据患者入院检查结果及症状改善情况调整用药 □ 完成病程记录	□ 上级医师查房，进行评估，明确是否出院 □ 完成出院记录、出院诊断书等 □ 向患者交代出院后注意事项 □ 向出院后需要继续耳道滴药者进行用药指导
重点医嘱	长期医嘱： □ 继续入院长期医嘱 □ 根据病情变化及时停止抗生素或激素治疗 临时医嘱： □ 酌情复查耳内镜 □ 酌情复查纯音听阈测试及声导抗测试 □ 其他特殊医嘱	出院医嘱： □ 出院带药 □ 门诊随诊
病情变异记录	□ 无　□ 有，原因： 1. 2.	□ 无　□ 有，原因： 1. 2.
医师签名		

（二）护士表单

鼓膜炎临床路径护士表单

适用对象：第一诊断为鼓膜炎（ICD-10：H73.802）

患者姓名：		性别：	年龄：	门诊号：	住院号：
住院日期： 年 月 日		出院日期： 年 月 日			标准住院日：≤10天

时间	住院第1天	住院第2天
健康宣教	□ 介绍主管医师、护士 □ 介绍环境、设施 □ 介绍住院注意事项	□ 主管护士与患者沟通，了解并指导心理应对 □ 宣教疾病知识、用药知识及特殊检查操作过程 □ 告知检查及操作前后饮食、活动及探视注意事项及应对方式
护理处置	□ 核对患者，佩戴腕带 □ 建立入院护理病历 □ 卫生处置：剪指（趾）甲、沐浴、更换病号服 □ 协助医师完成各项检查化验	□ 随时观察患者病情变化 □ 遵医嘱正确使用抗生素
基础护理	□ 二级护理 □ 晨晚间护理 □ 患者安全管理	□ 二级护理 □ 晨晚间护理 □ 患者安全管理
专科护理	□ 护理查体 □ 需要时请家属陪伴 □ 心理护理	□ 遵医嘱完成相关检查 □ 心理护理 □ 遵医嘱正确给药
重点医嘱	□ 详见医嘱执行单	□ 详见医嘱执行单
病情变异记录	□ 无 □ 有，原因： 1. 2.	□ 无 □ 有，原因： 1. 2.
护士签名		

时间	住院第3~7天	住院第7~10天 （出院日）
健康宣教	□ 锻炼指导 □ 饮食、休息等注意事项指导	□ 定时复查 □ 出院带药服用方法 □ 饮食、休息等注意事项指导 □ 讲解增强体质的方法，减少感染的机会
护理处置	□ 观察病情变化 □ 书写护理记录	□ 办理出院手续 □ 书写出院小结
基础护理	□ 二级护理 □ 晨晚间护理 □ 患者安全管理	□ 三级护理 □ 晨晚间护理 □ 患者安全管理
专科护理	□ 病情观察：评估患者生命体征 □ 心理护理 □ 疼痛护理	□ 病情观察：评估患者生命体征 □ 心理护理
重点医嘱	□ 详见医嘱执行单	□ 详见医嘱执行单
病情变异记录	□无 □有，原因： 1. 2.	□无 □有，原因： 1. 2.
护士签名		

（三）患者表单

鼓膜炎临床路径患者表单

适用对象：第一诊断为鼓膜炎（ICD-10：H73.802）

患者姓名：	性别： 年龄： 门诊号：	住院号：
住院日期： 年 月 日	出院日期： 年 月 日	标准住院日：≤10天

时间	住院第1天	住院第2天
医患配合	□ 配合询问病史、收集资料，请务必详细告知既往史、用药史、过敏史 □ 配合进行体格检查 □ 有任何不适告知医师	□ 配合完善相关检查、化验，如采血、留尿、心电图、X线胸片等 □ 医师向患者及家属介绍病情，如有异常检查结果需进一步检查 □ 配合用药及治疗 □ 配合医师调整用药 □ 有任何不适告知医师
护患配合	□ 配合测量体温、脉搏、呼吸、血压、血氧饱和度、体重 □ 配合完成入院护理评估单（简单询问病史、过敏史、用药史） □ 接受入院宣教（环境介绍、病室规定、订餐制度、贵重物品保管等） □ 有任何不适告知护士	□ 配合测量体温、脉搏、呼吸，询问每日排便情况 □ 接受相关化验检查宣教，正确留取标本，配合检查 □ 有任何不适告知护士 □ 接受输液、服药治疗 □ 注意活动安全，避免坠床或跌倒 □ 配合执行探视及陪伴 □ 接受疾病及用药等相关知识指导
饮食	□ 普通饮食	□ 普通饮食
排泄	□ 正常排尿便	□ 正常排尿便
活动	□ 适度活动	□适度活动

时间	住院第 3~7 天	住院第 7~10 天 （出院日）
医患配合	□ 接受相关检查和复查 □ 配合换药	□ 接受出院前指导 □ 知晓复查程序 □ 获取出院诊断书
护患配合	□ 配合测量体温、脉搏、呼吸 □ 询问每日排便情况 □ 有任何不适告知护士 □ 接受输液、服药治疗 □ 配合执行探视及陪伴制度 □ 接受疾病及用药等相关知识指导 □ 有任何不适告知护士	□ 接受出院宣教 □ 办理出院手续 □ 获取出院带药 □ 知晓服药方法、作用、注意事项 □ 知晓复印病历方法
饮食	□ 普通饮食	□ 普通饮食
排泄	□ 正常排尿便	□ 正常排尿便
活动	□ 适度活动	□ 适度活动

附：原表单（2017 年版）

鼓膜炎临床路径表单

适用对象：第一诊断为鼓膜炎（ICD-10：H73.802）

患者姓名：	性别：	年龄：	门诊号：	住院号：
住院日期：　　年　月　日	出院日期：　　年　月　日		标准住院日：≤10 天	

时间	住院第 1 天	住院第 2 天
主要诊疗工作	□ 询问病史及体格检查 □ 完成病历书写 □ 上级医师查房，初步确定诊断 □ 根据病情严重程度确定药物治疗方案并开始用药	□ 上级医师查房 □ 完成入院检查 □ 完成必要的相关科室会诊 □ 完成上级医师查房记录等病历书写 □ 向患者及家属交代病情及注意事项 □ 使用了激素者需注意观察激素的副作用，并对症处理
重点医嘱	**长期医嘱：** □ 耳鼻咽喉科护理常规 □ 二级护理 □ 普通饮食 □ 耳道滴药，每日 3 次 □ 根据患者病情决定是否使用口服抗生素治疗 **临时医嘱：** □ 血常规、尿常规、大便常规 □ 肝功能、肾功能、血糖、血脂、电解质、凝血功能、感染性疾病筛查（乙型肝炎、丙型肝炎、梅毒、艾滋病等） □ 心电图 □ 耳内镜检查 □ 纯音听阈、声导抗检查 □ 酌情行脑干诱发电位、40Hz 相关电位（或多频稳态诱发电位） □ 酌情行耳影像学检查 □ 酌情行血清病毒学检查 □ 酌情行耳道冲洗治疗 □ 酌情行鼓膜大疱穿刺或鼓膜肉芽烧灼术	**长期医嘱：** □ 患者既往基础用药 □ 继续入院长期医嘱 □ 使用了激素治疗者需同时护胃治疗 □ 其他医嘱 **临时医嘱：** □ 镇痛类药物（必要时） □ 其他特殊医嘱
主要护理工作	□ 介绍病房环境、设施和设备 □ 入院护理评估	□ 观察患者病情变化
病情变异记录	□ 无　□ 有，原因： 1. 2.	□ 无　□ 有，原因： 1. 2.
护士签名		
医师签名		

时间	住院第 3~7 天	住院第 7~10 天 （出院日）
主要诊疗工作	□ 上级医师查房 □ 根据患者入院检查结果及症状改善情况调整用药 □ 完成病程记录	□ 上级医生查房，进行评估，明确是否出院 □ 完成出院记录、出院诊断书等 □ 向患者交代出院后注意事项 □ 向出院后需要继续耳道滴药者进行用药指导
重点医嘱	**长期医嘱:** □ 继续入院长期医嘱 □ 根据病情变化及时停止抗生素或激素治疗 **临时医嘱:** □ 酌情复查耳内镜 □ 酌情复查纯音听阈测试及声导抗测试 □ 其他特殊医嘱	**出院医嘱:** □ 出院带药 □ 门诊随诊
主要护理工作	□ 观察患者病情变化	□ 指导患者办理出院手续
病情变异记录	□ 无 □ 有，原因: 1. 2.	□ 无 □ 有，原因: 1. 2.
护士签名		
医师签名		

第二十七章
鼓室硬化临床路径释义

【医疗质量控制指标】

指标一、尽可能彻底清理钙化灶，保证通气引流。

指标二、依次探查各听小骨活动度。

指标三、如果鼓膜钙化斑不影响移植物愈合或不影响锤骨柄振动则可以不去除。

指标四、清理镫骨周围钙化灶时不宜过度撼动镫骨，避免术后耳鸣甚至听力下降。

指标五、尽可能保留鼓索神经，并避免术中过度牵拉。

一、鼓室硬化编码

疾病名称及编码：鼓室硬化（ICD-10：H74.8）

手术操作名称及编码：内镜下鼓室成形术（ICD-9-CM-3：19.4x00x005）

　　　　　　　　　　鼓室成形术Ⅰ型（ICD-9-CM-3：19.4x01）

　　　　　　　　　　鼓室成形术Ⅱ型（ICD-9-CM-3：19.5200）

　　　　　　　　　　鼓室成形术Ⅲ型（ICD-9-CM-3：19.5300）

　　　　　　　　　　鼓室成形术Ⅳ型（ICD-9-CM-3：19.5400）

　　　　　　　　　　鼓室成形术Ⅴ型（ICD-9-CM-3：19.5500）

　　　　　　　　　　鼓室探查术（ICD-9-CM-3：20.2301）

　　　　　　　　　　开放式乳突改良根治术（ICD-9-CM-3：20.4900x008）

　　　　　　　　　　完璧式乳突改良根治术（ICD-9-CM-3：20.4900x009）

二、临床路径检索方法

H74.8 伴（19.3~19.5/20.2/20.4）

三、国家医疗保障疾病诊断相关分组（CHS-DRG）

MDCD 头颈、耳、鼻、口、咽疾病及功能障碍

DC1 中耳/内耳/侧颅底手术

四、鼓室硬化临床路径标准住院流程

（一）适用对象

第一诊断为鼓室硬化（ICD-10：H74.8）

行手术治疗（ICD-9-CM-3：19.3~19.5/20.2/20.4）。

释义

■ 鼓室硬化是常见的中耳病理改变，表现为白垩色片状不连续钙化灶，侵及鼓膜及中耳。于 1863 年首次由 Von Troltsch 描述，1955 年由 Zollner 及 Beck 称之为一类独特的病理改变，其主要病理特征为：胶原纤维过度沉积，出现结缔组织玻璃样变伴钙化，甚至部分区域出现骨化。

■ 常发生于急性坏死性中耳炎鼓膜大穿孔、长期慢性化脓性中耳炎鼓膜干穿孔、分泌性中耳炎、医源性损伤及变态反应疾病患者。

■ 通常认为鼓室硬化是一种鼓膜纤维层或中耳黏膜基底层玻璃样退行性变，多发生于腺体稀少且纤毛功能弱的盲端区域，可仅侵犯鼓膜，多侵犯上鼓室和前庭窗区、鼓岬上方、听骨链及其关节与韧带、面神经管及其下方，下鼓室与乳突区很少波及。

（二）诊断依据

根据《临床诊疗指南·耳鼻咽喉头颈外科分册》（中华医学会编著，人民卫生出版社），《临床技术操作规范·耳鼻咽喉-头颈外科分册》（中华医学会编著，人民军医出版社），《中耳炎的分类和分型》（中华医学会耳鼻咽喉科学分会，2012 年），《实用耳鼻咽喉头颈外科学》（第二版，人民卫生出版社，2008 年）。

1. 症状：不同程度的听力下降，可伴有耳溢脓病史。
2. 体征：具备下列项目之一者：①鼓膜穿孔，残余鼓膜多有片状或岛状钙化斑沉着；②鼓膜无穿孔，呈萎缩性瘢痕愈合，增厚、混浊，鼓膜亦可见片状或岛状钙化斑沉着。
3. 听力检查：传导性或混合性听力损失。
4. 颞骨 CT 扫描：鼓室、乳突腔可见高密度硬化灶。

> **释义**
>
> ■ 鼓室硬化通常发生于长期反复或间歇性耳流脓，干耳后随着硬化灶持续进展波及鼓膜听骨链系统，听力可表现为进行性下降，部分病例伴耳鸣。
>
> ■ 当出现传导性听力损失时，鼓膜检查鉴别先天性镫骨固定与耳硬化症尤为重要。鼓室硬化检查鼓膜可见：鼓膜完整时鼓膜表面呈半月状或者马蹄形白垩色钙化斑，可伴有不同程度的鼓膜瘢痕、萎缩、内陷及粘连；当鼓膜穿孔时，可见鼓膜残缘有钙化灶之外，鼓岬黏膜、暴露的听骨链周围也可出现钙化灶。而耳硬化、先天性镫骨固定时鼓膜无明显病理改变特征。
>
> ■ 纯音测听多为传导性听力损失，如果镫骨底板活动受限时，可出现 2kHz 骨导切迹。当同时伴有感音神经性听力损失时表现为混合性听力损失。
>
> ■ 颞骨薄层 CT 扫描可见上鼓室、听骨链周围有较高密度影。

（三）治疗方案的选择

根据《临床诊疗指南·耳鼻咽喉头颈外科分册》（中华医学会编著，人民卫生出版社），《临床技术操作规范·耳鼻咽喉-头颈外科分册》（中华医学会编著，人民军医出版社），《中耳炎的分类和分型》（中华医学会耳鼻咽喉科学分会，2012 年）。

手术：

1. 鼓室探查+鼓室成形术。
2. 开放式乳突根治+鼓室成形术（伴/不伴耳甲腔成形术）。
3. 完壁式乳突根治+鼓室成形术。
4. 酌情行二期听骨链重建术。

> **释义**
>
> ■ 鼓室硬化病理改变导致传导性听力损失，可伴有鼓膜穿孔或者完整。患者有提高听力需求时，可行手术清理硬化灶。当听骨链周围硬化灶发生骨化时则无法清理。
>
> ■ 鼓膜完整伴传导性听力损失，可存在鼓室硬化、先天性镫骨固定、耳硬化症、先天性小胆脂瘤、砧镫关节软连接等情况。有时鼓室硬化无明显鼓膜病变特征，仅仅表现为传导性听力损失。目前临床使用的听力评估、影像检查有时也无法鉴别具体病变性质，术中依次探查鼓膜听骨链系统，以明确病损性质及病损具体部位，故行鼓室探查。
>
> ■ 鼓室成形术指的是清理中耳病变基础上的鼓膜听骨链系统重建方法，分为 Ⅰ~Ⅴ型，通常使用Ⅰ型与Ⅲ型。其中Ⅰ型指的是单纯鼓膜修补术，如果硬化灶不影响重建鼓膜愈合、振动，则无须清理。依据术者经验行不同方式的鼓膜修补。鼓膜修补时尽可能采用与正常鼓膜材料属性相近的重建材料，使得重建后的鼓膜保持类似正常的锥形、半透明、保持一定弹性。
>
> ■ 鼓室成形Ⅲ型指的是仅存留镫骨时重建鼓膜直接贴附于镫骨头部。缺少锤骨与砧骨的鼓室浅易于粘连且不利于中耳传声，通常在镫骨表面植入修剪后的砧骨或者其他部位骨皮质加高镫骨以增加鼓室腔深度。长期随访发现该加高部分易于移位影响传声，目前通常使用人工听骨重建听骨链起到传声效果。鼓室硬化时，锤砧关节可固定骨化不容易分离，且分离后可重新固定。该种情况下则摘除砧骨，植入部分人工听骨（PORP）重建听骨链。
>
> ■ 鼓室硬化可伴有上鼓室、乳突胆脂瘤、迷路瘘等病理改变，通常一期手术清理。针对乳突病变处理原则与处理慢性化脓性中耳炎、中耳胆脂瘤一致。原则上能保留外耳道后上壁则尽力保留，部分上鼓室外侧壁可采用软骨、包含骨粉的筋膜等材料重建。如果外耳道后上壁无法保留则行开放式乳突根治术，术末行耳甲腔成形术扩大外耳道口以便于术后复查。如果术末针对开放的乳突腔行充填，愈合后的术腔不大则无须行耳甲腔成形术，具体情况依据术者经验选择。
>
> ■ 鼓室硬化可伴有鼓岬硬化灶或残余鼓膜与鼓岬粘连，清理后鼓岬骨质裸露，鼓膜修补后再次粘连可能性大从而影响重建听骨链，则于裸露鼓岬骨质表面覆盖硅胶膜，待二期听骨链重建。此外，鼓膜穿孔伴有镫骨底板骨性固定，也需要待二期行镫骨底板开窗，以避免内耳感染导致听力丧失。

（四）标准住院日 7~10 天

> **释义**
>
> ■ 通常入院第 3 天手术，术后第 3 天换药，换药后无明显并发症于入院第 7 天可出院康复。依据病情部分患者可延长至术后第 7 天（入院第 10 天）拆线出院。

（五）进入路径标准

1. 第一诊断必须符合 ICD-10：H74.8 鼓室硬化疾病编码。

2. 当患者同时具有其他疾病诊断，但在住院期间不需要特殊处理也不影响第一诊断的临床路径流程实施时，可以进入路径。

> **释义**
>
> ■ 如果患者以中耳胆脂瘤、慢性化脓性中耳炎为主，则遵从相应的路径，不适合本路径。

（六）术前准备≤3天

1. 必需的检查项目：
(1) 血常规、尿常规。
(2) 肝功能、肾功能、电解质、血糖、凝血功能。
(3) 感染性疾病筛查（乙型肝炎、丙型肝炎、梅毒、艾滋病等）。
(4) X线胸片、心电图。
(5) 临床听力学检查（酌情行咽鼓管功能检查）。
(6) 颞骨CT。
2. 视情况而定：面神经功能测定等。

> **释义**
>
> ■ 目前鼓室硬化通常在全身麻醉下手术。以上仅列出全身麻醉手术前常规检查。如果患者伴有心脏病、肺部疾病、高血压、糖尿病、肝肾疾病等，或者年龄在60~65岁，或者评估具有静脉血栓风险、心理精神疾病风险、摔倒风险等，均需相应专科检查、评估。高风险患者需要麻醉科提前会诊。
>
> ■ 鼓室硬化伴有传导性听力损失病例术前需要复查纯音测听、言语识别率，以确定听力损失性质、程度。必要时辅以听觉诱发电位检查以便鉴别。
>
> ■ 咽鼓管功能检查不列为常规检查。
>
> ■ 面神经功能测定依据病情复杂程度、面神经受损程度术前予以测定。
>
> ■ 颞骨CT检查是判定病损范围的主要手段，如果入院前3个月内耳病无明显活动性症状与体征，则不需要复查。否则需要复查CT。
>
> ■ 如果临床检查考虑颅内受侵可能，则需要术前行MRI检查除外颅内病损。

（七）预防性抗菌药物选择与使用时机

抗菌药物：按照《抗菌药物临床应用指导原则（2015年版）》（国卫办医发〔2015〕43号）合理选用抗菌药物。

> **释义**
>
> ■ 鼓室硬化是慢性化脓性中耳炎的一种终末期病理改变。如果鼓膜穿孔存在，则鼓室腔分泌物具有慢性化脓性中耳病原微生物特征：分泌物培养可见需氧菌、厌氧菌或者真菌存在。其中需氧菌以变形杆菌、铜绿假单胞菌、大肠杆菌、金黄色葡萄球菌等多见，而厌氧菌以消化链球菌、梭形杆菌以及拟杆菌多见。需要注意的是不同地域、不同时间、病原菌检测方法均影响检测到的病原微生物数量。中耳腔

经咽鼓管与上呼吸道沟通，切口属于Ⅱ类。如果没有明确的急慢性感染症状，鼓室硬化手术治疗时临床通常使用二代头孢菌素作为预防用药。使用时机包括术中抗菌药物冲洗术腔、填塞外耳道，以及静脉术前半小时和术后24~48小时使用，预防感染。

（八）手术日为入院后3天

1. 麻醉方式：全身麻醉或局部麻醉。
2. 术中植入耗材：人工听骨植入。
3. 术中用药：必要时糖皮质激素、非耳毒性抗菌药物冲洗术腔。
4. 术中酌情行面神经监测。
5. 术腔填塞。
6. 标本送病理检查。

释义

■ 鼓室硬化行鼓室操作，局部麻醉效果欠佳，通常在全身麻醉下操作。

■ 术中发现听骨链受损影响传声效果，可依据镫骨板上结构完整与否，植入PORP或者TORP人工听骨。如果镫骨底板固定，则行镫骨底板开窗植入Piston（只适用于鼓膜完整的情况）。

■ 鼓岬黏膜缺损或者中耳黏膜慢性炎症，易发生术后粘连。通常使用含糖皮质激素的海绵防止粘连发生。除了术前半小时使用静脉抗菌药物预防感染之外，鼓膜破损至中耳腔暴露于外界或者经咽鼓管逆行感染至中耳腔可能，均需要使用抗菌药物生理盐水冲洗术腔预防感染。但禁忌使用耳毒性抗菌药物或者浓度过高的抗菌药物。

■ 中耳手术操作有损伤面神经的可能。鼓室水平段面神经骨管骨质缺损发生率高达40%~50%，但是面神经损伤多发生于解剖不熟悉或者经验不足的术者。面神经监测主要作用在于帮助术者确定面神经所在位置，从而减少损伤机会。如果术前评估考虑面神经走形异常或者畸形、病变包绕裸露的面神经，则推荐使用面神经监测仪，通常不常规使用。

■ 鼓室硬化手术结束后，需要填塞外耳道或者开放的乳突腔，如果行内植法修补鼓膜则鼓室腔内也需要填塞。通常使用含糖皮质激素的海绵填塞中耳腔、外耳道内侧以及乳突腔内侧，同时辅以碘仿纱条或含抗生素纱条填塞外耳道外侧段与剩余乳突腔。

■ 术中取出的病变组织常规送病理检查。

（九）术后住院治疗≤7天

1. 必须复查的检查项目：根据病人情况而定。
2. 术后用药：按照《抗菌药物临床应用指导原则（2015年版）》（国卫办医发〔2015〕43号）合理选用抗菌药物。
3. 伤口换药。

> **释义**
>
> ■ 通常鼓室硬化术后住院期间无特殊检查，主要观察切口愈合状态、耳道内分泌物性质，以及患者主诉及全身情况。术后用药主要是预防感染。鼓室硬化手术属于Ⅱ类切口，术后通常使用第二代头孢菌素 24~48 小时预防感染。术后切口通常加压包扎，如无活动性出血、持续眩晕、疼痛等难以解释的症状，通常第 3 天打开包扎换药，检查切口愈合状态、分泌物形状、局部有无隆起及红肿等。

（十）出院标准

1. 一般情况良好，无伤口感染。
2. 没有需要住院处理的并发症。

> **释义**
>
> ■ 鼓室硬化术后第 4~7 天即可出院。如果术后第 3 天换药无明显并发症发生，则可术后第 4 天出院，按时返回复诊即可。如果可疑感染或愈合不良，可延长使用抗菌药物至术后第 6 天，于术后第 7 天出院。

（十一）变异及原因分析

1. 伴有影响手术的合并症，需进行相关诊断和治疗等，导致住院时间延长，治疗费用增加。
2. 出现手术并发症，需进一步诊断和治疗，导致住院时间延长，治疗费用增加。

> **释义**
>
> ■ 鼓室硬化术后住院时间延长最主要原因是手术切口感染，通常术后第 3~4 天开始出现切口及其周围红肿，继续抗菌药物治疗效果不佳，且患者出现局部持续疼痛症状，则需要进一步治疗，从而延长了住院时间。
>
> ■ 或者患者合并全身慢性疾病或具有血栓高危因素，住院期间出现血栓症状，则需要进一步诊疗，也延长了住院时间。

五、鼓室硬化临床路径给药方案

【用药选择】

鼓室硬化围术期抗菌药物使用主要目的在于预防感染，首选第二代头孢菌素，术前半小时至术后 24~48 小时内使用。

【药学提示】

以头孢美唑钠为例，它是一种半合成的头霉素衍生物，抗菌活性与第二代头孢菌素相近，对葡萄球菌、大肠埃希菌、克雷伯菌、吲哚阴性或阳性变形杆菌、脆弱拟杆菌、消化球菌（包括消化链球菌）等有较强的抗菌活性，覆盖大部分慢性中耳炎分泌物培养常见的需氧与厌氧菌。静脉用药：成人，每次 1g，每日 2 次。肾功能不足者，按肌酐清除率调整给药间隔。对本品成分有过敏性休克既往史患者禁用。

六、鼓室硬化手术治疗患者护理规范

1. 鼓室硬化术中听骨链周围病变清除可能导致术后耳鸣、眩晕，症状明显者会影响睡眠、伴有恶心呕吐、走路不稳等症状。术后护理除了常规观察发热、疼痛、饮食、二便、睡眠、监测生命体征等常规操作之外，重点观察耳鸣性质、程度，观察眩晕性质程度并与头晕鉴别，观察步态与平衡功能，预防过度呕吐脱水、摔倒以及睡眠质量差或不足加重耳鸣等情况。

2. 面瘫通常不会发生，但需要观察面部对称情况以及活动情况，如有异常及时向主管医师汇报。

3. 如果对侧耳曾行手术，需要追问上次手术后患侧舌体有无麻木、味觉异常改变情况，并观察本次手术后同侧舌体感觉与味觉改变情况。

七、鼓室硬化手术治疗患者营养治疗规范

鼓室硬化围术期营养治疗无特殊要求。但对于术后眩晕、呕吐明显且有脱水症状者，需在及时向主管医师汇报的基础上，记录出入量，给予患者心理治疗，鼓励患者少量多餐，如无禁忌，建议尽可能服用含钾离子多的食物与水果。

八、鼓室硬化手术治疗患者健康宣教

1. 鼓室硬化患者健康宣教与通常行中耳、内耳手术宣教基本一致。

2. 避免过度搔抓耳道。

3. 不使用不洁物件搔挖耳道。

4. 避免水进入外耳道。

5. 避免在过度嘈杂环境中长时间停留。

6. 避免在过度嘈杂环境中使用普通耳机。

7. 如果耳道内有异常分泌物、听力下降、耳鸣加重伴/不伴听力改变，或眩晕平衡障碍等耳部症状，请及时就医。

九、推荐表单

（一）医师表单

<h3 style="text-align:center">鼓室硬化临床路径医师表单</h3>

适用对象：第一诊断为鼓室硬化（ICD-10：H74.8）
行手术治疗（ICD-9-CM-3：19.3-19.5/20.2/20.4）

患者姓名：	性别： 年龄： 门诊号：	住院号：
住院日期： 年 月 日	出院日期： 年 月 日	标准住院日：7~10 天

时间	住院第 1 天	住院第 2 天 （术前日）	住院第 3 天 （手术日）
主要诊疗工作	□ 询问病史及体格检查 □ 完成病历书写 □ 上级医师查房与术前评估 □ 初步确定手术方式和日期	□ 上级医师查房 □ 完成术前准备与术前评估 □ 根据检查结果等，行术前讨论，确定手术方案 □ 完成必要的相关科室会诊 □ 签署手术知情同意书、自费用品协议书等 □ 向患者及家属交代围术期注意事项	□ 手术 □ 术者完成手术记录 □ 住院医师完成术后病程 □ 上级医师查房 □ 向患者及家属交代病情及术后注意事项
重点医嘱	**长期医嘱：** □ 耳鼻咽喉科护理常规 □ 二级或三级护理 □ 普通饮食 **临时医嘱：** □ 血常规、尿常规 □ 肝功能、肾功能、电解质、血糖、凝血功能 □ 感染性疾病筛查 □ X 线胸片、心电图 □ 临床听力学检查（酌情行咽鼓管功能检查） □ 颞骨 CT □ 视情况而定：面神经功能测定	**长期医嘱：** □ 耳鼻咽喉科护理常规 □ 二级或三级护理 □ 普通饮食 □ 患者既往基础用药 **临时医嘱：** □ 术前医嘱：明日全身麻醉或局部麻醉下行鼓室成形术 * □ 术前禁食、禁水 □ 术前抗菌药物 □ 术前准备 □ 其他特殊医嘱	**长期医嘱：** □ 全身麻醉后常规护理 □ 鼓室硬化术后护理常规 □ 一级护理 □ 术后 6 小时半流质饮食 □ 抗菌药物 **临时医嘱：** □ 标本送病理检查 □ 酌情心电监护 □ 酌情吸氧 □ 其他特殊医嘱
病情变异记录	□ 无 □ 有，原因： 1. 2.	□ 无 □ 有，原因： 1. 2.	□ 无 □ 有，原因： 1. 2.
医师签名			

时间	住院第 4~6 天 （术后第 1~3 天）	住院第 7~10 天 （出院日）
主要诊疗工作	□ 上级医师查房 □ 住院医师完成常规病历书写 □ 注意病情变化 □ 注意观察生命体征 □ 注意有无并发症如耳鸣、面瘫、眩晕、突聋等	□ 上级医师查房，进行手术及伤口评估 □ 观察敷料、定时/及时换药 □ 完成出院记录、出院证明书 □ 向患者交代出院后的注意事项 □ 指导患者出院后面神经功能、耳鸣、眩晕、平衡障碍等康复方法
重点医嘱	**长期医嘱：** □ 半流质饮食或普通饮食/特殊饮食 □ 一级或二级护理 □ 可停用抗菌药物 **临时医嘱：** □ 换药 □ 其他特殊医嘱 □ 对于血栓高风险患者指导预防血栓	**出院医嘱：** □ 出院带药 □ 出院后注意事项 □ 按时门诊复诊/随访 □ 门诊复查时间预约
病情变异记录	□ 无　□ 有，原因： 1. 2.	□ 无　□ 有，原因： 1. 2.
医师签名		

注：* 实际操作时需明确写出具体的术式

（二）护士表单

鼓室硬化临床路径护士表单

适用对象：第一诊断为鼓室硬化（ICD-10：H74.8）

行手术治疗（ICD-9-CM-3：19.3-19.5/20.2/20.4）

患者姓名：		性别： 年龄： 门诊号：	住院号：
住院日期： 年 月 日	出院日期： 年 月 日		标准住院日：7~10 天

时间	住院第 1~2 天	住院第 3 天 （手术日）
健康宣教	□ 介绍主管医师、护士 □ 介绍环境、设施 □ 介绍住院注意事项 □ 宣教术前准备 □ 提醒全身麻醉患者术晨禁食、禁水	□ 主管护士与患者沟通，了解并指导心理应对 □ 宣教疾病知识、用药知识及特殊检查操作过程 □ 告知检查及操作前后饮食、活动及探视注意事项及应对方式
护理处置	□ 核对患者，佩戴腕带 □ 建立入院护理病历 □ 卫生处置：剪指（趾）甲、沐浴、更换病号服 □ 协助医师完成各项检查化验 □ 术前准备，禁食、禁水	□ 随时观察患者病情变化 □ 遵医嘱正确使用抗生素
基础护理	□ 二级护理 □ 晨晚间护理 □ 患者安全管理	□ 一级（全身麻醉）或二级（局部麻醉）护理 □ 晨晚间护理 □ 患者安全管理
专科护理	□ 护理查体 □ 呼吸频率、血氧饱和度监测 □ 需要时请家属陪伴 □ 心理护理 □ 跌倒/坠床风险评估 □ 静脉血栓风险评估	□ 遵医嘱完成相关检查 □ 心理护理 □ 疼痛护理 □ 口腔护理 □ 角膜护理 □ 眩晕/平衡障碍护理 □ 遵医嘱正确给药 □ 观察并发症征象 □ 静脉血栓预防
重点医嘱	□ 详见医嘱执行单	□ 详见医嘱执行单
病情变异记录	□ 无 □ 有，原因： 1. 2.	□ 无 □ 有，原因： 1. 2.
护士签名		

时间	住院第 4~6 天 （术后第 1~3 天）	住院第 7~10 天 （术后第 4~7 天）
健康宣教	□ 体位 □ 锻炼指导 □ 饮食、休息等注意事项指导 □ 讲解手术部位卫生，减少感染的机会	□ 康复指导 □ 出院带药服用方法 □ 按时复查 □ 交通工具指导 □ 饮食休息等注意事项指导
护理处置	□ 观察病情变化 □ 书写护理记录	□ 办理出院手续 □ 书写出院小结
基础护理	□ 二级护理 □ 晨晚间护理 □ 患者安全管理	□ 三级护理 □ 晨晚间护理 □ 患者安全管理
专科护理	□ 病情观察：评估患者生命体征 □ 心理护理 □ 疼痛护理 □ 角膜护理 □ 口腔护理 □ 眩晕/平衡障碍护理	□ 病情观察：评估患者生命体征 □ 心理护理
重点医嘱	□ 详见医嘱执行单	□ 详见医嘱执行单
病情变异记录	□ 无　□ 有，原因： 1. 2.	□ 无　□ 有，原因： 1. 2.
护士签名		

（三）患者表单

鼓室硬化临床路径患者表单

适用对象：第一诊断为鼓室硬化（ICD-10：H74.8）

行手术治疗（ICD-9-CM-3：19.3-19.5/20.2/20.4）

患者姓名：	性别：	年龄：	门诊号：	住院号：
住院日期： 年 月 日	出院日期： 年 月 日		标准住院日：7~10 天	

时间	住院第 1 天	住院第 1~2 天
医患配合	□ 配合询问病史、收集资料，请务必详细告知既往史、用药史、过敏史 □ 配合进行体格检查 □ 有任何不适告知医师	□ 配合完善相关检查、化验，如采血、留尿、心电图、X 线胸片等 □ 医师向患者及家属介绍病情，如有异常检查结果需进一步检查 □ 配合医师术前检查、治疗、评估 □ 确认手术侧别 □ 确认手术目的 □ 了解手术方案及可能的手术并发症 □ 签署手术知情同意书
护患配合	□ 配合测量体温、脉搏、呼吸、血压、血氧饱和度、体重 □ 配合完成入院护理评估单（简单询问病史、过敏史、用药史） □ 接受入院宣教（环境介绍、病室规定、订餐制度、贵重物品保管等） □ 告知护士自带药物使用情况 □ 有任何不适告知护士	□ 配合测量体温、脉搏、呼吸，询问每日排便情况 □ 接受相关化验检查宣教，正确留取标本，配合检查 □ 有任何不适及时告知护士 □ 接受输液、服药治疗 □ 接受血压、血糖等监测 □ 注意活动安全，避免坠床或跌倒 □ 配合执行探视及陪伴 □ 接受疾病及用药等相关知识指导
饮食	□ 普通饮食	□ 普通饮食，全身麻醉术前禁食、禁水
排泄	□ 正常排尿便	□ 正常排尿便
活动	□ 适度活动	□ 适度活动，全身麻醉术后卧床 6 小时

时间	住院第 3 天 （手术日）	住院第 7~10 天 （术后第 4~7 天）
医患配合	□ 按照接送要求进入手术室 □ 进入手术室后遵照医护指导 □ 返回病房后遵守医嘱	□ 接受出院前指导 □ 知晓复查程序 □ 知晓出院带药使用方法 □ 知晓气压剧烈变化对中耳压力变化的影响 □ 获取出院诊断书
护患配合	□ 术晨禁食、禁水 □ 术前药物使用 □ 术后接受药物治疗 □ 术后接受医嘱体位要求 □ 术后接受医嘱监测 □ 术后接受心理指导	□ 接受出院宣教 □ 办理出院手续 □ 获取出院带药 □ 知晓服药方法、作用、注意事项 □ 知晓面神经功能、耳鸣、眩晕及平衡障碍等康复方法 □ 知晓复印病历方法
饮食	□ 麻醉药物失效后清淡饮食	□ 普通饮食
排泄	□ 麻醉药物失效后正常排尿便，但需要专人陪同，预防摔倒 □ 如需静卧，则遵医嘱	□ 正常排尿便
活动	□ 静卧	□ 适度活动

附：原表单（2017年版）

鼓室硬化临床路径表单

适用对象：第一诊断为鼓室硬化（ICD-10：H74.8）

行手术治疗（ICD-9-CM-3：19.3~19.5/20.2/20.4）

患者姓名：	性别：	年龄：	门诊号：	住院号：
住院日期： 年 月 日	出院日期： 年 月 日			标准住院日：7~10天

时间	住院第1天	住院第2天（术前日）	住院第3天（手术日）
主要诊疗工作	□ 询问病史及体格检查 □ 完成病历书写 □ 上级医师查房与术前评估 □ 初步确定手术方式和日期	□ 上级医师查房 □ 完成术前准备与术前评估 □ 根据检查结果等，行术前讨论，确定手术方案 □ 完成必要的相关科室会诊 □ 签署手术知情同意书、自费用品协议书等 □ 向患者及家属交代围术期注意事项	□ 手术 □ 术者完成手术记录 □ 住院医师完成术后病程 □ 上级医师查房 □ 向患者及家属交代病情及术后注意事项
重点医嘱	长期医嘱： □ 耳鼻咽喉科护理常规 □ 二级或三级护理 □ 普通饮食 临时医嘱： □ 血常规、尿常规 □ 肝功能、肾功能、电解质、血糖、凝血功能 □ 感染性疾病筛查 □ X线胸片、心电图 □ 临床听力学检查（酌情行咽鼓管功能检查） □ 颞骨CT □ 视情况而定：面神经功能测定	长期医嘱： □ 耳鼻咽喉科护理常规 □ 二级或三级护理 □ 普通饮食 □ 患者既往基础用药 临时医嘱： □ 术前医嘱：明日全身麻醉或局部麻醉下行鼓室成形术* □ 术前禁食、禁水 □ 术前抗菌药物 □ 术前准备 □ 其他特殊医嘱	长期医嘱： □ 全身麻醉后常规护理 □ 鼓室成形术*术后护理常规 □ 一级护理 □ 术后6小时半流质饮食 □ 抗菌药物 临时医嘱： □ 标本送病理检查 □ 酌情心电监护 □ 酌情吸氧 □ 其他特殊医嘱
主要护理工作	□ 介绍病房环境、设施和设备 □ 入院护理评估	□ 宣教、备皮等术前准备 □ 提醒患者明晨禁水	□ 观察患者病情变化 □ 术后心理与生活护理
病情变异记录	□ 无 □ 有，原因： 1. 2.	□ 无 □ 有，原因： 1. 2.	□ 无 □ 有，原因： 1. 2.
护士签名			
医师签名			

时间	住院第 4~6 天 （术后第 1~9 天）	住院第 7~10 天 （出院日）
主要 诊疗 工作	□ 上级医师查房 □ 住院医师完成常规病历书写 □ 注意病情变化 □ 注意观察生命体征 □ 注意有无并发症如面瘫、眩晕、突聋等 □ 完壁式手术注意引流量 □ 根据引流情况明确是否拔除引流皮条	□ 上级医师查房，进行手术及伤口评估 □ 完成出院记录、出院证明书 □ 向患者交代出院后的注意事项
重 要 医 嘱	**长期医嘱：** □ 半流质饮食或普通饮食 □ 一级或二级护理 □ 可停用抗菌药物 **临时医嘱：** □ 换药 □ 其他特殊医嘱	**出院医嘱：** □ 出院带药 □ 门诊随诊
主要 护理 工作	□ 观察患者情况 □ 术后心理与生活护理	□ 指导患者办理出院手续
病情 变异 记录	□ 无　□ 有，原因： 1. 2.	□ 无　□ 有，原因： 1. 2.
护士 签名		
医师 签名		

注：* 实际操作时需明确写出具体的术式

第二十八章

分泌性中耳炎临床路径释义

【医疗质量控制指标】

指标一、分泌性中耳炎患者听力学检查率。

指标二、分泌性中耳炎患者鼻咽镜检率。

指标三、分泌性中耳炎患者影像检查率。

指标四、分泌性中耳炎患者手术指征符合率。

指标五、分泌性中耳炎患者鼓膜置管手术成功率。

指标六、分泌性中耳炎患者鼓膜置管术后并发症率。

指标七、分泌性中耳炎患者规范化药物治疗率。

一、分泌性中耳炎编码

疾病名称及编码：分泌性中耳炎（ICD-10：H65）

手术操作名称及编码：鼓膜置管术（ICD-9-CM-3：20.0）

二、临床路径检索方法

H65 伴 20.0

三、国家医疗保障疾病诊断相关分组（CHS-DRG）

MDCD 头颈、耳、鼻、口、咽疾病及功能障碍

DC2 耳部其他小手术

四、分泌性中耳炎临床路径标准住院流程

（一）适用对象

第一诊断为分泌性中耳炎（ICD-10：H65.3）

行鼓膜置管术（ICD-9-CM-3：20.0）。

> 释义
>
> ■ 分泌性中耳炎（secretory otitis media）是以中耳（常含乳突腔）积液（包括浆液、黏液、浆-黏液，而非血液或脑脊液）及听力下降为特征的中耳非化脓性炎性疾病。积液黏稠而呈胶冻状者，又称为胶耳。按病程长短不同，分为急性（3 周以内）、亚急性（3 周到 3 个月）和慢性（3 个月以上）分泌性中耳炎。

（二）诊断依据

根据 Clinical Practice Guideline：Otitis Media with Effusion［《分泌性中耳炎临床应用指南》（美国儿科学会、家庭医师学会和美国耳鼻咽喉头颈外科学会，2004）］，《儿童中耳炎诊断和治疗指南（草案）》（中华耳鼻咽喉头颈外科杂志编辑委员会，中华医学会耳鼻咽喉头颈外科学分会小儿学组，2008），2016 年美国耳鼻咽喉头颈外科学会发布的新版分泌性中耳炎

临床应用指南［Clinical Practice Guideline：Otitis Media with Effusion（Update）］。

1. 症状：听力下降，耳内闭塞感，部分有耳痛、耳鸣。

2. 检查：

（1）耳部：鼓膜色泽异常，呈淡黄、橙红、琥珀色、灰蓝或乳白色。鼓膜内陷，鼓室积液多时外凸，粘连明显时为不张态，光锥弥散或消失，鼓室内可见液平、气泡。鼓气耳镜检查见鼓膜活动受限。

（2）鼻咽部：可有腺样体肥大或新生物。

3. 纯音听阈测试：传导性听力损失，高频气骨导听力亦可下降，少数患者合并感音神经性听力损失。

4. 纯音听阈测试（6岁以下小儿可采用小儿行为测听）：骨气导阈值升高。

5. 声导抗测试：鼓室导抗图为B型或C型，声反射引不出。

6. 电子鼻咽镜检查：成人排除鼻咽癌，儿童可了解腺样体对咽鼓管咽口阻塞情况。

7. 根据患者情况可选择影像学检查：颞骨CT，鼻咽部CT或鼻咽侧位X线摄片。

释义

■分泌性中耳炎的诊断要点包括耳闷、听力下降的病史；完整鼓膜内中耳积液的体征；以及传导性或混合性听力损失，B型或C型鼓室导抗图，声反射不能引出的临床听力学检查结果。鼓室积液征不明显者，必要时可做颞骨CT扫描或在无菌操作下行鼓膜穿刺术而确诊。如果积液黏稠，也可能抽不出液体，当患者自行作咽鼓管吹张时，或许可见黏稠液体从穿刺针眼处挤出。婴幼儿由于缺乏主诉，加之外耳道狭窄，鼓膜倾斜，查体不配合等不利因素确诊困难，可根据对周围声音反应差，抓耳，睡眠易醒，易激惹等临床表现做出诊断。

■目前临床听力学检查方法主要有：纯音听阈、鼓室导抗图和声反射测试。纯音听阈测试大多示传导性听力损失，听力下降程度不一，重者可达40dB，轻者15～20dB。听阈可随积液量的变化而波动。听力损失一般以低频为主，少数患者可合并感音神经性听力损失。鼓室导抗图是测试中耳功能快速、有效的方法。病初咽鼓管功能不良或堵塞，中耳气体被吸收形成负压，鼓膜内陷，鼓室压峰压点向负压侧偏移，以C型曲线多见。随着病情进展，鼓膜更加内陷，峰压点更偏向负值，并进而导致鼓室渗液。当出现鼓室积液时，传音结构质量增高而使声导抗增高，鼓室劲度增高，鼓膜和听骨链活动度降低，声顺减弱甚至固定，成为无峰的B型鼓室导抗图或深C型鼓室导抗图，以及极少数的As型鼓室导抗图。一般认为，如鼓室导抗图为B型，结合临床可诊断为分泌性中耳炎。常规的226Hz探测音测试的鼓室图不能真实地反映6个月以内婴幼儿中耳有无病变和中耳功能，可根据不同的年龄选用不同的探测音。大于6个月的患儿使用226Hz的探测音，小于6个月的患儿使用高频率1KHz的探测音，2岁儿童可使用分析频谱和声反射检查，以使检查结果更加准确。

■其他如鼻内镜、颞骨CT等检查方法可以协助分泌性中耳炎的诊断，以及鼻咽部是否存在病变。2016年美国耳鼻咽喉头颈外科学会发布的新版分泌性中耳炎临床应用指南［Clinical Practice Guideline：Otitis Media with Effusion（Update）］中增加了鼓气耳镜的检查内容以提高分泌性中耳炎诊断的可靠性。鼓气耳镜检查是诊断分泌性中耳炎的基本方法，这是因为鼓膜活动度降低与中耳积液密切相关。即使初步检查已经看到鼓膜后方的气泡和气液平，也需要做鼓气耳镜检查以确认和区分是鼓膜表面异常还是中耳的问题。

（三）治疗方案的选择

根据 Clinical Practice Guideline：Otitis Media with Effusion ［《分泌性中耳炎临床应用指南》（美国儿科学会、家庭医师学会和美国耳鼻咽喉·头颈外科学会，2004）］，《儿童中耳炎诊断和治疗指南（草案）》（中华耳鼻咽喉头颈外科杂志编辑委员会，中华医学会耳鼻咽喉头颈外科学分会小儿学组，2008），2016 年美国耳鼻咽喉头颈外科学会发布的新版分泌性中耳炎临床应用指南 ［Clinical Practice Guideline：Otitis Media with Effusion（Update）］。
鼓膜置管术：适用于中耳乳突积液 3~6 个月未愈。

> ### 释义
>
> ■ 成人分泌性中耳炎早期应采取综合治疗，包括清除中耳积液，控制感染，改善中耳通气、引流及治疗相关疾病。非手术治疗包括糖皮质激素短期应用；黏液促排剂稀化黏液，增加咽鼓管黏膜中黏液纤毛输送系统的清除功能；咽鼓管吹张改善咽鼓管通气引流。
>
> ■ 鼓膜穿刺是清除中耳积液的常用方法，然而，穿刺孔保留时间不长，不适合需要长期通气引流的分泌性中耳炎患者。激光鼓膜打孔后鼓膜穿孔缘即凝固，不会在短时间内愈合，具有较鼓膜穿刺更长的通气引流时间。经保守治疗 3 个月以上中耳乳突积液未能消除者，应行鼓膜置管术。与鼓膜穿刺、激光鼓膜打孔相比，鼓膜置管能长期保持气压平衡，减少杯状细胞和腺体的增生，防止过多的液体产生，并能间接促使纤毛运动的恢复，为咽鼓管功能的改善赢得了时间。凡病情迁延，3 个月以上不愈，或反复发作之慢性分泌性中耳炎及胶耳等，可行鼓膜切开置管术。
>
> ■ 临床医师应重视 12 岁以下患儿是否伴有高危因素的评估，2016 年新版美国指南中强调了高危分泌性中耳炎患儿的评估，包括与分泌性中耳炎无关的永久性听力下降；可疑或确定的言语发育迟缓或障碍；自闭症谱系障碍以及可能导致认知、言语和语言发育迟缓的其他发育障碍、综合征（如唐氏综合征）或颅面部发育异常；失明或无法纠正的视力损害；伴或不伴相关综合征的腭裂患儿；生长发育迟缓。伴有高危因素的分泌性中耳炎患儿，如果自愈的可能性较小（如 B 型曲线或持续≥3 个月）应行鼓膜置管。对于不伴有高危因素、暂不进行鼓膜置管的分泌性中耳炎患儿，应密切观察病情变化和听力水平直至患耳痊愈。从积液开始之日（发病之日已知）或诊断之日（发病之日未知）起，观察期至少 3 个月。
>
> ■ 如果伴有鼻部疾病或慢性腺样体炎时，可考虑切除腺样体。对于≥4 岁需要手术治疗的分泌性中耳炎患儿，应行鼓膜置管术，或腺样体切除术，或者两者同期进行。2016 年新版美国指南中强调了对于<4 岁需要鼓膜置管治疗的分泌性中耳炎患儿，除非伴有明确的指征（如鼻部阻塞症状、慢性腺样体炎），否则不建议行腺样体切除术。
>
> ■ 通气管一般保留 6 个月至 1 年不等，鼓膜穿孔长期不愈是鼓膜置管较常见的并发症，这与置管的类型和时间有很大关系。通气管拔除后要认真处理穿孔边缘，防止边缘钙化以减少穿孔长期不愈的发生。

（四）标准住院日≤5 天

> **释义**
>
> ■如果需要住院后进行术前准备，且休息日不能进行手术，周四以后入院进入临床路径管理的患者住院时间可能会超过标准住院时间。

（五）进入路径标准

1. 第一诊断必须符合 ICD-10：H65.3 分泌性中耳炎疾病编码，并有下列情况之一：有较高危险发生言语发育障碍（原有感音神经性聋、颅面部发育异常及神经和认识障碍、精神运动发育迟缓和腭裂）；已有言语发育延迟；复发性急性中耳炎伴分泌性中耳炎；鼓膜有严重的内陷袋形成伴或不伴粘连；分泌性中耳炎持续 3 个月以上。

2. 当患者同时具有其他疾病诊断，但住院期间不需要特殊处理也不影响第一诊断的临床路径流程实施时，可以进入临床路径。

> **释义**
>
> ■患者同时具有其他疾病且影响分泌性中耳炎的临床路径流程实施时不适合进入本路径。

（六）术前准备≤2 天

1. 必需检查的项目：
（1）血常规、尿常规、便常规。
（2）肝功能、肾功能、电解质、血糖、凝血功能。
（3）感染性疾病筛查（乙型肝炎、丙型肝炎、梅毒、艾滋病等）。
（4）X 线胸片、心电图。
（5）纯音听阈测试或小儿行为测听、听觉诱发电位、声导抗测试。

2. 根据患者情况可选择的检查项目：
（1）内镜检查。
（2）颞骨 CT、鼻咽侧位 X 线片。
（3）ABO 血型。

> **释义**
>
> ■根据患者病情部分检查可以不做。
> ■6 岁以下小儿不能配合行纯音听阈测试，可采用小儿行为测听。
> ■小儿可做 X 线头部侧位拍片，了解腺样体是否增生肥大；成人做详细的鼻咽部检查，了解鼻咽部病变，特别注意排除鼻咽癌。
> ■部分术前检查可以在门诊完成。
> ■如果需要住院后进行术前检查，且休息日不能进行检查，周五以后入院的患者术前准备可能会超过标准时间。

■ 如果出现检查结果异常，可能会延长术前准备时间，甚至不再继续住院处理，具体由主管医师决定。

（七）选择用药

预防性抗菌药物选择与使用时机应当按照《抗菌药物临床应用指导原则（2015年版）》（国卫办医发〔2015〕43号）执行，预防性用药时间为1天。

其余用药参照相关疾病及其术后用药。

> **释义**
>
> ■ 临床上用于分泌性中耳炎治疗的药物有减充血剂、抗组胺药、黏液促排剂和糖皮质激素等，伴有中耳感染时可酌情应用抗菌药物。2016年新版美国指南中新增了反对使用局部用鼻喷激素治疗分泌性中耳炎。

（八）手术日为入院后3天内

1. 麻醉方式：全身麻醉或局部麻醉。
2. 手术方式：见治疗方案选择。

> **释义**
>
> ■ 如果出现检查结果异常，可能影响手术治疗，是否需要继续住院处理，由主管医师具体决定。

（九）术后住院治疗≤3天

1. 必须复查的检查项目：根据患者情况而定。
2. 术后用药：按照《抗菌药物临床应用指导原则（2015年版）》（国卫办医发〔2015〕43号）合理选用抗菌药物。

> **释义**
>
> ■ 如患者合并发热等症状，主管医师可决定给予血常规等相应的检查。

（十）出院标准

1. 一般情况好，无耳流脓液。
2. 通气管位置良好且畅通。
3. 无需要住院处理的并发症。

> **释义**
>
> ■ 患者术后恢复良好，症状明显改善，通气管位置良好且畅通，没有需要住院处理的并发症，可予以出院。出院后定期门诊随诊，观察通气管的位置及有无堵塞。置管取出后应至少复查1次。

（十一）变异及原因分析

1. 伴有影响手术的合并症，需要进行相关诊断和治疗等。
2. 出现手术并发症，需要进一步诊断和治疗。

> **释义**
>
> ■ 在分泌性中耳炎鼓膜置管临床路径实施过程中，如果其他诊断严重影响分泌性中耳炎鼓膜置管临床路径的实施，或其他诊断已经上升为第一诊断，可做退出临床路径的处理，并进行相关诊断和治疗。
>
> ■ 术后如出现耳漏等手术并发症，抗菌药物口服及滴耳液可以有效地控制耳漏。
>
> ■ 微小变异：不能按照要求及时完成检查；检查结果异常，需要进一步复查和处理；患者不愿配合完成相应检查；不愿按照要求及时出院随诊等。
>
> ■ 重大变异：因合并基础疾病需要进一步诊断和治疗；因合并腭部畸形、成人鼻咽部肿物等病患需要积极治疗原发病；因各种原因需要实施其他治疗措施；医院与患者或家属发生医疗纠纷，患者要求离院或转院；或患者不愿按照要求及时出院随诊而导致住院时间明显延长等。

五、分泌性中耳炎临床路径给药方案

【用药选择】

1. 药物疗效短暂而有限，不主张长期使用抗菌药物治疗分泌性中耳炎，鼓膜充血不应该成为抗菌药物应用的指征。
2. 鉴于分泌性中耳炎中耳渗出液如细菌培养出葡萄球菌、假单胞球菌及病毒等，在疾病的初期应用抗菌药物对中耳积液的消退有一定的积极意义，但不主张常规使用抗菌药物。
3. 口服糖皮质激素短期内促进渗出液吸收有一定的效果。
4. 轻症患者可口服用药；重症患者选用静脉给药。

【药学提示】

1. 大环内酯类静脉给药可引起血栓性静脉炎，故红霉素静滴时药物浓度不宜超过 1mg/ml。
2. 红霉素口服或静脉注射均可引起胃肠道反应，临床症状可见腹痛、腹胀、恶心。

【注意事项】

对于分泌性中耳炎持续很长时间的非高危患儿，应该每隔3~6个月复查1次，直到渗出液消失、没有明显的听力下降，鼓膜和中耳结构无异常。轻症患者不主张联合使用抗组胺药及减充血剂，因为它们的不良反应明显。

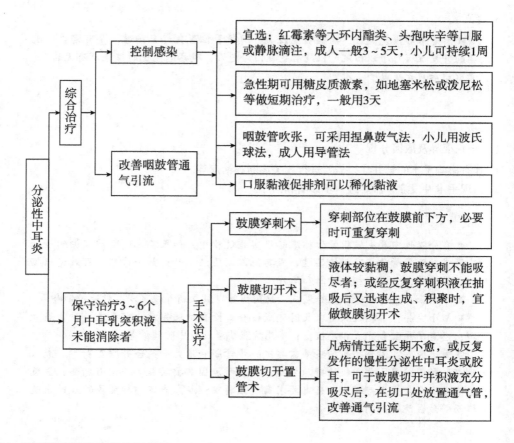

六、分泌性中耳炎患者护理规范

1. 分泌性中耳炎患儿均伴有一定程度的耳堵塞感、耳痛及听力下降等，病程较长，因此对待患儿要多用亲切的语言与其交流沟通，对患儿及家长进行适当心理安慰，建立良好的信任关系以增强患儿对疾病的认知度，使其积极配合治疗。

2. 做好患儿家长的用药指导工作，嘱其遵医嘱使用药物，不能因患儿不配合或心疼患儿等原因自行降低用药量或改用其他药物；同时帮助患儿家长掌握正确的滴/喷鼻及服药方法。

3. 鼓膜置管术后的患儿，要求保持耳内干燥，禁止进行游泳等水下活动、使用尖锐物体挖耳、耳内用药等。

4. 及时了解患者恢复状况，若患者出现持续耳痛等情况，提醒患者及时就诊，避免术后感染的发生。

七、分泌性中耳炎患者营养治疗规范

1. 服药期间，饮食宜清淡，忌食生冷、肥甘、厚腻食物。

2. 进食少者及高热者，适量补液。

八、分泌性中耳炎患者健康宣教

1. 临床中对年龄＜5岁的患儿进行健康宣教时，通常以其家长作为主要宣教对象，而年龄≥5岁的患儿则给予患儿及其家长共同宣教。

2. 坚持进行适度体育锻炼，增强身体抵抗力。

3. 预防感冒和感染性疾病的发生，必要时可咨询医师，接种流感疫苗。

4. 日常生活中勤洗手、多通风，注意居住环境的整洁。

5. 积极治疗可能诱发分泌性中耳炎的疾病，比如鼻窦炎、腺体样肥大等。

6. 孩子出生后尽量母乳喂养，喂养新生儿时注意喂养姿势正确，使用奶瓶喂养时注意把婴儿头部抬高。

九、推荐表单

（一）医师表单

分泌性中耳炎临床路径医师表单

适用对象：第一诊断为分泌性中耳炎（ICD-10：H65.3）
行鼓膜置管术（ICD-9-CM-3：20.01）

患者姓名：		性别：　　年龄：　　门诊号：		住院号：
住院日期：　　年　月　日		出院日期：　　年　月　日		标准住院日：≤5 天

时间	住院第 1 天	住院第 1~2 天 （术前日）
主要诊疗工作	□ 询问病史及体格检查 □ 完成病历书写 □ 术前准备 □ 上级医师查房，初步确定诊断，术前评估 □ 开检查单 □ 初步决定手术方式和日期	□ 上级医师查房 □ 完成入院检查 □ 术前讨论，确定手术方式 □ 完成必要的相关科室会诊 □ 完成上级医师查房记录、术前小结等病历书写 □ 签署手术知情同意书、自费用品协议书 □ 向患者及家属交代病情及其注意事项
重点医嘱	**长期医嘱：** □ 耳鼻咽喉科护理常规 □ 二级或三级护理 □ 普通饮食 **临时医嘱：** □ 血常规、尿常规、大便常规 □ 肝功能、肾功能、电解质、血糖、凝血功能 □ 感染性疾病筛查 □ ABO 血型 □ X 线胸片、心电图 □ 纯音测听、中耳功能分析、耳声发射检查，必要时行听觉诱发电位检查 □ 颞骨 CT、鼻咽侧位 X 光摄片（视情况而定） □ 内镜（视情况而定）	**长期医嘱：** □ 耳鼻咽喉科护理常规 □ 二级或三级护理普食 □ 患者既往基础用药 **临时医嘱：** □ 术前医嘱：明日全身麻醉或局部麻醉下行鼓膜置管术* □ 术前禁食、禁水 □ 术前抗菌药物 □ 术前准备 □ 其他特殊医嘱
病情变异记录	□ 无　□ 有，原因： 1. 2.	□ 无　□ 有，原因： 1. 2.
医师签名		

时间	住院第 2~3 天 （手术日）	住院第 3~4 天 （术后第 1 天）	住院第 4~5 天 （术后第 2~3 天，出院日）
主要诊疗工作	□ 手术 □ 术者完成手术记录 □ 住院医师完成术后病程记录 □ 上级医师查房 □ 向患者及家属交代病情及术后注意事项	□ 上级医师查房 □ 住院医师完成常规病历书写 □ 注意病情变化 □ 注意观察生命体征 □ 注意有无并发症如眩晕、听力下降等	□ 上级医师查房，进行手术及术后评估 □ 完成出院记录、出院介绍信、诊断证明书 □ 向患者交代出院后的注意事项
重点医嘱	长期医嘱： □ 全身麻醉或局部麻醉后常规护理 □ 鼓膜置管术*术后护理常规 □ 一级（全身麻醉）或二级（局部麻醉）护理 □ 术后 6 小时半流质饮食 □ 术后抗菌药物 临时医嘱： □ 酌情心电监护 □ 酌情吸氧 □ 其他特殊医嘱	长期医嘱： □ 半流质饮食或普通饮食 □ 一级或二级护理 临时医嘱： □ 换药 □ 其他特殊医嘱	出院医嘱： □ 出院带药 □ 门诊随诊
病情变异记录	□ 无　□ 有，原因： 1. 2.	□ 无　□ 有，原因： 1. 2.	□ 无　□ 有，原因： 1. 2.
医师签名			

注：*实际操作时需明确写出具体的术式

（二）护士表单

分泌性中耳炎临床路径护士表单

适用对象：第一诊断为分泌性中耳炎（ICD-10：H65.3）
行鼓膜置管术（ICD-9-CM-3：20.01）

患者姓名：	性别：　年龄：　门诊号：	住院号：
住院日期：　年　月　日	出院日期：　年　月　日	标准住院日：≤5 天

时间	住院第1~2天	住院第3~4天（手术当日）	住院第4~5天（手术后）
健康宣教	□ 介绍主管医师、护士 □ 介绍环境、设施 □ 介绍住院注意事项 □ 宣教术前准备 □ 提醒全身麻醉患者术晨禁食、禁水	□ 主管护士与患者沟通，了解并指导心理应对 □ 宣教疾病知识、用药知识及特殊检查操作过程 □ 告知检查及操作前后饮食、活动及探视注意事项及应对方式	□ 康复和锻炼 □ 定时复查 □ 出院带药服用方法 □ 饮食、休息等注意事项指导 □ 讲解增强体质的方法，减少感染的机会
护理处置	□ 核对患者，佩戴腕带 □ 建立入院护理病历 □ 卫生处置：剪指（趾）甲、沐浴、更换病号服 □ 协助医师完成各项检查化验 □ 术前准备，禁食、禁水	□ 随时观察患者病情变化 □ 遵医嘱正确使用抗生素	□ 办理出院手续 □ 书写出院小结
基础护理	□ 二级或三级护理 □ 晨晚间护理 □ 患者安全管理	□ 一级（全身麻醉）或二级（局部麻醉）护理 □ 晨晚间护理 □ 患者安全管理	□ 三级护理 □ 晨晚间护理 □ 患者安全管理
专科护理	□ 护理查体 □ 呼吸频率、血氧饱和度监测 □ 需要时请家属陪伴 □ 心理护理	□ 遵医嘱完成相关检查 □ 心理护理 □ 遵医嘱正确给药 □ 提供并发症征象的依据	□ 病情观察：评估患者生命体征 □ 心理护理
重点医嘱	□ 详见医嘱执行单	□ 详见医嘱执行单	□ 详见医嘱执行单
病情变异记录	□ 无　□ 有，原因： 1. 2.	□ 无　□ 有，原因： 1. 2.	□ 无　□ 有，原因： 1. 2.
护士签名			

（三）患者表单

分泌性中耳炎临床路径患者表单

适用对象：第一诊断为分泌性中耳炎（ICD-10：H65.3）
行鼓膜置管术（ICD-9-CM-3：20.01）

患者姓名：	性别：　　年龄：　　门诊号：	住院号：
住院日期：　　年　月　日	出院日期：　　年　月　日	标准住院日：≤5天

时间	入院当日	住院第2~4天	住院第5天 （出院日）
医患配合	□ 配合询问病史、收集资料，请务必详细告知既往史、用药史、过敏史 □ 配合进行体格检查 □ 有任何不适告知医师	□ 配合完善相关检查、化验，如采血、留尿便、心电图、X线胸片等 □ 医师向患者及家属介绍病情，如有异常检查结果需进一步检查 □ 配合用药及治疗 □ 配合医师调整用药 □ 有任何不适告知医师	□ 接受出院前指导 □ 知晓复查程序 □ 获取出院介绍信和诊断证明书
护患配合	□ 配合测量体温、脉搏、呼吸、血压、血氧饱和度、体重 □ 配合完成入院护理评估单（简单询问病史、过敏史、用药史） □ 接受入院宣教（环境介绍、病室规定、订餐制度、贵重物品保管等） □ 有任何不适告知护士	□ 配合测量体温、脉搏、呼吸，询问每日排便情况 □ 接受相关化验检查宣教，正确留取标本，配合检查 □ 有任何不适告知护士 □ 接受输液、服药治疗 □ 注意活动安全，避免坠床或跌倒 □ 配合执行探视及陪伴 □ 接受疾病及用药等相关知识指导	□ 接受出院宣教 □ 办理出院手续 □ 获取出院带药 □ 知晓服药方法、作用、注意事项 □ 知晓复印病历方法
饮食	□ 普通饮食	□ 普通饮食，全身麻醉术前禁食、禁水	□ 普通饮食
排泄	□ 正常排尿便	□ 正常排尿便	□ 正常排尿便
活动	□ 适度活动	□ 适度活动，全身麻醉术后卧床6小时	□ 适度活动

附：原表单（2019 年版）

分泌性中耳炎临床路径表单

适用对象：第一诊断为分泌性中耳炎（ICD-10：H65）

行鼓膜置管术（ICD-9-CM-3：20.0）

患者姓名：	性别：	年龄：	门诊号：	住院号：
住院日期： 年 月 日	出院日期： 年 月 日			标准住院日：≤5 天

时间	住院第 1 天	住院第 1~2 天 （术前日）
主要诊疗工作	□ 询问病史及体格检查 □ 完成病历书写 □ 术前准备 □ 上级医师查房，初步确定诊断，术前评估 □ 开检查单（听力和影像学检查等） □ 初步决定手术方式和日期	□ 上级医师查房 □ 完成入院检查 □ 术前讨论，确定手术方式 □ 完成必要的相关科室会诊 □ 完成上级医师查房记录、术前小结等病历书写 □ 签署手术知情同意书、自费用品协议书 □ 向患者及家属交代病情及其注意事项
重点医嘱	长期医嘱： □ 耳鼻咽喉科护理常规 □ 二级或三级护理 □ 普通饮食 临时医嘱： □ 血常规、尿常规 □ 肝功能、肾功能、电解质、血糖、凝血功能 □ 感染性疾病筛查 □ X 线胸片、心电图 □ 纯音测听或听觉脑干诱发电位、耳声导抗 □ 颞骨 CT、鼻咽侧位 X 线摄片（视情况而定） □ 内镜（视情况而定）	长期医嘱： □ 耳鼻咽喉科护理常规 □ 二级或三级护理、普通饮食 □ 患者既往基础用药 临时医嘱： □ 术前医嘱：明日全身麻醉或局部麻醉下行鼓膜术 * □ 术前禁食、禁水 □ 术前抗菌药物 □ 术前准备 □其他特殊医嘱
主要护理工作	□ 介绍病房环境、设施和设备 □ 入院护理评估 □ 宣教	□ 宣教、术前准备 □ 提醒患者明晨禁水
病情变异记录	□ 无 □ 有，原因： 1. 2.	□ 无 □ 有，原因： 1. 2.
护士签名		
医师签名		

时间	住院第2~3天 （手术日）	住院第3~4天 （术后第1天）	住院第4~5天 （术后第2~3天，出院日）
主要诊疗工作	□ 手术 □ 术者完成手术记录 □ 住院医师完成术后病程 □ 上级医师查房 □ 向患者及家属交代病情及术后注意事项	□ 上级医师查房 □ 住院医师完成常规病历书写 □ 注意病情变化 □ 注意观察生命体征 □ 注意有无并发症如眩晕、突聋等	□ 上级医师查房，进行手术及伤口评估 □ 完成出院记录、出院证明书 □ 向患者交代出院后的注意事项
重点医嘱	**长期医嘱：** □ 全身麻醉后常规护理 □ 鼓膜置管术*术后护理常规 □ 一级护理 □ 术后6小时半流质饮食 □ 抗菌药物 **临时医嘱：** □ 酌情心电监护 □ 酌情吸氧 □ 其他特殊医嘱	**长期医嘱：** □ 半流质饮食或普通饮食 □ 一级或二级护理 □ 可停用抗菌药物 **临时医嘱：** □ 换药 □ 其他特殊医嘱	**出院医嘱：** □ 出院带药 □ 门诊随诊
主要护理工作	□ 随时观察患者病情变化 □ 术后心理与生活护理	□ 观察患者病情变化	□ 指导患者办理出院手续
病情变异记录	□ 无 □ 有，原因： 1. 2.	□ 无 □ 有，原因： 1. 2.	□ 无 □ 有，原因： 1. 2.
护士签名			
医师签名			

注：*实际操作时需明确写出具体的术式

第二十九章

急性坏死性中耳炎临床路径释义

【医疗质量控制指标】

指标一、坏死性中耳炎患者住院期间抗生素使用前病原学送检率。

指标二、与手术相关耳郭软骨及周围软组织感染发生率。

指标三、术后发生医源性面神经损伤的发生率。

一、急性坏死性中耳炎编码

疾病名称及编码：急性坏死性中耳炎（ICD-10：H66.4/66.0）

手术操作名称及编码：开放式乳突改良根治术（ICD-9-CM-3：20.4900x008）

完壁式乳突改良根治术（ICD-9-CM-3：20.4900x009）

二、临床路径检索方法

H66.4/66.0 伴（19.3-19.5/20.2/20.4）

三、国家医疗保障疾病诊断相关分组（CHS-DRG）

MDCD 头颈、耳、鼻、口、咽疾病及功能障碍

DT1 中耳炎及上呼吸道感染

四、急性坏死性中耳炎临床路径标准住院流程

（一）适用对象

第一诊断为急性坏死性中耳炎（ICD-10：H66.4/66.0）

行手术治疗（ICD-9-CM-3：19.3-19.5/20.2/20.4）。

> 释义
>
> ■急性坏死性中耳炎是急性化脓性中耳炎的特殊类型，多发生于一些急性传染病中。急性坏死性中耳炎以中耳及周围组织的广泛坏死、损毁为特点，可演变为慢性化脓性中耳炎，好发于 5 岁以下婴幼儿。

（二）诊断依据

根据《临床诊疗指南·耳鼻咽喉头颈外科分册》（中华医学会编著，人民卫生出版社，2009年）。《中耳炎的分类和分型》（中华医学会耳鼻咽喉科学分会，2012 年）。

1. 症状：有间断性或持续性耳溢脓病史；中重度以上听力下降。可伴有头痛、发热、眩晕、周围性面瘫等。

2. 体征：可伴有高热，有鼓膜大穿孔，鼓室内可见有恶臭脓性分泌物，黏膜可见肿胀、增厚、肉芽形成；可伴中耳胆脂瘤。

3. 听力检查：传导性或混合性听力损失。

4. 中耳乳突 HRCT 扫描：提示中耳、乳突及听骨链等出现溶骨性破坏。

5. 多发生于伴有急性传染性疾病的儿童。

释义

■ 急性坏死性中耳炎好发于 5 岁以下婴幼儿，可发生于急性传染病（如猩红热、麻疹、流感等）早期，由于致病微生物毒力较强，严重全身感染导致机体的抵抗力下降，加之婴幼儿中耳免疫防御功能不成熟，致病微生物及其毒素可迅速破坏局部组织，鼓膜发生溃烂、穿孔，鼓室、鼓窦及乳突气房的黏骨膜坏死，听小骨坏死，甚至累及中耳局部及周围骨质的骨髓，发生非特异性骨髓炎，导致死骨形成。其临床症状与一般急性化脓性中耳炎类似。但是因为鼓膜早期发生穿孔，并在数日内融合而迅速扩大，重症者穿孔可达到鼓环。因此，耳部的症状多为耳内流脓，脓液腥臭。外耳道有肉芽组织增生时，可遮蔽穿孔的鼓膜和裸露的骨壁。病变亦可能侵犯内耳，引起迷路炎，进而出现感音神经性耳聋。

■ 如果感染得到控制，炎症坏死过程得到控制，残存的黏膜上皮生长修复，鼓膜穿孔可以自行愈合。有的穿孔虽然愈合，但会在中耳遗留硬化灶，加之听骨链如果出现破坏，则可能引起明显的传导性耳聋。如果鼓膜穿孔迁延不愈，外耳道鳞状上皮修复移行，可继发胆脂瘤形成。

（三）治疗方案的选择

根据《临床诊疗指南·耳鼻咽喉头颈外科分册》（中华医学会编著，人民卫生出版社，2009 年）。

1. 注意休息、加强营养、维持水电解质平衡。
2. 取中耳分泌物培养和药敏实验。
3. 早期全身应用足量有效的抗生素。
4. 外耳道冲洗及滴药。
5. 适当补充各种维生素。
6. 行乳突根治术。
7. 其他治疗，增强免疫力。

释义

■ 急性坏死性中耳炎的治疗同一般急性化脓性中耳炎，但要特别注意加强支持疗法，提高机体抵抗力，同时密切观察并发症发生。

（四）标准住院日 12~14 天

释义

■ 住院后首先需要进行原发疾病相关检查及全身状态评估。如果可以手术治疗的患者，应同时完善术前常规检查。不符合急诊手术指征或术前准备发现其他异常，进入本路径管理的患者住院时间可能会超过标准住院时间。

（五）进入路径标准

1. 第一诊断必须符合 ICD-10：H66.4/66.0 急性坏死性中耳炎疾病编码。

2. 当患者同时具有其他疾病诊断，但在住院期间不需要特殊处理，也不影响第一诊断的临床路径流程实施时，可以进入路径。

> **释义**
>
> ■ 如果患者出现严重生命体征异常或其他影响接受手术的疾病时不适合进入本路径。如果患者的坏死范围已经超出颞骨到达颅底骨，颅底间隙，或出现颅内播散，则不适合进入本路径。如果患者的抵抗力下降是由于其他严重免疫系统缺陷性疾病引起（如急性白血病、特异性感染、先天性免疫缺陷等），也不适合进入本路径。

（六）住院期间检查项目

1. 必需的检查项目：

（1）血常规、尿常规。

（2）肝功能、肾功能、电解质、血糖、凝血功能。

（3）感染性疾病筛查（乙型肝炎、丙型肝炎、梅毒、艾滋病等）。

（4）X 线胸片、心电图。

（5）纯音听阈测试。

（6）中耳-乳突薄层 HRCT。

（7）中耳分泌物细菌培养+药敏。

2. 根据患者情况可选择的检查项目：

（1）血清病毒学检测。

（2）听力学检查：包括听性脑干电反应测听、声导抗等。

（3）前庭功能的相关测试。

（4）MRI 等影像学检查。

（5）面神经功能测定。

> **释义**
>
> ■ 对于小儿患者，听力评估可以结合听性脑干诱发电位，骨导听性脑干诱发电位，多频稳态诱发电位，40Hz 相关电位检查等电生理检查，综合评估患儿听力水平。对于合并中枢系统症状的患者，需要结合神经查体结果选择是否进行颅脑 MRI 等影像学检查，以除外颅内并发症。如果患者已经出现面神经瘫痪症状，需行面神经功能测定，以评估面瘫水平，获得对预后进行判断，并指导治疗。

（七）治疗方案与药物选择

1. 抗菌药物：按照《抗菌药物临床应用指导原则（2015 年版）》（国卫办医发〔2015〕43号）合理选用抗菌药物。

2. 外耳道过氧化氢冲洗、外耳道抗生素滴药。

3. 控制体温、维持水电解质、补充维生素等对症处理。

4. 乳突根治术。

5. 酌情考虑二期行听骨链重建及鼓室成形术。

6. 手术日为入院后 5 天内。

（1）麻醉方式：全身麻醉或局部麻醉。

（2）术中用药：必要时糖皮质激素、非耳毒性抗菌药物冲洗术腔。

（3）术中酌情行面神经监测。

（4）术腔填塞。

（5）标本送病理检查。

7. 术后住院治疗≤10 天。

（1）必须复查的检查项目：根据患者情况而定。

（2）术后用药：按照《抗菌药物临床应用指导原则（2015 年版）》（国卫办医发〔2015〕43 号）合理选用抗菌药物。

（3）伤口换药。

释义

■ 根据《Clinical Practice Guideline：Otitis Media with Effusion》（美国儿科学会、家庭医师学会和美国耳鼻咽喉·头颈外科学会，2004），《儿童中耳炎诊断和治疗指南（草案）》（中华耳鼻咽喉头颈外科杂志编辑委员会，中华医学会耳鼻咽喉头颈外科学分会小儿学组，2008）。药物治疗主要为抗菌药物治疗。需根据细菌培养及药敏试验结果选择敏感抗菌药物，可以多种抗菌药物联合用药。全身用药同时，局部可用过氧化氢溶液冲洗+局部抗菌药物外用治疗，以提高疗效。如果外耳道肉芽阻塞，术前无法满意获得外耳道分泌物标本，可先行经验用药，并在术中进行脓性分泌物标本采集，指导术后抗菌药物应用。术中如果可见外耳道或中耳乳突腔肉芽增生，应送病理检查，以除外其他特殊感染或者肿瘤性疾病。

（八）出院标准

1. 一般情况良好，中耳乳突炎症已基本消退。

2. 没有需要住院处理的并发症。

释义

■ 乳突根治术后患者在切口愈合后即可出院，乳突腔内引流条可以在门诊换药。如患者行单纯乳突切除，则伤口需敞开引流，可以考虑门诊定期换药随访。听力损失及面神经功能损失可以考虑二期行手术治疗。

（九）变异原因及分析

1. 治疗过程中出现药物不良反应，须视具体情况调整用药。

2. 伴有急性传染病的儿童患者须联合传染病科、重症医学科、儿科等进行联合诊治，需退出该临床路径。

> **释义**
>
> ■ 由于致病菌毒力强，患者抵抗力低，如果在治疗过程中出现生命体征急剧变化，应与重症医学科联合诊治，需退出本路径。治疗过程中发现出现严重颅内外并发症，病变累及颅底间隙、颈部间隙及颅内者，应与神经外科及头颈外科联合治疗，需退出本路径。如果在治疗过程中病因学治疗发现其他严重基础疾病，需要先行病因学治疗的患者，需退出本路径。医院与患者或家属发生医疗纠纷，患者要求离院或转院；或患者不愿按照要求及时出院随诊而导致住院时间明显延长等为重大变异。

五、急性坏死性中耳炎临床路径给药方案

【用药选择】

药物治疗主要为抗菌药物治疗，需要根据外耳道分泌物脓培养及药敏试验结果选择敏感抗菌药物。可以多种抗菌药物联合用药。全身用药同时，局部可用过氧化氢溶液冲洗＋局部抗菌药物外用治疗，以提高疗效。

【药学提示】

1. 红霉素口服或静脉注射均可引起胃肠道反应，临床症状可见腹痛、腹胀、恶心。
2. 某些广谱抗菌药物需要检测肝功能、肾功能，长期抗菌药物治疗需要警惕肠道菌群失调的发生，术后应监测便常规。

六、急性坏死性中耳炎患者护理规范

1. 术前护理：
(1) 观察外耳道分泌物情况，指导外耳道点药治疗。
(2) 观察颅内外并发症发生：面瘫，发热，头痛、眩晕、颈部或耳后肿痛。
(3) 加强急症患者及家属的心理护理，指导围术期自我护理和观察。
2. 术后护理：
(1) 观察耳部敷料渗出情况。
(2) 观察术后并发症发生：面瘫、眩晕、突发性听力下降、发热、耳郭疼痛。
(3) 加强宣教，指导营养不良儿童患者的喂养。

七、急性坏死性中耳炎患者营养治疗规范

1. 对存在较严重营养不良或高营养风险的患者，术前给予短时间（约1周）营养支持（特别是肠内营养），有助于纠正或改善患者的代谢与营养状态，提高对手术和麻醉的耐受能力。
2. 对于反复上呼吸道感染患儿，要注意营养不良儿童患者营养治疗，对家长进行喂养咨询和膳食调查分析，根据病因、评估分类和膳食分析结果，指导家长为儿童提供满足其恢复正常生长需要的膳食，使能量摄入逐渐达到推荐摄入量（RNI）的85%以上，蛋白质和矿物质、维生素摄入达到RNI的80%以上。

八、急性坏死性中耳炎患者健康宣教

对于腭裂等高危因素患儿，要加强耳部症状（听力下降、耳痛、耳流脓等）的观察，及时就医。对于抵抗力低下婴幼儿或各种原因引起的免疫力缺陷患者，要预防上呼吸道感染，预防婴幼儿的"二手烟"暴露。

九、推荐表单

（一）医师表单

急性坏死性中耳炎临床路径医师表单

适用对象：第一诊断为急性坏死性中耳炎（ICD-10：H66.4/66.0）

行手术治疗（ICD-9-CM-3：19.3~19.5/20.2/20.4）

患者姓名：		性别：	年龄：	门诊号：	住院号：
住院日期：　　年　月　日		出院日期：　　年　月　日			标准住院日：≤14天

时间	住院第1天	住院第2~4天 （术前日）	住院第3~5天 （手术日）
主要诊疗工作	□ 询问病史及体格检查 □ 完成病历书写 □ 上级医师查房与评估 □ 初步确定治疗方案包括抗感染治疗、手术方式和日期	□ 上级医师查房 □ 积极抗感染治疗 □ 完成术前准备与术前评估 □ 根据检查结果等，行术前讨论，确定手术方案 □ 完成必要的相关科室会诊 □ 签署手术知情同意书、自费用品协议书等 □ 向患者及家属交代围术期注意事项	□ 手术 □ 术者完成手术记录 □ 住院医师完成术后病程 □ 上级医师查房 □ 向患者及家属交代病情及术后注意事项
重点医嘱	**长期医嘱：** □ 耳鼻咽喉科护理常规 □ 一级护理 □ 普通饮食 □ 抗菌药物 □ 外耳道冲洗、滴药 **临时医嘱：** □ 血常规、尿常规 □ 肝功能、肾功能、电解质、血糖、凝血功能 □ 感染性疾病筛查 □ X线胸片、心电图 □ 临床听力学检查 □ 颞骨CT/MRI □ 中耳脓液细菌培养+药敏 □ 必要时：面神经功能测定	**长期医嘱：** □ 耳鼻咽喉科护理常规 □ 一级护理 □ 普通饮食 □ 患者既往基础用药 □ 外耳道冲洗、滴药 **临时医嘱：** □ 术前医嘱：明日全身麻醉或局部麻醉下行乳突根治术 □ 术前禁食、禁水 □ 术前抗菌药物 □ 术前准备 □ 其他特殊医嘱	**长期医嘱：** □ 全身麻醉后常规护理 □ 乳突根治术后护理常规 □ 一级护理 □ 术后6小时半流质饮食 □ 抗菌药物 **临时医嘱：** □ 标本送病理检查 □ 酌情心电监护 □ 酌情吸氧 □ 其他特殊医嘱
病情变异记录	□ 无　□ 有，原因： 1. 2.	□ 无　□ 有，原因： 1. 2.	□ 无　□ 有，原因： 1. 2.
医师签名			

时间	住院第 4~13 天 （术后第 1~9 天）	住院第 14 天 （出院日）
主要 诊疗 工作	□ 上级医师查房 □ 住院医师完成常规病历书写 □ 注意病情变化 □ 注意观察生命体征 □ 注意有无并发症如面瘫、眩晕、感音神经性聋等 □ 注意手术引流量 □ 根据引流情况明确是否拔除引流皮条	□ 上级医师查房，进行手术及伤口评估 □ 完成出院记录、出院证明书 □ 向患者交代出院后的注意事项
重 要 医 嘱	长期医嘱： □ 半流质饮食或普通饮食 □ 一级或二级护理 □ 可停用抗菌药物 临时医嘱： □ 换药 □ 其他特殊医嘱	出院医嘱： □ 出院带药 □ 门诊随诊
病情 变异 记录	□ 无　□ 有，原因： 1. 2.	□ 无　□ 有，原因： 1. 2.
医师 签名		

（二）护士表单

急性坏死性中耳炎临床路径护士表单

适用对象：第一诊断为急性坏死性中耳炎（ICD-10：H66.4/66.0）

行手术治疗（ICD-9-CM-3：19.3-19.5/20.2/20.4）

患者姓名：	性别：	年龄：	门诊号：	住院号：
住院日期：　年　月　日	出院日期：　年　月　日			标准住院日：≤14 天

时间	住院第 1 天	住院第 1~3 天 （术前日）	手术日
健康宣教	□ 入院宣教（介绍病房环境、探视制度） □ 儿童患者向家属进行安全宣教，防范跌床风险 □ 入院护理评估（生命体征、营养、心理等） □ 询问病史，相应查体 □ 联系相关检查	□ 宣教疾病知识、用药知识及特殊检查操作过程 □ 宣教术前准备 □ 预防跌倒 3 个 30 秒健康宣教 □ 预防跌倒措施 □ 主管护士与患者沟通，了解并指导心理应对 □ 提醒患者术晨禁食、禁水	□ 主管护士与患者沟通，了解并指导心理应对 □ 宣教疾病知识、手术过程及特殊检查操作过程
护理处置	□ 核对患者，佩戴腕带 □ 建立入院护理病历 □ 卫生处置：剪指（趾）甲、沐浴、更换病号服 □ 协助医师完成各项检查化验	□ 术前准备，禁食、禁水 □ 遵医嘱正确给药	□ 密切观察患者生命体征 T、P、R、Bp、血氧饱和度 □ 跌倒评分 □ 儿童患者挂预防跌伤标识 □ 遵医嘱正确使用抗生素
基础护理	□ 三级护理 □ 晨晚间护理 □ 患者安全管理	□ 三级护理 □ 晨晚间护理 □ 患者安全管理	□ 一级护理 □ 晨晚间护理 □ 患者安全管理
专科护理	□ 护理查体 □ 生命体征监测 □ 儿童患者请家属陪伴 □ 心理评估 □ 书写入院评估单，护理评估单	□ 生命体征监测 □ 儿童患者请家属陪伴 □ 患者本人和心理护理	□ 生命体征监测 □ 密切观察伤口敷料渗血情况，有渗血及时用无菌纱布覆盖；行鼓膜置管患者密切关注耳道流出物的性状 □ 密切观察患者神志，有无恶心、呕吐、面瘫。必要时通知医师 □ 书写护理记录 □ 儿童患者请家属陪伴 □ 心理护理
重点医嘱	□ 详见医嘱执行单	□ 详见医嘱执行单	□ 详见医嘱执行单
病情变异记录	□ 无　□ 有，原因： 1. 2.	□ 无　□ 有，原因： 1. 2.	□ 无　□ 有，原因： 1. 2.
护士签名			

时间	住院第 3~9 天 （术后第 1~6 天）	住院第 10 天 （出院日）
健康宣教	□ 预防跌倒 3 个 30 秒健康宣教 □ 鼓励进食 □ 饮食指导	□ 出院健康宣教 □ 教会患者五步换药法 □ 定期复查 □ 出院带药服用方法
护理处置	□ 跌倒评估 □ ADL 评分 □ 随时观察患者病情变化 □ 遵医嘱正确给药	□ ADL 评分 □ 通知住院处 □ 打印体温单及护理记录
基础护理	□ 二级护理 □ 晨晚间护理 □ 患者安全管理 □ 需要时请家属陪伴	□ 三级护理 □ 晨晚间护理 □ 患者安全管理
专科护理	□ 评估生命体征 □ 按 PIO 书写护理记录 □ 密切观察伤口渗血情况，有渗血及时用无菌纱布覆盖 □ 密切观察患者神志，有无恶心、呕吐、面瘫。必要时通知医师 □ 提供并发症征象的依据 □ 心理护理	□ 评估生命体征 □ 书写护理记录
重点医嘱	□ 详见医嘱执行单	□ 详见医嘱执行单
病情变异记录	□ 无 □ 有，原因： 1. 2.	□ 无 □ 有，原因： 1. 2.
护士签名		

（三）患者表单

急性坏死性中耳炎临床路径患者表单

适用对象：第一诊断为急性坏死性中耳炎（ICD-10：H66.4/66.0）

行手术治疗（ICD-9-CM-3：19.3-19.5/20.2/20.4）

患者姓名：		性别：	年龄：	门诊号：	住院号：
住院日期： 年 月 日		出院日期： 年 月 日			标准住院日：≤14 天

时间	住院第 1 天	住院第 1~3 天 （术前日）
医患配合	□ 接受入院宣教 □ 接受入院护理评估 □ 接受病史询问 □ 进行体格检查 □ 交代既往用药情况 □ 进行相关检查	□ 患者及家属与医师交流病情 □ 了解手术方案及围术期注意事项 □ 签署手术知情同意书、自费用品协议书等知情 　同意书 □ 接受术前宣教 □ 完成有关检查 □ 术前取下所有饰品、卸妆
护患配合	□ 配合测量体温、脉搏、呼吸、血压、血氧饱 　和度、体重 □ 配合完成入院护理评估单（简单询问病史、 　过敏史、用药） □ 接受入院宣教（环境介绍、病室规定、订餐 　制度、贵重物品保管等） □ 有任何不适告知护士 □ 配合执行医院制度	□ 配合术前准备 □ 配合术晨禁食、禁水 □ 配合踝泵练习 □ 配合 3 个 30 秒预防跌倒健康宣教 □ 配合术侧颈部过伸位练习 □ 配合术前准备，禁食、禁水 □ 配合用药 □ 有任何不适告知护士
饮食	□ 半流质饮食 □ 婴儿软食	□ 半流质饮食 □ 婴儿软食
排泄	□ 正常排尿便	□ 正常排尿便
活动	□ 适度活动 □ 适应角色转换	□ 适度活动 □ 心理调整

时间	住院第2~3天 （手术日）	住院第3~9天 （术后第1~6天）	住院第10天 （出院日）
医患配合	□ 接受手术治疗 □ 患者及家属与医师交流了解手术情况及术后注意事项 □ 接受术后监护治疗	□ 接受术后康复指导 □ 适当下床活动 □ 接受相关检查和复查 □ 配合换药 □ 术后抗生素治疗	□ 接受出院前指导 □ 了解复查程序 □ 获取出院诊断书
护患配合	□ 配合测量体温、脉搏、呼吸，询问每日排便情况 □ 按时接受输液、服药治疗 □ 注意活动安全，避免坠床或跌倒 □ 配合执行探视及陪伴制度 □ 接受疾病及用药等相关知识指导 □ 有任何不适告知护士	□ 配合测量体温、脉搏、呼吸 □ 询问每日排便情况 □ 有任何不适告知护士 □ 接受输液、服药治疗 □ 注意活动安全，避免坠床或跌倒 □ 配合执行探视及陪伴制度 □ 接受疾病及用药等相关知识指导 □ 有任何不适告知护士	□ 接受出院前康复宣教 □ 学习出院注意事项 □ 获取出院带药 □ 知道服药方法、作用、注意事项 □ 掌握五步换药法 □ 办理出院手续 □ 知道复印病历方法 □ 知道术后首次复查时间
饮食	□ 半流质饮食	□ 半流质饮食	□ 普通饮食
排泄	□ 正常排尿便	□ 正常排尿便	□ 正常排尿便
活动	□ 适度床上活动	□ 适度活动 □ 心理调整	□ 适度活动

附：原表单（2017 年版）

急性坏死性中耳炎临床路径表单

适用对象：第一诊断为急性坏死性中耳炎（ICD-10：H66.4/66.0）

行手术治疗（ICD-9-CM-3：19.3~19.5/20.2/20.4）

患者姓名：	性别：	年龄：	门诊号：	住院号：
住院日期： 年 月 日	出院日期： 年 月 日		标准住院日：≤14 天	

时间	住院第 1 天	住院第 2~4 天 （术前日）	住院第 3~5 天 （手术日）
主要诊疗工作	□ 询问病史及体格检查 □ 完成病历书写 □ 上级医师查房与评估 □ 初步确定治疗方案包括抗感染治疗、手术方式和日期	□ 上级医师查房 □ 积极抗感染治疗 □ 完成术前准备与术前评估 □ 根据检查结果等，行术前讨论，确定手术方案 □ 完成必要的相关科室会诊 □ 签署手术知情同意书、自费用品协议书等 □ 向患者及家属交代围术期注意事项	□ 手术 □ 术者完成手术记录 □ 住院医师完成术后病程 □ 上级医师查房 □ 向患者及家属交代病情及术后注意事项
重点医嘱	长期医嘱： □ 耳鼻咽喉科护理常规 □ 一级护理 □ 普通饮食 □ 抗菌药物 □ 外耳道冲洗、滴药 临时医嘱： □ 血常规、尿常规 □ 肝功能、肾功能、电解质、血糖、凝血功能 □ 感染性疾病筛查 □ X 线胸片、心电图 □ 临床听力学检查 □ 颞骨 CT/MRI □ 中耳脓液细菌培养+药敏 □ 必要时：面神经功能测定	长期医嘱： □ 耳鼻咽喉科护理常规 □ 一级护理 □ 普通饮食 □ 患者既往基础用药 □ 外耳道冲洗、滴药 临时医嘱： □ 术前医嘱：明日全身麻醉或局部麻醉下行乳突根治术 □ 术前禁食、禁水 □ 术前抗菌药物 □ 术前准备 □ 其他特殊医嘱	长期医嘱： □ 全身麻醉后常规护理 □ 乳突根治术后护理常规 □ 一级护理 □ 术后 6 小时半流质饮食 □ 抗菌药物 临时医嘱： □ 标本送病理检查 □ 酌情心电监护 □ 酌情吸氧 □ 其他特殊医嘱
主要护理工作	□ 介绍病房环境、设施和设备 □ 入院护理评估	□ 宣教、备皮等术前准备 □ 提醒患者明晨禁水	□ 观察患者病情变化 □ 术后心理与生活护理
病情变异记录	□ 无 □ 有，原因： 1. 2.	□ 无 □ 有，原因： 1. 2.	□ 无 □ 有，原因： 1. 2.

续 表

时间	住院第1天	住院第2~4天 （术前日）	住院第3~5天 （手术日）
护士 签名			
医师 签名			

时间	住院第 4~13 天 （术后第 1~9 天）	住院第 14 天 （出院日）
主要诊疗工作	□ 上级医师查房 □ 住院医师完成常规病历书写 □ 注意病情变化 □ 注意观察生命体征 □ 注意有无并发症，如面瘫、眩晕、突聋等 □ 注意手术引流量 □ 根据引流情况明确是否拔除引流皮条	□ 上级医师查房，进行手术及伤口评估 □ 完成出院记录、出院证明书 □ 向患者交代出院后的注意事项
重要医嘱	长期医嘱： □ 半流质饮食或普通饮食 □ 一级或二级护理 □ 可停用抗菌药物 临时医嘱： □ 换药 □ 其他特殊医嘱	出院医嘱： □ 出院带药 □ 门诊随诊
主要护理工作	□ 观察患者情况 □ 术后心理与生活护理	□ 指导患者办理出院手续
病情变异记录	□ 无　□ 有，原因： 1. 2.	□ 无　□ 有，原因： 1. 2.
护士签名		
医师签名		

第三十章

慢性化脓性中耳炎临床路径释义

【医疗质量控制指标】

指标一、慢性化脓性中耳炎患者住院期间抗生素使用前病原学送检率。

指标二、手术患者重返手术室再次手术总发生率。

指标三、与手术相关医院感染发生率。

指标四、手术部位感染总发生率。

指标五、慢性化脓性中耳炎患者术后发生医源性面神经损伤的发生率。

一、慢性化脓性中耳炎编码

1. 原编码：

疾病名称及编码：慢性化脓性中耳炎（ICD-10：H66.1-H66.3/H71）

手术操作名称及编码：手术治疗（ICD-9-CM-3：19.3-19.5/20.2/20.4）

2. 修改编码：

疾病名称及编码：慢性化脓性中耳炎（ICD-10：H66.1-H66.3/H71）

手术操作名称及编码：听骨链重建术同期或二期（ICD-9-CM-3：19.3）

鼓室成形术Ⅰ型（ICD-9-CM-3：19.4）

鼓室成形术Ⅱ型（ICD-9-CM-3：19.52）

鼓室成形术Ⅲ型（ICD-9-CM-3：19.53）

乳突切开术（ICD-9-CM-3：20.21）

乳突切除术（ICD-9-CM-3：20.4）

二、临床路径检索方法

（H66.1/H66.2/H66.3/H71）伴（19.3/19.4/19.52/19.53/20.21/20.4）

三、国家医疗保障疾病诊断相关分组（CHS-DRG）

MDCD 头颈、耳、鼻、口、咽疾病及功能障碍

DT1 中耳炎及上呼吸道感染

四、慢性化脓性中耳炎临床路径标准住院流程

（一）适用对象

第一诊断为慢性化脓性中耳炎（ICD-10：H66.1-H66.3/H71）

行手术治疗（ICD-9-CM-3：19.3-19.5/20.2/20.4）。

> 释义
>
> ■ 本路径适用对象是第一诊断为慢性化脓性中耳炎的患者，包括中华医学会耳鼻咽喉科分会2012年制订的《中耳炎临床分类和手术分型指南（2012）》中"慢性化脓性中耳炎""中耳胆脂瘤"及"中耳炎后遗疾病"的患者。本路径不包括慢性化脓性中耳炎伴严重颅内外并发症的患者。

■ 本路径仅针对需要手术的患者。

（二）诊断依据

根据《临床诊疗指南·耳鼻咽喉头颈外科分册》（中华医学会编著，人民卫生出版社，2009），《临床技术操作规范·耳鼻咽喉-头颈外科分册》（中华医学会编著，人民军医出版社，2009），《中耳炎临床分类和手术分型指南（2012）》［中华医学会耳鼻咽喉头颈外科学分会耳科学组，中华耳鼻咽喉头颈外科杂志，2013，48（1）：5］。

1. 症状：有间断性或持续性耳溢脓病史；不同程度的听力下降。
2. 体征：具备下列项目之一者：
（1）鼓膜穿孔，鼓室内可见有脓性分泌物，黏膜可见肿胀、增厚、肉芽形成。
（2）鼓膜内陷，伴中耳胆脂瘤。
3. 听力检查。
4. 颞骨 CT 扫描：提示炎性改变。

释义

■ 应该与慢性肉芽性鼓膜炎、中耳癌、结核性中耳炎鉴别。

■ 慢性化脓性中耳炎单纯型，鼓膜紧张部穿孔，鼓室内可见有脓性分泌物，是慢性化脓性中耳炎的重要体征之一，此时患者并不适合手术，应先行药物治疗，待中耳乳突内无活动性炎症，或者炎症得到控制后再行手术，进入本路径，一般为干耳后至少 2 周。中耳胆脂瘤的另一体征为鼓膜松弛部穿孔或紧张部边缘性穿孔，可见胆脂瘤上皮组织。

■ 听力损失轻度到重度，可为传导性或混合性，少数为感音性听力减退，行听骨链重建的患者，要求内耳功能良好，一般骨导阈值不大于 30dBHL。

■ 由于胆脂瘤等病变组织可作为缺损听骨间的传音桥梁，有时听骨链已有破坏，听力损失也可不明显。

■ 颞骨 CT 扫描可见鼓室鼓窦及乳突内软组织密度影，胆脂瘤者有骨质破坏。病变严重者必要时行 MRI 检查。

（三）治疗方案的选择

根据《临床诊疗指南·耳鼻咽喉头颈外科分册》（中华医学会编著，人民卫生出版社，2009），《临床技术操作规范·耳鼻咽喉-头颈外科分册》（中华医学会编著，人民军医出版社，2009），《中耳炎临床分类和手术分型指南（2012）》［中华医学会耳鼻咽喉头颈外科学分会耳科学组，中华耳鼻咽喉头颈外科杂志，2013，48（1）：5］。

手术：
1. 鼓室探查+鼓室成形术。
2. 开放式乳突根治+鼓室成形术，含一期听骨链重建。
3. 完壁式乳突根治+鼓室成形术，含一期听骨链重建。
4. 酌情行二期听骨链重建术。

释义

■鼓室成形术的禁忌证包括：鼓室和乳突气房系统的黏膜炎症处于活动状态、鼓室内有胆脂瘤或上皮组织尚未彻底切除、咽鼓管功能障碍无法解除、耳蜗功能丧失及全身慢性疾病不能耐受手术等。

■随着人工听觉技术的发展，振动声桥、BAHA 等新技术的应用，使以前属于听力重建禁忌证的患者有了新的治疗方法，各单位应根据自身条件和患者的具体情况选择相应的治疗手段，开展安全有效的治疗，为患者谋取最大治疗效果，这些新的治疗方法另立临床路径，本临床路径仅适用于通过鼓室成形术提高听力的患者。

■《中耳炎临床分类和手术分型指南（2012）》（中华医学会耳鼻咽喉科学分会，2012 年），手术分类：

1. 鼓室成形术：

（1）Ⅰ型：单纯鼓膜成形，不需要重建听骨链。

（2）Ⅱ型：底板活动，镫骨上结构存在。

（3）Ⅲ型：底板活动，镫骨上结构缺如。

2. 中耳病变切除术：

（1）乳突切开术。

（2）乳突根治术。

（3）改良乳突根治术（Bondy 手术）。

3. 中耳病变切除+鼓室成形术：

（1）完壁式乳突切开+鼓室成形术。

（2）开放式乳突切开+鼓室成形术。

（3）完桥式乳突切开+鼓室成形术。

（4）上鼓室切开+鼓室成形术。

4. 其他中耳炎相关手术：

（1）鼓室探查术。

（2）耳甲腔成形术。

（3）外耳道成形术。

（4）外耳道后壁重建术。

（5）乳突缩窄术。

（6）中耳封闭术。

（四）标准住院日≤10 天

释义

■慢性中耳炎患者入院后，术前准备 1~3 天，在第 2~4 天实施手术，术后恢复 7 天，总住院天数不超过 10 天，均符合本路径要求。

■为减少患者等候手术时间和住院费用，可在门诊完成术前检查，排除手术禁忌后住院，于住院当天或 3 天以内手术符合本路径要求。

> ■患者入院后术前准备发现心律失常、糖尿病、肺部阴影的阳性体征，需要进一步行超声心动图、Holter、肺功能等检查，请相关科室会诊排除手术禁忌证，上述慢性疾病如果需要治疗，病情稳定后才能手术，术前准备过程应先进入相应内科疾病的诊疗路径；若经会诊排除了手术禁忌证，应扣除在排除手术禁忌证时所花去的检查会诊时间，总住院天数仍不超过10天者，亦符合本路径要求；主管医师应在临床路径表单中予以说明。

（五）进入临床路径标准

1. 第一诊断必须符合 ICD-10：H66.1-H66.3/H71 慢性化脓性中耳炎疾病编码。
2. 当患者同时具有其他疾病诊断，但在住院期间不需要特殊处理也不影响第一诊断的临床路径流程实施时，可以进入临床路径。

> **释义**
>
> ■慢性化脓性中耳炎的治疗包括保守治疗和手术治疗，本路径仅适用于需要手术治疗的患者，不包括慢性中耳炎急性发作需要药物治疗的患者，但包括慢性中耳炎急性发作经保守治疗控制感染后能够手术的患者。
> ■需要分期行听力重建手术的患者，每次入院均可适用本路径。
> ■患者同时伴有高血压、糖尿病、心律失常等慢性病，经内科会诊评估为非手术禁忌证，适用本路径。

（六）术前准备≤3天

1. 必需检查的项目：
（1）血常规、尿常规、大便常规。
（2）肝功能、肾功能、电解质、血糖、凝血功能。
（3）感染性疾病筛查（乙型肝炎、丙型肝炎、梅毒、艾滋病等）。
（4）X 线胸片、心电图。
（5）临床听力学检查（酌情行咽鼓管功能检查）。
（6）颞骨 CT。
2. 视情况而定：中耳脓液细菌培养+药敏试验，面神经功能测定（对于术前面瘫患者建议完善面肌电图检查），颅脑 MRI（MRA 及 MRV），ABO 血型等。

> **释义**
>
> ■咽鼓管功能检查是鼓室成形术患者的必查项目。
> ■必查项目是手术治疗安全有效的前提，术前必须完成。相关人员应认真分析检查结果，排除手术禁忌证、及时处理异常情况。
> ■为缩短患者住院等待时间，检查项目可以在患者入院前于门诊完成。
> ■高龄患者或有心肺功能异常患者，术前根据病情增加心脏彩超、Holter、肺功能、血气分析等检查。

　　■ 耳鼻喉科专科检查，耳是重点检查部位，尤其应仔细观察鼓膜穿孔情况，有无胆脂瘤上皮及肉芽组织，并准确记录。还应包括音叉检查，咽鼓管功能检测，观察有无自发性眼震以及瘘管实验等。术前检查还包括鼻、咽、喉部位检查。

　　■ 颞骨CT检查根据需要行相应部位的重建。

（七）预防性抗菌药物选择与使用时机

抗菌药物：按照《抗菌药物临床应用指导原则（2015年版）》（国卫办医发〔2015〕43号）合理选用抗菌药物。

> **释义**
>
> 　　■ 慢性化脓性中耳炎入路手术属于Ⅲ类切口，因此可按规定术后适当应用抗菌药物，视药敏试验结果选择合适的抗菌药物；当骨质破坏严重，存在发生颅内并发症危险时，应选择易透过血-脑脊液屏障的抗菌药物。

（八）手术日为入院后3天内

1. 麻醉方式：全身麻醉。
2. 术中植入耗材：听骨植入；可降解止血海绵，碘仿纱条。
3. 术中用药：必要时糖皮质激素、非耳毒性抗菌药物冲洗术腔。
4. 术中酌情行面神经监测。
5. 术腔填塞。
6. 标本送病理检查。

> **释义**
>
> 　　■ 建议手术日为入院后3天内。
>
> 　　■ 由于全身麻醉与局部麻醉在术前准备、术后恢复、患者费用、患者心理状态等各方面均存在较大差异，难以统一管理，故本路径规定仅针对全身麻醉下手术的患者。
>
> 　　■ 术中用药包括静脉给予抗菌药物。

（九）术后住院治疗≤7天

1. 必须复查的检查项目：根据患者情况而定。
2. 术后用药：按照《抗菌药物临床应用指导原则（2015年版）》（国卫办医发〔2015〕43号）合理选用抗菌药物。
3. 伤口换药。

释义

■ 建议术后住院治疗≤7天。
■ 术后患者重点观察的项目除全身麻醉手术后应该观察的项目以外，还包括闭目、鼓腮等面神经功能的相关检查（观察有无面瘫），是否有眩晕、耳鸣以及伤口情况等，并对症处理；若有疼痛加剧、体温升高、喷射性呕吐等感染症状需要行血常规、降钙素原等相关检查；人工听骨植入患者需要术后酌情卧床。

（十）出院标准

1. 一般情况良好，无伤口感染。
2. 没有需要住院处理的并发症。

释义

■ 根据患者具体情况，可以拆线后出院或出院后门诊复查时拆线。

（十一）变异及原因分析

1. 伴有影响手术的合并症，需进行相关诊断和治疗等，导致住院时间延长，治疗费用增加。
2. 出现手术并发症，需进一步诊断和治疗，导致住院时间延长，治疗费用增加。

释义

■ 伴有影响手术的合并症，常见的是术前准备发现心律失常、糖尿病、肺部阴影的阳性体征等，需要进一步行超声心动图、Holter、肺功能等检查，请相关科室会诊排除手术禁忌证，导致住院时间延长，治疗费用增加。
■ 慢性化脓性中耳炎手术可能存在的风险包括：①术中、术后出血；②术中损伤面神经，出现术后面瘫，舌前2/3味觉异常；③脑脊液耳漏，甚至颅内感染；④术后耳鸣，眩晕；⑤术后听力无改善或下降；⑥术后中耳炎复发、不干耳；⑦术后需要二期手术治疗；⑧鼓膜穿孔修补未成功，或术后再次穿孔；⑨术后耳道狭窄或闭锁等。
■ 慢性化脓性中耳炎包括种类很多，手术方式多样，出现变异的原因很多，除了包括路径中所描述的各种术后并发症，还包括医疗、护理、患者、环境等多方面的变异原因，为便于总结和在工作中不断完善和修订路径，应将变异原因归纳、总结，以便重新修订路径时作为参考。

五、慢性化脓性中耳炎临床路径给药方案

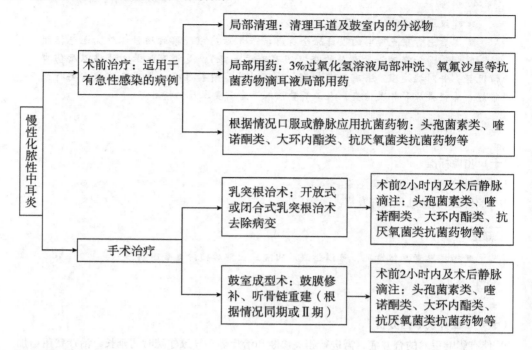

【用药选择】

1. 如果常规的抗菌药物治疗无效可做细菌培养，根据药敏试验结果选择抗菌药物。

2. 中耳炎可能会并发真菌感染，如耳道内出现白色或黑色的菌丝样组织，可进行真菌培养确定诊断，要彻底清理保持耳道干燥，并局部应用抗真菌药治疗。

【药学提示】

1. 喹诺酮类静脉给药可引起静脉炎，故静脉滴注时应控制药物浓度和流速。

2. 儿童对头孢类过敏选用大环内酯类抗生素，大环内酯类抗生素有恶心、呕吐等胃肠道反应。

【注意事项】

慢性化脓性中耳炎长期流脓，突然出现流脓较少、高热、头痛等要注意有无中耳炎的颅内并发症出现。

六、慢性化脓性中耳炎患者护理规范

1. 入院宣教、入院评估及卫生处置。

2. 术前备皮及相关术前准备。

3. 术后观察生命体征并评估有无头痛、听力下降、眩晕及周围性面瘫。

4. 观察敷料是否干洁。

5. 预防跌倒。

6. 指导出院康复及局部家庭护理。

7. 注意手卫生。

8. 注意预防院内感染。

七、慢性化脓性中耳炎患者营养治疗规范

1. 饮食宜清淡，忌食生冷、肥甘、厚腻食物。

2. 合理控制总热量。充裕的维生素和无机盐，丰富的膳食纤维，合理的餐次分配。

3. 避免食用坚硬及需要反复咀嚼的食物。

4. 食用富含维生素及蛋白质的食物。

八、慢性化脓性中耳炎患者健康宣教

1. 预防跌倒的健康宣教：学会自我保护，感觉头晕时立即蹲下；容易跌倒的时间包括全身麻醉术后12小时内及男性患者排尿时；必要时请专人防护。

2. 预防血栓的健康宣教：预防血栓踝泵练习、合理入量及适量活动。

3. 静脉输液相关的健康宣教：观察局部是否有红肿不适；穿刺肢体放松平行移动；勿自行调节滴速，滴速变化及时告诉护士。

4. 糖尿病、高血压等基础疾病相关的健康宣教：合理控制总热量和盐摄入量；积极控制血糖，注意保护性感觉。

5. 耳科局部用药法和家庭护理的健康宣教：耳部滴药及耳浴法；耳部家庭护理方法。

九、推荐表单

（一）医师表单

慢性化脓性中耳炎临床路径医师表单

适用对象：第一诊断为慢性化脓性中耳炎（ICD-10：H66.1-H66.3/H71）

行手术治疗（ICD-9-CM-3：19.3-19.5/20.2/20.4）

患者姓名：	性别： 年龄： 门诊号：	住院号：
住院日期： 年 月 日	出院日期： 年 月 日	标准住院日：≤10天

时间	住院第1天	住院第1~3天（术前日）	住院第2~3天（手术日）
主要诊疗工作	□ 询问病史及体格检查 □ 完成病历书写 □ 安排相关检查 □ 上级医师查房与术前评估 □ 初步确定手术方式和日期	□ 上级医师查房 □ 完成术前准备与术前评估 □ 汇总检查结果，进行术前讨论，确定手术方案 □ 相关科室会诊，可能会超出路径要求的时间，主管医师在表单记录 □ 签署手术知情同意书、自费用品协议书等 □ 向患者及家属交代围术期注意事项 □ 完成术前讨论、手术医师查房记录等病历书写	□ 全身麻醉 □ 手术 □ 术者完成手术记录 □ 住院医师完成术后病程 □ 上级医师查房 □ 向患者及家属交代病情及术后注意事项
重点医嘱	**长期医嘱：** □ 耳鼻咽喉科护理常规 □ 二级或三级护理 □ 饮食 □ 患者既往基础用药 **临时医嘱：** □ 血常规、尿常规 □ 肝功能、肾功能、电解质、血糖、血脂、凝血功能 □ 感染性疾病筛查 □ X线胸片、心电图 □ 临床听力学检查（酌情行咽鼓管功能检查） □ 颞骨CT □ 耳鼻咽喉科专科检查 □ 视情况而定：中耳脓液细菌培养+药敏试验，面神经功能测定	**长期医嘱：** □ 耳鼻咽喉科护理常规 □ 二级或三级护理 □ 饮食 □ 患者既往基础用药 **临时医嘱：** □ 术前医嘱：明日全身麻醉或局部麻醉下行鼓室成形术* □ 术前禁食、禁水 □ 术前抗菌药物 □ 术前准备（如术侧耳备皮） □ 其他特殊医嘱	**长期医嘱：** □ 全身麻醉后常规护理 □ 鼓室成形术*术后护理常规 □ 一级护理 □ 卧床（人工听骨植入患者） □ 饮食 □ 抗菌药物 □ 患者既往基础用药 **临时医嘱：** □ 酌情心电监护 □ 酌情吸氧 □ 其他特殊医嘱（如针对眩晕耳鸣的对症处理）
病情变异记录	□ 无 □ 有，原因： 1. 2.	□ 无 □ 有，原因： 1. 2.	□ 无 □ 有，原因： 1. 2.
医师签名			

时间	住院第 3~9 天 （术后第 1~6 天）	住院第 10 天 （出院日）
主要 诊疗 工作	□ 上级医师查房 □ 住院医师完成常规病历书写 □ 注意病情变化 □ 注意观察生命体征 □ 注意有无并发症如面瘫、眩晕、突聋等 □ 完壁式手术注意引流量 □ 根据引流情况明确是否拔除引流皮条	□ 上级医师查房，进行手术及伤口评估并拆线 □ 确定患者可以出院 □ 开具出院诊断书 □ 完成出院记录、出院证明书 □ 向患者交代出院后的注意事项及复查日期 □ 通知出院处
重 要 医 嘱	**长期医嘱：** □ 半流质饮食或普通饮食 □ 一级或二级护理 □ 根据情况停用抗菌药物 □ 根据情况停卧床 **临时医嘱：** □ 换药 □ 其他特殊医嘱	**出院医嘱：** □ 通知出院 □ 出院带药 □ 拆线换药
病情 变异 记录	□ 无　□ 有，原因： 1. 2.	□ 无　□ 有，原因： 1. 2.
医师 签名		

注：* 实际操作时需明确写出具体的术式

（二）护士表单

慢性化脓性中耳炎临床路径护士表单

适用对象：第一诊断为慢性化脓性中耳炎（ICD-10：H66.1-H66.3/H71）

行手术治疗（ICD-9-CM-3：19.3-19.5/20.2/20.4）

患者姓名：	性别： 年龄： 门诊号：	住院号：
住院日期： 年 月 日	出院日期： 年 月 日	标准住院日：≤10 天

时间	住院第 1 天	住院第 1~3 天（术前日）	住院第 2~3 天（手术日）
健康宣教	□ 入院宣教（介绍病房环境、探视制度） □ 入院护理评估（生命体征、营养、心理等） □ 询问病史，相应查体 □ 联系相关检查	□ 宣教疾病知识、用药知识及特殊检查操作过程 □ 宣教术前准备 □ 预防血栓踝泵练习 □ 预防跌倒 3 个 30 秒健康宣教 □ 预防跌倒措施 □ 主管护士与患者沟通，了解并指导心理应对 □ 提醒患者术晨禁食、禁水	□ 预防跌倒 3 个 30 秒健康宣教 □ 预防血栓踝泵练习 □ 主管护士与患者沟通，了解并指导心理应对 □ 宣教用药知识 □ 术后饮食指导
护理处置	□ 核对患者，佩戴腕带 □ 建立入院护理病历 □ 卫生处置：剪指（趾）甲、沐浴、更换病号服 □ 协助医师完成各项检查化验	□ 术侧颈部过伸位练习 □ 指导患者踝泵练习 □ 术前准备，禁食、禁水 □ 遵医嘱正确给药	□ 密切观察患者生命体征 T、P、R、Bp、血氧饱和度 □ 跌倒评分 □ 必要时挂预防跌倒标识 □ 患者自理程度 ADL 评分 □ 遵医嘱正确使用抗生素
基础护理	□ 三级护理 □ 晨晚间护理 □ 患者安全管理	□ 三级护理 □ 晨晚间护理 □ 患者安全管理	□ 一级护理 □ 晨晚间护理 □ 患者安全管理
专科护理	□ 护理查体 □ 生命体征监测 □ 需要时请家属陪伴 □ 心理评估 □ 书写入院评估单，护理评估单，患者自理程度 ADL 评分	□ 生命体征监测 □ 需要时请家属陪伴 □ 心理护理	□ 生命体征监测 □ 密切观察伤口渗血情况，有渗血及时用无菌纱布覆盖 □ 密切观察患者神志，有无恶心、呕吐。必要时通知医师 □ 书写护理记录 □ 需要时请家属陪伴 □ 心理护理
重点医嘱	□ 详见医嘱执行单	□ 详见医嘱执行单	□ 详见医嘱执行单
病情变异记录	□ 无 □ 有，原因： 1. 2.	□ 无 □ 有，原因： 1. 2.	□ 无 □ 有，原因： 1. 2.
护士签名			

时间	住院第 3~9 天 （术后第 1~6 天）	住院第 10 天 （出院日）
健康宣教	□ 预防跌倒 3 个 30 秒健康宣教 □ 鼓励进食 □ 饮食指导	□ 出院健康宣教 □ 教会患者五步换药法 □ 定期复查 □ 出院带药服用方法
护理处置	□ 跌倒评估 □ ADL 评分 □ 随时观察患者病情变化 □ 遵医嘱正确给药	□ ADL 评分 □ 通知住院处 □ 打印体温单及护理记录
基础护理	□ 二级护理 □ 晨晚间护理 □ 患者安全管理 □ 需要时请家属陪伴	□ 三级护理 □ 晨晚间护理 □ 患者安全管理
专科护理	□ 评估生命体征 □ 按 PIO 书写护理记录 □ 密切观察伤口渗血情况，有渗血及时用无菌纱布覆盖 □ 密切观察患者神志，有无恶心，呕吐等 □ 提供并发症征象的依据 □ 心理护理	□ 评估生命体征 □ 书写护理记录
重要医嘱	□ 详见医嘱执行单	□ 详见医嘱执行单
病情变异记录	□ 无 □ 有，原因： 1. 2.	□ 无 □ 有，原因： 1. 2.
护士签名		

（三）患者表单

慢性化脓性中耳炎临床路径患者表单

适用对象：第一诊断为慢性化脓性中耳炎（ICD-10：H66.1-H66.3/H71）

行手术治疗（ICD-9-CM-3：19.3-19.5/20.2/20.4）

患者姓名：	性别： 年龄： 门诊号：	住院号：
住院日期： 年 月 日	出院日期： 年 月 日	标准住院日：≤10 天

时间	住院第 1 天	住院第 1~3 天 （术前日）	住院第 2~3 天 （手术日）
医患配合	□ 接受入院宣教 □ 接受入院护理评估 □ 接受病史询问 □ 进行体格检查 □ 交代既往用药情况 □ 进行相关检查	□ 患者及家属与医师交流病情 □ 了解手术方案及围术期注意事项 □ 签署手术知情同意书、自费用品协议书等知情同意书 □ 接受术前宣教 □ 完成有关检查 □ 术前取下所有饰品、卸妆	□ 接受手术治疗 □ 患者及家属与医师交流了解手术情况及术后注意事项 □ 接受术后监护治疗
护患配合	□ 配合测量体温、脉搏、呼吸、血压、血氧饱和度、体重 □ 配合完成入院护理评估单（简单询问病史、过敏史、用药史） □ 接受入院宣教（环境介绍、病室规定、订餐制度、贵重物品保管等） □ 有任何不适告知护士 □ 配合执行医院制度	□ 配合术前准备 □ 配合术晨禁食、禁水 □ 配合踝泵练习 □ 配合 3 个 30 秒预防跌倒健康宣教 □ 配合术侧颈部过伸位练习 □ 配合术前准备，禁食、禁水 □ 配合用药 □ 有任何不适告知护士	□ 配合测量体温、脉搏、呼吸，询问每日排便情况 □ 按时接受输液、服药治疗 □ 注意活动安全，避免坠床或跌倒 □ 配合执行探视及陪伴制度 □ 接受疾病及用药等相关知识指导 □ 有任何不适告知护士
饮食	□ 半流质饮食	□ 半流质饮食	□ 半流质饮食
排泄	□ 正常排尿便	□ 正常排尿便	□ 正常排尿便
活动	□ 适度活动 □ 适应角色转换	□ 适度活动 □ 心理调整	□ 适度床上活动

时间	住院第 3~9 天 （术后第 1~6 天）	住院第 10 天 （出院日）
医患配合	□ 接受术后康复指导 □ 适当下床活动 □ 接受相关检查和复查 □ 配合换药 □ 术后抗生素治疗	□ 接受出院前指导 □ 了解复查程序 □ 获取出院诊断书
护患配合	□ 配合测量体温、脉搏、呼吸 □ 询问每日排便情况 □ 有任何不适告知护士 □ 接受输液、服药治疗 □ 注意活动安全，避免坠床或跌倒 □ 配合执行探视及陪伴制度 □ 接受疾病及用药等相关知识指导 □ 有任何不适告知护士	□ 接受出院前康复宣教 □ 学习出院注意事项 □ 获取出院带药 □ 知道服药方法、作用、注意事项 □ 掌握五步换药法 □ 办理出院手续 □ 知道复印病历方法 □ 知道术后首次复查时间
饮食	□ 半流质饮食	□ 普通饮食
排泄	□ 正常排尿便	□ 正常排尿便
活动	□ 适度活动 □ 心理调整	□ 适度活动

附：原表单（2019年版）

慢性化脓性中耳炎临床路径表单

适用对象：第一诊断为慢性化脓性中耳炎（ICD-10：H66.1-H66.3/H71）

行手术治疗（ICD-9-CM-3：19.3-19.5/20.2/20.4）

患者姓名：	性别： 年龄： 门诊号：	住院号：
住院日期： 年 月 日	出院日期： 年 月 日	标准住院日：≤10天

时间	住院第1天	住院第1~3天 （术前日）	住院第2~3天 （手术日）
主要诊疗工作	□ 询问病史及体格检查 □ 完成病历书写 □ 安排相关检查 □ 上级医师查房与术前评估 □ 初步确定手术方式和日期	□ 上级医师查房 □ 完成术前准备与术前评估 □ 汇总检查结果，进行术前讨论，确定手术方案 □ 相关科室会诊，可能会超出路径要求的时间，主管医师在表单记录 □ 签署手术知情同意书、自费用品协议书等 □ 向患者及家属交代围术期注意事项 □ 完成术前讨论、手术医师查房记录等病历书写	□ 全身麻醉 □ 手术 □ 术者完成手术记录 □ 住院医师完成术后病程 □ 上级医师查房 □ 向患者及家属交代病情及术后注意事项
重点医嘱	**长期医嘱：** □ 耳鼻咽喉科护理常规 □ 二级或三级护理 □ 普通饮食 □ 患者既往基础用药 **临时医嘱：** □ 血常规、尿常规、便常规 □ 肝功能、肾功能、电解质、血糖、血脂、凝血功能 □ 感染性疾病筛查 □ X线胸片、心电图 □ 临床听力学检查（酌情行咽鼓管功能检查） □ 颞骨CT □ 耳鼻咽喉科专科检查 □ 视情况而定：中耳脓液细菌培养+药敏试验，面神经功能测定，颅脑MRI（MRA及MRV），ABO血型	**长期医嘱：** □ 耳鼻咽喉科护理常规 □ 二级或三级护理 □ 普通饮食 □ 患者既往基础用药 **临时医嘱：** □ 术前医嘱：明日全身麻醉或局部麻醉下行鼓室成形术* □ 术前禁食、禁水 □ 术前抗菌药物 □ 术前准备（如术侧耳备皮） □ 其他特殊医嘱	**长期医嘱：** □ 全身麻醉后常规护理 □ 鼓室成形术*术后护理常规 □ 一级护理 □ 卧床（人工听骨植入患者） □ 饮食 □ 抗菌药物 □ 患者既往基础用药 **临时医嘱：** □ 酌情心电监护 □ 酌情吸氧 □ 其他特殊医嘱（如针对眩晕耳鸣的对症处理）

续　表

时间	住院第 1 天	住院第 1~3 天 （术前日）	住院第 2~3 天 （手术日）
主要护理工作	□ 介绍病房环境、设施和设备 □ 入院护理评估	□ 宣教、备皮等术前准备 □ 提醒患者明晨禁水	□ 观察患者病情变化 □ 术后心理与生活护理
病情变异记录	□ 无　□ 有，原因： 1. 2.	□ 无　□ 有，原因： 1. 2.	□ 无　□ 有，原因： 1. 2.
护士签字			
医师签名			

时间	住院第3~9天 （术后第1~6天）	住院第10天 （出院日）
主 要 诊 疗 工 作	□ 上级医师查房 □ 住院医师完成常规病历书写 □ 注意病情变化 □ 注意观察生命体征 □ 注意有无并发症如面瘫、眩晕、突聋等 □ 完壁式手术注意引流量 □ 根据引流情况明确是否拔除引流皮条	□ 上级医师查房，进行手术及伤口评估并拆线 □ 确定患者可以出院 □ 开出出院诊断书 □ 完成出院记录、出院证明书 □ 向患者交代出院后的注意事项及复查日期 □ 通知出院处
重 要 医 嘱	长期医嘱： □ 半流质饮食或普通饮食 □ 一级或二级护理 □ 根据情况停用抗菌药物 □ 根据情况停卧床 临时医嘱： □ 换药 □ 其他特殊医嘱	出院医嘱： □ 通知出院 □ 出院带药 □ 拆线换药
主要 护理 工作	□ 观察患者情况 □ 术后心理与生活护理	□ 指导患者办理出院手续
病情 变异 记录	□ 无　□ 有，原因： 1. 2.	□ 无　□ 有，原因： 1. 2.
护士 签字		
医师 签名		

注：* 实际操作时需明确写出具体的术式

第三十一章

粘连性中耳炎临床路径释义

【医疗质量控制指标】

指标一、粘连性中耳炎患者听力学检查率。

指标二、粘连性中耳炎患者鼻咽镜检率。

指标三、粘连性中耳炎患者影像检查率。

指标四、粘连性中耳炎患者手术指征符合率。

指标五、粘连性中耳炎患者术后并发症率。

指标六、粘连性中耳炎患者规范化药物治疗率。

一、粘连性中耳炎编码

疾病名称及编码：粘连性中耳炎（ICD-10：H74.1）

手术操作名称及编码：鼓室探查术（ICD-9-CM-3：20.2301）

内镜下鼓膜置管术（ICD-9-CM-3：20.0100x006）

鼓室成形术Ⅰ型（ICD-9-CM-3：19.4x01）

鼓室成形术Ⅱ型（ICD-9-CM-3：19.5200）

鼓室成形术Ⅲ型（ICD-9-CM-3：19.5300）

鼓室成形术Ⅳ型（ICD-9-CM-3：19.5400）

鼓室成形术Ⅴ型（ICD-9-CM-3：19.5500）

二、临床路径检索方法

H74.1 伴（19.3-19.5/20.2/20.4）

三、国家医疗保障疾病诊断相关分组（CHS-DRG）

MDCD 头颈、耳、鼻、口、咽疾病及功能障碍

DC1 中耳、内耳、侧颅底手术

四、粘连性中耳炎临床路径标准住院流程

（一）适用对象

第一诊断为粘连性中耳炎（ICD-10：H74.1）

行手术治疗（ICD-9-CM-3：19.3-19.5/20.2/20.4）。

> **释义**
>
> ■ 粘连性中耳炎是各种急慢性中耳炎愈合不良引起的后遗症。其主要特征为中耳乳突内纤维组织增生或瘢痕形成，中耳传声结构的功能遭到破坏，导致传导性听力损失。

(二) 诊断依据

根据《临床诊疗指南·耳鼻咽喉头颈外科分册》(中华医学会编著,人民卫生出版社),《临床技术操作规范·耳鼻咽喉-头颈外科分册》(中华医学会编著,人民军医出版社),《中耳炎的分类和分型》(中华医学会耳鼻咽喉科学分会,2012 年),《实用耳鼻咽喉头颈外科学》(第二版 人民卫生出版社,2008 年)。

1. 症状:不同程度的听力下降;可伴有耳鸣、眩晕等,无耳流脓病史。
2. 体征:鼓膜完整、内陷,可有不同程度增厚、混浊,萎缩或钙化斑。松弛部袋状内陷。重者鼓膜与鼓岬黏膜融合、上皮化。
3. 听力检查:传导性或混合性听力损失。
4. 颞骨 CT 扫描:鼓室空间消失,乳突鼓室可存在密度增高影。

> **释义**
>
> ■ 根据症状与检查,结合中耳炎病史,诊断多无困难。少数病例需行鼓室探查术方能明确诊断。
>
> ■ 临床症状:粘连性中耳炎早期常常表现为无症状或症状轻微,疾病发展后期常有听力减退的症状。一部分患者会有耳闷胀感、耳鸣等症状。
>
> ■ 听力检查:纯音测听检查多呈传导性聋,听力图多是平坦型曲线。声导抗检查多为 B 形或 C 形。
>
> ■ 咽鼓管功能检查:咽鼓管呈现不同程度的阻塞,咽鼓管吹张后患者症状通常改善不明显。咽鼓管评分和在其基础上加入两项客观指标的 ETS-7 系统可以较为准确评价成人咽鼓管的功能,当有咽鼓管功能障碍时,ETS≤5 分或 ETS-7≤7 分。咽鼓管测压法(TMM)多用于咽鼓管球囊扩张术前后,通过计算咽鼓管开放延迟指数,可以较为准确评价咽鼓管能否主动开放。鼻咽镜可以观察鼻咽部是否有炎症病变影响咽鼓管通气功能,儿童患者观察是否有腺样体肥大等活动性病变。
>
> ■ 耳内镜检查:内镜下可见鼓膜完整但菲薄、混浊或内陷粘连(锤骨柄移位,短突突出,甚至可见锤骨头部和颈部明显显露)、光锥消失、活动受限。严重者,砧骨和镫骨的外形显露,表面被粘连的鼓膜上皮覆盖。继发感染和胆脂瘤形成者可见相应的体征。
>
> ■ 影像学检查:高分辨率 CT 可以提供重要的解剖结构细节。于乳突部可显示患者乳突气化不良,乳突含气腔消失呈低密度影;于咽鼓管处可显示病耳咽鼓管直径明显狭窄,提示咽鼓管解剖结构上的改变。同时高分辨率 CT 或 MRI 还可以分辨中耳胆脂瘤和听骨破坏情况。

(三) 治疗方案的选择

根据《临床诊疗指南·耳鼻咽喉头颈外科分册》(中华医学会编著,人民卫生出版社),《临床技术操作规范·耳鼻咽喉-头颈外科分册》(中华医学会编著,人民军医出版社),《中耳炎的分类和分型》(中华医学会耳鼻咽喉科学分会,2012 年)。

手术:
1. 鼓室探查+鼓膜切开置管。
2. 咽鼓管球囊扩张。

释义

■在疾病发展的早期尚未形成粘连时应给予积极处理，及时改善中耳腔通气功能和咽鼓管功能，以预防中耳不张。当传导性听力明显丧失（气骨导差超过 20dB）和/或复发性感染并伴有持续性耳漏的情况下，才需要外科治疗。手术可恢复已粘连的中耳结构，软骨重建鼓膜，改善听力。婴幼儿与儿童中耳炎经过恰当的治疗可减少粘连性中耳炎的发生。

■鼓膜切开置管法：对于分泌性中耳炎引起的早期粘连，可做鼓膜切开术充分吸出中耳积液后，通过鼓膜切口留置通气管，以利中耳通气和引流。

■球囊扩张成形术：是一种将球囊插入咽鼓管并充气以扩张管腔的手术。

（四）标准住院日 7~10 天

释义

■如果需要住院后进行术前准备，且休息日不能进行手术，周四以后入院进入临床路径管理的患者住院时间可能会超过标准住院时间。

（五）进入路径标准

1. 第一诊断必须符合 ICD-10：H74.1 粘连性中耳炎疾病编码。
2. 当患者同时具有其他疾病诊断，但在住院期间不需要特殊处理也不影响第一诊断的临床路径流程实施时，可以进入路径。

释义

■患者同时具有其他疾病且影响粘连性中耳炎的临床路径流程实施时不适合进入本路径。

（六）术前准备 ≤2 天

1. 必需的检查项目：
（1）血常规、尿常规。
（2）肝功能、肾功能、电解质、血糖、凝血功能。
（3）感染性疾病筛查（乙型肝炎、丙型肝炎、梅毒、艾滋病等）。
（4）X 线胸片、心电图。
（5）临床听力学检查（包括咽鼓管功能检查）。
（6）颞骨 CT。
2. 视情况而定：面神经功能测定等。

> **释义**
>
> ■ 根据患者病情部分检查可以不做。
> ■ 6岁以下小儿不能配合行纯音听阈测试，可采用小儿行为测听。
> ■ 小儿可做X线头部侧位拍片，了解腺样体是否增生肥大；成人做详细的鼻咽部检查，了解鼻咽部病变，特别注意排除鼻咽癌。
> ■ 部分术前检查可以在门诊完成。
> ■ 如果需要住院后进行术前检查，且休息日不能进行检查，周五以后入院的患者术前准备可能会超过标准时间。
> ■ 如果出现检查结果异常，可能会延长术前准备时间，甚至不再继续住院处理，具体由主管医师决定。

（七）预防性抗菌药物选择与使用时机

抗菌药物：按照《抗菌药物临床应用指导原则（2015年版）》（国卫办医发〔2015〕43号）合理选用抗菌药物。

> **释义**
>
> ■ 临床上用于粘连性中耳炎治疗的药物有减充血剂、抗组胺药和类固醇药物等，伴有中耳感染时可酌情应用抗菌药物。

（八）手术日为入院后3天

1. 麻醉方式：全身麻醉或局部麻醉。
2. 术中植入耗材：鼓膜通气管。
3. 术中用药：必要时糖皮质激素、非耳毒性抗菌药物冲洗术腔。
4. 术中酌情行咽鼓管球囊扩张、面神经监测。
5. 术腔填塞。

> **释义**
>
> ■ 如果出现检查结果异常，可能影响手术治疗，是否需要继续住院处理，由主管医师具体决定。

（九）术后住院治疗≤7天

1. 必须复查的检查项目：根据病人情况而定。
2. 术后用药：按照《抗菌药物临床应用指导原则（2015年版）》（国卫办医发〔2015〕43号）合理选用抗菌药物。
3. 伤口换药。

> **释义**
>
> ■ 如患者合并发热等症状，主管医师可决定给予血常规等相应的检查。

（十）出院标准

1. 一般情况良好，无伤口感染。
2. 没有需要住院处理的并发症。

> **释义**
>
> ■ 患者术后恢复良好，症状明显改善，通气管位置良好且畅通，没有需要住院处理的并发症，可予以出院。
>
> ■ 出院后定期门诊随诊，观察通气管的位置及有无堵塞。置管取出后应至少复查1次。

（十一）变异及原因分析

1. 伴有影响手术的合并症，需进行相关诊断和治疗等，导致住院时间延长，治疗费用增加。
2. 出现手术并发症，需进一步诊断和治疗，导致住院时间延长，治疗费用增加。

> **释义**
>
> ■ 在粘连性中耳炎临床路径实施过程中，如果其他诊断严重影响粘连性中耳炎临床路径的实施，或其他诊断已经上升为第一诊断，可做退出临床路径的处理，并进行相关诊断和治疗。
>
> ■ 术后如出现耳漏等手术并发症，抗菌药物口服及滴耳液可以有效地控制耳漏。
>
> ■ 微小变异：不能按照要求及时完成检查；检查结果异常，需要进一步复查和处理；患者不愿配合完成相应检查；不愿按照要求及时出院随诊等。
>
> ■ 重大变异：因合并基础疾病需要进一步诊断和治疗；因合并腭部畸形、成人鼻咽部肿物等病患需要积极治疗原发病；因各种原因需要实施其他治疗措施；医院与患者或家属发生医疗纠纷，患者要求离院或转院；或患者不愿按照要求及时出院随诊而导致住院时间明显延长等。

五、粘连性中耳炎临床路径给药方案

【用药选择】

1. 药物疗效短暂而有限，不主张长期使用抗菌药物治疗粘连性中耳炎，鼓膜充血不应成为抗菌药物应用的指征。
2. 鉴于粘连性中耳炎中耳渗出液如细菌培养出葡萄球菌、假单胞球菌及病毒等，在疾病的初期应用抗菌药物对中耳积液的消退有一定的积极意义，但不主张常规使用抗菌药物。
3. 口服糖皮质激素短期内促进渗出液吸收有一定的效果。
4. 轻症患儿可口服用药；重症患者选用静脉给药。

【药学提示】

1. 大环内酯类静脉给药可引起血栓性静脉炎，故红霉素静脉滴注时药物浓度不宜超过 1mg/ml。

2. 红霉素口服或静脉注射均可引起胃肠道反应，临床症状可见腹痛、腹胀、恶心。

六、粘连性中耳炎患者护理规范

1. 粘连性中耳炎患儿均伴有一定程度的耳堵塞感、耳痛及听力下降等，病程较长，因此对待患儿要多用亲切的语言与其交流沟通，对患儿及家长进行适当心理安慰，建立良好的信任关系以增强患儿对疾病的认知度，使其积极配合治疗。

2. 做好患儿家长的用药指导工作，嘱其遵医嘱使用药物，不能因患儿不配合或心疼患儿等原因自行降低用药量或改用其他药物；同时帮助患儿家长掌握正确的滴/喷鼻及服药方法。

3. 鼓膜置管术后的患儿，要求患者保持耳内干燥，禁止进行游泳等水下活动、使用尖锐物体挖耳、耳内用药等。

4. 术后的患者要嘱其避免上呼吸道感染，服用黏液促排剂。

5. 及时了解患者恢复状况，若患者出现持续耳痛等情况，提醒患者及时就诊，避免术后感染的发生。

七、粘连性中耳炎患者营养治疗规范

1. 治疗期间，饮食宜清淡，忌食生冷、肥甘、厚腻食物。

2. 进食少者及高热者，适量补液。

八、粘连性中耳炎患者健康宣教

1. 临床中对年龄<5岁的患儿进行健康宣教时，通常以其家长作为主要宣教对象，而年龄≥5岁的患儿则给予患儿及其家长共同宣教。

2. 坚持适度进行体育锻炼，增强身体抵抗力。养成良好的生活习惯，勤洗手、多通风，注意居住环境的整洁。

3. 预防感冒和感染性疾病的发生，必要时可咨询医师，接种流感疫苗。

4. 日常生活中勤洗手、多通风，注意居住环境的整洁。

5. 积极治疗可能诱发粘连性中耳炎的疾病，对于急慢性中耳炎宜早期应用足量、适当的抗菌药物治疗，务求彻底治愈。

6. 对儿童进行定期的听力学监测，以便及早发现分泌性中耳炎并进行适当地治疗。

7. 积极治疗各种影响咽鼓管功能的疾病。

8. 加强卫生宣教，积极治疗各种化脓性及非化脓性中耳炎。

九、推荐表单

（一）医师表单

粘连性中耳炎临床路径医师表单

适用对象：第一诊断为粘连性中耳炎（ICD-10：H74.1）
行手术治疗（ICD-9-CM-3：19.3~19.5/20.2/20.4）

患者姓名：	性别：	年龄：	门诊号：	住院号：
住院日期： 年 月 日	出院日期： 年 月 日		标准住院日：7~10 天	

时间	住院第 1 天	住院第 1~2 天（术前日）
主要诊疗工作	□ 询问病史及体格检查 □ 完成病历书写 □ 术前准备 □ 上级医师查房，初步确定诊断，术前评估 □ 开听力学及影像学检查等检查单 □ 初步决定手术方式和日期	□ 上级医师查房 □ 完成入院检查 □ 术前讨论，确定手术方式 □ 完成必要的相关科室会诊 □ 完成上级医师查房记录、术前小结等病历书写 □ 签署手术知情同意书、自费用品协议书 □ 向患者及家属交代病情及其注意事项
重点医嘱	**长期医嘱：** □ 耳鼻咽喉科护理常规 □ 二级或三级护理 □ 普通饮食 **临时医嘱：** □ 血常规、尿常规 □ 肝功能、肾功能、电解质、血糖、凝血功能 □ 感染性疾病筛查 □ X 线胸片、心电图 □ 纯音测听、中耳功能分析、耳声发射检查，必要时行听觉诱发电位检查 □ 颞骨 CT、鼻咽侧位 X 光摄片（视情况而定） □ 内镜（视情况而定）	**长期医嘱：** □ 耳鼻咽喉科护理常规 □ 二级或三级护理 □ 普通饮食 □ 患者既往基础用药 **临时医嘱：** □ 术前医嘱：明日全身麻醉或局部麻醉下行鼓膜置管术* □ 术前禁食、禁水 □ 术前抗菌药物 □ 术前准备 □ 其他特殊医嘱
病情变异记录	□ 无 □ 有，原因： 1. 2.	□ 无 □ 有，原因： 1. 2.
医师签名		

时间	住院第 2~3 天 （手术日）	住院第 3~4 天 （术后第 1 天）	住院第 4~5 天 （术后第 2~3 天，出院日）
主要诊疗工作	□ 手术 □ 术者完成手术记录 □ 住院医师完成术后病程记录 □ 上级医师查房 □ 向患者及家属交代病情及术后注意事项	□ 上级医师查房 □ 住院医师完成常规病历书写 □ 注意病情变化 □ 注意观察生命体征 □ 注意有无并发症如眩晕、听力下降等	□ 上级医师查房，进行手术及术后评估 □ 完成出院记录、出院证明书 □ 向患者交代出院后的注意事项
重点医嘱	**长期医嘱：** □ 全身麻醉或局部麻醉后常规护理 □ 鼓膜置管术 * 术后护理常规 □ 一级（全身麻醉）或二级（局部麻醉）护理 □ 术后 6 小时半流质饮食 **临时医嘱：** □ 酌情心电监护 □ 酌情吸氧 □ 其他特殊医嘱	**长期医嘱：** □ 半流质饮食或普通饮食 □ 一级或二级护理 **临时医嘱：** □ 换药 □ 其他特殊医嘱	**出院医嘱：** □ 出院带药 □ 门诊随诊
病情变异记录	□ 无 □ 有，原因： 1. 2.	□ 无 □ 有，原因： 1. 2.	□ 无 □ 有，原因： 1. 2.
医师签名			

注：* 实际操作时需明确写出具体的术式

（二）护士表单

粘连性中耳炎临床路径护士表单

适用对象：第一诊断为粘连性中耳炎（ICD-10：H74.1）

行手术治疗（ICD-9-CM-3：19.3~19.5/20.2/20.4）

患者姓名：	性别：	年龄：	门诊号：	住院号：
住院日期： 年 月 日	出院日期： 年 月 日			标准住院日：7~10 天

时间	住院第1~2 天	住院第3~4 天（手术日）	住院第4~5 天（手术后）
健康宣教	□ 介绍主管医师、护士 □ 介绍环境、设施 □ 介绍住院注意事项 □ 宣教术前准备 □ 提醒全身麻醉患者术晨禁食、禁水	□ 主管护士与患者沟通，了解并指导心理应对 □ 宣教疾病知识、用药知识及特殊检查操作过程 □ 告知检查及操作前后饮食、活动及探视注意事项及应对方式	□ 康复和锻炼 □ 定时复查 □ 出院带药服用方法 □ 饮食、休息等注意事项指导 □ 讲解增强体质的方法，减少感染的机会
护理处置	□ 核对患者，佩戴腕带 □ 建立入院护理病历 □ 卫生处置：剪指（趾）甲、沐浴、更换病号服 □ 协助医师完成各项检查化验 □ 术前准备，禁食、禁水	□ 随时观察患者病情变化 □ 遵医嘱正确使用抗生素	□ 办理出院手续 □ 书写出院小结
基础护理	□ 二级护理 □ 晨晚间护理 □ 患者安全管理	□ 一级（全身麻醉）或二级（局部麻醉）护理 □ 晨晚间护理 □ 患者安全管理	□ 三级护理 □ 晨晚间护理 □ 患者安全管理
专科护理	□ 护理查体 □ 呼吸频率、血氧饱和度监测 □ 需要时请家属陪伴 □ 心理护理	□ 遵医嘱完成相关检查 □ 心理护理 □ 遵医嘱正确给药 □ 提供并发症征象的依据	□ 病情观察：评估患者生命体征 □ 心理护理
重点医嘱	□ 详见医嘱执行单	□ 详见医嘱执行单	□ 详见医嘱执行单
病情变异记录	□ 无 □ 有，原因： 1. 2.	□ 无 □ 有，原因： 1. 2.	□ 无 □ 有，原因： 1. 2.
护士签名			

（三）患者表单

粘连性中耳炎临床路径患者表单

适用对象：第一诊断为粘连性中耳炎（ICD-10：H74.1）

行手术治疗（ICD-9-CM-3：19.3-19.5/20.2/20.4）

患者姓名：	性别：	年龄：	门诊号：	住院号：
住院日期： 年 月 日	出院日期： 年 月 日			标准住院日：7~10 天

时间	入院当日	住院第 2~4 天	住院第 5 天（出院日）
医患配合	□ 配合询问病史、收集资料，请务必详细告知既往史、用药史、过敏史 □ 配合进行体格检查 □ 有任何不适告知医师	□ 配合完善相关检查、化验，如采血、留尿、心电图、X线胸片等 □ 医师向患者及家属介绍病情，如有异常检查结果需进一步检查 □ 配合用药及治疗 □ 配合医师调整用药 □ 有任何不适告知医师	□ 接受出院前指导 □ 知晓复查程序 □ 获取出院诊断书
护患配合	□ 配合测量体温、脉搏、呼吸、血压、血氧饱和度、体重 □ 配合完成入院护理评估单（简单询问病史、过敏史、用药史） □ 接受入院宣教（环境介绍、病室规定、订餐制度、贵重物品保管等） □ 有任何不适告知护士	□ 配合测量体温、脉搏、呼吸，询问每日排便情况 □ 接受相关化验检查宣教，正确留取标本，配合检查 □ 有任何不适告知护士 □ 接受输液、服药治疗 □ 注意活动安全，避免坠床或跌倒 □ 配合执行探视及陪伴 □ 接受疾病及用药等相关知识指导	□ 接受出院宣教 □ 办理出院手续 □ 获取出院带药 □ 知晓服药方法、作用、注意事项 □ 知晓复印病历方法
饮食	□ 普通饮食	□ 普通饮食，全身麻醉术前禁食、禁水	□ 普通饮食
排泄	□ 正常排尿便	□ 正常排尿便	□ 正常排尿便
活动	□ 适度活动	□ 适度活动，全身麻醉术后卧床 6 小时	□ 适度活动

附：原表单（2017 年版）

粘连性中耳炎临床路径表单

适用对象：第一诊断为粘连性中耳炎（ICD-10：H74.1）

行手术治疗（ICD-9-CM-3：19.3-19.5/20.2/20.4）

患者姓名：	性别：　　年龄：　　门诊号：	住院号：
住院日期：　　　年　月　日	出院日期：　　　年　月　日	标准住院日：7~10 天

时间	住院第 1 天	住院第 2 天 （术前日）	住院第 3 天 （手术日）
主要诊疗工作	□ 询问病史及体格检查 □ 完成病历书写 □ 上级医师查房与术前评估 □ 初步确定手术方式和日期	□ 上级医师查房 □ 完成术前准备与术前评估 □ 根据检查结果等，行术前讨论，确定手术方案 □ 完成必要的相关科室会诊 □ 签署手术知情同意书、自费用品协议书等 □ 向患者及家属交代围术期注意事项	□ 手术 □ 术者完成手术记录 □ 住院医师完成术后病程 □ 上级医师查房 □ 向患者及家属交代病情及术后注意事项
重点医嘱	**长期医嘱：** □ 耳鼻咽喉科护理常规 □ 二级或三级护理 □ 普通饮食 **临时医嘱：** □ 血常规、尿常规 □ 肝功能、肾功能、电解质、血糖、凝血功能 □ 感染性疾病筛查 □ X 线胸片、心电图 □ 临床听力学检查（包括咽鼓管功能检查） □ 颞骨 CT □ 视情况而定：面神经功能测定	**长期医嘱：** □ 耳鼻咽喉科护理常规 □ 二级或三级护理 □ 普通饮食 □ 患者既往基础用药 **临时医嘱：** □ 术前医嘱：明日全身麻醉或局部麻醉下行鼓室成形术 * □ 术前禁食、禁水 □ 术前抗菌药物 □ 术前准备 □ 其他特殊医嘱	**长期医嘱：** □ 全身麻醉后常规护理 □ 鼓室探查术 * 术后护理常规 □ 一级护理 □ 术后 6 小时半流质饮食 □ 抗菌药物 **临时医嘱：** □ 酌情心电监护 □ 酌情吸氧 □ 其他特殊医嘱
主要护理工作	□ 介绍病房环境、设施和设备 □ 入院护理评估	□ 宣教、备皮等术前准备 □ 提醒患者明晨禁水	□ 观察患者病情变化 □ 术后心理与生活护理
病情变异记录	□ 无　□ 有，原因： 1. 2.	□ 无　□ 有，原因： 1. 2.	□ 无　□ 有，原因： 1. 2.
护士签名			
医师签名			

时间	住院第 4~6 天 （术后第 1~3 天）	住院第 7~10 天 （出院日）
主要 诊疗 工作	□ 上级医师查房 □ 住院医师完成常规病历书写 □ 注意病情变化 □ 注意观察生命体征 □ 注意有无并发症如面瘫、眩晕、突聋等	□ 上级医师查房，进行手术及伤口评估 □ 完成出院记录、出院证明书 □ 向患者交代出院后的注意事项
重要 医嘱	长期医嘱： □ 半流质饮食或普通饮食 □ 一级或二级护理 □ 可停用抗菌药物 临时医嘱： □ 换药 □ 其他特殊医嘱	出院医嘱： □ 出院带药 □ 门诊随诊
主要 护理 工作	□ 观察患者情况 □ 术后心理与生活护理	□ 指导患者办理出院手续
病情 变异 记录	□ 无 □ 有，原因： 1. 2.	□ 无 □ 有，原因： 1. 2.
护士 签名		
医师 签名		

注：*实际操作时需明确写出具体的术式

第三十二章

隐蔽性乳突炎临床路径释义

【医疗质量控制指标】

指标一、隐蔽性乳突炎患者听力学检查率。

指标二、隐蔽性乳突炎患者影像检查率。

指标三、隐蔽性乳突炎患者手术指征符合率。

指标四、隐蔽性乳突炎患者乳突开放手术成功率。

指标五、隐蔽性乳突炎患者鼓室成型手术成功率。

指标六、隐蔽性乳突炎患者乳突开放术后并发症率。

指标七、隐蔽性乳突炎患者规范化药物治疗率。

一、隐蔽性乳突炎编码

疾病名称及编码：慢性乳突炎（ICD-10：H70.100）

乳突炎和有关情况，其他的（ICD-10：H70.800）

乳突炎（ICD-10：H70.900）

手术操作名称及编码：内镜下鼓室成形术（ICD-9-CM-3：19.4x00x005）

鼓室成形术Ⅰ型（ICD-9-CM-3：19.4x01）

鼓室成形术Ⅱ型（ICD-9-CM-3：19.5200）

鼓室成形术Ⅲ型（ICD-9-CM-3：19.5300）

鼓室成形术Ⅳ型（ICD-9-CM-3：19.5400）

鼓室成形术Ⅴ型（ICD-9-CM-3：19.5500）

鼓室探查术（ICD-9-CM-3：20.2301）

开放式乳突改良根治术（ICD-9-CM-3：20.4900x008）

完璧式乳突改良根治术（ICD-9-CM-3：20.4900x009）

二、临床路径检索方法

H70.100/ H70.800/ H70.900 伴（19.4x00x005/19.4x01/19.5200/19.5300/19.5400/19.5500/20.2301/20.4900x008/20.4900x009）

三、国家医疗保障疾病诊断相关分组（CHS-DRG）

MDCD 头颈、耳、鼻、口、咽疾病及功能障碍

DT1 中耳炎及上呼吸道感染

四、隐蔽性乳突炎临床路径标准住院流程

（一）适用对象

第一诊断为隐蔽性乳突炎（ICD-10：H70.1/70.8/70.9）

行手术治疗（ICD-9-CM-3：19.3~19.5/20.2/20.4）。

释义

■ 第一诊断为隐蔽性乳突炎，同时不伴有颅内外并发症，如乙状窦感染，包括：乙状窦血栓性静脉炎、乙状窦周围炎、乙状窦脓肿、脑膜炎、脑脓肿、耳后骨膜下脓肿、面神经麻痹。如有上述并发症出现，则有二期手术可能，增加住院日，影响临床路径的实施，则不适合进入本路径。

（二）诊断依据

根据《临床诊疗指南·耳鼻咽喉头颈外科分册》（中华医学会编著，人民卫生出版社），《临床技术操作规范·耳鼻咽喉-头颈外科分册》（中华医学会编著，人民军医出版社），《中耳炎的分类和分型》（中华医学会耳鼻咽喉科学分会，2012 年）。

1. 症状：既往有中耳炎病史，曾有抗感染治疗史，可有不同程度的听力下降、耳闷感。
2. 体征：鼓膜完整，鼓室内伴有或不伴肉芽增生、胆脂瘤。
3. 听力检查：传导性或混合性听力损失。
4. 中耳乳突 HRCT 扫描：提示乳突存在炎性改变，伴或不伴中耳病变。

释义

■ 隐匿性乳突炎（silent mastoiditis）、隐蔽性乳突炎（masked mastoiditis），又称潜伏性乳突炎（latent mastoiditis），是指鼓膜完整、无炎症体征，而乳突腔存在不可逆的病理改变（包括骨髓炎）的一类中耳感染性疾病。多是急性化脓性中耳炎由于治疗不恰当或存在局部因素，乳突内炎性病变呈进展性，具有特殊的病理过程，临床表现无典型的急性中耳炎和乳突炎的症状和体征，直至发生颅内外并发症。

■ 隐蔽性乳突炎大都有急性中耳炎的病史，当接受不恰当的治疗后，或乳突局部存在其他因素，血运丰富的鼓室的感染得到很快地控制，症状得到明显缓解。而鼓峡等中耳通风引流系统狭窄，造成鼓窦乳突引流不畅，鼓窦乳突等中耳后部结构的炎症消退慢，尤其是骨髓炎并未彻底控制，病原菌可能持续存在，呈现慢性进行性发展即隐蔽性乳突炎，导致严重的颅内外并发症。

■ 隐蔽性中耳炎是隐蔽性乳突炎的另一个原因。中耳鼓室隐蔽性炎症的发生导致了同样的发病机制。

■ 查体可见鼓膜完整，无充血或略充血，鼓膜可变现为肥厚、混浊、光锥缩短、钙化或萎缩。

■ 纯音测听和声导抗能够在一定程度上反应中耳和内耳的情况，评估听力损失程度。

■ 对于任何可疑病例，颞骨薄层 CT 检查都是必需的，而且是诊断隐蔽性乳突炎的可靠和有效的方法。乙状窦腔内或周围积气往往提示乙状窦内或乙状窦周围脓肿形成，乙状窦骨板破坏，应高度警惕颅内并发症形成的可能，乙状窦骨板完整亦不能排除乙状窦血栓性静脉炎的可能。

■ 内耳 MRI：感染时乙状窦窦壁增厚，可提示血栓部位和程度，能够区分乙状窦窦内脓肿和窦周脓肿。

■ 颅脑 MRV：能够清晰看到患侧乙状窦充盈缺损，向上可扩展至横窦、岩上窦、海绵窦，向下可延伸至颈静脉球、颈内静脉等，是乙状窦血栓性静脉炎首选的影像学诊断方法。

（三）治疗方案的选择

根据《临床诊疗指南·耳鼻咽喉头颈外科分册》（中华医学会编著，人民卫生出版社），《临床技术操作规范·耳鼻咽喉-头颈外科分册》（中华医学会编著，人民军医出版社），《中耳炎的分类和分型》（中华医学会耳鼻咽喉科学分会，2012 年）。

手术：

1. 鼓室探查+鼓室成形术。
2. 开放式乳突根治+鼓室成形术（伴/不伴耳甲腔成形术）。
3. 完壁式乳突根治+鼓室成形术。
4. 酌情行二期听骨链重建术。

> **释义**
>
> ■ 根据患者病情决定手术术式和切除范围，以清除病灶，通畅引流为目的，同时尽可能地保存听力。
>
> ■ 由于中耳乳突在不可逆的病变，行完壁式（闭合式）乳突根治加鼓室探查术，将乳突轮廓化，彻底清除鼓窦及乳突气房内不可逆的病变，特别是鼓窦入口处的肉芽及粘连组织，开放后鼓室，扩大鼓窦入口，清除鼓室、咽鼓管鼓口处的病变组织，保证鼓室、鼓窦、乳突气房通气引流，防止疾病复发。肉芽组织在鼓窦入口处不容易清除者，取下砧骨清除之，使鼓窦入口、咽鼓管通畅。若听骨链中断，可酌情同期或二期行听骨链重建术，以改善听力。根据中耳及咽鼓管的情况决定是否置入中耳通气管。

（四）标准住院日≤10 天

> **释义**
>
> ■ 如果需要住院后进行术前准备，且休息日不能进行手术，周四以后入院进入本路径管理的患者住院时间可能会超过标准住院时间。
>
> ■ 如果术中发现出现并发症，如乙状窦感染、血栓性静脉炎、周围脓肿，术后需增加抗炎及观察时间，住院日可能超过标准住院时间。

（五）进入路径标准

1. 第一诊断必须符合 ICD-10：H70.1/70.8/70.9 隐蔽性乳突炎疾病编码。
2. 当患者同时具有其他疾病诊断，但在住院期间不需要特殊处理也不影响第一诊断的临床路径流程实施时，可以进入路径。

> **释义**
>
> ■ 患者同时具有其他疾病且影响分泌性中耳炎的临床路径流程实施时不适合进入本路径。

■ 患者如同时合并颅内外并发症，如乙状窦感染，包括：乙状窦血栓性静脉炎、乙状窦周围炎、乙状窦脓肿、脑膜炎、脑脓肿、耳后骨膜下脓肿、面神经麻痹等，不适合进入本路径。

（六）术前准备≤3天

1. 必需的检查项目：

（1）血常规、尿常规。

（2）肝功能、肾功能、电解质、血糖、凝血功能。

（3）感染性疾病筛查（乙型肝炎、丙型肝炎、梅毒、艾滋病等）。

（4）X线胸片、心电图。

（5）临床听力学检查（酌情行咽鼓管功能/中耳共振频率检查）。

（6）中耳乳突 HRCT。

2. 视情况而定：乳突分泌物细菌培养+药敏试验，面神经功能测定等。

> **释义**
>
> ■ 6岁以下小儿不能配合行纯音听阈测试，可采用小儿行为测听及 ABR 检查。
> ■ 14岁以下儿童术前常规儿科会诊。
> ■ 如果需要住院后进行术前检查，且休息日不能进行检查，周四以后入院的患者术前准备可能会超过标准时间。
> ■ 如果出现检查结果异常，可能会延长术前准备时间，甚至不再继续住院处理，具体由主管医师决定。
> ■ 如怀疑存在颅内并发症，需行内耳 MRI 及颅脑 MRV 和 MRA 评估乙状窦及相关血管情况。
> ■ 如怀疑合并颅内感染，必要时需加行脑脊液检查。

（七）预防性抗菌药物选择与使用时机

抗菌药物：按照《抗菌药物临床应用指导原则（2015年版）》（国卫办医发〔2015〕43号）合理选用抗菌药物。

> **释义**
>
> ■ 如怀疑或确定合并颅内感染或颅内并发症，抗菌药物应选择可透过血脑屏障的广谱抗菌药物，如头孢曲松。

（八）手术日为入院后3天内

1. 麻醉方式：全身麻醉或局部麻醉。

2. 术中植入耗材：听骨植入。

3. 术中用药：必要时糖皮质激素、非耳毒性抗菌药物冲洗术腔。

4. 术中酌情行面神经监测。

5. 术腔填塞。

6. 标本送病理检查。

> **释义**
>
> ■ 根据中耳及咽鼓管通气情况，可能植入鼓膜通气管。

（九）术后住院治疗≤7 天

1. 必须复查的检查项目：根据患者情况而定。

2. 术后用药：按照《抗菌药物临床应用指导原则（2015 年版）》（国卫办医发〔2015〕43 号）合理选用抗菌药物。

3. 伤口换药。

> **释义**
>
> ■ 如术中发现感染严重不能一期关闭术腔，则术后需每日换药直至感染控制肉芽生长良好，二期关闭术腔时间可为术后 10 天到 1 个月，视术腔感染控制情况酌情处理。
>
> ■ 如术后出现发热、头痛等症状，主管医师视情况决定复查血常规，影像学检查（包括头颅核磁等），必要时腰穿行脑脊液检查除外颅内感染。

（十）出院标准

1. 一般情况良好，无伤口感染。

2. 没有需要住院处理的并发症。

> **释义**
>
> ■ 患者术后恢复良好，症状明显改善，没有需要住院处理的并发症，可予以出院。
>
> ■ 出院后定期门诊随诊，如行耳甲腔成型，门诊换药至术腔上皮化。
>
> ■ 如术中植入鼓膜通气管，则 1 个月复查通气管是否通畅，此后定期复查，根据中耳状况酌情半年至 1 年取出鼓膜通气管。
>
> ■ 如需二期行人工听骨植入，则半年后门诊评估手术时机。

（十一）变异及原因分析

1. 伴有影响手术的合并症，需进行相关诊断和治疗等，导致住院时间延长，治疗费用增加。

2. 出现手术并发症，需进一步诊断和治疗，导致住院时间延长，治疗费用增加。

> **释义**
>
> ■ 在隐蔽性乳突炎临床路径实施过程中，如果其他诊断严重影响临床路径的实施，或其他诊断已经上升为第一诊断，可做退出本路径的处理，并进行相关诊断和治疗。
>
> ■ 微小变异：不能按照要求及时完成检查；检查结果异常，需要进一步复查和处理；患者不愿配合完成相应检查；不愿按照要求及时出院随诊等。
>
> ■ 重大变异：因合并基础疾病需要进一步诊断和治疗；术中发现合并有颅内外并发症；因各种原因需要实施其他治疗措施；医院与患者或家属发生医疗纠纷，患者要求离院或转院；或患者不愿按照要求及时出院随诊而导致住院时间明显延长等。

五、隐蔽性乳突炎临床路径给药方案

【用药选择】

1. 抗菌药物：预防性用药宜选用第一代或第二代头孢菌素，如皮试阳性或患者有头孢、青霉素类药物过敏史，可选用大环内酯类抗菌药物。如术前怀疑或术中发现存在乙状窦周围病变，宜选用可透过血脑屏障的抗菌药物，如头孢曲松。即便术前已行其他头孢类皮试，术中发现存在乙状窦周围病变等颅内感染性病变，术后也应更换为可透过血脑屏障的抗菌药物。

2. 根据患者鼻腔鼻窦情况，如合并有鼻炎鼻窦炎病变，术前及术后可加用黏液促排剂及鼻喷药物，包括鼻喷激素、鼻喷抗组胺药或鼻喷减充血剂。

【药学提示】

1. 鼻喷减充血剂长时间使用可出现药物性鼻炎或引起血压升高，连续使用时间应小于1周。

2. 部分黏液促排剂含有酒精，和部分头孢类药物联用可能出现双硫仑样反应，在联合用药时应注意配伍禁忌。

六、隐蔽性乳突炎患者护理规范

1. 住院期间密切观察患者有无发热、头痛等颅内感染相关症状，注意患者的精神状态等一般情况。

2. 有吸烟史的患者，劝阻其在治疗期间勿吸烟，出院后也应建议患者戒烟。吸烟可导致咽鼓管黏膜肿胀，影响鼻腔鼻窦纤毛运动，继而影响咽鼓管及中耳的通气引流。

七、隐蔽性乳突炎患者营养治疗规范

1. 治疗期间，饮食宜清淡，忌食生冷、肥甘、厚腻食物，摄入足够蛋白质，以优质蛋白为主。

2. 进食少者及伴有颅内外并发症者，适量补液。

八、隐蔽性乳突炎患者健康宣教

1. 积极治疗控制鼻腔疾病。

2. 出现疑似中耳炎的耳部症状积极去医院规范治疗，遵医嘱随访复查，不可滥用抗菌药物。

九、推荐表单

（一）医师表单

隐蔽性乳突炎临床路径医师表单

适用对象：第一诊断为隐蔽性乳突炎（ICD-10：H70.1/70.8/70.9）

　　　　　行手术治疗（ICD-9-CM-3：19.3-19.5/20.2/20.4）

患者姓名：	性别：	年龄：	门诊号：	住院号：
住院日期：　　年　月　日	出院日期：　　年　月　日			标准住院日：≤10 天

时间	住院第 1 天	住院第 2 天 （术前日）	住院第 3 天 （手术日）
主要诊疗工作	□ 询问病史及体格检查 □ 完成病历书写 □ 上级医师查房与术前评估 □ 初步确定手术方式和日期	□ 上级医师查房 □ 完成术前准备与术前评估 □ 根据检查结果等，行术前讨论，确定手术方案 □ 完成必要的相关科室会诊 □ 签署手术知情同意书、自费用品协议书等 □ 向患者及家属交代围术期注意事项	□ 手术 □ 术者完成手术记录 □ 住院医师完成术后病程 □ 上级医师查房 □ 向患者及家属交代病情及术后注意事项
重点医嘱	**长期医嘱：** □ 耳鼻咽喉科护理常规 □ 二级或三级护理 □ 普通饮食 **临时医嘱：** □ 血常规、尿常规 □ 肝功能、肾功能、电解质、血糖、凝血功能 □ 感染性疾病筛查 □ X 线胸片、心电图 □ 临床听力学检查（酌情行咽鼓管功能检查） □ 颞骨 CT □ 视情况而定：乳突分泌物细菌培养+药敏试验，面神经功能测定	**长期医嘱：** □ 耳鼻咽喉科护理常规 □ 二级或三级护理 □ 普通饮食 □ 患者既往基础用药 **临时医嘱：** □ 术前医嘱：明日全身麻醉或局部麻醉下行鼓室成形术 * □ 术前禁食、禁水 □ 术前抗菌药物 □ 术前准备 □ 其他特殊医嘱	**长期医嘱：** □ 全身麻醉后常规护理 □ 鼓室成形术 * 术后护理常规 □ 一级护理 □ 术后 6 小时半流质饮食 □ 抗菌药物 **临时医嘱：** □ 标本送病理检查 □ 酌情心电监护 □ 酌情吸氧 □ 其他特殊医嘱
病情变异记录	□ 无　□ 有，原因： 1. 2.	□ 无　□ 有，原因： 1. 2.	□ 无　□ 有，原因： 1. 2.
医师签名			

时间	住院第 4~6 天 （术后第 1~3 天）	住院第 7~10 天 （出院日）
主要 诊疗 工作	□ 上级医师查房 □ 住院医师完成常规病历书写 □ 注意病情变化 □ 注意观察生命体征 □ 注意有无并发症如面瘫、眩晕、突聋等 □ 完壁式手术注意引流量 □ 根据引流情况明确是否拔除引流皮条	□ 上级医师查房，进行手术及伤口评估 □ 完成出院记录、出院证明书 □ 向患者交代出院后的注意事项
重 要 医 嘱	长期医嘱： □ 半流质饮食或普通饮食 □ 一级或二级护理 □ 可停用抗菌药物 临时医嘱： □ 换药 □ 其他特殊医嘱	出院医嘱： □ 出院带药 □ 门诊随诊
病情 变异 记录	□ 无　□ 有，原因： 1. 2.	□ 无　□ 有，原因： 1. 2.
医师 签名		

注：* 根据具体情况决定手术方式

（二）护士表单

隐蔽性乳突炎临床路径护士表单

适用对象：第一诊断为隐蔽性乳突炎（ICD-10：H70.1/70.8/70.9）
行手术治疗（ICD-9-CM-3：19.3-19.5/20.2/20.4）

患者姓名：	性别：　年龄：　门诊号：	住院号：
住院日期：　年　月　日	出院日期：　年　月　日	标准住院日：≤10天

时间	住院第1~2天	住院第3~4天（手术日）	住院第4~10天（手术后）
健康宣教	□ 介绍主管医师、护士 □ 介绍环境、设施 □ 介绍住院注意事项 □ 宣教术前准备 □ 提醒全身麻醉患者术晨禁食、禁水	□ 主管护士与患者沟通，了解并指导心理应对 □ 宣教疾病知识、用药知识及特殊检查操作过程 □ 告知检查及操作前后饮食、活动及探视注意事项及应对方式	□ 康复和锻炼 □ 定时复查 □ 出院带药服用方法 □ 饮食、休息等注意事项指导 □ 讲解增强体质的方法，减少感染的机会
护理处置	□ 核对患者，佩戴腕带 □ 建立入院护理病历 □ 卫生处置：剪指（趾）甲、沐浴、更换病号服 □ 协助医师完成各项检查化验 □ 术前准备，禁食、禁水	□ 随时观察患者病情变化 □ 遵医嘱正确使用抗生素	□ 办理出院手续 □ 书写出院小结
基础护理	□ 二级护理 □ 晨晚间护理 □ 患者安全管理	□ 一级（全身麻醉）或二级（局部麻醉）护理 □ 晨晚间护理 □ 患者安全管理	□ 三级护理 □ 晨晚间护理 □ 患者安全管理
专科护理	□ 护理查体 □ 呼吸频率、血氧饱和度监测 □ 需要时请家属陪伴 □ 心理护理	□ 遵医嘱完成相关检查 □ 心理护理 □ 遵医嘱正确给药 □ 提供并发症征象的依据	□ 病情观察：评估患者生命体征 □ 心理护理
重点医嘱	□ 详见医嘱执行单	□ 详见医嘱执行单	□ 详见医嘱执行单
病情变异记录	□ 无　□ 有，原因： 1. 2.	□ 无　□ 有，原因： 1. 2.	□ 无　□ 有，原因： 1. 2.
护士签名			

（三）患者表单

隐蔽性乳突炎临床路径患者表单

适用对象：第一诊断为隐蔽性乳突炎（ICD-10：H70.1/70.8/70.9）
行手术治疗（ICD-9-CM-3：19.3-19.5/20.2/20.4）

患者姓名：	性别：　　年龄：　　门诊号：	住院号：
住院日期：　　年　月　日	出院日期：　　年　月　日	标准住院日：≤10 天

时间	入院当日	住院第 2~10 天	住院第 10 天（出院日）
医患配合	□ 配合询问病史、收集资料，请务必详细告知既往史、用药史、过敏史 □ 配合进行体格检查 □ 有任何不适告知医师	□ 配合完善相关检查、化验，如采血、留尿、心电图、X 线胸片、颞骨 CT、内耳 MRI 等 □ 医师向患者及家属介绍病情，如有异常检查结果需进一步检查 □ 配合用药及治疗 □ 配合医师调整用药 □ 有任何不适告知医师	□ 接受出院前指导 □ 知晓复查程序 □ 获取出院诊断书
护患配合	□ 配合测量体温、脉搏、呼吸、血压、血氧饱和度、体重 □ 配合完成入院护理评估单（简单询问病史、过敏史、用药史） □ 接受入院宣教（环境介绍、病室规定、订餐制度、贵重物品保管等） □ 有任何不适告知护士	□ 配合测量体温、脉搏、呼吸，询问每日排便情况 □ 接受相关化验检查宣教，正确留取标本，配合检查 □ 有任何不适告知护士 □ 接受输液、服药治疗 □ 注意活动安全，避免坠床或跌倒 □ 配合执行探视及陪伴 □ 接受疾病及用药等相关知识指导	□ 接受出院宣教 □ 办理出院手续 □ 获取出院带药 □ 知晓服药方法、作用、注意事项 □ 知晓复印病历方法
饮食	□ 普通饮食	□ 普通饮食，全身麻醉术前禁食、禁水	□ 普通饮食
排泄	□ 正常排尿便	□ 正常排尿便	□ 正常排尿便
活动	□ 适度活动	□ 适度活动，全身麻醉术后卧床 6 小时	□ 适度活动

附：原表单（2017年版）

隐蔽性乳突炎临床路径表单

适用对象：第一诊断为隐蔽性乳突炎（ICD-10：H70.1/70.8/70.9）
行手术治疗（ICD-9-CM-3：19.3~19.5/20.2/20.4）

患者姓名：		性别：	年龄：	门诊号：	住院号：
住院日期：　年　月　日		出院日期：　年　月　日			标准住院日：≤10天

时间	住院第1天	住院第2天 （术前日）	住院第3天 （手术日）
主要诊疗工作	□ 询问病史及体格检查 □ 完成病历书写 □ 上级医师查房与术前评估 □ 初步确定手术方式和日期	□ 上级医师查房 □ 完成术前准备与术前评估 □ 根据检查结果等，行术前讨论，确定手术方案 □ 完成必要的相关科室会诊 □ 签署手术知情同意书、自费用品协议书等 □ 向患者及家属交代围术期注意事项	□ 手术 □ 术者完成手术记录 □ 住院医师完成术后病程 □ 上级医师查房 □ 向患者及家属交代病情及术后注意事项
重点医嘱	**长期医嘱：** □ 耳鼻咽喉科护理常规 □ 二级或三级护理 □ 普通饮食 **临时医嘱：** □ 血常规、尿常规 □ 肝功能、肾功能、电解质、血糖、凝血功能 □ 感染性疾病筛查 □ X线胸片、心电图 □ 临床听力学检查（酌情行咽鼓管功能检查） □ 颞骨CT □ 视情况而定：乳突分泌物细菌培养+药敏试验，面神经功能测定	**长期医嘱：** □ 耳鼻咽喉科护理常规 □ 二级或三级护理 □ 普通饮食 □ 患者既往基础用药 **临时医嘱：** □ 术前医嘱：明日全身麻醉或局部麻醉下行鼓室成形术* □ 术前禁食、禁水 □ 术前抗菌药物 □ 术前准备 □ 其他特殊医嘱	**长期医嘱：** □ 全身麻醉后常规护理 □ 鼓室成形术*术后护理常规 □ 一级护理 □ 术后6小时半流质饮食 □ 抗菌药物 **临时医嘱：** □ 标本送病理检查 □ 酌情心电监护 □ 酌情吸氧 □ 其他特殊医嘱
主要护理工作	□ 介绍病房环境、设施和设备 □ 入院护理评估	□ 宣教、备皮等术前准备 □ 提醒患者明晨禁水	□ 观察患者病情变化 □ 术后心理与生活护理
病情变异记录	□ 无　□ 有，原因： 1. 2.	□ 无　□ 有，原因： 1. 2.	□ 无　□ 有，原因： 1. 2.
护士签名			
医师签名			

时间	住院第 4~6 天 （术后第 1~3 天）	住院第 7~10 天 （出院日）
主要诊疗工作	□ 上级医师查房 □ 住院医师完成常规病历书写 □ 注意病情变化 □ 注意观察生命体征 □ 注意有无并发症如面瘫、眩晕、突聋等 □ 完壁式手术注意引流量 □ 根据引流情况明确是否拔除引流皮条	□ 上级医师查房，进行手术及伤口评估 □ 完成出院记录、出院证明书 □ 向患者交代出院后的注意事项
重要医嘱	长期医嘱： □ 半流质饮食或普通饮食 □ 一级或二级护理 □ 可停用抗菌药物 临时医嘱： □ 换药 □ 其他特殊医嘱	出院医嘱： □ 出院带药 □ 门诊随诊
主要护理工作	□ 观察患者情况 □ 术后心理与生活护理	□ 指导患者办理出院手续
病情变异记录	□ 无 □ 有，原因： 1. 2.	□ 无 □ 有，原因： 1. 2.
护士签名		
医师签名		

注：* 根据具体情况决定手术方式

第三十三章

突发性耳聋临床路径释义

【医疗质量控制指标】

指标一、突发性耳聋住院患者诊断准确

指标二、突发性耳聋患者根据听力损失程度分型治疗

指标三、突发性耳聋住院患者听力恢复情况跟踪

一、突发性耳聋编码

疾病名称及编码：突发性耳聋（ICD-10：H91.2）

二、临床路径检索方法

H91.2

三、国家医疗保障疾病诊断相关分组（CHS-DRG）

MDCD 头颈、耳、鼻、口、咽疾病及功能障碍

DS1 平衡失调及听觉障碍

四、突发性耳聋临床路径标准住院流程

（一）适用对象

第一诊断为突发性耳聋（ICD-10：H91.2）。

> 释义
>
> ■ 急性特发性感音神经性听力损失，也称突发性聋、特发性突聋，为了规范名
> 称，避免混淆，统一命名为突发性聋（简称突聋）。

（二）诊断依据

根据《临床诊疗指南·耳鼻咽喉头颈外科分册》（中华医学会编著，人民卫生出版社，2009年），《突发性聋的诊断和治疗指南（2015）》[中华耳鼻咽喉头颈外科杂志编辑委员会，中华医学会耳鼻咽喉头颈外科学分会；中华耳鼻咽喉头颈外科杂志，2015，50（6）：443-447]。突发性耳聋是指 72 小时内突然发生的、原因不明的感音神经性听力损失，至少在相邻的两个频率听力下降≥20dBHL。

注：原因不明是指还未查明原因，一旦查明原因，就不再诊断为突发性聋，此时突发性聋只是疾病的一个症状。

1. 在 72 小时内突然发生的，至少在相邻的 2 个频率听力下降≥20dBHL 的感音神经性听力损失，多为单侧，少数可双侧同时或先后发生。

2. 未发现明确病因（包括全身或局部因素）。

3. 可伴耳鸣、耳闷胀感、耳周皮肤感觉异常等。

4. 可伴眩晕，恶心、呕吐。

> **释义**
>
>   ■ 原因不明是指还未查明原因，一旦查明原因，就不再诊断为突发性聋，此时突发性聋只是疾病的一个表现症状。与2005年指南最大的区别是，2015年的指南新增加了根据听力曲线进行的分型：突发性聋根据听力损失累及的频率和程度，建议分为：高频下降型、低频下降型、平坦下降型和全聋型（含极重度聋）。
>
>   1. 低频下降型：1000Hz（含）以下频率听力下降，至少250Hz、500 Hz处听力损失≥20dBHL。
>
>   2. 高频下降型：2000Hz（含）频率听力下降，至少4000Hz、8000Hz处听力损失≥20dBHL。
>
>   3. 平坦下降型：所有频率听力均下降，250～8000Hz（250、500、1000、2000、3000、4000、8000Hz）平均听阈≤80dBHL。
>
>   4. 全聋型：所有频率听力均下降，250～8000Hz（250、500、1000、2000、3000、4000、8000Hz）平均听阈≥81dBHL。
>
>   注：中频下降型突发性聋（听力曲线1000 Hz处有切迹）我国罕见，可能为骨螺旋板局部供血障碍造成Corti器缺氧损伤所致，多与遗传因素相关，目前暂不单独分型（可纳入低频下降型）。

（三）治疗方案的选择

根据《临床诊疗指南·耳鼻咽喉头颈外科分册》（中华医学会编著，人民卫生出版社，2009年），《突发性聋的诊断和治疗指南（2015）》[中华耳鼻咽喉头颈外科杂志编辑委员会，中华医学会耳鼻咽喉头颈外科学分会；中华耳鼻咽喉头颈外科杂志，2015，50（6）：443-447]。

详细询问病史，积极寻找病因，尽早介入治疗。

1. 一般治疗：适当休息并治疗相关疾病，如高血压、糖尿病等。

2. 糖皮质激素类药物。

3. 改善内耳微循环药物。

4. 降低血液黏稠度和抗凝药物。

5. 神经营养类药物。

6. 其他治疗，如混合氧、高压氧等治疗。

> **释义**
>
>   ■ 2015年突发性耳聋指南的基本治疗建议：
>
>   1. 突聋急性发作期（3周以内）多为内耳血管病变，建议采用糖皮质激素+血液流变学治疗。激素治疗首先建议全身给药，局部给药可作为补救性治疗，包括鼓室内注射或耳后注射。对于有高血压、糖尿病等病史的患者，在征得其同意，密切监控血压、血糖变化的情况下，可以考虑全身酌情使用糖皮质激素或者局部给药。
>
>   2. 突发性聋可能会出现听神经继发性损伤，急性期及急性期后可给予营养神经药物和抗氧化剂。可使用长春胺缓释胶囊改善内耳循环，提高神经元的抗氧化能力，保护神经元细胞，减少细胞凋亡。
>
>   3. 同种类型的药物，不建议联合使用。

4. 高压氧的疗效国内外尚有争议，不建议作为首选治疗方案。如果常规治疗效果不佳，可考虑作为补救性措施。

5. 疗程中如果听力完全恢复可以考虑停药，对于效果不佳者可视情况延长治疗时间。对于最终治疗效果不佳者，听力稳定后，可根据听力损失程度，选用助听器或人工耳蜗等听觉辅助装置。

■ 这些治疗建议仍然只是原则性的。临床可根据具体情况进行加减。

（四）标准住院日 7~14 天

释义

■ 如果在治疗过程中，听力完全恢复正常，即可出院。

（五）进入临床路径标准

1. 第一诊断必须符合 ICD-10：H91.2 突发性耳聋疾病编码。
2. 当患者同时具有其他疾病诊断，但在住院期间不需要特殊处理，也不影响第一诊断的临床路径流程实施时，可以进入路径。

释义

■ 如果在住院检查治疗过程中，发现突发性聋的明确病因，如听神经瘤。此时突聋只是症状，不能再作为疾病诊断。同时，可能需要中止突聋诊疗的临床路径，进入原发病（如听神经瘤）的诊疗路径。

（六）住院期间检查项目

1. 必需的检查项目：
（1）血常规、尿常规。
（2）肝功能、肾功能、电解质、血糖、凝血功能、血脂。
（3）感染性疾病筛查（乙型肝炎、丙型肝炎、梅毒、艾滋病等）。
（4）X 线胸片、心电图。
（5）纯音听阈测试、声导抗检查。
（6）耳科检查：耳周皮肤、淋巴结，外耳道及鼓膜。
（7）音叉检查：林纳试验（Rinne test）、韦伯试验（Weber test）以及施瓦巴赫试验（Schwabach test）。
2. 根据患者情况可选择的检查项目：
（1）血清病原学检测。
（2）言语测听
（3）耳蜗电图。
（4）听性脑干反应。

（5）耳声发射检测（瞬态诱发耳声发射或畸变产物耳声发射）。

（6）前庭和平衡功能的相关测试。

（7）影像学检查（CT 或 MRI），单侧发病建议行 MRI。

释义

■ 必需的检查项目还包括：

1. 耳科检查：包括耳周皮肤、淋巴结、外耳道及鼓膜等。注意耳周皮肤有无疱疹、红肿，外耳道有无耵聍、疖肿、疱疹等。

2. 音叉检查：包括 Rinne 试验、Weber 试验以及 Schwabach 试验。

3. 纯音测听：包括 250、500、1000、2000、3000、4000 及 8000 Hz 的骨导和气导听阈。如有条件，尽量进行言语识别率的检查。

4. 声导抗检查：包括鼓室图和同侧及对侧镫骨肌声反射。

5. 伴有眩晕时，应进行自发性眼震检查，并根据病史选择性地进行床旁 Dix-hallpike 试验和/或 Roll 试验。

6. 血常规、血生化（血糖、血脂、同型半胱氨酸等）、凝血功能（纤维蛋白原等）。

■ 根据患者情况可选择的检查项目有：

1. 其他听力学检查：如诱发耳声发射、听觉脑干反应（ABR）、40Hz 相关电位（或多频稳态诱发电位）、耳蜗电图、言语测听（包括言语识别阈和言语识别率）等。

2. 影像学检查：包含内听道的颅脑或内耳 MRI，应注意除外听神经瘤等桥小脑角病变；根据病情需要可酌情选择颞骨 CT 检查。

3. 实验室检查：C 反应蛋白等。

4. 病原学检查：支原体、疱疹病毒、水痘病毒等。

5. 对伴有眩晕需要进一步明确诊断和治疗的患者，应根据其具体情况选择进行前庭和平衡功能检查。

■ 对于有设备噪声或较强刺激声的检查（如 MRI、ABR 等），除因怀疑脑卒中等紧急情况而必须立即检查外，一般建议安排在突聋发病 1 周以后进行。如果患者有听觉过敏或者重振现象，进行有噪声的检查时，需要戴耳塞进行防护。

（七）治疗方案与药物选择

基本治疗建议：

1. 突聋急性发作期（3 周以内）多为内耳血管病变，建议采用糖皮质激素+血液流变学治疗（包括血液稀释、改善血液流动度以及降低黏稠度/纤维蛋白原，具体药物有银杏叶提取物、巴曲酶等）。

2. 糖皮质激素的使用：口服给药：泼尼松每天 1mg/kg（最大剂量建议为 60mg），晨起顿服；连用 3 天，如有效，可再用 2 天后停药，不必逐渐减量，如无效可以直接停药。激素也可静脉注射给药，按照泼尼松剂量类比推算，甲泼尼龙 40mg 或地塞米松 10mg，疗程同口服激素。激素治疗首先建议全身给药，局部给药可作为补救性治疗，包括鼓室内注射或耳后注射。鼓室内注射可用地塞米松 5mg 或甲强龙 20mg，隔日 1 次，连用 4~5 次。耳后注射可以使用甲强龙 20~40mg，或者地塞米松 5~10mg，隔日 1 次，连用 4~5 次。如果患者复诊困难，可以使用复方倍他米松 2mg（1ml），耳后注射 1 次即可。对于有高血压、糖尿病等病史的患者，在征得其同意，密切监控血压、血糖变化的情况下，可以考虑全身酌情使用糖皮质激素或者局部给药。

3. 突发性耳聋可能会出现听神经继发性损伤，急性期及急性期后可给予营养神经药物（如甲钴胺、神经营养因子等）和抗氧化剂（如硫辛酸、银杏叶提取物等）。

4. 同种类型的药物，不建议联合使用。

5. 高压氧的疗效国内外尚有争议，不建议作为首选治疗方案。如果常规治疗效果不佳，可考虑作为补救性措施。

6. 疗程中如果听力完全恢复可以考虑停药，对于效果不佳者可视情况延长治疗时间。对于最终治疗效果不佳者待听力稳定后，可根据听力损失程度，选用助听器或人工耳蜗等听觉辅助装置。

> **释义**
>
> ■ 糖皮质激素作为首选治疗：注意观察皮质激素的不良反应并对症处理；防治脏器功能损伤，包括监测血压、监测血糖、抑酸、补钙等。血液流变学治疗包括血液稀释、改善血液流动度以及降低黏稠度/纤维蛋白原，具体药物有银杏叶提取物、巴曲酶、纤溶酶等。
>
> ■ 结合患者情况选用改善微循环药物。如长春胺缓释胶囊，可维持或恢复微血管的生理扩张，提高神经元对血氧和葡萄糖的利用率，恢复神经元的正常代谢，以保护神经元细胞。如急性发作期伴有眩晕，可给予倍他司汀、天麻素等药物。
>
> ■ 突发性耳聋可能会出现听神经继发性损伤，急性期及急性期后可给予营养神经药物和抗氧化剂。

（八）出院标准

1. 主诉听力恢复病前水平且纯音听阈达到 2015 年突聋指南中制订的治愈标准。
2. 或综合治疗满 1 个疗程。

> **释义**
>
> ■ 主诉听力恢复病前水平且纯音听阈达到 2015 年突发性耳聋指南制订的治愈标准。如果在治疗过程中，听力完全恢复正常，则不必须完成整个疗程，可以出院。

（九）变异原因及分析

1. 治疗过程中出现药物不良反应，需视具体情况调整用药。
2. 伴有其他全身疾病的患者需监控相关疾病的发展，若有加重需联合相关科室进行诊治。

> **释义**
>
> ■ 如果在住院检查治疗过程中，发现突发性聋的明确病因，如听神经瘤。此时突聋只是症状，不能再作为疾病诊断。同时，可能需要终止突聋诊疗的临床路径，进入原发病（如听神经瘤）的诊疗路径，或者转入其他专科进行治疗。

五、突发性聋临床路径给药方案

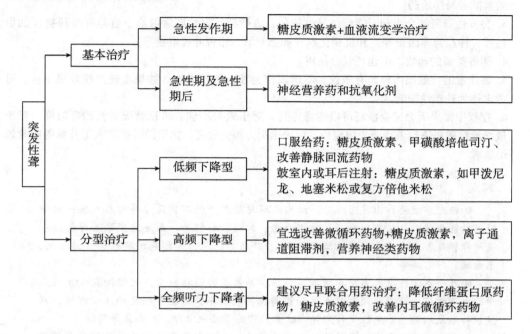

【用药选择】

根据患者的纯音听阈曲线类型、受损程度、并发症的情况、全身状况采取个性化的综合治疗。

1. 低频下降型：①由于可能存在膜迷路积水，故需要限盐，输液量不宜过大，最好不用生理盐水。②平均听力损失＜30dB 者，自愈率较高，可口服给药，包括糖皮质激素、甲磺酸培他司汀、改善静脉回流药物（如马栗种子提取物）等，也可考虑鼓室内或耳后注射糖皮质激素（甲泼尼龙、地塞米松或复方倍他米松等）；听力损失≥30dB 者，可采用银杏叶提取物+糖皮质激素静脉给药。③少部分患者采用上述的方案治疗无效和/或耳闷加重，可给予降低纤维蛋白原（如巴曲酶、纤溶酶）及其他改善静脉回流的药物治疗。

2. 高频下降型：①改善微循环药物（如银杏叶提取物、天麻素、长春胺缓释胶囊等）+糖皮质激素；②离子通道阻滞剂（如利多卡因）对于减轻高调耳鸣效果较好；③可考虑使用营养神经类药物（如甲钴胺等）。

3. 全频听力下降者（包括平坦下降型和全聋型）：①降低纤维蛋白原药物（如巴曲酶、纤溶酶）；②糖皮质激素；③改善内耳微循环药物（如银杏叶提取物、天麻素、长春胺缓释胶囊等）。建议尽早联合用药治疗。

全聋型、高频下降型、平坦下降型的痊愈率较低，尤应尽早积极治疗。

【药学提示】

1. 糖皮质激素在应用生理剂量替代治疗时无明显不良反应，不良反应多发生在应用药理剂量时，而且与疗程、剂量、用药种类、用法及给药途径等有密切关系。结核病、急性细菌性或病毒性感染患者应用时，必须给予适当的抗感染治疗。长期服药后，停药前应逐渐减量。糖尿病、骨质疏松症、肝硬化、肾功能不良、甲状腺功能低下症患者慎用。

2. 银杏叶提取物耐受性良好，罕有胃肠道不适、头痛、血压降低、过敏反应等现象发生，一般不需要特殊处理即可自行缓解。长期输注时，应改变注射部位以减少静脉炎的发生。

3. 巴曲酶或纤溶酶具有降低纤维蛋白原的作用，用药后可能有出血或止血延缓现象，正在使用具有抗凝作用及抑制血小板功能药物（如阿司匹林）者禁用。

【注意事项】

1. 对糖皮质激素及肾上腺皮质激素类药物有过敏史患者禁用，特殊情况下权衡利弊使用，注意病情恶化的可能；高血压、血栓症、胃与十二指肠溃疡、精神病、电解质代谢异常、心肌梗死、内脏手术、青光眼等患者一般不宜使用。

2. 银杏叶提取物金纳多不影响糖代谢，因此适用于糖尿病患者。高乳酸血症、甲醇中毒者、果糖山梨醇耐受性不佳者及 1，6-二磷酸果糖酶缺乏者，给药剂量每次不超过 25ml。

3. 巴曲酶或纤溶酶应低温冷藏。药物过敏史者、消化道溃疡史者、脑血管病后遗症者、70岁以上高龄患者慎用。

六、突发性聋患者护理规范

1. 监测患者听力情况。

2. 观察患者有无并发症的发生，常见并发症有耳鸣、偏头痛、眩晕等。

3. 若出现眩晕、恶心、呕吐等情况时，报告医师，予以处理。

4. 遵医嘱用药，严格按医嘱及说明书控制输液速度并及时观察用药后反应。

（1）糖皮质激素：首选全身用药，口服给药。晨起顿服，连用 3 天，若有效可再用 2 天后停药，不必逐渐减量；若无效可以直接停药。也可静脉注射给药，疗程同口服激素。局部给药包括鼓室内注射或耳后注射。若出现明显的疼痛及头晕时，报告医师，予以处理。对于有高血压、糖尿病病史患者，密切监测血压、血糖变化。

（2）降低纤维蛋白原药物：①调节输液滴速＞1 小时；②用药期间注意患者安全，避免磕碰及外伤；③治疗期间若出现出血或可疑出血时，报告医师，予以处理；④需要动态监测患者凝血功能，若纤维蛋白原≤100mg/dl，报告医师，暂停用药，隔日复查纤维蛋白原。

（3）改善微循环药物：改善耳部血流及神经障碍，若患者出现胃肠道不适、头痛、血压降低、过敏反应等现象时，报告医师，予以处理。

（4）利多卡因：缓解耳鸣。输液时给予心电监测，若出现心律失常，报告医师，予以处理。

5. 指导患者听力检查的配合方法：去除眼镜、头饰、耳环等，耳道内不能点药水。

6. 指导患者低盐饮食，有利于减轻内耳积水。

7. 根据患者听力下降情况与其采取适宜沟通方式，可采取健侧沟通、提高音量、图文示意、辅以手势等方法。

8. 保持病室环境安静，避免噪声，创造良好的睡眠环境。

七、突发性聋患者营养治疗规范

治疗期间，饮食宜清淡，忌食生冷、肥甘、厚腻食物。

八、突发性聋患者健康宣教

1. 告知患者低盐饮食。

2. 告知患者住院期间多卧床休息，以增加脑部血液回流，改善血液循环障碍。保证充足睡眠。

3. 告知患者所用药物的药名、用法、剂量、不良反应及注意事项。

4. 告知患者听力检查的配合方法：去除眼镜、头饰、耳环等，耳道内不能点药水。

5. 告知患者远离噪声，不宜在噪声过大的场所停留过久；带耳机的时间不宜过长，声音不宜过大，避免内耳听细胞受损。

6. 告知患者保持情绪稳定，保证充足睡眠，避免过度劳累。

7. 告知患者远离噪声，不宜在噪声过大的场所停留过久；带耳机的时间不宜过长，声音不宜过大，避免内耳听细胞受损。

8. 告知患者遵医嘱服用药物。

9. 告知患者若出现听力下降、耳鸣加重、眩晕及时就诊。

10. 告知患者 1 个月后复查听力。

九、推荐表单

（一）医师表单

突发性聋临床路径医师表单

适用对象：第一诊断为突发性聋（ICD-10：H91.2）

患者姓名：		性别： 年龄： 门诊号：	住院号：
住院日期： 年 月 日		出院日期： 年 月 日	标准住院日：7~14 天

时间	住院第 1 天	住院第 2 天
主要诊疗工作	☐ 询问病史及体格检查 ☐ 完成病历书写 ☐ 上级医师查房，初步确定诊断 ☐ 根据纯音测听听力曲线类型确定药物治疗方案并开始用药	☐ 上级医师查房 ☐ 完成入院检查 ☐ 完成必要的相关科室会诊 ☐ 完成上级医师查房记录等病历书写 ☐ 向患者及家属交代病情及其注意事项
重点医嘱	**长期医嘱：** ☐ 耳鼻喉科护理常规 ☐ 三级护理 ☐ 除了降纤药视血液检查结果决定用药外，其他药物治疗可在入院当天进行。激素治疗为首选，同时视患者听力曲线类型采用 2~3 种药物联合治疗 **临时医嘱：** ☐ 血常规、尿常规 ☐ 肝功能、肾功能、电解质、血糖、凝血功能 ☐ 感染性疾病筛查 ☐ X 线胸片、心电图 ☐ 纯音听阈测试、声阻抗检查 ☐ 其他特殊医嘱 ☐ 高压氧治疗单（可选用）	**长期医嘱：** ☐ 患者既往基础用药 ☐ 其他医嘱 **临时医嘱：** ☐ CT 或 MRI ☐ 前庭功能检查（伴眩晕者） ☐ 耳声发射、听性脑干反应（必要时） ☐ 镇静、安神类药物（必要时） ☐ 其他医嘱
病情变异记录	☐ 无 ☐ 有，原因： 1. 2.	☐ 无 ☐ 有，原因： 1. 2.
医师签名		

时间	住院第 3~16 天	住院第 15~17 天 （出院日）
主要诊疗工作	□ 上级医师查房 □ 观察患者听力的恢复情况及眩晕等伴随症状的改善情况调整用药 □ 根据 CT/MRI、听力学检查结果鉴别造成突发性听力下降的其他可能原因 □ 治疗第 7~10 天复查纯音测听，若听力恢复不佳可考虑调整用药 □ 复查肝功能、肾功能，使用降纤药的患者要查血凝，根据检查结果决定是否调整用药 □ 注意观察激素的不良反应，并对症处理 □ 完成病程记录	□ 上级医师查房，进行评估，明确是否出院 □ 完成出院记录、病案首页、出院证明书等 □ 向患者交代出院后的注意事项 □ 口服药物的服用指导
重点医嘱	**长期医嘱：** □ 继续入院 □ 有药物不良反应调整用药 □ 激素酌量递减 □ 其他医嘱 **临时医嘱：** □ 复查纯音测听 □ 复查肝功能、肾功能、血凝（降纤药物使用者） □ 调整用药（7~10 天疗效不佳者，需要时） □ 其他医嘱	**出院医嘱：** □ 出院带药 □ 定期门诊随访
病情变异记录	□ 无 □ 有，原因： 1. 2.	□ 无 □ 有，原因： 1. 2.
医师签名		

（二）护士表单

突发性聋临床路径护士表单

适用对象：第一诊断为突发性聋（ICD-10：H91.2）

患者姓名：	性别：　　年龄：　　门诊号：	住院号：
住院日期：　　年　月　日	出院日期：　　年　月　日	标准住院日：7~14 天

时间	住院第 1 天	住院第 2~11 天	住院第 12~14 天（出院日）
健康宣教	□ 介绍主管医师、护士 □ 介绍病房环境、设施和设备 □ 介绍住院注意事项	□ 主管护士与患者沟通，了解并指导心理应对 □ 宣教疾病知识、用药知识及特殊检查操作过程 □ 告知检查及操作前后饮食、活动及探视注意事项及应对方式	□ 康复和锻炼 □ 定时复查 □ 出院带药服用方法 □ 饮食、休息等注意事项指导
护理处置	□ 核对患者，佩戴腕带 □ 建立入院护理病历 □ 卫生处置：剪指（趾）甲、沐浴、更换病号服 □ 协助医师完成各项检查化验	□ 随时观察患者病情变化 □ 遵医嘱正确使用药物	□ 办理出院手续 □ 书写出院小结
基础护理	□ 二级护理 □ 晨晚间护理 □ 患者安全管理	□ 二级护理 □ 晨晚间护理 □ 患者安全管理	□ 三级护理 □ 晨晚间护理 □ 患者安全管理
专科护理	□ 护理查体 □ 呼吸频率、血氧饱和度监测 □ 需要时请家属陪伴 □ 心理护理	□ 遵医嘱完成相关检查 □ 心理护理 □ 遵医嘱正确给药	□ 病情观察：评估患者生命体征 □ 心理护理
重点医嘱	□ 详见医嘱执行单	□ 详见医嘱执行单	□ 详见医嘱执行单
病情变异记录	□ 无　□ 有，原因： 1. 2.	□ 无　□ 有，原因： 1. 2.	□ 无　□ 有，原因： 1. 2.
护士签名			

（三）患者表单

突发性聋临床路径患者表单

适用对象：第一诊断为突发性聋（ICD-10：H91.2）

患者姓名：	性别： 年龄： 门诊号：	住院号：
住院日期： 年 月 日	出院日期： 年 月 日	标准住院日：7~14 天

时间	住院第 1 天	住院第 2~11 天	住院第 12~14 天 （出院日）
医患配合	□ 配合询问病史、收集资料 □ 请务必详细告知既往史、用药史、过敏史 □ 配合进行体格检查 □ 有任何不适告知医师	□ 配合完善相关检查、化验，如采血、留尿、心电图、X线胸片等 □ 医师向患者及家属介绍病情，如有异常检查结果需进一步检查 □ 配合用药及治疗 □ 配合医师调整用药 □ 有任何不适告知医师	□ 接受出院前指导 □ 知道复查程序 □ 获取出院诊断书
护患配合	□ 配合测量体温、脉搏、呼吸、血压、血氧饱和度、体重 □ 配合完成入院护理评估单 □ 简单询问病史、过敏史、用药史 □ 接受入院宣教（环境介绍、病室规定、订餐制度、贵重物品保管等） □ 有任何不适告知护士	□ 配合测量体温、脉搏、呼吸，询问每日排便情况 □ 接受相关化验检查宣教，正确留取标本，配合检查 □ 有任何不适告知护士 □ 接受输液、服药治疗 □ 注意活动安全，避免坠床或跌倒 □ 配合执行探视及陪伴 □ 接受疾病及用药等相关知识指导	□ 接受出院宣教 □ 办理出院手续 □ 获取出院带药 □ 知道服药方法、作用、注意事项 □ 知道复印病历方法
饮食	□ 普通饮食	□ 普通饮食	□ 普通饮食
排泄	□ 正常排尿便	□ 正常排尿便	□ 正常排尿便
活动	□ 适当活动或卧床	□ 适当活动或卧床	□ 适当活动或卧床

附：原表单（2019 年版）

突发性聋临床路径表单

适用对象：第一诊断为突发性聋（ICD-10：H91.2）

患者姓名：	性别：	年龄：	门诊号：	住院号：
住院日期： 年 月 日	出院日期： 年 月 日		标准住院日：7~14 天	

时间	住院第 1 天	住院第 2 天
主要诊疗工作	□ 询问病史及体格检查 □ 完成病历书写 □ 上级医师查房，初步确定诊断 □ 根据纯音测听严重程度确定药物治疗方案并开始用药	□ 上级医师查房 □ 完成入院检查 □ 完成必要的相关科室会诊 □ 完成上级医师查房记录等病历书写 □ 向患者及家属交代病情及其注意事项
重点医嘱	**长期医嘱：** □ 耳鼻喉科护理常规 □ 三级护理 □ 普通饮食 □ 除了降纤药视血液检查结果决定用药外，其他药物治疗可在入院当天进行。激素治疗为首选，同时视患者听力损失的严重程度采用 2~3 种药物搭配治疗 **临时医嘱：** □ 血常规、尿常规 □ 肝功能、肾功能、电解质、血糖、凝血功能 □ 感染性疾病筛查 □ X 线胸片、心电图 □ 纯音听阈测试、声阻抗检查 □ 其他特殊医嘱 □ 高压氧治疗单（可选用）	**长期医嘱：** □ 患者既往基础用药 □ 其他医嘱 **临时医嘱：** □ CT 或 MRI □ 前庭功能检查（伴眩晕者） □ 耳声发射、听性脑干反应（必要时） □ 镇静、安神类药物（必要时） □ 其他医嘱
主要护理工作	□ 介绍病房环境、设施和设备 □ 入院护理评估 □ 宣教	□ 观察患者病情变化
病情变异记录	□ 无 □ 有，原因： 1. 2.	□ 无 □ 有，原因： 1. 2.
护士签名		
医师签名		

时间	住院第 3~13 天	住院第 12~14 天 （出院日）
主要诊疗工作	□ 上级医师查房 □ 观察患者听力的恢复情况及眩晕等伴随症状的改善情况调整用药 □ 根据 CT/MRI、听力学检查结果鉴别造成突发性听力下降的其他可能原因 □ 治疗第 7~10 天复查纯音测听，若听力恢复不佳可考虑调整用药 □ 复查肝功能、肾功能，使用降纤药的患者要查血凝，根据检查结果决定是否调整用药 □ 注意观察激素的不良反应，并对症处理 □ 完成病程记录	□ 上级医师查房，进行评估，明确是否出院 □ 完成出院记录、病案首页、出院证明书等 □ 向患者交代出院后的注意事项 □ 口服药物的服用指导
重点医嘱	**长期医嘱：** □ 继续入院长期医嘱 □ 有药物不良反应调整用药 □ 激素酌量递减 □ 其他医嘱 **临时医嘱：** □ 复查纯音测听 □ 复查肝功能、肾功能、血凝（降纤药物使用者） □ 调整用药（7~10 天疗效不佳者，需要时） □ 其他医嘱	**出院医嘱：** □ 出院带药 □ 定期门诊随访
主要护理工作	□ 观察患者病情变化	□ 指导患者办理出院手续
病情变异记录	□ 无　□ 有，原因： 1. 2.	□ 无　□ 有，原因： 1. 2.
护士签名		
医师签名		

第三十四章

双侧感音神经性耳聋（人工耳蜗植入）临床路径释义

【医疗质量控制指标】

指标一、双侧重度感音神经性耳聋临床诊断明确。

指标二、抗生素使用时间。

指标三、手术并发症发生率。

指标四、手术患者重返手术室再次手术总发生率。

指标五、术后言语康复效果跟踪。

一、双侧感音神经性耳聋（人工耳蜗植入）编码

疾病名称及编码：双侧感音神经性耳聋（ICD-10：H90.3）

手术操作名称及编码：人工耳蜗植入手术（ICD-9-CM-3：20.96-20.98）

二、临床路径检索方法

H90.3 伴（20.96/20.97/20.98）

三、国家医疗保障疾病诊断相关分组（CHS-DRG）

MDCD 头颈、耳、鼻、口、咽疾病及功能障碍

DB2 人工听觉装置植入

DS1 平衡失调及听觉障碍

四、双侧感音神经性耳聋（人工耳蜗植入）临床路径标准住院流程

（一）适用对象

第一诊断为双侧感音神经性耳聋（ICD-10：H90.3）

行人工耳蜗植入手术（ICD-9-CM-3：20.96-20.98）。

> 释义
>
> ■本路径适用对象是第一诊断为双侧重度感音神经性耳聋的患者，根据《人工耳蜗植入工作指南》（中华耳鼻咽喉头颈外科杂志编辑委员会、中华医学会耳鼻咽喉头颈外科学分会和中国残疾人康复协会听力语言康复专业委员会，2013年）。
>
> ■本路径仅针对需要全身麻醉手术的患者。

（二）诊断依据

根据《人工耳蜗植入工作指南》（中华医学会耳鼻咽喉科学分会、中华医学会耳鼻咽喉科杂志编辑委员会，2013年）。

1. 症状：双侧耳聋。

2. 听力学检查：双侧重度以上感音神经性耳聋，主要病变部位在耳蜗。

3. 影像学检查无手术禁忌证。

4. 符合人工耳蜗植入标准。

> **释义**
>
> ■ 可参考《人工耳蜗植入工作指南》（中华耳鼻咽喉头颈外科杂志编辑委员会、中华医学会耳鼻咽喉头颈外科学分会和中国残疾人康复协会听力语言康复专业委员会，2013 年）。
>
> ■ 双耳重度或极重度感音神经性耳聋，助听器无效或效果很差。最小植入年龄为 6 个月。
>
> ■ 手术禁忌分为绝对禁忌和相对禁忌。绝对禁忌：内耳严重畸形，如 Michel 畸形、耳蜗未发育等；听神经缺如或中断；中耳乳突急性化脓性炎症。相对禁忌：癫痫频繁发作不能控制；严重精神、智力、行为及心理障碍，无法配合听觉言语训练。
>
> ■ 听神经病的患者在选择人工耳蜗植入时要慎重。
>
> ■ 听力评估：双耳重度或极重度感音神经性耳聋；重度耳聋患儿佩戴助听器 3~6 个月无效或者效果不理想，应行人工耳蜗植入；极重度耳聋患儿可直接考虑行人工耳蜗植入。
>
> ■ 影像学检查：除了解中耳乳突气房发育情况及面神经走形情况外，重点了解是否存在内耳畸形，耳蜗有无骨化及骨化程度，并了解蜗神经发育情况以及排除内听道占位。颞骨 CT 高度怀疑蜗神经发育不良以及存在耳蜗骨化时必须进行 MRI 检查。CT 和 MRI 对于了解听神经的完整性提供了有用的信息。

（三）治疗方案的选择

根据《人工耳蜗植入工作指南》（中华医学会耳鼻咽喉科学分会、中华医学会耳鼻咽喉科杂志编辑委员会，2013 年）。

人工耳蜗植入术（无手术禁忌证）。

> **释义**
>
> ■ 人工耳蜗植入术一般在全身麻醉下进行，按手术进路可分为面隐窝进路、外耳道后壁进路及耳道上进路等术式。目前绝大多数使用面隐窝进路到达蜗窗区域。
>
> ■ 对于确定需要双侧耳蜗植入的患者，建议植入间期不超过 1 年，最好在半年之内，以利皮质活动模式发展趋于正常。

（四）标准住院日 ≤12 天

> **释义**
>
> ■ 双侧感音神经性耳聋患者入院后，术前准备 1~3 天，在第 2~4 天实施手术，术后恢复 4~7 天，总住院天数不超过 12 天，均符合本临床路径要求。
>
> ■ 为减少患者等候手术的时间和住院费用，可在门诊完成术前检查，排除手术禁忌后住院，于住院当天或 3 天以内手术符合本临床路径要求。

　　■患者入院后术前准备发现全身疾病的阳性体征，需要进一步行超声心动图、Holter、肺功能等检查，请相关科室会诊排除手术禁忌证，上述急慢性疾病如果需要经治疗稳定后才能手术，术前准备过程先进入其他相应内科疾病的诊疗路径；若需经会诊排除手术禁忌证，扣除排除手术禁忌证检查会诊需要时间，总住院天数不超过 12 天，符合本路径要求。主管医师应在临床路径表单中予以说明。

（五）进入临床路径标准

1. 第一诊断必须符合双侧感音神经性耳聋疾病编码。
2. 行人工耳蜗植入手术者（ICD-9-CM-3：20.96-20.98）。
3. 当患者同时具有其他疾病诊断，但住院期间不需要特殊处理也不影响第一诊断的临床路径流程实施时，可以进入临床路径。

释义

　　■耳蜗性重度-极重度聋或全聋的患者可通过人工耳蜗植入及术后听觉言语康复训练的方法来治疗。而耳蜗螺旋神经节与脑神经核之间的神经通路完全中断或缺如的患者需要借助听性脑干植入来达到听觉康复。因此，此临床路径仅适用于蜗性病变引起的感音神经性耳聋。

　　■慢性中耳炎伴有鼓膜穿孔的患者，如果炎症得到控制，可选择一期或分期手术，不适用本临床路径。

　　■患者同时伴有高血压、糖尿病、心律失常等慢性病，经内科会诊评估非手术禁忌证，适用本临床路径。

（六）术前准备≤3 天

1. 必需的检查项目：
（1）血常规、尿常规。
（2）肝功能、肾功能、电解质、血糖、凝血功能。
（3）感染性疾病筛查（乙型肝炎、丙型肝炎、梅毒、艾滋病等）。
（4）X 线胸片、心电图。
（5）临床听力学检查。
1）纯音听阈测试和/或小儿行为测听。
2）言语测听：言语察觉阈和言语识别阈（必要时）。
3）声导抗测定。
4）听性脑干反应。
5）40Hz 相关电位（或多频稳态诱发电位）。
6）耳声发射。
7）耳蜗微音电位
（6）影像学检查：颞骨薄层 CT 扫描和内耳磁共振。必要时颅脑 MRI。
2. 根据患者情况可选择的检查项目：
（1）鼓岬电刺激试验。

（2）前庭功能检查（有眩晕病史者）。

（3）语言能力评估。

（4）心理、智力及学习能力评估。

> **释义**
>
> ■人工耳蜗植入患者术前需要接受全面而系统的检查，以确保人工耳蜗植入术后能获得较好的听觉言语康复效果。
>
> ■必查项目是确保手术治疗安全、有效开展的基础，术前必须完成。相关人员认真分析检查结果，排除手术禁忌证，及时处理异常情况。
>
> ■为缩短患者住院等待的时间，检查项目可以在患者入院前于门诊完成。
>
> ■高龄伴随有心脑血管疾病者，必要时增加心脏彩超、肺功能、颅脑影像学、颈动脉超声、血气分析等检查项目。
>
> ■术前检查还包括耳、鼻、咽、喉部位专科检查。
>
> ■耳科常规检查是人工耳蜗植入术患者的必查项目。对中耳情况进行评估，鼓膜必须完整，咽鼓管功能正常，无急慢性感染或分泌性中耳炎。若存在上述疾病需要先常规治疗这些疾病。
>
> ■颞骨CT扫描和MRI检查对了解颞骨解剖结构，是否存在先天性内耳发育畸形以及听神经的发育情况、耳蜗是否存在骨化情况提供有用的证据。
>
> ■听力学检查旨在对患者双耳听功能状况做出全面评估。

（七）预防性抗菌药物选择与使用时机

按照《抗菌药物临床应用指导原则（2015年版）》（国卫办医发〔2015〕43号）合理选用抗菌药物，预防性使用抗生素5~7天。

> **释义**
>
> ■人工耳蜗植入手术的入路属于Ⅰ类切口，因此可按规定适当预防性和术后应用抗菌药物，应常规选择易透过血-脑脊液屏障的抗菌药物。

（八）手术日为入院后4天内

1. 麻醉方式：全身麻醉。

2. 术中植入耗材：人工耳蜗。

3. 术中酌情行面神经监测。

> **释义**
>
> ■建议手术日为入院后4天内。
>
> ■由于人工耳蜗植入术必须在全身麻醉下进行，故本临床路径仅针对全身麻醉下手术的患者。
>
> ■术中用药包括静脉给予抗菌药物。

■ 面神经监测在术中有时需要。在暴露面隐窝时需要轮廓化面神经锥曲段和乳突部上段，有伤及面神经的风险，而面神经走行异常也可增加面神经损伤风险。

■ 双侧植入对象多为低龄儿童，微创植入值得提倡。建议使用保留残余听力的电极植入法，尽可能保留耳蜗内精细结构和残余听力。

■ 术中尽可能减少出血。因第二侧手术时对侧术区仅被无菌敷料覆盖而无加压包扎，故第一侧手术关闭术腔前的止血和观察尤为重要。

■ 人工耳蜗植入体内后严禁使用单极电凝。

■ 术中植入电极后，可行电极阻抗及 NRT 检测了解植入电极状态。

（九）术后住院治疗≤10 天

1. 必须复查的检查项目：内耳影像学检查，了解电极插入情况；其他检查根据患者情况而定。
2. 术后用药：按照《抗菌药物临床应用指导原则（2015 年版）》（国卫办医发〔2015〕43 号）合理选用抗菌药物。
3. 伤口换药。

> **释义**
>
> ■ 建议术后住院治疗≤7 天。
>
> ■ 术后患者重点观察的项目一般包括闭目、鼓腮等面神经相关查体；观察是否有眩晕、耳鸣等，必要时对症处理；若有疼痛加剧、体温升高、喷射呕吐等感染症状需要行血常规、降钙素原等相关检查，注意颅内感染的发生；注意观察局部皮瓣下方有无积血、皮瓣有无坏死，以及脑脊液漏；避免植入部位的磕碰等。
>
> ■ 术后拆除加压包扎后行颞骨斜前位片检查或者颞骨 CT，了解电极植入情况。

（十）出院标准

1. 一般情况良好，无伤口感染。
2. 没有需要住院处理的并发症。

> **释义**
>
> ■ 伤口愈合良好，没有感染，耳道没有异常分泌物，局部植入区域没有红肿、肿胀，即可出院。根据患者具体情况，可以拆线后出院或出院后门诊复查时拆出伤口缝线。

（十一）变异及原因分析

1. 伴有影响手术的合并症，需要进行相关诊断和治疗等，导致住院时间延长，治疗费用增加。
2. 出现手术并发症，需要进一步诊断和治疗，导致住院时间延长，治疗费用增加。

> **释义**
>
> ■ 伴有影响手术的合并症，常见的是术前检查发现可能影响手术或麻醉的全身疾病，需要进一步行如超声心动图、Holter、肺功能等检查，请相关科室会诊排除手术禁忌证，导致住院时间延长，治疗费用增加。
>
> ■ 人工耳蜗植入手术可能存在的风险包括：术中、术后出血，头皮血肿；术中损伤面神经，出现术后面瘫，舌前2/3味觉异常；脑脊液耳漏，甚至颅内感染；术后耳鸣，眩晕；术后皮瓣坏死；植入体故障等。有的需要再次手术。如出现上述手术并发症，可导致住院时间延长。
>
> ■ 人工耳蜗植入术的手术精确度较高，患者一般年龄偏小，出现变异的原因很多，除了包括路径中所描述的各种术后并发症，还包括医疗、护理、患者、环境等多方面的变异原因，为便于总结和在工作中不断完善和修订路径，应将变异原因归纳、总结，以便重新修订路径时作为参考。

五、双侧感音神经性耳聋（人工耳蜗植入）给药方案

常用药物为能通过血-脑脊液屏障的第三代头孢菌素类抗菌药物。

【用药选择】

1. 由于手术是将电子耳蜗电极插于内耳鼓阶，可触及外淋巴液，术前及术后应用抗生素治疗，可以预防术后感染。注射用头孢曲松钠是第三代头孢类抗菌药物，较易透过血-脑脊液屏障，用于脑膜炎等及手术期感染预防。

2. 可肌内注射或静脉滴注给药，成人常用量（肌内或静脉滴注），每24小时1~2g或每12小时0.5~1.0g。最高剂量4g/d。疗程4~14日。小儿常用量（静脉滴注），按每天20~80mg/kg。12岁以上儿童可用成人剂量。

【药学提示】

1. 头孢菌素对肠杆菌科细菌有强大活性。对大肠埃希菌、肺炎克雷伯菌、产气肠杆菌、弗劳地枸橼酸杆菌、吲哚阳性变形杆菌、普鲁威登菌属和沙雷菌属的MIC为0.12~0.25mg/L。阴沟肠杆菌、不动杆菌属和铜绿假单胞菌对本品的敏感性差。对流感嗜血杆菌、淋病奈瑟菌和脑膜炎奈瑟菌有较强抗菌作用，对溶血性链球菌和肺炎球菌亦有良好作用。对金黄色葡萄球菌MIC为2~4mg/L。耐甲氧西林葡萄球菌和肠球菌对本品耐药，多数脆弱拟杆菌对本品耐药。

2. 头孢菌素类静脉输液中加入红霉素、四环素、两性霉素B、血管活性药（间羟胺、去甲肾上腺素等）、苯妥英钠、氯丙嗪、异丙嗪、B族维生素、维生素C等时将出现浑浊。由于本品的配伍禁忌药物甚多，所以应单独给药。

3. 应用本品期间饮酒或服用含乙醇药物时个别患者可出现双硫仑样反应，故在应用本品期间和以后数天内，应避免饮酒和服用含乙醇的药物。

4. 儿童若对头孢类过敏可选用大环内酯类抗生素，大环内酯类抗生素有恶心、呕吐等胃肠道反应。

【注意事项】

1. 给药前需要进行过敏试验。

2. 本品不能加入哈特曼及林格等含有钙的溶液中使用。

3. 由于头孢菌素类毒性低，所以慢性肝病患者应用本品时不需要调整剂量。患者有严重肝

肾损害或肝硬化者应调整剂量。

4. 本品与氨基糖苷类抗生素不能混于同一注射器内注射，必须分别注射。

六、双侧感音神经性耳聋（人工耳蜗植入）患者护理规范

1. 术前护理要点及措施：

（1）术前指导：向家属交代麻醉方式，提出术前禁食、禁水的重要性，避免家长因孩子饥饿私自给孩子进食，导致麻醉插管时造成误吸的危险；对于年龄大一些的聋儿及成人患者，应采用他们的交流方式（唇语或书写）进行术前宣教。

（2）做好患者及家属的心理护理，术后可能需要长期的语言康复训练，且康复进度个体差异大，家属要有耐心，要坚持。

（3）备皮范围：备耳周五指皮肤（婴幼儿可备全头）。

（4）全身麻醉术前准备：①指导患者沐浴、剪指（趾）甲、男性患者剃须，做好个人卫生，避免术晨沐浴，注意保暖，预防感冒；②禁食、禁水 6~8 小时。

2. 术后护理要点及措施

（1）按全身麻醉术后护理常规：患者术后返回病房后应取去枕平卧位、吸氧 6 小时，婴幼儿应取半卧位或家属平抱，避免头部过度活动压迫患侧耳部敷料，定时监测患者生命体征，保持呼吸顺畅，发现异常情况及时处理，如患者出现恶心、呕吐等症状应头偏向一侧，防止呕吐物误吸。

（2）观察患者有无面瘫、头晕、耳鸣、面部肌肉无力或抽搐等症状。

（3）保持耳部伤口敷料清洁干燥，观察有无渗血、渗液；加压包扎力度是否合适，防止患儿抓挠；创口有无红肿及血肿形成、皮肤有无坏死。

（4）术后如无眩晕症状，可适当下床活动，避免头部剧烈活动，注意跌倒坠床，防止磕碰导致植入体移位。

（5）各项管路妥善固定，保持通畅。

七、双侧感音神经性耳聋（人工耳蜗植入）患者营养治疗规范

由于全身麻醉术后患者胃肠蠕动减慢，一般术后 3 天内以清淡易消化半流质饮食为主，之后 1 周内建议少渣、高蛋白软食，避免过硬及辛辣刺激性食物。注意饮食健康和营养均衡。

八、双侧感音神经性耳聋（人工耳蜗植入）患者健康宣教

1. 术后 1 周内避免伤口沾水。

2. 如果发现耳道或切口处有脓液，需要立即就医。

3. 术后 1 周尽量减少体力活动，1 周后可进行轻度有氧运动，2 周后可正常运动。

4. 术后 2 周内避免托举重物。

5. 术后尽量避免上呼吸道感染。

6. 术后避免头部外伤及植入体区域暴力碰撞。

7. 术后 1~4 周开机，定期调机及进行语言康复训练。

8. 强磁场可能导致人工耳蜗移位甚至受损，应在进行磁共振检查前联系医师或技术人员进行相应处理。

九、推荐表单

（一）医师表单

双侧感音神经性耳聋（人工耳蜗植入）临床路径医师表单

适用对象：第一诊断为双侧感音神经性耳聋（ICD-10：H90.3）
行人工耳蜗植入术（ICD-9-CM-3：20.96-20.98）

患者姓名：		性别： 年龄： 门诊号：	住院号：
住院日期： 年 月 日		出院日期： 年 月 日	标准住院日：≤12天

时间	住院第1天	住院第1~3天 （术前日）	住院第3~4天 （手术日）
主要诊疗工作	□ 询问病史及体格检查 □ 完成病历书写 □ 安排相关检查 □ 上级医师查房与术前评估 □ 初步确定手术方式和日期	□ 上级医师查房 □ 完成术前准备与术前评估 □ 汇总检查结果，进行术前讨论，确定手术方案 □ 相关科室会诊，可能会超出路径要求的时间，主管医师在表单记录 □ 签署手术知情同意书、自费用品协议书等 □ 向患者及家属交代围术期注意事项 □ 完成术前讨论、手术医师查房记录等病历书写	□ 全身麻醉 □ 手术 □ 术者完成手术记录 □ 住院医师完成术后病程 □ 上级医师查房 □ 向患者及家属交代病情及术后注意事项
重点医嘱	**长期医嘱：** □ 耳鼻咽喉科护理常规 □ 二级或三级护理 □ 饮食 □ 患者既往基础用药 **临时医嘱：** □ 血常规、尿常规 □ 肝功能、肾功能、电解质、血糖、血脂、凝血功能 □ 感染性疾病筛查 □ X线胸片、心电图 □ 临床听力学检查 □ 颞骨薄层CT扫描、颅脑和内耳磁共振（视情况而定） □ 耳鼻咽喉科专科检查 □ 前庭功能检查（视情况而定） □ 鼓岬电刺激试验（视情况而定）	**长期医嘱：** □ 耳鼻咽喉科护理常规 □ 二级或三级护理 □ 饮食 □ 患者既往基础用药 **临时医嘱：** □ 术前医嘱：明日全身麻醉下行人工耳蜗植入术 * □ 术前禁食、禁水 □ 术前抗菌药物 □ 术前准备（如术侧耳备皮） □ 其他特殊医嘱	**长期医嘱：** □ 全身麻醉后常规护理 □ 人工耳蜗植入术 * 后护理常规 □ 一级护理 □ 饮食 □ 抗菌药物 □ 患者既往基础用药 **临时医嘱：** □ 酌情心电监护 □ 酌情吸氧 □ 其他特殊医嘱（如针对眩晕耳鸣的对症处理）
病情变异记录	□ 无 □ 有，原因： 1. 2.	□ 无 □ 有，原因： 1. 2.	□ 无 □ 有，原因： 1. 2.
医师签名			

时间	住院第 4~9 天 （术后第 1~6 天）	住院第 10~12 天 （出院日）
主要诊疗工作	□ 上级医师查房 □ 住院医师完成常规病历书写 □ 注意病情变化 □ 注意观察生命体征 □ 注意有无并发症如面瘫、眩晕等 □ 注意包扎敷料是否清洁、干燥 □ 术后第 4 天可拆除加压包扎 □ 拆除加压包扎后，拍头颅侧位片确定电极植入情况	□ 上级医师查房，进行手术及伤口评估 □ 确定患者可以出院 □ 开出院诊断书 □ 完成出院记录、出院证明书 □ 向患者交代出院后的注意事项及复查日期 □ 通知出院处
重要医嘱	**长期医嘱：** □ 半流质饮食或普通饮食 □ 一级或二级护理 □ 根据情况停用抗菌药物 □ 根据情况停卧床 **临时医嘱：** □ 换药 □ 其他特殊医嘱	**出院医嘱：** □ 通知出院 □ 出院带药 □ 拆线换药 □ 开机调试
病情变异记录	□ 无　□ 有，原因： 1. 2.	□ 无　□ 有，原因： 1. 2.
医师签名		

注：* 实际操作时需明确写出具体的术式

（二）护士表单

双侧感音神经性耳聋（人工耳蜗植入）临床路径护士表单

适用对象：第一诊断为双侧感音神经性耳聋（ICD-10：H90.3）

行人工耳蜗植入术（ICD-9-CM-3：20.96~20.98）

患者姓名：	性别： 年龄： 门诊号：	住院号：
住院日期： 年 月 日	出院日期： 年 月 日	标准住院日：≤12 天

时间	住院第1~2天	住院第3~4天 （手术日）	住院第4~5天 （手术后）
健康宣教	□ 介绍主管医师、护士 □ 介绍环境、设施 □ 介绍住院注意事项 □ 宣教术前准备 □ 提醒患者术晨禁食、禁水	□ 主管护士与患者沟通，了解并指导心理应对 □ 宣教疾病知识、用药知识及特殊检查操作过程 □ 告知检查及操作前后饮食、活动及探视注意事项及应对方式	□ 康复和锻炼 □ 定时复查 □ 出院带药服用方法 □ 饮食、休息等注意事项指导 □ 讲解增强体质的方法，减少感染的机会
护理处置	□ 核对患者，佩戴腕带 □ 建立入院护理病历 □ 卫生处置：剪指（趾）甲、沐浴、更换病号服 □ 协助医师完成各项检查化验 □ 术前准备，禁食、禁水	□ 随时观察患者病情变化 □ 遵医嘱正确使用抗生素	□ 办理出院手续 □ 书写出院小结
基础护理	□ 二级护理 □ 晨晚间护理 □ 患者安全管理	□ 一级护理 □ 晨晚间护理 □ 患者安全管理	□ 二级或三级护理 □ 晨晚间护理 □ 患者安全管理
专科护理	□ 护理查体 □ 呼吸频率、血氧饱和度监测 □ 需要时请家属陪伴 □ 心理护理	□ 遵医嘱完成相关检查 □ 心理护理 □ 遵医嘱正确给药 □ 提供并发症征象的依据	□ 病情观察：评估患者生命体征 □ 心理护理
重点医嘱	□ 详见医嘱执行单	□ 详见医嘱执行单	□ 详见医嘱执行单
病情变异记录	□ 无 □ 有，原因： 1. 2.	□ 无 □ 有，原因： 1. 2.	□ 无 □ 有，原因： 1. 2.
护士签名			

（三）患者表单

双侧感音神经性耳聋（人工耳蜗植入）临床路径患者表单

适用对象：第一诊断为双侧感音神经性耳聋（ICD-10：H90.3）

行人工耳蜗植入术（ICD-9-CM-3：20.96~20.98）

患者姓名：	性别：	年龄：	门诊号：	住院号：
住院日期：　　年　月　　日	出院日期：　　年　月　　日			标准住院日：≤12天

时间	入院当日	住院第2~4天	住院第5天 （出院日）
医患配合	□ 配合病史询问、资料收集，请务必详细告知既往史、用药史、过敏史 □ 配合进行体格检查 □ 有任何不适告知医师	□ 配合完善相关检查、化验，如采血、留尿、心电图、X线胸片等 □ 医师向患者及家属介绍病情，如有异常检查结果需进一步检查 □ 配合用药及治疗 □ 配合医师调整用药 □ 有任何不适告知医师	□ 接受出院前指导 □ 知道复查程序 □ 获取出院诊断书
护患配合	□ 配合测量体温、脉搏、呼吸、血压、血氧饱和度、体重 □ 配合完成入院护理评估单（简单告知病史、过敏史、用药史） □ 接受入院宣教（环境介绍、病室规定、订餐制度、贵重物品保管等） □ 有任何不适告知护士	□ 配合测量体温、脉搏、呼吸，询问每日排便情况 □ 接受相关化验检查宣教，正确留取标本，配合检查 □ 有任何不适告知护士 □ 接受输液、服药治疗 □ 注意活动安全，避免坠床或跌倒 □ 配合执行探视及陪伴 □ 接受疾病及用药等相关知识指导	□ 接受出院宣教 □ 办理出院手续 □ 获取出院带药 □ 知道服药方法、作用、注意事项 □ 知道复印病历方法
饮食	□ 普通饮食	□ 软食	□ 普通饮食
排泄	□ 正常排尿便	□ 正常排尿、保持大便通畅	□ 正常排尿便
活动	□ 适度活动	□ 适度活动	□ 适度活动

附：原表单（2016年版）

双侧感音神经性听觉丧失（人工耳蜗植入）临床路径表单

适用对象：第一诊断为双侧感音神经性听觉丧失

行人工耳蜗植入术（ICD-9-CM-3：20.96-20.98）

患者姓名：	性别：	年龄：	门诊号：	住院号：
住院日期： 年 月 日	出院日期： 年 月 日			标准住院日：≤12天

时间	住院第1天	住院第1~3天（术前日）
主要诊疗工作	□ 询问病史及体格检查 □ 完成病历书写 □ 上级医师查房与术前评估 □ 初步确定手术方式和日期	□ 上级医师查房 □ 完成术前准备与术前评估 □ 根据检查结果等，行术前讨论，确定手术方案 □ 完成必要的相关科室会诊 □ 签署手术知情同意书、自费用品协议书等 □ 向患者及家属交代围术期注意事项
重点医嘱	长期医嘱： □ 耳鼻咽喉科护理常规 □ 二级或三级护理 □ 普通饮食 临时医嘱： □ 血常规、尿常规 □ 肝功能、肾功能、电解质、血糖、凝血功能 □ 感染性疾病筛查 □ X线胸片、心电图 □ 颞骨薄层CT扫描和内耳磁共振（视情况而定） □ 颅脑MRI（必要时） □ 临床听力学检查 □ 前庭功能检查（视情况而定） □ 鼓岬电刺激试验（视情况而定）	长期医嘱： □ 耳鼻咽喉科护理常规 □ 二级或三级护理 □ 普通饮食 □ 患者既往基础用药 临时医嘱： □ 术前医嘱：明日全身麻醉下行人工耳蜗植入术* □ 术前禁食、禁水 □ 术前抗菌药物 □ 术前准备 □ 其他特殊医嘱
主要护理工作	□ 介绍病房环境、设施和设备 □ 入院护理评估	□ 宣教、备皮等术前准备 □ 提醒患者明晨禁水
病情变异记录	□ 无 □ 有，原因： 1. 2.	□ 无 □ 有，原因： 1. 2.
护士签名		
医师签名		

时间	住院第2~4天 （手术日）	住院第3~11天 （术后第1~9天）	住院第7~12天 （出院日）
主要诊疗工作	□ 手术 □ 术者完成手术记录 □ 住院医师完成术后病程 □ 上级医师查房 □ 向患者及家属交代病情及术后注意事项	□ 上级医师查房 □ 住院医师完成常规病程书写 □ 注意病情变化 □ 注意观察生命体征 □ 注意有无并发症如面瘫、眩晕、突聋等	□ 上级医师查房，进行手术及伤口评估 □ 完成出院记录、出院证明书 □ 向患者交代出院后的注意事项
重要医嘱	长期医嘱： □ 全身麻醉后常规护理 □ 人工耳蜗植入术术后护理常规 □ 一级护理 □ 术后6小时半流质饮食 □ 抗菌药物 临时医嘱： □ 酌情心电监护 □ 酌情吸氧 □ 其他特殊医嘱	长期医嘱： □ 半流质饮食或普通饮食 □ 一级或二级护理 □ 抗生素 临时医嘱： □ 换药 □ 内耳X线摄片 □ 其他特殊医嘱	出院医嘱： □ 出院带药 □ 门诊随诊 □ 术后1个月开机调试
主要护理工作	□ 随时观察患者病情变化 □ 术后心理与生活护理	□ 观察患者情况 □ 术后心理与生活护理	□ 指导患者办理出院手续
病情变异记录	□ 无 □ 有，原因： 1. 2.	□ 无 □ 有，原因： 1. 2.	□ 无 □ 有，原因： 1. 2.
护士签名			
医师签名			

注：*实际操作时需明确写出具体的术式

参考文献

［1］黄选兆，汪吉宝，孔维佳．实用耳鼻咽喉头颈外科学（第2版）［M］．北京：人民卫生出版社．2011．

［2］韩杰，杜晓霞．耳鼻咽喉头颈外科临床护理思维与实践［M］．北京：人民卫生出版社．2013．

［3］WJ Fokkens, VJ Lund, C Hopkins, et al. European Position Paper on Rhinosinusitis and Nasal Polyps 2020. Rhinology Supplement 2020, 29: 1-464.

［4］Zheng Liu, Jianjun Chen, Lei Cheng, et al. Chinese Society of Allergy and Chinese Society of Otorhinolaryngology-Head and Neck Surgery Guideline for Chronic Rhinosinusitis. Allergy Asthma Immunol Res［J］．2020, 12 (2): 176-237.

［5］中华耳鼻咽喉头颈外科杂志编辑委员会鼻科组，中华医学会耳鼻咽喉头颈外科学分会鼻科学组．中国慢性鼻窦炎诊断和治疗指南（2018）［J］．中华耳鼻咽喉头颈外科杂志，2019，54（2）：81-100．

［6］王德辉．鼻咽纤维血管瘤的诊断和治疗进展［J］．中国眼耳鼻喉科杂志，2009，9（3）：140-141．

［7］蔡葺，周兵，黄谦，等．鼻内镜下鼻咽纤维血管瘤切除术预后因素分析［J］．临床耳鼻咽喉头颈外科杂志，2010，24（22）：1035-1039．

［8］韩杰，杜晓霞，杜玉凤，等．影像导航鼻内镜下行鼻咽纤维血管瘤切除患者的护理［J］．中华护理杂志，2012，47（8）：743-744．

［9］郑丹丹．合理健康宣教对扁桃体手术患者术后出血发生率的分析［J］．健康必读，2019，（32）：261．

［10］郑玉珍，宋正扬．扁桃体炎的围术期护理探讨［J］．实用临床护理学电子杂志，2017，2（2）：154．

［11］张爱民，卢振民，连荣．成人急性会厌炎126例报告［J］．中国医师杂志，2004，6（1）：101．

［12］代效亮，黄永望，牛俊涛，等．显微镜下低温等离子治疗会厌囊肿120例疗效观察［J］．天津医药2013，41（2）：164-165．

［13］董青山，郭家平，翁雁鸣，等．咽旁间隙感染50例临床分析［J］．临床口腔医学杂志，2020，36（12）：757-759．

［14］曹武，黄志纯，冯立人，等．颈深部多间隙脓肿34例临床分析［J］．中国耳鼻咽喉头颈外科，2020，27（5）：282-285．

［15］Major HP, Witmans M, El-Hakim H, et al. Agreement between cone-beam computed tomography and nasoendoscopy evaluations of adenoid hypertrophy. Ameriacan Journal of Orthodontics and Dentofacial Orthopedics［J］．2014, 146 (4): 451-459.

［16］Baldassari CM, Choi S. Assessing Adenoid Hypertrophy in Children: X-Ray or Nasal Endoscopy? The Laryngoscope［J］．2014, 124 (7): 1509-1510.

［17］Marchisio P, Torretta S, Capaccio P, et al. Clinical assessment of adenoidal obstruction based on the nasal obstruction index is no longer useful in children［J］．Otolaryngology-Head and Neck

Surgery, 2010, 142 (2): 237-241.

[18] Chohan A, Lal A, Chohan K, et al. Systematic review and meta-analysis of randomized controlled trials on the role of mometasone in adenoid hypertrophy in children [J]. International Journal of Pediatric Otorhinolaryngology, 2015, 79: 1599-1608.

[19] Scadding G. Non-surgical treatment of adenoidal hypertrophy: The role of treating IgE-mediated inflammation [J]. Pediatr Allergy Immunol, 2010, 21: 1095-1106.

[20] Bhargava R, Chakravarti A. Role of mometasone furoate aqueous nasal spray for management of adenoidal hypertrophy in children [J]. The Journal of Laryngology & Otology. 2014, 128: 1060-1066.

[21] 陈贵海, 张立强, 高雪梅, 等. 成人阻塞性睡眠呼吸暂停多学科诊疗指南 [J]. 中华医学杂志, 2018, 98 (24): 1902-1914.

[22] 中华耳鼻咽喉头颈外科杂志编辑委员会. 阻塞性睡眠呼吸暂停低通气综合征诊断和外科治疗指南 [J]. 中华耳鼻咽喉头颈外科杂志, 2009, 44 (2): 95-96.

[23] 何权瀛, 王莞尔. 阻塞性睡眠呼吸暂停低通气综合征诊治指南 (基层版) [J]. 中华健康管理学杂志, 2015, 9 (04): 261-267.

[24] FRIEDMAN, MICHAEL. SLEEP APNEA AND SNORING - SURGICAL AND NON-SURGICAL THERAPY. 2016.

[25] Roth T, Kryger M H, Dement W. C. Chapter 106-Surgical Management for Obstructive Sleep-Disordered Breathing [J]. Principles & Practice of Sleep Medicine, 2011: 1250-1266.

[26] 韩德民, 李彦如, 张晓晴. 人工智能在耳鼻咽喉头颈外科学领域的应用: 大众健康的新希望 [J]. 中华耳鼻咽喉头颈外科杂志, 2020, 55 (07): 649-651.

[27] HAUGEN B R, ALEXANDER E K, BIBLE K C, et al. 2015 American thyroid association management guidelines for adult patients with thyroid nodules and differentiated thyroid cancer [J]. Thyroid, 2016 Jan; 26 (1): 1-133.

[28] 王楠, 黄辉萍, 黄淑清, 等. 甲状腺手术患者围术期抗菌药物预防应用的干预效果评价 [J]. 中华医院感染学杂志, 2014 (21): 5261-5263.

[29] Chamizo, Francisco J., Gilarranz, Raul, Hernandez, Melisa, et al. Central nervous system infections caused by varicella-zoster virus [J]. Journal of neurovirology, 2016, 22 (4): 529-532.

[30] IchiharaTakahiro, HaginomoriShin-Ichi, MoriAtsuko, et al. Longitudinal Change of Varicella-Zoster Virus-Specific Cell-Mediated Immunity in Hunt Syndrome and Bell's Palsy [J]. Otolaryngology-Head and Neck Surgery, 2014, 151 (1_ suppl): 215.

[31] Jamir Pitton Rissardo, Ana Letícia Fornari Caprara. Herpes Zoster Oticus, Ophthalmicus, and Cutaneous Disseminated: Case Report and Literature Review [J]. Neuro-Ophthalmology, 2019, 43 (6): 407-410.

[32] 王俊明, 纪强. 单囊壁软骨刮除加压法治疗耳廓假性囊肿 27 耳体会. 中华耳科学杂志, 2014, 12 (3), 524-525.

[33] Salah Mansour, Jacques Magnan, Karen Nicolas and Hassan Haidar. Tympanosclerosis. In "Middle Ear Diseases, Advances in Diagnosis and Management". 157-188. Springer International Publishing AG, part of Springer Nature 2018.

[34] Von Trolsch A (1869) Lehrbuch der Ohrenkeikunde. Cited in Tos M, Arndal H, Plate S (1990) Tympanosclerosis of the middle ear: late results of surgical treatment [J]. J laryngol Otol 104: 685-689.

[35] Rosenfeld RM, Culpepper L, Doyle KJ, et al. Clinical practice guideline: Otitis media with effusion. Otolaryngology—head and neck surgery: official journal of American Academy of Otolaryngology-Head and Neck Surgery. 2004; 130 (5 Suppl): S95-S118.

[36] 中华耳鼻咽喉头颈外科杂志编辑委员会，中华医学会耳鼻咽喉头颈外科学分会小儿学组（2008）儿童中耳炎诊断和治疗指南（草案）．中华耳鼻咽喉头颈外科杂志 43：884-885.

[37] Rosenfeld RM，Shin JJ，Schwartz SR，et al. Clinical Practice Guideline：Otitis Media with Effusion（Update）［J］．Otolaryngol Head Neck Surg, 2016, 154：S1-S41.

[38] 孙建军，刘阳．中耳炎临床分类和手术分型指南（2012）解读［J］．中华耳鼻咽喉头颈外科杂志，2013.

[39] 方利，陈红江，陶春花，等．临床护理路径在慢性化脓性中耳炎患者围手术期的应用效果评价［J］．重庆医学，2014, 43（015）：1960-1961.

[40] 陈敏，李树峰．粘连性中耳炎的诊断和治疗进展［J］．中国眼耳鼻喉科杂志，2020, 20（6）：493-496.

[41] 刘玉和，秦永，王全桂，等．隐蔽性乳突炎诊断和治疗的再认识［J］．中华耳鼻咽喉头颈外科杂志，2006, 41（003）：191-194.

[42] 顾之平．隐蔽性中耳炎的再认识［J］．中华耳鼻咽喉头颈外科杂志，2006, 41（11）：802-804.

[43] 张星，陈敏，张杰，等．儿童隐匿性乳突炎合并乙状窦周围炎的临床特征分析［J］．临床耳鼻咽喉头颈外科杂志，2019, v. 33；No. 488（12）：47-51.

[44] Richard H G , Gates G A . Masked mastoiditis. ［J］．Laryngoscope, 1983, 93（8）：1034-1037.

[45] 汪银凤，孙敬武，孙家强．隐匿性中耳炎的诊断与治疗［J］．中国耳鼻咽喉头颈外科，2007, 014（001）：45-47.

[46] 张全安，PaparellaMM．中耳炎隐蔽性发病的病理因素探讨［J］．临床耳鼻咽喉头颈外科杂志，1998（07）：302-305.

[47] 余力生，杨仕明．中国突发性聋多中心临床研究工作手册．北京：中华医学会耳鼻咽喉头颈外科学分会中华耳鼻咽喉头颈外科杂志编辑委员会，2007.

[48] 中华耳鼻咽喉头颈外科杂志编辑委员会，中华医学会耳鼻咽喉头颈外科学分会和中国残疾人康复协会听力语言康复专业委员会．人工耳蜗植入工作指南．2013 年，三亚.

[49] 戴朴，郗昕，孙喜斌，等．人工耳蜗植入工作指南（2013）修订解读．中华耳鼻咽喉头颈外科杂志 2014, 49（2）270-275.

附录 1

声带息肉临床路径病案质量监控表单

1. 进入临床路径标准

疾病诊断：声带息肉（ICD-10：J38.102）

手术操作：支撑喉镜下手术（ICD-9-CM-3：30.0901/30.0902）

2. 病案质量监控表

监控项目 / 监控重点 / 住院时间		评估要点	监控内容	分数	减分理由	备注
病案首页		主要诊断名称及编码	声带息肉（ICD-10：J38.102）	5□ 4□ 3□ 1□ 0□		
		主要手术名称及编码	支撑喉镜下手术（ICD-9-CM-3：30.0901/30.0902）			
		其他诊断名称及编码	无遗漏，编码准确			
		其他项目	内容完整、准确、无遗漏	5□ 4□ 3□ 1□ 0□		
住院第1天	入院记录	现病史 主诉	简明扼要地提炼主要症状及持续时间	5□ 4□ 3□ 1□ 0□		入院24小时内完成
		主要症状	是否记录描述声嘶持续不易缓解，并重点描述： 1. 发作或加重诱因 2. 发作时间和程度 3. 缓解方式 4. 对体力、饮食、睡眠、活动的影响	5□ 4□ 3□ 1□ 0□		
		病情演变过程	是否描述主要症状的演变过程，如： 1. 声嘶频率、性质、程度的变化 2. 声嘶的特点：时间，是否反复发作，有无节律性、持续性、间断性，音色特点，发高音时是否有"破音"和疲劳、是否失声	5□ 4□ 3□ 1□ 0□		

续　表

监控项目 / 监控重点 / 住院时间		评估要点	监控内容	分数	减分理由	备注
住院第1天	入院记录	现病史	其他伴随症状	是否记录伴随症状, 如: 1. 有无呼吸困难和喘鸣 2. 有无咳嗽	5□ 4□ 3□ 1□ 0□		入院24小时内完成
			院外诊疗过程	是否记录诊断、治疗情况, 如: 1. 做过何种检查, 如间接喉镜、纤维喉镜、发音功能检测 2. 检查结果是否正常 3. 诊断过何种疾病 4. 用过何种药物, 用药时间、剂量、总量及效果如何	5□ 4□ 3□ 1□ 0□		
		既往史 个人史 家族史		是否按照病历书写规范记录, 并重点记录与疾病相关内容: 1. 职业特点 (有无用声不当、过多) 2. 上呼吸道病变 (感冒、急慢性喉炎、鼻炎、鼻窦炎等)	5□ 4□ 3□ 1□ 0□		
		体格检查		是否按照病历书写规范记录, 并记录重要体征, 无遗漏, 如: 1. 全身检查 2. 声带的颜色、活动度 3. 肿物的颜色、大小、位置、活动度、质地、表面情况及基底情况	5□ 4□ 3□ 1□ 0□		
		辅助检查		是否记录辅助检查结果如: 血常规、相关检查	5□ 4□ 3□ 1□ 0□		
	首次病程记录	病例特点		是否简明扼要, 重点突出, 无遗漏: 1. 声嘶的特点 2. 职业特点 (有无用声不当、过多) 3. 体格检查情况 (主要是喉镜检查情况等) 4. 其他疾病史	5□ 4□ 3□ 1□ 0□		入院8小时内完成

监控项目 监控重点 住院时间		评估要点	监控内容	分数	减分理由	备注
住院第1天	首次病程记录	初步诊断	第一诊断为：声带息肉（ICD－10：J38.102）	5□ 4□ 3□ 1□ 0□		入院8小时内完成
		诊断依据	是否充分、分析合理： 1. 声嘶持续，不易缓解，可伴有呼吸困难和喘鸣 2. 有职业用声、用声不当或过多的病史 3. 体格检查见声带边缘前中1/3交界处表面光滑半透明带蒂新生物，单侧或双侧同时发生	5□ 4□ 3□ 1□ 0□		
		鉴别诊断	是否根据病例特点与下列疾病鉴别： 1. 声带小结 2. 喉癌	5□ 4□ 3□ 1□ 0□		
		诊疗计划	是否全面并具有个性化： 1. 完成必需的检查项目 （1）血常规、尿常规 （2）肝功能、肾功能、血糖、电解质、凝血功能 （3）感染性疾病筛查：乙型肝炎、丙型肝炎、梅毒、艾滋病等 （4）X线胸片、心电图 （5）喉镜检查 （6）有条件行发音功能检测 2. 评估是否可以手术 3. 术前准备 4. 手术方案：支撑喉镜下声带息肉切除术 5. 对症治疗	5□ 4□ 3□ 1□ 0□		
	病程记录	上级医师查房记录	是否有重点内容并结合本病例： 1. 补充病史和查体 2. 诊断、鉴别诊断及病情严重程度判断 3. 完善术前检查 4. 提示需要观察和注意的内容	5□ 4□ 3□ 1□ 0□		入院48小时内完成
		住院医师查房记录	是否记录、分析全面： 1. 主要症状体征 2. 具体治疗措施和术前准备 3. 记录上级医师查房意见的执行情况 4. 知情告知情况，患者及家属意见	5□ 4□ 3□ 1□ 0□		

续　表

监控项目 监控重点 住院时间		评估要点	监控内容	分数	减分理由	备注
住院第 1~3 天（术前准备日）	病程记录	住院医师查房记录	是否记录： 1. 目前症状及体征变化 2. 术前准备工作完成情况，包括检查、药物、麻醉科会诊意见等，以及检查结果等对手术的影响分析 3. 请相应科室会诊情况 4. 向患者或家属交代术前术中和术后注意事项，签署手术知情同意书情况 5. 记录手术者术前查看患者的情况	5□ 4□ 3□ 1□ 0□		
		上级医师查房记录	是否记录： 1. 综合分析术前检查结果 2. 手术前评估 3. 手术适应证 4. 确定手术方案：支撑喉镜下声带息肉切除术 5. 结合本病例提出手术风险及预防措施	5□ 4□ 3□ 1□ 0□		
	麻醉知情同意书		是否记录： 1. 一般项目 2. 术前诊断 3. 拟行手术方式 4. 拟行麻醉方式 5. 患者基础疾病及可能对麻醉产生影响的特殊情况 6. 麻醉中拟行的有创操作和监测 7. 麻醉风险，麻醉中及麻醉后可能发生的并发症及应对措施 8. 患者签署意见并签名，如为家属或代理人要有授权委托书 9. 麻醉医师签字，并写明日期、时间	5□ 4□ 3□ 1□ 0□		
	麻醉术前访视记录	麻醉医师	是否记录： 1. 患者自然信息 2. 患者一般情况 3. 简要病史 4. 与麻醉相关的辅助检查结果 5. 拟行手术方式 6. 拟行麻醉方式 7. 麻醉适应证 8. 麻醉风险及预防措施和麻醉中需注意的问题 9. 术前麻醉医嘱 10. 麻醉医师签字，并写明日期时间	5□ 4□ 3□ 1□ 0□		术前完成

监控项目／监控重点／住院时间		评估要点	监控内容	分数	减分理由	备注
住院第 1~3 天（术前准备日）	手术知情同意书		是否记录： 1. 术前诊断 2. 手术名称 3. 术式选择及有可能改变的术式 4. 术中、术后可能出现的并发症应对措施 5. 手术风险 6. 患者签署意见并签名，如为家属或代理人要有授权委托书 7. 经治医师和术者签名	5□ 4□ 3□ 1□ 0□		
	术前小结	住院医师	是否记录： 1. 简要病情 2. 术前诊断及诊断依据 3. 手术指征 4. 拟行手术名称和方式 5. 拟行麻醉方式 6. 术前准备 7. 术中注意事项 8. 术后处置意见 9. 术者术前查看患者的情况	5□ 4□ 3□ 1□ 0□		
	术前讨论	住院医师	是否记录： 1. 讨论地点时间 2. 参加者及主持者的姓名、职称 3. 简要病情 4. 术前诊断及术前准备情况 5. 手术指征及手术方案 6. 可能出现的意外和防范措施 7. 具体讨论意见和主持人小结 8. 记录者签名	5□ 4□ 3□ 1□ 0□		
住院第 2~4 天（手术日）	麻醉记录单	麻醉医师	是否记录： 1. 一般项目 2. 患者一般情况和术前特殊情况 3. 麻醉前用药及效果 4. 术前及术中疾病诊断 5. 手术方式及日期 6. 麻醉方式 7. 麻醉诱导及各项操作开始及结束时间 8. 麻醉期间用药名称、方式及剂量 9. 麻醉期间特殊或突发情况及处理 10. 术中出血量、输血量、输液量等 11. 手术起止时间 12. 麻醉医师签名	5□ 4□ 3□ 1□ 0□		

续　表

监控项目\监控重点\住院时间		评估要点	监控内容	分数	减分理由	备注
住院第2~4天（手术日）	麻醉术后访视记录	麻醉医师	是否记录： 1. 一般项目 2. 患者一般情况 3. 目前麻醉恢复情况，清醒时间 4. 术后医嘱、是否拔除气管插管等 5. 如有特殊情况应详细记录 6. 麻醉医师签字并填写日期	5□ 4□ 3□ 1□ 0□		麻醉后24小时内完成
	手术记录		是否记录： 1. 一般项目 2. 手术日期 3. 术前及术中诊断 4. 手术名称 5. 手术医师术者及助手姓名 6. 护士姓名（分别记录刷手及巡回护士） 7. 输血量、特殊成分输血、输液量 8. 麻醉方法 9. 手术经过：麻醉是否成功；患者体位；手术切口位置；术中探查脏器顺序；术中所见病灶的解剖位置、切除病灶的大小，是否切除完全，注意说明有无声带损伤；切除标本的去向；术中对周围血管神经的保护措施，是否有损伤；术中出血量；手术结束前器械、纱布清点情况 10. 术后患者去向：回病房、监护室或麻醉恢复室 11. 术者签字	5□ 4□ 3□ 1□ 0□		术后24小时内完成
	手术安全核查记录		是否记录： 1. 手术安全核查记录单并且填写完整 2. 手术医师、麻醉医师和手术护士三方核对，并签字齐全	5□ 4□ 3□ 1□ 0□		
	手术清点记录		是否记录： 1. 一般项目 2. 术中所用各种器械和敷料数量的清点核对 3. 巡回护士和手术器械护士签名	5□ 4□ 3□ 1□ 0□		

续 表

监控项目 / 监控重点 / 住院时间		评估要点	监控内容	分数	减分理由	备注
住院第2~4天（手术日）	术后首次病程记录	由参加手术者书写	是否记录： 1. 手术时间 2. 术中诊断 3. 麻醉方式 4. 手术简要经过 5. 术后处理措施 6. 术后患者一般情况 7. 术后医嘱及应当特别注意观察的事项	5□ 4□ 3□ 1□ 0□		术后8小时内完成
住院第3~9天（术后1~7日）	病程记录	住院医师查房记录	是否记录、分析如下内容： 1. 生命体征，病情变化 2. 观察咽喉部情况 3. 核查辅助检查结果是否有异常 4. 术后病情评估 5. 调整治疗分析 6. 上级医师意见执行情况 7. 术后注意事项宣教	5□ 4□ 3□ 1□ 0□		
		上级医师查房记录	是否记录： 1. 术后病情评估 2. 确定是否有术后并发症及感染 3. 术后需要注意的事项 4. 术后治疗方案 5. 补充、更改诊断分析和确定诊断分析	5□ 4□ 3□ 1□ 0□		
住院第4~10天（术后2~8日，出院日）	病程记录	住院医师查房记录	是否记录、分析： 1. 目前的症状体征，观察咽喉部情况 2. 病情评估及疗效评估 3. 目前治疗情况 4. 分析是否符合出院标准 5. 出院后治疗方案 6. 出院后注意事项	5□ 4□ 3□ 1□ 0□		
		上级医师查房记录	是否记录、分析： 1. 手术疗效评估，预期目标完成情况 2. 确定符合出院标准 3. 出院后治疗方案 4. 向患者交代出院后注意事项	5□ 4□ 3□ 1□ 0□		

续　表

监控项目 住院时间 监控重点		评估要点	监控内容	分数	减分 理由	备注
住院第4~10天（术后2~8日，出院日）	出院记录		是否记录齐全，重要内容无遗漏，如： 1. 入院情况 2. 诊疗经过：麻醉、手术方式；术中特殊情况及处理；术后并发症等 3. 出院情况：症状体征、功能恢复、咽喉部愈合情况等 4. 出院医嘱：出院带药需写明药物名称、用量、服用方法，需要调整的药物要注明调整的方法；出院后患者需要注意的事项；门诊复查时间及项目等	5□ 4□ 3□ 1□ 0□		
	特殊检查、特殊治疗同意书的医学文书		内容包括：自然项目（非另页书写时可以不写），特殊检查，特殊治疗项目名称、目的、可能出现的并发症及风险，患者或家属签署是否同意检查或治疗，患者签名，医师签名等	5□ 4□ 3□ 1□ 0□		
	病危（重）通知书		自然项目（非另页书写时可以不写）、目前诊断、病情危重情况，患方签名、医师签名并填写日期	5□ 4□ 3□ 1□ 0□		
医嘱	住院第1天	长期医嘱	1. 耳鼻咽喉科护理常规 2. 二级或三级护理 3. 普通饮食			
		临时医嘱	1. 血常规、尿常规 2. 肝功能、肾功能、血糖、电解质、凝血功能、感染性疾病筛查（乙型肝炎、丙型肝炎、梅毒、艾滋病等） 3. X线胸片、心电图 4. 喉镜检查 5. 有条件行发音功能检测	5□ 4□ 3□ 1□ 0□		
	术前准备日	长期医嘱	1. 耳鼻咽喉科护理常规 2. 二级护理 3. 普通饮食 4. 患者既往疾病基础用药			
		临时医嘱	1. 术前医嘱：明日全身麻醉下行支撑下喉镜声带息肉切除术 2. 术前禁食、禁水 3. 术前抗菌药物 4. 术前准备 5. 其他特殊医嘱			

续 表

监控项目 / 监控重点 / 住院时间		评估要点	监控内容	分数	减分理由	备注
医嘱	手术日	长期医嘱	1. 全身麻醉术后常规护理 2. 支撑喉镜下声带息肉切除术术后护理常规 3. 一级护理 4. 半流质饮食 5. 适当休声 6. 抗菌药物 7. 雾化吸入	5□ 4□ 3□ 1□ 0□		
		临时医嘱	1. 标本送病理检查 2. 酌情心电监护 3. 酌情吸氧 4. 其他特殊医嘱 5. 漱口液			
	术后日	长期医嘱	1. 二级护理 2. 半流质饮食或普通饮食 3. 其他特殊医嘱			
		临时医嘱	其他特殊医嘱			
	出院日	出院医嘱	1. 出院带药 2. 门诊随诊			
一般书写规范		各项内容	完整、准确、清晰、签字	5□ 4□ 3□ 1□ 0□		
变异情况		变异条件及原因	病情是否有下列变异情况及原因分析,以及对临床路径的影响: 1. 术前合并其他基础疾病影响手术的患者,需要进行相关的诊断和治疗 2. 有手术并发症,如声带损伤、粘连等 3. 病理回报是恶性肿瘤等则转入相应临床路径	5□ 4□ 3□ 1□ 0□		

附录 2

制定/修订《临床路径释义》的基本方法与程序

曾宪涛　蔡广研　陈香美　陈新石　葛立宏　高润霖　顾　晋　韩德民
贺大林　胡盛寿　黄晓军　霍　勇　李单青　林丽开　母义明　钱家鸣
任学群　申昆玲　石远凯　孙　琳　田　伟　王　杉　王行环　王宁利
王拥军　邢小平　徐英春　鱼　锋　张力伟　郑　捷　郎景和

中华人民共和国国家卫生和计划生育委员会采纳的临床路径（Clinical pathway）定义为针对某一疾病建立的一套标准化治疗模式与诊疗程序，以循证医学证据和指南为指导来促进治疗和疾病管理的方法，最终起到规范医疗行为，减少变异，降低成本，提高质量的作用。世界卫生组织（WHO）指出临床路径也应当是在循证医学方法指导下研发制定，其基本思路是结合诊疗实践的需求，提出关键问题，寻找每个关键问题的证据并给予评价，结合卫生经济学因素等，进行证据的整合，诊疗方案中的关键证据，通过专家委员会集体讨论，形成共识。可以看出，遵循循证医学是制定/修订临床路径的关键途径。

临床路径在我国已推行多年，但收效不甚理想。当前，在我国推广临床路径仍有一定难度，主要是因为缺少系统的方法论指导和医护人员循证医学理念薄弱[1]。此外，我国实施临床路径的医院数量少，地域分布不平衡，进入临床路径的病种数量相对较少，病种较单一；临床路径实施的持续时间较短[2]，各学科的临床路径实施情况也参差不齐。英国国家与卫生保健研究所（NICE）制定临床路径的循证方法学中明确指出要定期检索证据以确定是否有必要进行更新，要根据惯用流程和方法对临床路径进行更新。我国三级综合医院评审标准实施细则（2013 年版）中亦指出"根据卫生部《临床技术操作规范》《临床诊疗指南》《临床

路径管理指导原则（试行）》和卫生部各病种临床路径，遵循循证医学原则，结合本院实际筛选病种，制定本院临床路径实施方案"。我国医疗资源、医疗领域人才分布不均衡[3]，并且临床路径存在修订不及时和篇幅限制的问题，因此依照国家卫生和计划生育委员会颁发的临床路径为蓝本，采用循证医学的思路与方法，进行临床路径的释义能够为有效推广普及临床路径、适时优化临床路径起到至关重要的作用。

基于上述实际情况，为规范《临床路径释义》制定/修订的基本方法与程序，本团队使用循证医学[4]的思路与方法，参考循证临床实践的制定/修订的方法[5]制定本共识。

一、总则

1. 使用对象：本《制定/修订<临床路径释义>的基本方法与程序》适用于临床路径释义制定/修订的领导者、临床路径的管理参加者、评审者、所有关注临床路径制定/修订者，以及实际制定临床路径实施方案的人员。

2. 临床路径释义的定义：临床路径释义应是以国家卫生和计划生育委员会颁发的临床路径为蓝本，克服其篇幅有限和不能及时更新的不足，结合最新的循证医学证据和更新的临床实践指南，对临床路径进行解读；同时在此基础上，制定出独立的医师表单、护士表单、患者表单、临床药师表单，从而达到推广和不

断优化临床路径的目的。

3. 制定/修订必须采用的方法：制定/修订临床路径释义必须使用循证医学的原理及方法，更要结合我国的国情，注重应用我国本土的医学资料，整个过程避免偏倚，符合便于临床使用的需求。所有进入临床路径释义的内容均应基于对现有证据通过循证评价形成的证据以及对各种可选的干预方式进行利弊评价之后提出的最优指导意见。

4. 最终形成释义的要求：通过提供明晰的制定/修订程序，保证制定/修订临床路径释义的流程化、标准化，保证所有发布释义的规范性、时效性、可信性、可用性和可及性。

5. 临床路径释义的管理：所有临床路径的释义工作均由卫生和计划生育委员会相关部门统一管理，并委托相关学会、出版社进行制定/修订，涉及申报、备案、撰写、表决、发布、试用反馈、实施后评价等环节。

二、制定/修订的程序及方法

1. 启动与规划：临床路径释义制定/修订前应得到国家相关管理部门的授权。被授权单位应对已有资源进行评估，并明确制定/修订的目的、资金来源、使用者、受益者及时间安排等问题。应组建统一的指导委员会，并按照学科领域组建制定/修订指导专家委员会，确定首席专家及所属学科领域各病种的组长、编写秘书等。

2. 组建编写工作组：指导委员会应由国家相关管理部门的领导、临床路径所涉及的各个学科领域的专家、医学相关行业学会的领导、卫生经济学领域专家、循证医学领域专家、期刊编辑与传播领域专家、出版社领导、病案管理专家、信息部门专家、医院管理者等构成。按照学科组建编写工作小组，编写小组由首席专家、组长、编写秘书等人员组成，首席专家应由该学科领域具有权威性与号召力的专家担任，负责总体的设计和指导，并具体领导工作的开展。应为首席专家配备 1~2 名编写秘书，负责整个制定/修订过程的联络工作。按照领域疾病具体病种来遴选组长，再由组长遴选参与制定/修订的专家及秘书。例如，以消化系统疾病的临床路径释义为例，选定首席专家及编写秘书后，再分别确定肝硬化腹水临床路径释义、胆总管结石临床路径释义、胃十二指肠临床路径释义等的组长及组员。建议组员尽量是由具有丰富临床经验的年富力强的且具有较高编写水平及写作经验的一线临床专家组成。

3. 召开专题培训：制定/修订工作小组成立后，在开展释义制定/修订工作前，就流程及管理原则、意见征询反馈的流程、发布的注意事项、推广和实施后结局（效果）评价等方面，对工作小组全体成员进行专题培训。

4. 确定需要进行释义的位点：针对国家正式发布的临床路径，由各个专家组根据各级医疗机构的理解情况、需要进一步解释的知识点、当前相关临床研究及临床实践指南的进展进行讨论，确定需要进行释义的位点。

5. 证据的检索与重组：对于固定的知识点，如补充解释诊断的内容可以直接按照教科书、指南进行释义。诊断依据、治疗方案等内容，则需要检索行业指南、循证医学证据进行释义。与循证临床实践指南[5]类似，其证据检索是一个"从高到低"的逐级检索的过程。即从方法学质量高的证据向方法学质量低的证据的逐级检索。首先检索临床实践指南、系统评价/Meta 分析、卫生技术评估、卫生经济学研究。如果有指南、系统评价/Meta 分析则直接作为释义的证据。如果没有，则进一步检索是否有相关的随机对照试验（RCT），再通过 RCT 系统评价/Meta 分析的方法形成证据体作为证据。除临床大数据研究或因客观原因不能设计为 RCT 和诊断准确性试验外，不建议选择非随机对照试验作为释义的证据。

6. 证据的评价：若有质量较高、权威性较好的临床实践指南，则直接使用指南的内容；指南未涵盖的使用系统评价/Meta 分析、卫生技术评估及药物经济学研究证据作为补充。若无指南或指南未更新，则主要使用系统评价/Meta 分析、卫生技术评估及药物经济学研究作为证据。此处需注意系统评价/Meta 分析、卫生技术评估是否需要更新或重新制作，以及有无临床大数据研究的结果。需要采用 AGREE Ⅱ工具[5]对临床实践指南的方法学质量进行评估，使用 AMSTAR 工具或 ROBIS 工具评价系统评价/Meta 分析的方法学质量[6-7]，使用 Cochrane 风险偏倚评估工具评价 RCT 的方法学质量[7]，采用 QUADAS-2 工具评价诊断准确性试验的方法学质量[8]，采用 NICE 清单、SIGN 清单或 CASP 清单评价药物经济学研究的方法学质量[9]。

证据质量等级及推荐级别建议采用 GRADE 方法学体系或牛津大学循证医学中心（Oxford Centre for Evidence-Based Medicine，OCEBM）制定推出的证据评价和推荐强度体系[5]进行评价，亦可由临床路径释义编写工作组依据 OCEBM 标准结合实际情况进行修订并采用修订的标准。为确保整体工作的一致性和完整性，对于质量较高、权威性较好的临床实践指南，若其采用的证据质量等级及推荐级别与释义工作组相同，则直接使用；若不同，则重新进行评价。应优先选用基于我国人群的研究作为证据；若非基于我国人群的研究，在进行证据评价和推荐分级时，应由编写专家组制定适用性评价的标准，并依此进行证据的适用性评价。

7. 利益冲突说明：WHO 对利益冲突的定义为："任何可能或被认为会影响到专家提供给 WHO 建议的客观性和独立性的利益，会潜在地破坏或对 WHO 工作起负面作用的情况。"因此，其就是可能被认为会影响专家履行职责的任何利益。

因此，参考国际经验并结合国内情况，所有参与制定/修订的专家都必须声明与《临床路径释义》有关的利益关系。对利益冲突的声明，需要做到编写工作组全体成员被要求公开主要经济利益冲突（如收受资金以与相关产业协商）和主要学术利益冲突（如与推荐意见密切相关的原始资料的发表）。主要经济利益冲突的操作定义包括咨询服务、顾问委员会成员以及类似产业。主要学术利益冲突的操作定义包括与推荐意见直接相关的原始研究和同行评议基金的来源（政府、非营利组织）。工作小组的负责人应无重大的利益冲突。《临床路径释义》制定/修订过程中认为应对一些重大的冲突进行管理，相关措施包括对相关人员要求更为频繁的对公开信息进行更新，并且取消与冲突有关的各项活动。有重大利益冲突的相关人员，将不参与就推荐意见方向或强度进行制定的终审会议，亦不对存在利益冲突的推荐意见进行投票，但可参与讨论并就证据的解释提供他们的意见。

8. 研发相关表单：因临床路径表单主要针对医师，而整个临床路径的活动是由医师、护师、患者、药师和检验医师共同完成的。因此，需要由医师、护师和方法学家共同制定/修订医师表单、护士表单和患者表单，由医师、药师和方法学家共同制定/修订临床药师表单。

9. 形成初稿：在上述基础上，按照具体疾病的情况形成初稿，再汇总全部初稿形成总稿。初稿汇总后，进行相互审阅，并按照审阅意见进行修改。

10. 发布/出版：修改完成，形成最终的文稿，通过网站进行分享，或集结成专著出版发行。

11. 更新：修订《临床路径释义》可借鉴医院管理的 PDSA 循环原理［计划（plan），实施（do），学习（study）和处置（action）］对证据进行不断的评估和修订。因此，发布/出版后，各个编写小组应关注研究进展、读者反馈信息，适时的进行《临床路径释义》的更新。更新/修订包括对知识点的增删、框架的调改等。

三、编制说明

在制/修订临床路径释义的同时，应起草《编制说明》，其内容应包括工作简况和制定/修订原则两大部分。

1. 工作简况：包括任务来源、经费来源、协作单位、主要工作过程、主要起草人及其所做工作等。

2. 制定/修订原则：包括以下内容：（1）文献检索策略、信息资源、检索内容及检索结果；（2）文献纳入、排除标准，论文质量评价表；（3）专家共识会议法的实施过程；（4）初稿征求意见的处理过程和依据：通过信函形式、发布平台、专家会议进行意见征询；（5）制/修订小组应认真研究反馈意见，完成意见汇总，并对征询意见稿进行修改、完善，形成终稿；（6）上一版临床路径释义发布后试行的结果：对改变临床实践及临床路径执行的情况，患者层次、实施者层次和组织者层次的评价，以及药物经济学评价等。

参考文献

[1] 于秋红，白水平，栾玉杰，等. 我国临床路径相关研究的文献回顾 [J]. 护理学杂志，2010, 25 (12)：85-87.

[2] 陶红兵，刘鹏珍，梁婧，等. 实施临床路径的医院概况及其成因分析 [J]. 中国医院管理，2010, 30 (2)：28-30.

[3] 彭明强. 临床路径的国内外研究进展 [J]. 中国循证医学杂志，2012, 12 (6)：626-630.

[4] 曾宪涛. 再谈循证医学 [J]. 武警医学，2016, 27 (7)：649-654.

[5] 王行环. 循证临床实践指南的研发与评价 [M]. 北京：中国协和医科大学出版社，2016：1-188.

[6] Whiting P, Savović J, Higgins JP, et al. RO-BIS：A new tool to assess risk of bias in systematic reviews was developed [J]. J Clin Epidemiol, 2016, 69：225-234.

[7] 曾宪涛，任学群. 应用 STATA 做 Meta 分析 [M]. 北京：中国协和医科大学出版社，2017：17-24.

[8] 邬兰，张永，曾宪涛. QUADAS-2 在诊断准确性研究的质量评价工具中的应用 [J]. 湖北医药学院学报，2013, 32 (3)：201-208.

[9] 桂裕亮，韩晟，曾宪涛，等. 卫生经济学评价研究方法学治疗评价工具简介 [J]. 河南大学学报 (医学版)，2017, 36 (2)：129-132.

DOI：10. 3760/cma. j. issn. 0376-2491. 2017. 40. 004

基金项目：国家重点研发计划专项基金（2016YFC0106300）

作者单位：430071 武汉大学中南医院泌尿外科循证与转化医学中心（曾宪涛、王行环）；解放军总医院肾内科（蔡广研、陈香美），内分泌科（母义明）；《中华医学杂志》编辑部（陈新石）；北京大学口腔医学院（葛立宏）；中国医学科学院阜外医院（高润霖、胡盛寿）；北京大学首钢医院（顾晋）；首都医科大学附属北京同仁医院耳鼻咽喉头颈外科（韩德民），眼科中心（王宁利）；西安交通大学第一附属医院泌尿外科（贺大林）；北京大学人民医院血液科（黄晓军），胃肠外科（王杉）；北京大学第一医院心血管内科（霍勇）；中国医学科学院北京协和医院胸外科（李单青），消化内科（钱家鸣），内分泌科（邢小平），检验科（徐英春），妇产科（郎景和）；中国协和医科大学出版社临床规范诊疗编辑部（林丽开）；河南大学淮河医院普通外科（任学群）；首都医科大学附属北京儿童医院（申昆玲、孙琳）；中国医学科学院肿瘤医院（石远凯）；北京积水潭医院脊柱外科（田伟、鱼锋）；首都医科大学附属北京天坛医院（王拥军、张力伟）；上海交通大学医学院附属瑞金医院皮肤科（郑捷）

通信作者：郎景和，Email：langjh@hotmil.com